Zhongshan Daxue
Sunyixian Jinian Yiyuan
Yuanshi

中山大学
孙逸仙纪念医院
院史

主　编　王景峰　宋尔卫

中山大学出版社
·广州·

版权所有　翻印必究

图书在版编目（CIP）数据

中山大学孙逸仙纪念医院院史／王景峰，宋尔卫主编．—广州：中山大学出版社，2020.11

ISBN 978-7-306-06882-8

Ⅰ.①中… Ⅱ.①王… ②宋… Ⅲ.①医院—历史—广州 Ⅳ.①R199.2

中国版本图书馆 CIP 数据核字（2020）第 088044 号

出 版 人：	王天琪
策划编辑：	杨文泉
责任编辑：	杨文泉
封面设计：	林绵华
责任校对：	邱紫妍
责任技编：	何雅涛
出版发行：	中山大学出版社
电　　话：	编辑部 020-84110283，84113349，84111997，84110779，84110776
	发行部 020-84111998，84111981，84111160
地　　址：	广州市新港西路 135 号
邮　　编：	510275　传　真：020-84036565
网　　址：	http://www.zsup.com.cn　E-mail：zdcbs@mail.sysu.edu.cn
印 刷 者：	佛山市浩文彩色印刷有限公司
规　　格：	787mm×1092mm　1/16　28.75 印张　682 千字
版次印次：	2020 年 11 月第 1 版　2020 年 11 月第 1 次印刷
定　　价：	98.00 元

如发现本书因印装质量影响阅读，请与出版社发行部联系调换

编 委 会

主　　编　王景峰　宋尔卫

学术编审　吴义雄

副 主 编　邵　霞　严　励　刘　超　林天歆　阮　毅　许可慰　朱　胤
　　　　　欧阳霞　刘东红　王　薇　吴财聪

顾　　问　沈慧勇　赵婉文　许德清　邝健全　张旭明　刘　娴　黄洪铮
　　　　　刘尚礼　朱昌国　林吉惠　朱兆华　林道贤　李文益　吴定宇
　　　　　杨聘英　王　芳

委　　员　郭正辉　姚和瑞　郑亿庆　谢杰灵　宋　斐　林桂平
　　　　　许　冰　郑大会　罗兴喜　梁京涛　黄　铿　杨伟雄
　　　　　黄建堂　黄文斌　李国成　任　毅　何建飞　徐凤琴
　　　　　余　涛　叶　梅　谭志明　冯晓玲　辛一琪　卢玉贞
　　　　　洪　俊　陈亚进　林伟吟　黎智锢　刘文琴　杨宇平
　　　　　刘昕晨　张　阳　叶彦良　黄　睿

　　　　　（以上排名不分先后）

执　　笔　第一章：李　丹；第二章：李爱丽；第三章：崔军锋、叶丹丹；
　　　　　第四章：崔军锋、叶丹丹；第五章：张龙平；第六章：吴财聪；
　　　　　第七章：叶　瑜、吴财聪

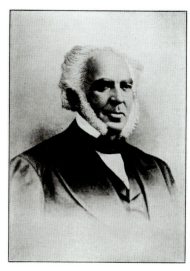

伯驾（Peter Parker，1804—1888），眼科医局的奠基人，1835—1855年管理眼科医局。他将西方外科手术引入中国，并为眼科医局筹集最初发展所需资金得到各方支持，并开创性地在中国开展西医教育，推动西医在中国的发展

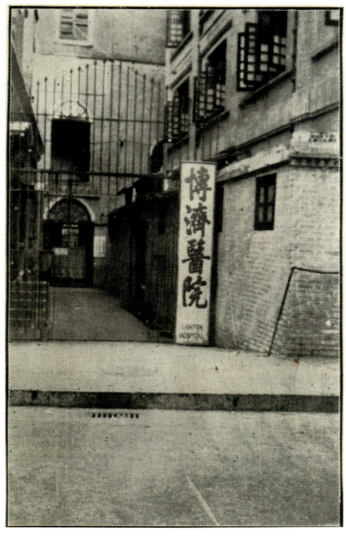

博济医院仁济街院门

中国近代第一例剖宫产手术。1892年，博济医院外科医生关约翰（John M. Swan）为一位足月胎难产妇人做剖宫产手术，此为中国近代第一例剖宫产手术。《中国博医会报》、上海《申报》的《点石斋画报》以"剖腹出儿"予以报道

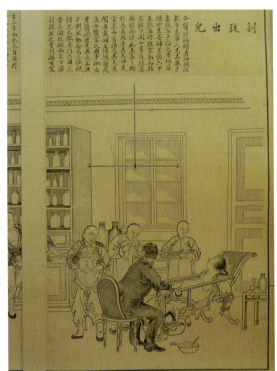

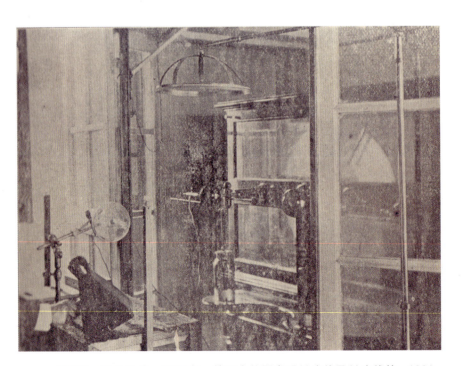

中国第一张X光片。1895年，德国人伦琴发明X光线及X光线管。1901年博济医院得到捐款购进一台X光机，中国第一张X光片在博济医院拍出

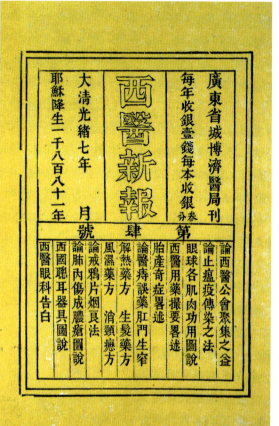

中国最早的医药期刊《西医新报》之封面
(中华医学会医史博物馆藏)

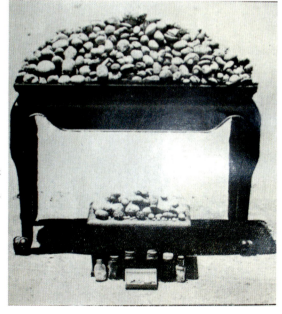

中国首例膀胱取石术。1844年,广州博济医院开始施用膀胱取石术,治疗膀胱结石患者。图为广州博济医院医生所取出之膀胱石

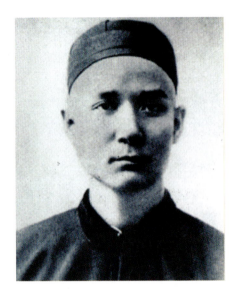

孙中山（1866—1925），名文，字载之，号日新，又号逸仙，于1886年入读博济医学堂

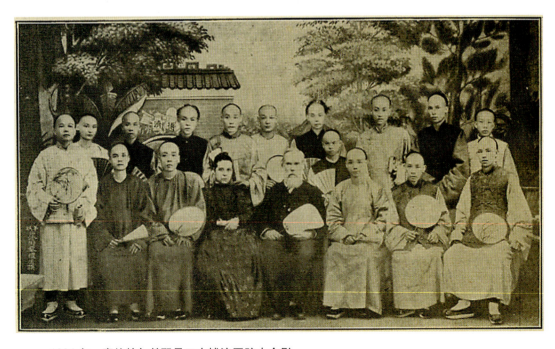

1894年，嘉约翰与教职员工在博济医院内合影

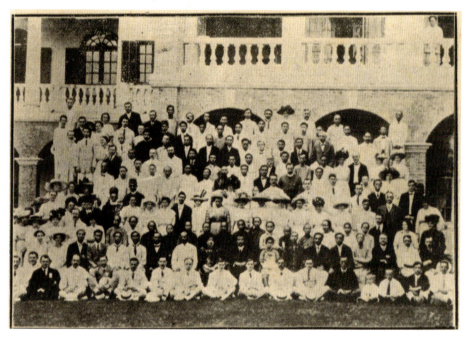

1912年6月,孙中山在南京卸任临时大总统后南归,重临博济医院。是日博济医院董事、中西医师和新旧同学开欢迎会,并一致公推孙中山为医院的永久董事

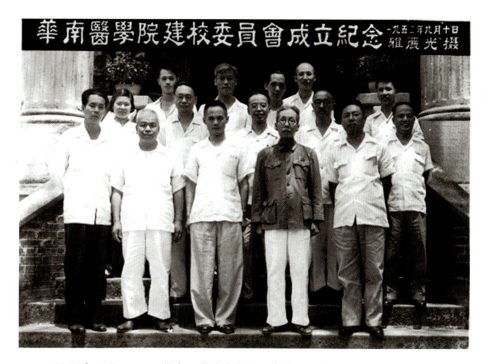

1952年9月10日,华南医学院建校委员会成立纪念照

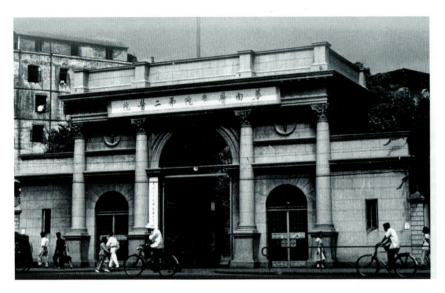

华南医学院第二附属医院（1953年8月—1956年）

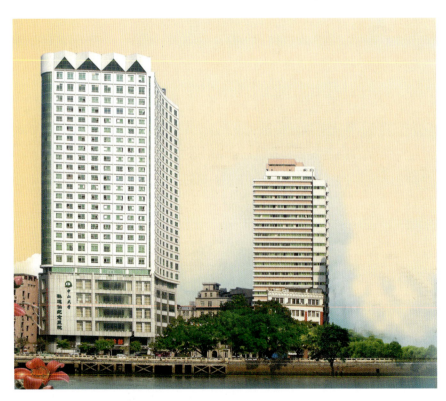

2010年3月，经卫生部、中央机构编制委员会办公室批准，医院更名为"中山大学孙逸仙纪念医院"。图左侧建筑为1997年建成的岭南楼，右侧为1985年建成的中山楼

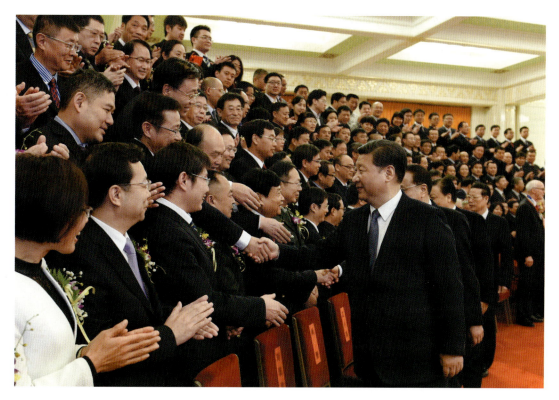

2016年1月,宋尔卫教授团队荣获国家自然科学二等奖。习近平等党和国家领导人向获奖代表颁奖并表示祝贺

宋尔卫,临床肿瘤学家。2019年增选为中国科学院院士。现任中山大学孙逸仙纪念医院院长、中山大学中山医学院院长

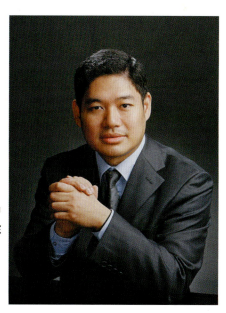

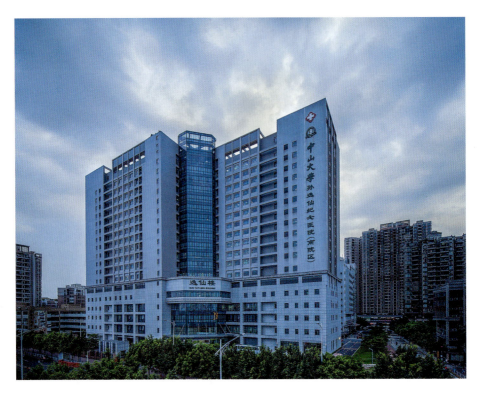

2015年,医院南院区逸仙楼正式建成启用

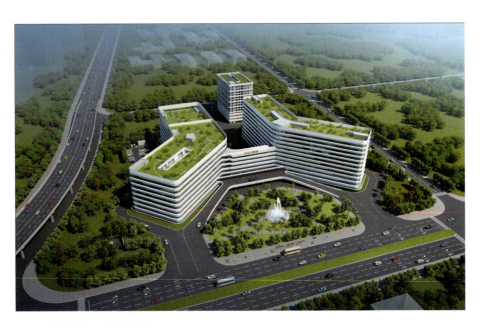

花都院区(建设中)

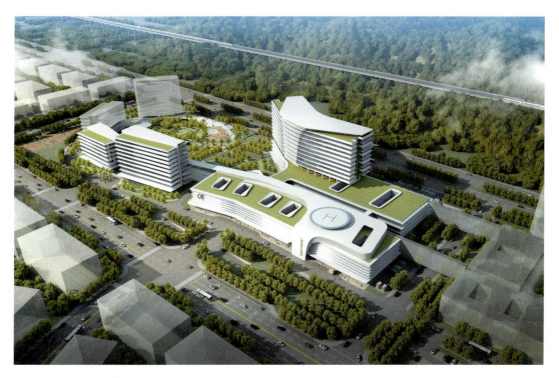

深汕院区（建设中）

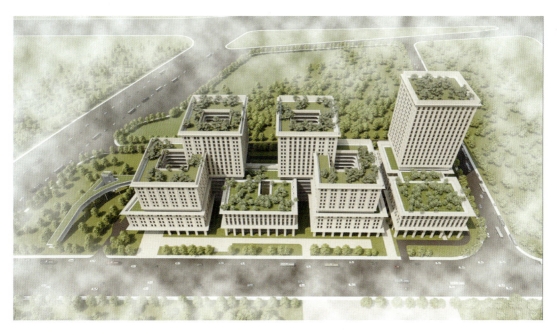

海珠新院区（筹建中）

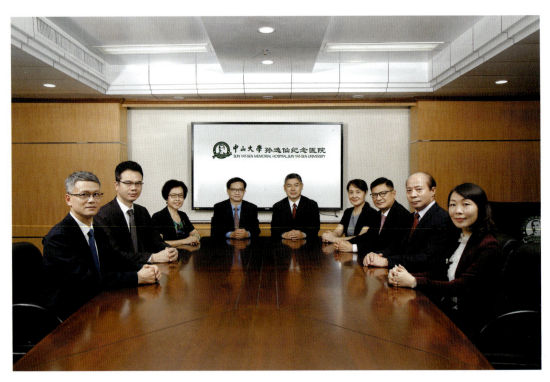

现任领导班子合影（从左到右依次为：许可慰、林天歆、严励、王景峰、宋尔卫、邵霞、刘超、阮毅、朱胤）

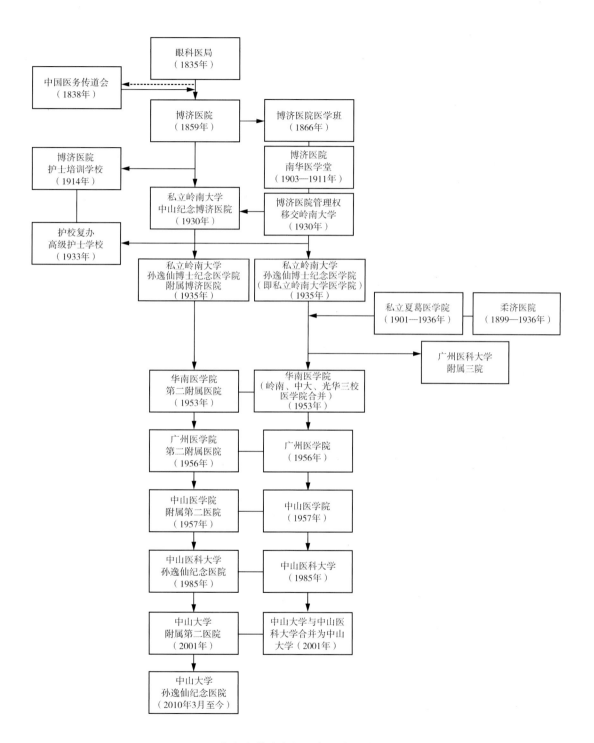

中山大学孙逸仙纪念医院沿革

序 言 一

博爱、崇德、求精、奋进。

从"眼科医局"到"博济医院",再从"孙逸仙博士纪念医学院"到"孙逸仙纪念医院",185 年间,这座温厚而卓越的医院不忘"博施济众"的初心,扎根中国大地,矢志救治苍生,引育杏林才俊,勇求医学新知,仁心仁术,砥砺前行,在中国医学史和医学教育史上浓墨重彩,写下了令人敬佩的华章。

中山大学孙逸仙纪念医院是中国第一所西医医院,是中国近代医学教育的发祥地,更是伟大的民主革命先行者孙中山先生开始学医并从事革命活动的地方。这座医院禀赋非凡,传统深厚,兼济天下与敢为人先的精神与生俱来。

国家进入社会主义建设时期后,这座医院以"一切为了人民健康"为宗旨,多位"大医"所代表的广大医护工作者自觉把"小我"融入国家现代化建设、创造人民福祉的"大我"之中,与人民同呼吸共命运,救死扶伤,培植后进,上山下乡,防疫控感,为中华人民共和国卫生健康体系和医学教育体系的建设做出不可磨灭的贡献。

进入改革开放时期,孙逸仙纪念医院勇立潮头,开拓、坚守、求精、奋进,制定新的发展战略蓝图,拓展新的专科领域和发展空间,提出新的人才培养目标,全面推进改革发展,医疗诊治能力、人才培养质量、学术研究水平、服务国家与地方社会的能力以及国际影响力都达到新的高度。医院以人民为中心,开展帮扶援建,进行分级诊疗,抗击"非典""新冠",援疆援藏援非,服从经济社会发展大局,始终与我们伟大国家的历史发展同向同行。

我们相信,中山大学孙逸仙纪念医院的历史,既是中国近代医学和医学教育发展的一个缩影,又有令人引以为傲、足以启迪来者的独特个性。这座医院悬壶济世,博济施众,作育英才,精益求精,在为中华民族伟大振兴和人民健康事业做出不朽贡献的同时,也奠定了自己卓尔不凡的历史地位。

陈春声
2020 年 4 月 19 日

序 言 二

中山大学孙逸仙纪念医院始于1835年广州眼科医局，后为广州博济医院，是中国近代最早的西医医院。医院在中国近代医疗体系和医学知识体系转型中发挥了关键的作用，她的建立改变了中国数千年文明进程中，民间主要依赖中医抵御疾病和疫情的历史，传播了新的医学体系和范式，揭开了中国医疗体系新篇章。185年间，医院对中国近代医学和医学教育的发展产生了持续且深远的影响。

岁月如流，风雨如晦，医院曾3次迁址，数度易名。医院在战火中涅槃，在"非典"疫情中坚守，在新型冠状病毒肺炎疫情中请缨，经历洗礼，度过危机，迎来新机，创造辉煌，其文脉延绵不断，维系185年发展历史进程。"修志问道，以启后人"，院史是医院悠久历史、优良传统和优秀文化的载体，是文脉之所在。古人云，"治天下者以史为鉴，治郡国者以志为鉴"。"史志"既有保存历史、记录当下、传承文化，同时也有资政的功能。

2015年，中山大学孙逸仙纪念医院180周年院庆，为传承百年老院的优良传统和优秀文化，发扬百年老院"博爱、崇德、求精、奋进"的精神，医院启动"院史稿"编修工作，祈以传承文化、记录院情、激励当下、启迪未来、再创百年老院新辉煌。

"院史稿"由中山大学历史学系吴义雄教授担任特邀学术编审，组织中山大学等高校青年历史研究者以及医院工作人员参与了撰写工作。2015年版"院史稿"在《中山医科大学孙逸仙纪念医院院志（1835—2000）》基础上重修撰写而成，体例方面在继承的基础上有所创新，资料在传承的基础上有了较大丰富。"院史稿"分为上、下两卷。上卷按照时间线索，叙述医院的医教研管理发展历程；下卷按照各科室视角进行叙述，由各科室提供资料，吴财聪汇总整理，并收集了反映医院医教研管理发展的各类资料。

2020年，正值中山大学孙逸仙纪念医院185周年院庆，为反映近5年来医院迅猛发展成果，在2015年版"院史稿"之上卷基础上，增加了近5年来医院最新的发展成果，定名为《中山大学孙逸仙纪念医院院史》（以下简称《院史》），由中山大学出版社正式出版。

《院史》在编写过程中，得到许多专业机构和专家学者的支持和指导。我们在查找资料过程中得到广东省档案馆、中山图书馆、中山大学图书馆、中山大学档案馆、中山大学医学博物馆等机构的帮助。中山大学历史学系吴义雄教授担任编审，给我们提供了大量史料和专业的技术指导意见。《院史》编写人员在完成繁忙的工作之余参与撰稿，付出了辛勤劳动。特别是各科室供稿者提供了许多资料，因篇幅关系，本次未将2015年版"院史稿"下卷给予正式出版，但这些资料对医院文化建设仍具有非常重要的意义。在此一并鸣谢。

  医院历史穿越3个甲子，历经3个世纪，且时间跨度大，涉及面广，我们尽力做到翔实完整，但《院史》内容繁杂，篇幅宏大，故有待进一步考究源流，辨伪存真，恳请社会各界朋友批评指正。

本书编委会

2020年9月

目 录

第一章 西医东渐与本院初创（1835—1855） 1
 第一节 创办背景 / 1
 第二节 伯驾与广州眼科医局的创设 / 3
 第三节 眼科医局与西医输入中国 / 7
 第四节 向全国辐射："医务传道"及其影响 / 30

第二章 博济医院与中国西医学的发展（1855—1912） 37
 第一节 嘉约翰医生与博济医院 / 37
 第二节 医院制度的完善 / 43
 第三节 名山事业：西医书籍的著译 / 46
 第四节 博济医院与医学社团 / 49
 第五节 名医荟萃与博济医疗事业的推广 / 52
 第六节 孙中山在博济医院的求学与革命生涯 / 58

第三章 制度创新与博济医院的新纪元（1912—1952） 63
 第一节 关约翰医生管理下的博济 / 63
 第二节 新制度：专科的发展 / 74
 第三节 停办与复办：政潮中的医院 / 88
 第四节 归并岭南大学后的博济医院 / 101
 第五节 抗战期间的颠沛流离 / 116
 第六节 战后重建 124

第四章　中国近代西医教育的摇篮 134
第一节　博济医院早年医学人才的培养 / 134
第二节　博济医学堂的创办与成就 / 151
第三节　夏葛女子医学院与端拿护士学校 / 159
第四节　孙逸仙博士医学院的建立与发展 / 177

第五章　在共和国早期的成长（1952—1978） 193
第一节　院系调整后的新格局 / 193
第二节　大师云集的鼎盛时期 / 200
第三节　医疗事业的扩展 / 209
第四节　人才培养的成就 / 218
第五节　在爱国卫生运动的热潮中 / 226
第六节　"文革"时期的挫折与坚守 / 233

第六章　改革开放初期的迅速发展（1979—2000） 246
第一节　百废俱兴 / 247
第二节　创建"三甲"和广东省文明医院 / 266
第三节　医疗事业发展与医疗特色 / 273
第四节　学术研究的开展 / 288
第五节　教育事业的稳步推进 / 300

第七章　迈向更高的境界（2000—2020） 308
第一节　新时期的发展战略 / 308
第二节　医疗事业的跃升 / 317
第三节　学科建设与科研成就 / 343
第四节　人才队伍建设 / 355
第五节　仁心仁术——人才培养的新境 / 365
第六节　国际交流与合作 / 378
第七节　积极履行社会职责 / 382
第八节　博济文化薪火相传 400

医院大事记 407

医院历任负责人 431

第一章 西医东渐与本院初创（1835—1855）

中山大学孙逸仙纪念医院已有185年的历史。1835年，设于波士顿的美国传教机构美部会（全称为"美国公理宗海外传道部"，The American Board of Commissioners for Foreign Missions）所遣传教士伯驾（Peter Parker），在广州新豆栏街创办广州眼科医局（Canton Ophthalmic Hospital，以下简称"眼科医局"），为本院之嚆矢。眼科医局在1835—1855年这20年间由伯驾负责管理，1855年起由嘉约翰（John Glasgow Kerr）接管。1859年，该院更名为博济医院。博济医院在近现代史上又历经多番风雨，最终演变为今日享誉海内外的中山大学孙逸仙纪念医院。这所医院曲折艰难而又多姿多彩的历史，是中国近代医学发展史上不可或缺的重要一页。本章叙述广州眼科医局的创建和早期发展状况，并考察由该院率先实践的"医务传道"（medical mission）方法，将西医导入中国社会，经由华南辐射全国之过程，从而认识这所医院在西医东渐史上的开创性影响。

第一节 创办背景

大航海时代的到来为东西方世界的交往提供了极为有利的条件。16世纪中叶之后，中西经济文化交流愈益频繁，中西之间的科学文化交往在明末清初时期一度十分密切。其后因"礼仪之争"导致这一过程受挫，但中西之间的交流仍持续不断。明清之际中西文化的首次直接碰撞，使得西医也借由传教、贸易及外交使团等途径输入中国。其中，天主教传教士在中国进行的行医传教活动尤为值得注意，他们建立了一些医疗机构，在民间进行医疗活动，甚至为皇室成员看病。同时，他们也通过著书、交游等形式，向中国介绍西洋的传统医学、生理学、解剖学等医学知识和药学知识。

明末时期的西医经由福建、浙江、广东及京城等地输入中国，而澳门则是明末至清代五口通商以前西洋医学在华传播的主要区域。① 由于澳门与广州之间距离较近，欧美各国人频繁往来于澳穗两地，西洋医学也因此直接向广州等地传播。澳门的医疗机构主要有1568年设立的仁慈堂、贫民医院和1594年设立的澳门圣保禄学院等医疗机构。仁慈堂和贫民医院于1568年5月由葡萄牙耶稣会士贾士尼（Manuel Carneiro）到澳门不久

---

① 董少新：《形神之间——早期西洋医学入华史稿》，上海古籍出版社2008年版，第108-109页。

后建立,是中国领土上建立最早的西式医疗机构。①澳门圣保禄学院则建于1594年,自建院开始,便设有一间诊疗所,还有一所建立时间不太明确的药房。除耶稣会士外,方济各会也在澳门和广州一带从事医疗活动,如在修道院里建立药房和诊所。②18世纪后,葡萄牙在澳门的行政管理机构议事会还开始聘请专业的医生提供医疗服务。③

自18世纪开始,以广州口岸为中心的中西贸易日渐繁荣,到19世纪前期,形成十分兴盛的局面。这种日趋繁盛的经济交流也为中西文化交流提供了相当有利的条件。基督教新教传教士在19世纪初来到中国后,中西文化交流迎来又一波高潮。

1807年,英国伦敦会(London Missionary Society)派遣的传教士马礼逊(Robert Morrison)到广州,开启了基督教新教在华传教事业。自此直至鸦片战争,是新教在华传教的准备时期。随后东来的伦敦会传教士米怜、麦都思、理雅各等,在广州、澳门以及马六甲华人社区长期活动,他们致力于翻译《圣经》,编纂《华英词典》等中英文语言工具书,吸收华人信徒,兴办各项文化事业。另外,马礼逊等也极力推动欧美其他传教机构来华传教。

设于波士顿的美国传教机构美部会自19世纪20年代起开始酝酿对华传教,在马礼逊的呼吁和美国来华商人的支持下,于1829年开始派遣传教士来华。首批两名传教士裨治文(Elijah Coleman Bridgman)和雅裨理(David Abeel)于1830年抵达广州。随后,有多名传教士陆续来粤,其中包括后来在中美关系史上发挥重要影响的伯驾(Peter Parker)和卫三畏(Samuel W. Williams)等。

除从事基督教传播的相关活动外,这些传教士还进行了多方面的文化交流活动,如创办中西文报刊,兴办西式学堂,撰写出版各种西学书籍,等等,多具有开创性意义。在来华传教士举办的所有事业中,医疗事业最有特色、最具社会影响。

如上所述,西医在明清之际曾出现于中国沿海,但流传不广。到19世纪前期,西方近代医学开始进入中国。1805年,英国东印度公司医生皮尔逊(Alexander Pearson)将英国种牛痘之术介绍到中国。他在澳门传种牛痘,还将种牛痘术传到广州。在皮尔逊和当地行商推动下,广州建立起规模相当大的牛痘接种机构,为人们免费接种牛痘。④19世纪20年代,东印度公司医生李文斯顿(John Livingstone)和郭雷枢(Thomas R. Colledge)均在广州和澳门行医,除为该公司人士服务外,也向公众提供医疗服务。英、美商船的其他随船医生也有从事医疗活动的记录。郭雷枢早年在医院学过医当过助手,后担任东印度公司随船医生,1826年受聘为东印度公司驻澳门助理医师。他在广州和澳门都看到许多盲人深受眼疾之苦,于1827年利用自己的资金在澳门专门收治中国眼科病人,其后于1828年在众多朋友支持下成立正规的眼科诊所。⑤1828年,郭雷

---

① 董少新:《形神之间——早期西洋医学入华史稿》,上海古籍出版社2008年版,第34-35页。
② 董少新:《形神之间——早期西洋医学入华史稿》,上海古籍出版社2008年版,第88-89页。
③ 董少新:《形神之间——早期西洋医学入华史稿》,上海古籍出版社2008年版,第99-108页。
④ William Lockhart. The Medical Missionary Society in China: a Narrative of Twenty Years' Experience London, 1861. pp. 121-122;[美]嘉惠林、琼斯:《博济医院百年史》,沈正邦译,广东人民出版社2009年版,第23页。
⑤ Ophthalmic Hospital at Macao, The Chinese Repository, Vol. 2, Oct. 1833, pp. 270-275; Ophthalmic Hospital, The Chinese Repository, Vol. 3, Nov. 1834, pp. 364-373.

枢到广州后又与居留广州的美国医生布拉德福德（James H. Bradford）一起开办了一间类似于澳门眼科医院的诊所，每天都接待很多病人。该诊所不仅收治眼科病人，还曾收治其他各类病人。① 郭雷枢离开广州后，此诊所则由东印度公司的助理医师考克斯（R H Cox）和布拉德福德继续开办，大约持续到1834年。郭雷枢不仅亲身参与和推动在澳门、广州一带的西医医疗活动，也一直呼吁各国教会派遣有医学经验和背景的传教士来华传教。同时，他于1834年写成《任用医生在华传教商榷书》一文，其后也发表各种演说，他的观点在英美产生了广泛的影响。②

东印度公司及英美商船的医生有自身职业，面向公众行医难以持久，而且难具有较大规模。19世纪西医在中国的传播，主要是与传教士的努力联系在一起的。基督教传教士的行医活动也要从马礼逊说起。他在来华之前，曾接受过一些医疗方面的训练。他曾与李文斯顿合作，于1820—1825年在澳门开办了一间诊所，面向周边民众行医。③ 早期来华新教传教士中，普鲁士籍的郭士立（Charles Gutzlaff，又译郭实腊）于19世纪30年代多次在中国东部沿海航行传教，其间也做了一些行医送药的工作。他在其书中也一再强调在中国人中行医送药的效果和中国人对西医治疗的渴求。④ 而在新教对华传教背景下，将医疗服务发展为一项具有重大历史性影响的事业的人物，则是本院的开创者、著名的伯驾医生。

第二节 伯驾与眼科医局的创设

伯驾于1834年来到中国，前后在中国活动长达23年，他的正式职业分别是传教士和外交官，在早期的基督教在华传教史和中美关系史上都有不容忽视的地位。但他在华行医的经历，以及将医务活动作为一种传教方法的创举，却使他在历史上的影响更为久远。⑤

一、伯驾其人及其来华背景

1804年6月18日，伯驾出生于美国马萨诸塞州的弗雷明翰（Framingham）。他的家族可以追溯到1635年从伦敦来美国定居的托马斯家族，伯驾的父亲叫内森·伯驾（Nathan Parker），是马萨诸塞州雷明汉市人，1791年娶了牛顿市的凯瑟琳·默多克（Cath-

---

① Canton Dispensary, The Chinese Repository, Vol. 2, Oct. 1833, pp. 276–277.
② 董少新：《19世纪前期西医在广州口岸的传播》，载《海交史研究》2002年第2期，第24–25页。
③ William Lockhart. The Medical Missionary Society in China: a Narrative of Twenty Years' Experience. p. 121；[美]嘉惠林、琼斯：《博济医院百年史》，沈正邦译，广东人民出版社2009年版，第25页。
④ 吴义雄：《在宗教与世俗之间——基督教新教传教士在华南沿海的早期活动研究》，广东教育出版社2000年版，第292–293页。
⑤ 伯驾在中国的主要经历和活动，主要参考[美]爱德华·V. 吉利克所著《伯驾与中国的开放》一书。

erine Murdock）为妻。内森·伯驾和凯瑟琳·默多克一共育有 6 个儿女，伯驾排行第五。

伯驾早年所受的正规教育并不充分。他在少年时代受过中级技术教育。从专科学校毕业，一度在农闲的冬天承担教书的工作。但他对知识的渴求并未止息，一直在寻求受更多受教育的机会。1826 年后，求学欲强烈的伯驾先后进入戴伊学院（Day's Academy）、雷明汉学院（Framingham Academy）和阿默斯特学院（Amherst College）学习。伯驾在阿默斯特学院所受的教育较为系统，打下了相当坚实的基础。1830 年 10 月中旬，伯驾转入耶鲁大学。由于耶鲁承认阿默斯特学院的学分，所以他在耶鲁的第一年就修完学士所需要的学分，之后就转向攻读神学和医学硕士学位的课程。①

伯驾生于"坚定信仰新英格兰加尔文教派的虔诚家庭"中，浓厚的宗教氛围使他从幼年时代起就形成了强烈的宗教热情。他选择前往耶鲁而非哈佛，是因为发现哈佛的宗教氛围"并不适合一个虔诚的学生"，而耶鲁最吸引他的，就是"那里有很多机会可以提升宗教信仰并参加宗教活动"②。他在各地都积极参加宗教活动，受到所在地区教会的关注。在他的少年时代，教会就打算将其培养为神职人员。从 1828 年前后起，伯驾显露出赴海外传教的愿望。在耶鲁读书期间，他同时修读神学和医学课程，但以神学为主。1831 年，通过参加宗教活动，他开始与传教机构美部会接触，和该会负责人安德森（Rufus Anderson）保持联系。当年 9、10 月间，他向美部会申请做传教士，成为该会海外传教士候选人。1833 年 10 月，美部会正式决定派遣伯驾到中国传教。③

与其他来华传教士相比，伯驾的特长在于完成了正规而系统的医学训练。从 1831 年开始，他认真修读为期两年的医学课程，学习有关医学的理论和学术。他认识到："成为前往中国的传教士必需的条件太多了！太苛刻了！出色的神学知识，完整的教育，而且还要有非常实用的医学与外科学知识。"④ 同时修读两个学位，对伯驾是很大的挑战，但他最终成功地完成了学业。1834 年 3 月初，他参加了州政府和医学院校医学考试委员会的考试，伯驾通过了医学和外科学考试，论文以眼科医疗为题，获得了医学博士学位。他还在纽约的眼科医院进行了实习，所获帮助很大。他在耶鲁的求学经历，为他来华后通过行医进行传教帮助巨大。在此过程中，伯驾还跟随一位中国青年学习汉语，又与热心支持美国传教士来华传教的商人奥立芬（David W. C. Olyphant）联系。这些，都是在为前往中国做准备。⑤

在伯驾来中国之前，美部会向他发出明确的指示，要求他通过严格而不间断的学习掌握中国语言，了解中国的人民，到中国沿海开拓传教空间，在中国各地游历，行医传教。美部会允许他在中国人当中行医，但强调行医只是传教的辅助手段，必须服从于传教事业的最终目的。但后来的史实表明，在近 20 年的漫长岁月中，伯驾的事业是以行

---

① [美] 爱德华·V. 吉利克：《伯驾与中国的开放》，董少新译，广西师范大学出版社 2008 年版，第 1—5 页。
② [美] 爱德华·V. 吉利克：《伯驾与中国的开放》，董少新译，广西师范大学出版社 2008 年版，第 2、4、5 页。
③ 以上关于伯驾早年经历的叙述，参见 [美] 爱德华·V. 吉利克《伯驾与中国的开放》，董少新译，广西师范大学出版社 2008 年版，第 5—17 页。
④ [美] 爱德华·V. 吉利克：《伯驾与中国的开放》，董少新译，广西师范大学出版社 2008 年版，第 14 页。
⑤ [美] 爱德华·V. 吉利克：《伯驾与中国的开放》，董少新译，广西师范大学出版社 2008 年版，第 17—21 页。

医为主要内容的。

在1834年6月4日，伯驾登上奥立芬的同孚洋行商船"马礼逊号"，启程前往中国。他在途中一直进行中文学习，并温习医学知识。10月23日他抵达澳门，几天后乘船上溯珠江，于26日来到广州，开始他崭新的人生历程。

二、伯驾与眼科医局之创立

伯驾到广州后，住在奥立芬提供的美国商馆住处，与美部会已在广州的裨治文、卫三畏和史蒂芬（Edwin Stevens）相聚。裨治文亦曾在阿默斯特学院求学，史蒂芬则毕业于耶鲁大学。当时，裨治文在传教事务之余，正在办日益产生影响的英文月刊《中国丛报》（*The Chinese Repository*），卫三畏的身份是印刷工。伯驾的加入，使得美部会传道团成为新教在中国本土力量最大的机构。

伯驾到广州后不久，于当年12月前往新加坡。他在那里的华人社区传教，参加各种教会活动、各类集会和祷告会。同时，他聘请私人教师及翻译，学习福建话。值得注意的是，伯驾在新加坡开了一家诊所，每天上午给病人看病，接待50个左右的病人，有时也将病人带回家中照料。由于他免费行医，患者日多，非常忙碌，他常常连早餐和早礼拜的时间都没有，晚上有时也要出诊，以致既没时间学习语言也没时间进行传教工作，使他倍感焦虑。① 加上待在新加坡的时间已超过原计划，广州的传教士也期待他回去，他对新加坡的气候也有些不适应，故他在1835年初秋离开了新加坡。

1835年9月8日，伯驾回到了广州。他在新加坡行医的经验显然为他在广州从事医疗实践做了一定的准备。伯驾回到广州后，即着手进行开办医院的工作。1835年11月4日，伯驾的眼科医局在广州十三行商馆区的丰泰行7号正式开业。这所医院的开办，是在如上所述的背景下，在多种力量的支持下实现的。美国商人奥立芬为伯驾提供了经济资助，十三行行商伍浩官以低廉的价格将其位于新豆栏街的房舍租给伯驾开办医院，而郭雷枢、马礼逊等在广州、澳门等地开办医疗机构的经验也能为伯驾提供一定的借鉴。眼科医局开办当日，第一位前来求医的病人是1名患有黑内障的妇女。第一天的4名病人中，有2名女性，而头两天的3名女病人都是中国医生和中国官员送来的。② 眼科医局在开办后很快走上稳定发展的轨道，逐渐成为具有广泛影响的著名医疗机构，这与伯驾的不懈努力直接相关。

鸦片战争后，伯驾越来越深地卷入美国对华外交。他和裨治文协助美国特使顾盛（Caleb Cushing）与清政府谈判，签订《中美望厦条约》。19世纪40年代中期后，由于美部会领导层对他用过多的时间从事医务活动不满，迫使他脱离与该会的关系。他后来先后担任美国驻华使馆中文秘书、代办乃至美国驻华公使，在美国伙同其他西方强国侵略中国的过程中扮演了重要角色，基于殖民主义的立场做了许多损害中国利益的行为，

---

① 1835年3月5日日记，*The Life, Letters, and Journals of the Rev. and Hon. Peter Parker*, pp. 111–112.
② ［美］爱德华·V.吉利克：《伯驾与中国的开放》，董少新译，广西师范大学出版社2008年版，第47页及注55。

留下了不光彩的记录。对这些行径应予谴责和批判。但他在很长的时间内所从事的医疗活动，治愈或减轻了大量民众的病痛；他所开创的医务传教方法，使得西医的知识和制度传入中国，在中国近代医学史上具有重要地位。对他这些贡献，亦应予以客观的评价和肯定。

眼科医局正式开办后，伯驾投入大量的时间，付出巨大的精力从事医疗工作。他在1836年1月4日的日记中记录道："今天早晨到达医院的时候，我发现那里已经挤满了人，我甚至担心楼板会被压塌，造成惨剧。在我到达之前，已经有150张候诊票发了出去，其中有100多名首次前来的病人，加上再次来看病的病人，我今天足足接待了200人。在我完成白天的工作之前，天色已经完全黑了。"① 由于伯驾的医疗可以解决不少当地医生无法为病人解除的病痛，他的医院很快在周边社会乃至更远的地区产生越来越大的影响。根据伯驾的报告，它开办的头3个月就收治了925人，一年后超过2000人，以后逐年增加，到1839年年底，收治的病人达7000人。这些人大部分来自广州及周边，但也有一些来自遥远的省份；他们主要是下层的乡民群众，但在其声誉得到传播后，一些官员也前来就医，甚至林则徐也派人就其病情向伯驾求教。《中国丛报》有意识地刊载了不少受惠的病人写给伯驾的感谢信、对联和诗作，② 还有记载说："人们从不同省份涌来求医。医院没有遭到反对，地方政府知悉并准许其存在。广州主要行政长官的一位私人助手多次前来察看，并赋诗赞扬其恩人。"③

除了日常繁重的医疗工作外，伯驾还通过各种途径为眼科医局进行宣传并募集资金。下文将论述他和郭雷枢、裨治文等人在1838年成立了"中华医务传道会"，任第一副会长。1840年后，中英局势愈发紧张，7月5日，伯驾不得不乘船离开广州，经澳门前往纽约，12月回到美国。1840—1842年间，他在美国各地和欧洲旅行，利用各种机会为眼科医局争取各方支持，通过会友、演讲、旅行及与传教组织进行联系，为中国医务传道会及眼科医局进行宣传和募集资金。在此期间，他还组建了家庭，与生活在华盛顿的哈里特·韦伯斯特（Harriet Webster）结了婚。

伯驾先后去了纽约、纽黑文、华盛顿，并受邀参加各种朋友聚会，进行巡回演讲，伯驾在演讲中展示眼科医局手术的细节，强调医务传道的作用，主张美国将来和中国的外交，造访医院和慈善机构。在华盛顿，伯驾与哈里特·韦伯斯特相识并于1841年3月结为夫妻，婚后伯驾忙于到处布道和演讲。经过大量的演讲，伯驾的演讲技术似乎逐渐提高，1841年4月14日，他在波士顿医学协会精英特别集会上演讲，伯驾演讲中有关医疗和病例方面的细节描述很吸引听众，演讲起了很大效果，该会决定成立一个专门负责医务传教的协会，邀请富人关注并支持在中国的医务工作，在这里，伯驾为眼科医局募集到了5000多美元的永久发展基金。

在波士顿逗留一周后，伯驾于4月17日乘船前往加拿大，并最终前往英国伦敦。

---

① 哈佛大学所藏伯驾日记，1836年1月4日，转引自［美］爱德华·V. 吉利克《伯驾与中国的开放》，董少新译，广西师范大学出版社2008年版，第49页。
② The Chinese Repository, Vol. 4, p. 462; Vol. 10, p. 453.
③ Henry W. Medhurst, China, Its State and Prospect, p. 536.

伯驾于5月初抵达英国，出版了他的《中国医院综述》（Statements Respecting Hospitals in China）一书，详述中国医务传道会的宗旨，眼科医局的情况及英国、美国各界人士的关注与支持。① 他前往英国的目的主要是宣传和筹款，他一面走访教会组织，一面则忙于结识各种有医务传道游历的人物和组织。伯驾先后拜访了兰斯唐（Lansdowne）侯爵和苏塞克斯（Sussex）公爵，公爵还许诺将为伯驾筹集25000英镑的资金，但是公爵的乐观许诺并未实现。

虽然在英国政商界的资金募集工作大为受挫，但是，伯驾却在医学界收获很多朋友的支持。伯驾建立了与亨利·哈尔福德（Henry Halford）的友好关系，哈尔福德长期担任皇家外科学院（Royal College of Physicians）院长，他为皇室治病，有不少医疗和政教界的人脉关系。哈尔福德很认同伯驾的事业，也支持医务传教，通过他的引荐，伯驾结识了英国医学机构的很多医生，正是这样，伯驾才能和皇家外科学院建立联系，对方许诺将提供6个甚至更多名额给中国青年来留学。

伯驾6月下旬去了法国，考察了多所医院，观摩了多个医生的手术，还受到了法国国王的接见，对于此次接见，伯驾极为兴奋，费了很长的笔墨向他妻子描述法国国王接见的整个过程和细节。

伯驾从法国回来后继续在英国进行活动，并于8月上旬返航回美国。伯驾回到美国后继续之前的活动内容：与宗教组织联系，与政界联系，呼吁美国政府向中国派出使节，结识医学界人士，参与医学界活动。同时，伯驾还为中国医务传道会进行宣传，促进某些在于帮助医务传道为目的的组织成立。与此同时，在宗教界也为医务传道会募集部分资金。

伯驾在欧美的活动卓有成效，其为眼科医局着力宣传，募集了大量资金，其宣传在华传教士的医务传道方式以获取各界的支持，眼科医局在西方世界中享有一定盛名，和伯驾的大力宣传有很大关系。

第三节　眼科医局与西医输入中国

眼科医局的建立，在西医东渐史上具有重要意义，当代学者称其为中国"西医院之鼻祖"。② 在它出现之前，西方医学虽曾以各种方式进入中国，但其规模和影响均受到明显的局限，更未能持续存在，未能改变中国医学的基本格局。而眼科医局的设立，则开创了西医系统输入中国、重塑中国医史面貌之进程。从1835年开始，西医的医术、西学和医疗制度持续传入中国，未曾间断，从涓涓细流汇为大潮巨流，整个中国社会也因此发生了巨大的变化。

---

① Peter Parker. Statements respecting hospitals in China. London：Edward Suter，1841．pp．1－16．
② 梁碧莹：《"医学传教"与近代广州口岸西医业的兴起》，载《中山大学学报（社会科学版）》1999年第5期，第86页。

一、眼科医局的早期情况

（一）眼科医局的格局及行医方式

眼科医局位于新豆栏街，该街位于十三行街东侧，即图 1-1D 处，街有 7 英尺宽，中国人在街上开满了主要吸引外国水手的各类酒馆，这里十分嘈杂混乱，眼科医局位于中部。伯驾刚开始住在美国商馆，美国商馆在十三行街的西侧，即靖远街（Old China Street）右侧第一家商馆，即图 1-1C 处右侧的 American Factory。伯驾从美国商馆到医院的路线通常是出门左转，沿靖远街走几十码（1 码 = 0.9144 米），经过中国人开办的一些商铺，然后再左转到商馆后面的一条通道 Respedentia Walk（中文名不清楚）上，经过 6 间外国商馆，到新豆栏街再左转行至眼科医局。① 当时广州政府对外国人的活动有各种限制，虽然新豆栏街"拥挤而肮脏"，但伯驾和大部分外国人一样，满足于此处独立且租金便宜的房舍。伯驾认为，医院"位置相对隐秘，面朝一条街道，来往医院不

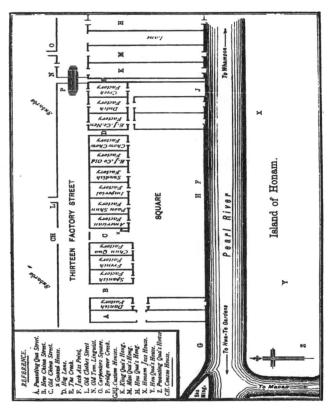

图 1-1　洋行商馆街区②

---

① [美] 爱德华·V. 吉利克：《伯驾与中国的开放》，董少新译，广西师范大学出版社 2008 年版，第 47 页。
② 转引自 Hunter. Fan Kwae' at Canton Before Treaty Days（1825 – 1844）. London: Kegan Paul, Trench, and Co., I Paternoster Square, 1882, p. 25.

用通过外国洋行，既不会惊动外国人，也不会使患者因为被当地人发现经常出入外国人的住所而引起事端，对于这所医院治疗的目的而言，这个位置相当合适"。①

（1）医院的格局和看病流程。门口直面新豆栏街，走进门口是一个地面铺着石板的大厅，两侧各有几个通往内部的门，除底层外，还有二楼与三楼，每层只有3~4个房间。医院的门卫会在一楼守候，准备竹牌，竹牌上写着英文与中文号码，只有获得了竹牌才可以上二楼的接待区，这与当今医院的挂号流程极为相似。二楼有一个大房间，能够提供200个舒适的座位，充当候诊区。这个大房间后来四周都挂满了油画和水彩画的人像，这些都是医院治疗过的一些特殊的病人，画中是他们做手术前和做手术后的样貌。这些画像是后来与伯驾关系较为密切的林呱（即关乔昌）所赠。林呱是西洋画家钱纳利的中国学生，他的画立体地画出了中国病患的样貌，这些中国病患身上大多有着各种巨大且难看的肿瘤（画像可见图1-3、图1-4），而画像是割去肿瘤前及割去肿瘤后的对比图，显示出医院高超的治疗水平，无疑增添了来此求医在此候诊病患对医院的信心和信任。在后来的医院发展中，二楼与此大房相通的两间小房，一间用作诊察室，给病人做检查；一间则布置成药房，配置和管理所需的各种药物。三楼有一个房间充当手术室，还有两三个房间设有留院病人的病床，在1835年成立之初便有40张病床供病人住院。对于住院治疗的病人，医院允许其家属照顾他们，有能力的病患自己负责住院期间的饮食，而无能力支付开销的病患，医院会为他们免费提供膳食。医院每日都接收新的患者，后来每天新病患越来越多，一天内无法治疗完毕，伯驾便决定选择每周四收治新病人，到1837年，由于求医人数太多，伯驾不得不将一周一次收治新病人改为两周一次。② 后来当医院事务越来越繁忙，伯驾也会住在医院。当然，后来医院收治病人的时间和频率应有所改动。

（2）医院开放时间。在1835—1855年间，医院因为主、客观原因曾好几次关闭，但在多方努力下又都能重新开放。1835年11月4日医院开放后，又于1836年5月4日进行维修，一直到6月8日才重新开张。1837年6月，伯驾护送6个沉船落水的日本水手返回故乡，并且由于伯驾生病，眼科医局一直关闭，直到10月1日才重新开张。1838年7—9月份因为维修关闭了3个月，10月份又开始正常运转。直到1839年，中英矛盾激化，3月23日，所有外国人都被禁止聘用中国仆人，也被要求不能随意行动，眼科医局不得不关闭，病人们也都被驱赶，但由于负责守护外国商馆区的官兵经常来伯驾家中求医，伯驾搬至比较闲置的广州药房（英国医生Cox and Anderson所管理的一个诊所），广州本地官员本来禁止妇女前去看病，但当有官员女亲属前去看病后，禁令无形被打破，伯驾也开始给普通妇女看病，伯驾在此诊所一直延续着眼科医局的医疗工作。从1840年1月开始，伯驾似乎又回到了医院，一直到1840年6月17日，眼科医局都在如常开诊。由于中英局势愈发紧张，1840年7月5日，伯驾乘船离开广州，经澳门前往纽约。他于1842年6月偕同新婚夫人离美来华，11月5日到达广州，11月21日

---

① The Chinese Repository, Vol. 4, Feb. 1836, pp. 461-462.
② C. T. Downing: Fan-qui in China, Lea & Blanchard, London, 1838, Vol. 2, pp. 11-19; 1, The Chinese Repository, Vol. 4, Feb. 1836, pp. 461-462; 6, The Chinese Repository, Vol. 6, Mar. 1837, p. 34.

眼科医局重新开张，1840年6月至1842年11月间，眼科医局则一直处于关闭状态。1844年后，伯驾的部分精力开始转移到外交事务上去。他于1844年年初到澳门休养，又充当来华谈判的美国顾盛使团的中文翻译，1846—1848年、1850—1852年间，伯驾多次任美国驻华代理公使。他到医院的时间不免因此减少，渐渐将医院交给中国助手打理。1846—1855年间，伯驾的主要精力都放在外交上了。①

（3）医局行医与传教关系。由于这是一所教会医院，美部会派出伯驾的意图也在于让其通过行医而传播福音，医院也试图举行礼拜仪式，向前来求医的病人散发宗教性书籍，通过文献发现除伯驾本人，还有美部会的裨治文、卫三畏及施惠廉（William Speer）牧师及梁发参与过医院的宗教事务，其中梁发在1845年开始参与医院的布道事务，在1846年则在医院收治新病人的日子前来散发小册子，病人领了小册子后再去大厅挂号。② 医局也成为从事传教活动的一个场所。

（二）医院内部管理情况

（1）眼科医局在1835—1855年间的主要人员和职能。就医师而言，在1835—1855年间承担医院诊治病患的医生主要是伯驾和他的中国学生关韬，伯驾在他分心于外交政治事务之前，一直是医院的主要诊治医生和负责人。在1846—1855年间，关韬（伯驾称其为Kwan Taou）应当承担了医院大量的诊治工作。关韬是前文所提到的医院二楼候诊区墙壁上对比画像的作者、画家林呱的侄子，他大概在1836年就开始跟随伯驾学习，并服务于医院。他在1839年离开医院，在医院1842年重新开放后又回来，直到1856年医院再次关闭时才离开。1860年他又回到医院，几年后才离开，私人开业行医。他于1874年去世。关韬的外科手术水平还不错，在1836年就可以干净利落地进行眼科的一些小手术，1843年，关韬已经成功地进行了20例白内障手术，还熟练地切除了一个大肿瘤。伯驾在1847年的医院报告中称，关韬开始在承担医院的管理和诊治工作中发挥重要作用。后来，当伯驾专注于外交事务的时候，关韬承担了医院大量的眼科手术和其他重大手术。③ 除关韬外，伯驾还培养了其他一些中国助手，但因缺乏资料，难以明了这些中国助手的具体情形。《中国丛报》曾报道，有一位华人助手来自马六甲，在英华书院受过教育。④

有一些西洋医生和传教士会在某段时间经常到医院帮忙，和伯驾一起对病人进行重大的手术。根据伯驾撰写的报告，可以简单梳理一下相关情况。"劳德勋爵号"（Lord Lowther）随船医生卡伦（J. Cullen）、美国海军随军医生埃迪（Augustus AlveryAdee）和

---

① 根据［美］爱德华·V. 吉利克著《伯驾与中国的开放》，［美］嘉惠林、琼斯著《博济医院百年》与《中国丛报》所载报告，眼科医局整理。
② ［美］嘉惠林、琼斯《博济医院百年》，沈正邦译，广东人民出版社2009年版，第91页。
③ ［美］嘉惠林、琼斯《博济医院百年》，沈正邦译，广东人民出版社2009年版，第59页；［美］爱德华·V. 吉利克：《伯驾与中国的开放》，董少新译，广西师范大学出版社2008年版，第143页；The Chinese Repository, Vol. 7, Jan. 1838, p. 445；The Chinese Repository, Vol. 13, June. 1844, p. 310；The Chinese Repository, Vol. 17, May. 1848, p. 145.
④ The Chinese Repository, Vol. 5, May. 1836, p. 33.

他的助手帕默（W. J. Palmer）、医生威廉·渣甸（William Jardine），他们在1835年偶尔会前来医院帮助伯驾。住在广州商馆区的医生考克斯（R. H. Cox）在1835年全年每个手术日都会来医院帮忙，1836年5月前每周手术日他也都会来医院帮忙，在1836年5—8月间也可以看到考克斯和渣甸医生协助伯驾进行手术的记录，1836年8—11月间有考克斯、卡伦、渣甸、班索尔前来帮忙手术的记录。1837年1—5月间，考克斯、卡伦、渣甸还有安德森（Anderson，应该也是英国洋行医生，他同考克斯在广州开有一间诊所）前来协助；1837年5—11月间则有考克斯和卡伦、渣甸前来帮忙手术的记录。1838年1—6月，考克斯与渣甸、霍尔盖（Holgate）到医院协助。1842年11月至1843年12月间，有A. Heard在医院手术日经常来帮忙的记录。资料显示，先后到医院提供帮助的还有Macgowan、Mayjoribanks、Green、Plimsol、J. K. Kaue、G. C. Lunn、M. D. H. Smith Ball、Rev. Mr. Speer、Rowe等医生。① 伯驾在1855年的报告中提到有一位总药剂师王阿水（Wang Asui），在医院工作了12年，于1854年5月逝世。②

（2）医院运营的经费来源与费用情况。眼科医局一直免费为中国病人提供医疗服务，医院运营的经费来自国内外各界的捐赠。前文已经提到，美国商人奥立芬提供了第一笔援助资金，中国行商也以低于市价好几倍的价格租给眼科医局一幢房子，后来医院也陆续得到了广州中外一些慈善人士的捐赠。1836年10月以前，眼科医局已经收到2801.50美元捐款，到1838年5月，捐款金额达到9936.75美元。除医院直接获得的捐赠外，也有一部分资金来自中国医务传道会成立后获得的捐赠。此后该会又在来华西方商人群体和欧美社会长期广泛募集，眼科医局也从中得益。此外，伯驾返回欧美，募得的资金亦为医院和中国医务传道会的重要支撑。伯驾在欧美进行了大量的演说与宣传，一共募得6700多美元的款项，其中，约5286美元是在美国波士顿募得。③ 1842年伯驾返回广州，眼科医局重新开张后，伍浩官还免去了租金。1845年中国医务传道会内部开始出现矛盾和分裂，伯驾将其在欧美所筹得的大部分款项掌握在手中。④ 这笔资金为眼科医局的运行提供了财政上的保障。但医院开支巨大，眼科医局的这笔永久性资金数额不断缩小。1847年12月31日，眼科医局在广州有4611.31美元余额，到1849年后则仅有2002.71美元，另外在奥立芬洋行有800～900美元的资金。⑤ 1855年后，伯驾将这部分资金交给眼科医局继任管理者及中国医务传道会管理。

（3）关于医院的支出的情况。根据伯驾已有的15次报告发现，眼科医局在1835—1849年的支出主要用于聘请中国助手、药物器械、膳食燃料、维修及租金五项上，眼科医局一年大概所需的费用在2000美元。1842年以后，伍浩官减免了最大的一项开支——租金，眼科医局一年所需的费用随之减少500美元，维持在1500美元左右。具体支出见表1-1。

---

① 以上医生名单来自《中国丛报》第4—17卷所载医院历次报告等文件，出处不一一注出。
② ［美］嘉惠林、琼斯：《博济医院百年》，沈正邦译，广东人民出版社2009年版，第87页。
③ ［美］爱德华·V. 吉利克：《伯驾与中国的开放》，董少新译，广西师范大学出版社2008年版，第115、120页。
④ ［美］爱德华·V. 吉利克：《伯驾与中国的开放》，董少新译，广西师范大学出版社2008年版，第120页。
⑤ The Chinese Repository, Vol. 19, 1850, p. 280.

表 1-1　广州眼科医局具体支出情况（1835—1849）①

单位：美元

报告	日　期	聘请中国助手	药品、医疗器械等	膳食和燃料	维修	租金	总支出
第 1 次报告	1835.11.04—1836.02.04	—	—	—	—	—	454.84
第 2 次报告	1836.02.05—1836.05.04	—	—	—	—	—	441.92
第 3 次报告	1836.05.05—1836.08.04	—	—	—	—	—	328.50
第 4 次报告	1836.08.05—1836.11.04	341.21	543.33	261.80	45.90	500	1692.24
第 5 次报告	1836.11.05—1837.02.04						
第 6 次报告	1837.02.05—1837.05.04						
第 7 次报告	1837.05.05—1837.12.31						
第 8 次报告	1838.01.01—1838.06.30	199.23	303.22	219.39	9.93	500	1231.77
第 9 次报告	1838.10.01—1838.12.31	78	14.50	109	—	125	316.50
第 10～13 次报告	1839.01.01—1845.07.01	—	—	—	—	—	—
第 14 次报告	1845.07.02—1847.12.31	—	—	—	—	—	525.40
第 15 次报告	1848.01.01—1848.12.31	—	—	—	—	—	1107.51
	1849.01.01—1849.12.31	—	—	—	—	—	975.69

二、眼科医局输入的西医制度

眼科医局在当时西医东渐中的作用十分明显，眼科医局不仅治疗大量中国病人，还将西式医院的各种管理制度、西式药物、外科手术和西式医学教育输入中国，其实践为西医在华传播提供了历史性的经验和路径。

（一）西式医疗制度的输入

眼科医局首创性地使用了"挂号"制度，而且医院非常重视对病人疾病信息的记录和管理，形成规范性病例档案。前文已经提到，在医院一楼得到写有号码的竹牌才可以上二楼，并在二楼按号候诊等待治疗，这种通过编号卡片挂号的方式已经是现代医院的普遍形式，而早在1835年眼科医局就已施行这种挂号管理制度。此外，眼科医局也注意病人病例信息的记录及收集，从医院1851—1855年的病例簿可见，关于病患的接待时间、编号、详细姓名（女性则仅有姓，无名，多是某氏）、年龄、地域、职业、所患疾病（有些无记载）均工整地列于名册表格中，见图 1-2。每一个病人的编号、姓名、接待时间、住址和职业也会记录在病历卡上，这张病历卡也会发给病人，病人一直

---

① 根据《中国丛报》眼科医局第 1—15 次报告所整理，出处不再——注出。

保存此卡片，关于他的药方都会以编号的形式记录与存档，当病人下一次再来医院就医时，只要示出病历卡就会获得竹牌，而根据编号，医生可以找出他原来的药方，并以此跟踪病人疾病的发展和治疗情形，给出新的治疗意见，并再次记录。医院通过这种形式完成对病人治疗过程的信息化管理，既有利于对病人疾病的治疗，也方便于医生自身的医疗研究。此外，据伯驾的1835—1849年医院报告推测，医院应该还有关于病患更为详细的手术记录，这些手术记录包含患者的编号、具体客观信息、疾病情况、手术的具体日期、手术的操作者、具体过程、效果、患者的反应及患者的恢复情况。如1835年11月20日来医院，210号病患的详细病例，该病例是伯驾在报告中首次列出的白内障手术，伯驾在报告中做了详细的记录。①

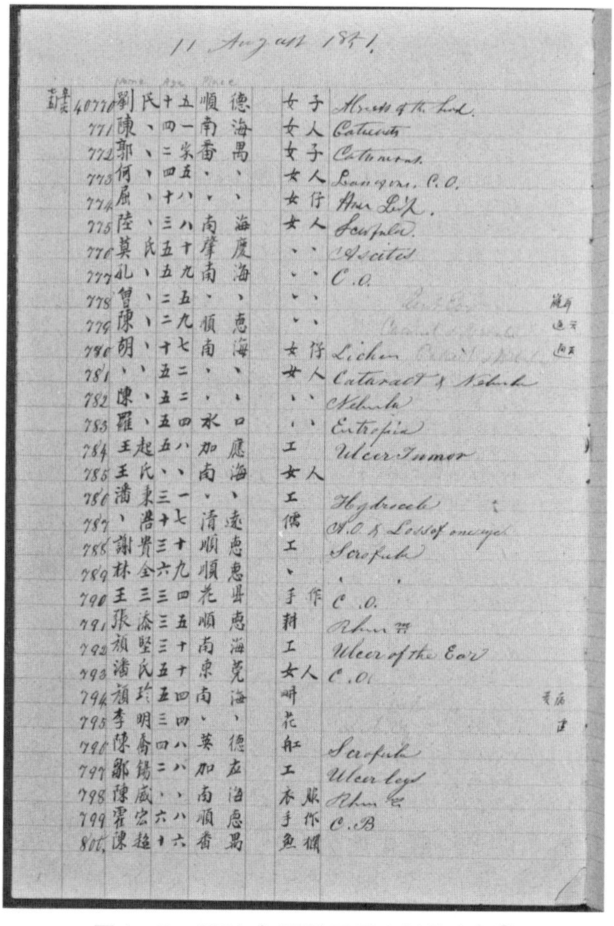

图 1-2 1851 年眼科医局病例簿内页②

---

① The Chinese Repository, Vol. 4, Feb. 1836, pp. 466-467.
② Canton Hospital Ledger (1851-1855), Yale University Library.

(二) 西医知识、药物器械和外科手术的输入

西方的医学知识、药物器械和外科手术都是以眼科医局对病人的治疗和手术的形式输入中国的。据相关研究成果提示,伯驾已经使用到英国人在神经系统、反射活动机制、慢性肾炎、肾上腺和阑尾等方面的描述生理学和解剖学方面的发展成果,在诊治过程中已经用到法国人发明的听诊器,[①] 还有进行手术切割及缝合的各种器械。眼科医局在输入了西方外科层面非常成功,输入了西医中眼科、肿瘤、结石、截肢、尸体解剖、兔唇等手术经验。

其中,十分明显和突出的是各种外科手术与麻醉术的输入。因以西方解剖学为基础的外科手术是与中医从理论到实践都全然迥异的医学内容,其输入中国的意义在于补充了中国医学对人体器官认识方面的空白,在医疗史和知识史上都带来巨大影响。对当时的国人而言,眼科医局的各种眼科、肿瘤手术是闻所未闻、见所未见的医疗形式,因中医对于像白内障、肿瘤这样的疾病很难通过中药治疗的方式加以治愈,西医的外科手术则可以迅速有效地为病人解决病痛。当大量的病例向国人证明西方外科手术安全有效后,越来越多的中国人便被吸引前来医院求医。

在1835—1855年间眼科医局的报告显示,医院在开办不久后就做了不少外科手术,如眼睑内翻手术矫治、白内障、肿瘤、开内耳等,这些手术都需要伯驾切除病人身体的一部分,但却并未引发病人因观念而拒绝,如眼疾、肿瘤、兔唇等外科手术未遭到中国人的排斥。如在眼科医局的眼部和肿瘤、兔唇整形手术中,根据伯驾的描述似乎都不见患者对手术的抗拒,只见疾病被治愈后的喜悦。反倒是伯驾本人,在给一位13岁女孩阿可(Akne)切除恶性肿瘤之前还曾犹豫,他担心如果手术失败,会引发中国人对医院的攻击,因而伯驾让其父母写了一份保证不追究的承诺书。在像切石术等重大手术里,伯驾也都会让病患提供一份保证书,保证书应该没有固定模板,只需表达若死亡不追究医生之责之意,其中一份协议书内容如下:

协议书

我叫钟平(Chung Ping),33岁,广东清远人。患有结石,经多次治疗不见好转。现在幸运地承蒙美国医生伯驾之恩惠,他将用他的手术刀取出结石。若我被治愈,不仅我一个人受其所惠,而且我整个一家人都将对其至善心存感激。若山高水深无法通过(意思是说若结果是致命的),也不怪医生,一切尽听天命。空口无凭,所以我写了这个协议书,交给医生以为凭证。

道光二十八年六月五日(1848年7月5日)
签字:钟平

眼科医局在20年间所做的重大手术(如肿瘤切除、切石术)并不多,伯驾只有在

---

① [美]爱德华·V.吉利克:《伯驾与中国的开放》,董少新译,广西师范大学出版社2008年版,第47页及注55。

患者别无选择或手术成功率较高时才选择做手术。伯驾外科手术成功率较高，经他做手术而死亡的病例并不多（有在做肿瘤手术、切石手术、乳腺癌手术过程中死亡的案例），这和伯驾的谨慎有一定关系。而这几例患者的死亡也并未如伯驾他们所担忧的那样，引发国人激烈的反应。如第一例在医院死去的病人，伯驾称当死者丈夫知道死讯时说："这是天命"，也并不后悔做了手术，还说如果不是在医院接受了治疗病人不会活这么久，伯驾在报告中感叹说，在西方医院若发生此类事件一定不会如此平静，医院不会如此得到病患理解。①

眼科医局从1847年后逐渐使用麻醉技术。伯驾于1847年开始在肿瘤手术中用麻醉剂，其后慢慢用于切石术与乳房切除手术。在1847年7月15日前不久，伯驾在切除肿瘤手术中使用了混合硫磺的乙醚麻醉剂。这次手术记述如下："听到乙醚这种新用法成功之后（这种用法不久前才被引入美国），就在中国人能够有的设备条件下加以应用。一位朋友慷慨地提供了设备。接受麻醉手术者是一位年龄约35岁的中国人，右臂长了一个脂肪瘤。吸入乙醚三分钟后，虽然他仍有知觉回答问题，但对整个肿瘤迅速被切除，无论是切入和割除时的用刀，还是缝合时的用针，都没有感觉。但是脉搏有正常的变化，先是十分快，从75到100，然后又强压到健康的标准下。出血比预料要少，血的颜色有明显的变化，因刀口而暴露的臂血管看起来像是被注入了黑色，从伤口流出来的血很黑。病人说，虽然他知道手术在进行，但他几乎感觉不到刀或针的存在。肿瘤当天下午被切除，大约一磅重。病人能够在房间里走来走去，好像什么都没发生过似的，接下来的夜晚他睡得很好。伤口在第一次处理后就愈合了，整个过程形成的脓不到一茶勺，一个星期只要贴几条橡皮膏就行了，在很短暂的照顾后他不久就出院了，和他来医院时一样健康。"其后伯驾又给一位女性用乙醚麻醉剂，但是在吸入乙醚两三分钟后病人觉得恶心，随即干呕，因此病人拒绝使用麻醉剂，结果手术在无麻醉的情况下完成了，病人最后也恢复得很好。大概10月前，在教士医学会努力下，伯驾收到该技术发明者从美国波士顿寄来的设备和足够的乙醚药剂，还附有一封信，具体解释操作的方法。10月4日，他用新仪器给一个49岁的病患吸入乙醚，这一例就相当成功，"43秒钟之后，他手臂的肌肉一下子就放松了，随之就停止吸入乙醚，他在失去知觉的状态中被放在台上仰卧着，头部仍然被抬高。他的脉搏加快，眼神呆滞"，随后关韬将他的肿瘤切除了，还结扎了3条动脉，整个过程维持4分钟，伤口在缝合前暴露于空气中8～10分钟，而乙醚的效果开始慢慢减退，病人开始对针口缝合的穿刺有所感觉，缝合结束后病人躺回病床，只是抱怨缝合线太紧了，但是对手术过程中的疼痛却无任何记忆。当天下午，乙醚又用于一个眼睛闭合多年的患者，这个病例与之前不同，病人吸入乙醚后表现很兴奋，他滑稽的言论逗乐周围在场的中国人，在手术过程中病人还不断说话，第二天还要求再次使用乙醚，他觉得昨天的手术像美梦一样！②

过了一段时间，伯驾则开始尝试使用新的麻醉剂——氯仿麻醉剂。英国爱丁堡的一个产科医师在1847年1月19日第一次使用此麻醉剂，伯驾曾经获得一小瓶氯仿麻醉

---

① The Chinese Repository, Vol. 7, May. 1839, p. 571.
② The Chinese Repository, Vol. 17, May. 1848, pp. 142-143.

剂,并在几个病人身上试用过。可能是麻醉剂质量不够好,这几例试用都失败了,大部分人抱怨氯仿麻醉剂像是滚水一般灼人。后来纽约的朋友给伯驾寄了足够多的氯仿麻醉剂和最先使用者的说明书。伯驾开始使用氯仿麻醉剂,他一般给成人病人用量为1德瑞母(1德瑞母＝6盎司,古希腊重量单位),此麻醉剂也是吸入气体式的用法,不过不用特别的吸气装置,直接用一块布包着的海绵,海绵和布之间再包层油纸,以免麻醉剂挥发,使用较为方便。到第15次报告前,伯驾声称已经在8～10个病例上用了此氯仿麻醉剂。在1849年11月24日,伯驾第一次用此麻醉剂以进行切石手术,病人在手术过程中有些抽搐(但醒来后完全不记得),此外一切顺利。当他病愈后,他患同样疾病的朋友也跑来医院,1850年1月2日伯驾也用氯仿麻醉剂给他做切石手术,这个病人反应更好,无任何不良反应。病人一醒来就看见他面前取出来的结石,朝医生们竖起大拇指,用他不熟的英语说,"num-pa wan（no.1）",以示赞赏。1850年以后,眼科医局的切石手术就都开始用麻醉剂了。1849年11月24日,第一例使用氯仿麻醉的乳癌切除手术成功,患者因为成为第一个使用麻醉剂的乳癌病例表现出高度紧张和兴奋,第二天声称她只有在伤口缝合时有些意识。一个月后,该病人要求在她另一只乳房切除手术中使用氯仿麻醉剂,吸入麻醉剂后她起初很兴奋,又是说话又是唱歌,但很快陷入昏迷,昏迷中有一段时间她出现窒息和抽搐,有些类似中风,不过在切除、缝合完成后,她神色自然地醒过来,不过抱怨在麻醉失效后伤口更痛。氯仿麻醉剂使用方便,保存和使用也较安全,不过伯驾也较谨慎,认为心、肺、大脑疾病患者不能使用此麻醉剂。①

以上这些记录,显示了麻醉技术经由广州眼科医局进入中国初期的状况,是中国医学史的珍贵资料。

(三) 中国近代西医教育之嚆矢

眼科医局对医务助手的训练,可以看作中国近代西医教育之开端。这种早期的医学教育规模不大,从1835—1855年期间,在医院接受训练的中国青年的人数始终未超过6个。但无论如何,眼科医局的这一举措具有训练青年从医的性质,故为当之无愧的中国第一家培训西医的医院,而伯驾则是第一个从事医学教育的老师。

伯驾在医院早期聘请的助手去留不定的情况下,萌发了训练和培养中国青年的计划。他意识到："如果有少量受过一定教育的中国青年提供持续的服务,现在这种状况会改变,医院会运转得更有效率一些",伯驾还认为培训青年计划若要稳妥,这些中国青年不仅要受过一定的教育,还要通过周密的教导掌握医科知识。② 1837年,眼科医局开办了一个医疗班,有3名学生,此为伯驾主持的医学教育之始。伯驾在医院第7次报告中对他们的描述如下："我很高兴告诉你们,三位很有培养前途的中国青年,一个16岁,一个17岁,一个19岁,现在已经与医院建立了联系。他们的英语已经达到相当不错的水平,在配制药品和处理药方方面是得力的帮手。年龄最大的一个,是个积极而有责任感的青年,他除了受到培训以外,每月还可以领到5元的工资。一些眼科的小手

---

① The Chinese Repository, Vol. 19, 1850, pp. 263 - 264, p. 268, p. 274.
② The Chinese Repository, Vol. 5, May. 1836, p. 33.

术，譬如睑内翻和翼状胬肉等，他都已经做得干净利落。他服务已经一年多了。第二个青年的中文程度比其余两人高得多。他原打算学文学的，后来他父亲去世，使他没有能力再继续求学。他受到马礼逊教育会的部分支持，该社成立于1836年，专为中国青年提供机会，通过西方知识的媒介学习英语和基督教教义。第三个青年有很高的天分，由他父亲全力支持，至少要留在医院五年"①，"年龄最大的这个"显然指关韬，关韬在前文已有所介绍。

伯驾还倡议支持中国青年留学接受医学教育。鸦片战争期间，伯驾在欧美巡回宣传筹款，其间试图与国外医学院合作，输送中国青年前往国外接受医学教育。伯驾对此十分重视，认为这是一种急迫的需求。在伯驾及相关人士的努力下，英国皇家外科医学院承诺将接受6个以上中国青年来院学习。伯驾在此期间发出持续的呼吁："为什么皇家外科医学院不能接受更多的学生？为何剑桥、哈佛、利物浦、格拉斯哥、爱丁堡就不能效仿外科学院的做法？纽约一个医学界绅士同意帮助相同数目的中国青年在纽约求学，而波士顿、纽黑文、费城、巴尔的摩和华盛顿为什么就不能加入此种善事的竞争？"②他还提出："既然我们在中国有一所受捐赠，目的在于让中国人接受西方教育的学校（按：指马礼逊学校），那么毫无疑问，最好的模式应该是这样：在这些青年被派出国前，他们最好已经在马礼逊教育协会受过教育。因为在西方，只有先接受文科教育后，再进入大学学习相当专业的医学、法律和神学；在学习完课程后，个人显露出杰出的才能和进取心，并且在金钱上独立自主，才能够在美国、英国、法国的医院中进行1~2年的实习，这也是其他西方国家成为一个医生的具体过程。当这些中国青年学成归国后，他们可以在医院中当医生，亦可以去医学教育机构当教师。但是，假若不能这样，能否暂时性地挑选到合适条件的对象是一个合理的问题，因为那些已经接受过本土良好教育的中国人，对于他们出国去追求他们本国没有的优势通常不受鼓励。"伯驾还认为，这些中国青年也需要一定的本国文化教育基础，他认为这些有着异国习俗的青年们能够传达出中国这个国家的智慧：它的历史、它的文化、它的品性、它的政府，这些都是震撼外国的力量。在国外的留学生涯中，伯驾认为他们不能中断本国文化的学习，鉴于长时间国外的学习会损害他们本国语言的学习和使用，伯驾主张留学候选人当中应该有一些在本国语言和文化很有基础的中国人，在共处中经常交流，以使各自的本国文化知识互相影响、互相进步。伯驾和英国皇家外科医学院商谈了接收中国学生的细节，他甚至考虑到学生们如何适应异国生活的问题，主张要密切关注和照顾学生。他在纽约还找到一个朋友愿意负责照料中国留学生。③

尽管伯驾及其同道当时就中国人出洋接受医学教育的问题进行了诸多思考和准备，但此事在操作层面具有重重困难。伯驾1842年重回广州，除忙于医院事务外，1844年后逐渐将一部分精力分散到美国对华外交事务上。他还继续培训中国学生，如1844年

---

① The Chinese Repository, Vol. 6, Jan. 1838, p. 445.

② Peter Parker. Statements Respecting Hospital in China, Preceded by a Letter to John Abercrombie, M. D., Glasgow: James Maclehose, 1842, p. 7.

③ Report of the Medical Missionary Society, The Chinese Repository, Vol. 12, Apr. 1843, pp. 196-197.

前后有一个行商的亲戚跟随他学习，1845年左右医院的学生人数达到6人，但情况并不稳定，1851年就只剩2个人了。大部分学生在接受培训后并未久留，仅关韬一人长久地替眼科医局服务。

眼科医局最初的医学教育，主要包括知识学习和实践操作，其中以实践操作为主，即"以师带徒"的模式，学生在实际工作中担任医疗助手的角色；其次由伯驾教授用英文讲授一些专业课，并参加宗教活动。如伯驾曾记载学生们早上和傍晚学习英文和地理，下午则跟随伯驾在医院，学生通常前来一起参加家庭祈祷，有3个能够朗读英文的学生则轮流在家庭祈祷中诵读经文。伯驾的夫人也曾在一部分课程上对学生进行指导。

三、眼科医局医治的病人与疾病

（一）眼科医局的病人

据眼科医局病例簿，眼科医局在1835—1855年间，至少医治了53049位病人。由于编号即病人的求诊号可以反复使用，医院诊治的次数则应大大多于53049人次。1834—1854年，伯驾一共撰写了17份关于眼科医局的报告。现存的眼科医局1851—1855年间的2本病例簿，反映了该医院病患编号的规律。在1855年1月14日的最后一个病患的编号是53049号。据此可做初步推测，医院从1835年11月4日至1855年1月14日，接诊53049个不同的病患，每个阶段具体人数见表1-2。

表1-2 眼科医局病患数量（1835—1855）①

日期	总人数	女性	眼科疾病	其他疾病
1835.11.04—1836.02.04	925	270	1022	41
1836.02.05—1836.05.04	358	76	323	98
1836.05.05—1836.08.04	390	—	448	65
1836.08.05—1836.11.04	462	—	518	51
1836.11.05—1837.02.04	548	—	602	62
1837.02.05—1837.05.04	650	—	755	54
1837.05.05—1837.12.31	1225	—	1429	143
1838.01.01—1838.06.30	1025	—	1013	118
1838.10.01—1838.12.31	505	—	428	77

① 根据《中国丛报》眼科医局第1～15次报告及眼科医局1851—1855年病例簿（2本）所整理，出处不再一一注出。其中1835年11月4日—1849年12月31日采用伯驾眼科医局第1～15次报告中的数据，1851年8月11日—1855年1月14日根据病例簿统计，1850年1月1日—1851年8月10日则由总数推测。伯驾的报告在病人总数和各类疾病人数上存在很多矛盾，除1848年列出的总人数等于其列出的各种疾病人数的总和，及第8～10次报告中没有提到总人数，总人数由其列出的各种疾病数之和统计外，其余期间的总人数均与其列出的具体疾病总数不合。可能是伯驾的总数是按人头来算，相同的病人数求医只当作一人计，而病例则非，也有可能是伯驾统计错误。故更准确的数字有待于更多资料的发现方可得到。

续表 1-2

日　　期	总人数	女性	眼科疾病	其他疾病
1839.01.01—1839.12.31	808	—	415	393
1840.01.01—1840.06.17	716	—	373	343
1842.11.21—1843.12.31	3502	—	2405	1192
1844.01.01—1845.07.01	6209	—	3300	708
1845.07.02—1847.12.31	8247	—	5669	1903
1848.01.01—1848.12.31	4001	—	2122	1759
1849.01.01—1849.12.31	4504	—	2142	2361
1850.01.01—1851.08.10	6694	—	—	—
1851.08.11—1853.02.27	6360	1388	—	—
1853.02.27—1855.01.14	5920	1292	—	—
1835—1855	53049	—	—	—

通过表 1-2 可见，伯驾在第 1 次报告和第 2 次报告中特意标出了眼科医局病患的女性人数，第 1 次报告为 270，占总数的 25%；第 2 次报告为 76，占总数的 27%。就医病人中居然有这么多女性，出乎西方人的意料。伯驾原本预计接收女病人会有一些困难。① 中国女性在外国人开办的医院看病，甚至因病住院，广州官方竟然默许，也未激起太大的社会反响，伯驾认为值得注意，在日记及中特意提及。后来可能由于一直有女病人前来求医，而且也未给医院造成麻烦，伯驾就未在报告中特意标出女病人的数量了。但根据眼科医局 2 本病患名册可知，女性患者一直保持相当的比例。1851 年 8 月 11 日—1853 年 2 月 27 日，前来就医的女性病患 1388 人，占总数 22%，1853 年 2 月 27 日—1855 年 1 月 14 日间有女病患 1292 人，占总数 22%，和第 1、2 次报告的比例大致相似。

总之，上表数字显示出眼科医局在社会各阶层、性别当中受欢迎的程度。在当时，很多病人经常堵在伯驾回家和去医院的路上，请求得到医治。医院里有时会出现死亡，也进行一些与中国社会习俗不合的尸体解剖，但根据伯驾的记载，1835—1855 年间，医院均未因此遭受当地人的攻击。不过，在广东和全国发生的中外冲突多少也影响到西人在华医疗事业，外来侵略导致广州地区民众对外人有时表现出排斥、抗拒的态度。眼科医局的就诊人数由此也产生波动。②

眼科医局的病人来自中国社会各个阶层，既有最普通的农妇，也有钦差大臣林则徐、耆英，既有老者，也有刚出生的婴儿，他们大多来自广东省的各个县，也有少部分听闻医院盛名前来寻求医治的外省人。在 1839 年中英关系恶化期间，伯驾还和当时的钦差大臣林则徐有过几次较为密切的接触。在 1839 年 6 月 10 日，伯驾会见了林则徐的

---

① The Chinese Repository, Vol. 4, Feb. 1836, p. 462.
② 颜宜葳：《中国早期教会医院中的眼病与治疗》，载《自然科学史研究》2008 年第 2 期，第 184 页。

3位密使，他们谈论了许多话题，伯驾提出赠给林一些礼物，包括地图册、地理书和地球仪，虽然密使提出一些礼仪的具体要求被伯驾所拒绝，密使还是接受了礼物，还承诺将发给伯驾一张去虎门见林的通行证，伍浩官很紧张伯驾去会见林则徐，恳求其不要谈论政治。① 林则徐后来还通过伍浩官，要求伯驾提供治愈所有吸食鸦片者的药方，请他为自己的疾病提供医疗建议；又让伯驾替他翻译国际法中关于战争及封锁、禁运等敌对措施的内容。关于治疗鸦片烟瘾的药方，伯驾给了林则徐一份相当详尽的中文报告，包括鸦片对人的影响及治疗烟瘾的一些方法。但林则徐希望伯驾能提供一劳永逸的特效药。伯驾告知并无此种药品，戒鸦片瘾只能通过逐渐减少吸食来达到目的。伯驾根据与伍浩官同来官员提供的情况，判断林则徐患的是疝气，将他对疝气的中文解释寄给了林；又表示有一种器具可以缓解疝气，但是要医生亲自给患者带上。伯驾认为，可能是钦差大人害怕和外国人有进一步亲密的接触，林则徐未亲自就医，而是让声称有类似病情的官员前来索取疝气带。其间，还有其他与林则徐相关的官员前来就诊。最后，林则徐让他弟弟前来将疝气带带走，林则徐最后也送了一些水果作为礼物表示对伯驾的感激。②

眼科医局诊治了不少中医无法医治的疾病，这些疾病往往给病患带来数年之久的痛苦（特别是眼疾带来的眼盲痛苦），当患者的疾病被治愈后，中国病患对医院及医生相当感激，他们以或捐赠或送礼物或写感谢信或写诗表达此感激之情。如广州知府的马师爷，入院编号为639，入院时间为1836年1月5日，54岁，患有双目白内障，左眼失明5年多，右眼失明3年多，在他12岁儿子和2个仆人的陪伴下来到医院，伯驾给他做了白内障手术，过程十分顺利，患者也并未觉得不适，马师爷手术后住院近1个月，出院时视力已很清楚。马师爷很感激伯驾和医院，离开医院时要不是被阻止差一点就要给伯驾磕头了，还要求派画师给伯驾画一幅画，以便他回去后可以日日拜见如前，被拒绝后他还是让仆人将一些礼物送给伯驾。③ 在伯驾的报告中，还保存了很多类似的感谢信及感谢诗。伯驾及医院的善举，伯驾为官员治愈疾病的经历，使得眼科医局在很多中西关系紧张的时刻得到了较为不错的待遇。眼科医局打开了中西民间交流的一扇小窗，改变了部分人对西方的态度。

值得一提的还有中国病人在面对西医医术时的表现。他们在眼科医局施行的外科手术中体现出惊人的勇敢和忍耐精神。医院直到1847年才开始用麻醉剂，在此之前各种外科手术未使用真正的麻醉剂（有时使用鸦片麻醉，实际无多大效果），给身体用刀，应是十分疼痛，为防止手术受到干扰，病人都要被缚住身体某些部位，以防手术过程中的剧痛导致病人乱动而影响手术进行。切除手术有时很短，几秒就完毕了，有时则长达几十分钟，病人在手术过程中毋庸置疑地承受着巨大的痛苦，但是让伯驾感到惊奇和敬佩的是，中国人无论男女老幼，在这类重大手术过程中大多体现出让人难以置信的坚韧和忍受力，术后伤口恢复也较好。如伯驾提到的第4016号病例，吴氏，1837年11月

---

① ［美］爱德华·V. 吉利克：《伯驾与中国的开放》，董少新译，广西师范大学出版社2008年版，第82页。
② The Chinese Repository, Vol. 8, Apr. 1840, pp. 634 – 637.
③ The Chinese Repository, Vol. 4, Feb. 1836, p. 461; The Chinese Repository, Vol. 6, Aug. 1837, pp. 189 – 190.

1日接受左乳切除手术，切除时间长达8分钟，伯驾称："她是我目前所见到在手术过程中最坚韧的一位，在切除过程中，她没有发出一声低吟，在被从手术台搬下，给她的手脚松绑之前，她脸上带着自然的微笑，诚挚地感谢那些替她手术的人。"①

当然，也有人不愿接受西医和外科手术。如有一名患者在曾在1836—1837年在医院切除了肿瘤，但是在1838年5月26日该男子却突发高烧，3天后死去，伯驾得知此信息十分吃惊，并即刻赶去其住处向其父亲和兄长请求能够割下瘤体让伯驾回去查看，这样既施惠于后人，而且病人带着瘤体入葬也是极为不舒适的，死者的父亲同意将瘤体割下回去检查，而死者的母亲和妻子则不同意，"她们怕见血，也担心死者会受刀痛之苦"，伯驾还想出50美元买此瘤体，最后也未成功。② 在另一则病例中，有一位妇女的病情必须要截肢，几位医生劝说良久，她才口头上同意，但仍离开医院回家，20天后和丈夫一起来到医院，当医生再次向他们强调要赶紧截肢时，他们同意，但是丈夫表示要回去过问亲属们的意见，因为截肢太非同寻常了，最后丈夫写信过来表示亲属同意，病人也同意手术。但病人又提出要求，给她200元才同意接受截肢手术。最后经过了很多波折，病人终于做了截肢手术。原来是病患的母亲担心医生截肢的目的在于供医生进行研究，才让病患提出要钱。截肢在当时确实是骇人听闻的，国人对截肢还是有些抗拒，因此病人1838年10月30日来医院求医，直到第二年1月19日才出院。③ 伯驾也提到好几例来医院看病后转而接受中医治疗的病例。

（二）眼科医局所医治的疾病

根据伯驾17次报告所列出的详细疾病及人数，可见眼科医局主要医治眼病。在眼科疾病中，占较大比例的是眼睛各种炎症与黑、白内障。医院除医治眼科外，还主要医治呼吸循环、消化、生殖、骨病、皮肤、病变（包括肿瘤、兔唇等）、创伤等疾病。医院成立之初是以眼科为主治方向，主要基于外国人认为在广东眼科病人数量很多，而且中医大多对此疾病无能为力，这是西医能够在对外国人有抗拒和排斥心理的中国人中打开局面的有效方式。但随着伯驾不断成功地医治更多中医无法解决的疾病，如在医院开设不久后伯驾成功地为一个聋人开了内耳，其后就不断有聋哑病人前来求医，在伯驾成功地切除肿瘤和取出结石之后，相同的病例也会找上门来。于是，实际上，眼科医局已医治了大量各科的疾病，近似于一所综合医院。伯驾在第1次报告中将病例分为眼科和其他各式疾病，第2次报告则分为眼科、耳科、其他各式疾病，其后则再次分为眼科和其他各式疾病两类，从第9次报告开始在第二项其他各式疾病中开始分炎症性疾病、体质性疾病等细目，其后其他疾病的细目均以第9次报告为模版，虽有时有所变化但差异不大，眼科医局所治疗的疾病可以参考表1-3。

---

① The Chinese Repository, Vol. 6, Jan. 1838, p. 439.
② The Chinese Repository, Vol. 7, Jun. 1838, p. 105.
③ The Chinese Repository, Vol. 7, May 1839, pp. 576-579.

表1-3 眼科医局第9次报告所医治疾病分类

眼科		
其他疾病	炎症性疾病	风湿（rheumatism）、鹅口疮（thrush）、脓肿（abscesses）、关节炎（arthritis）、乳瘘（fistula mamma）、肛瘘（fistula in ano）、四肢溃疡（ulcers：chiefly of lower in extremities）、咽喉溃疡（ulceration of fauces）、咽喉炎（inflammation of fauces）
	体质性疾病（constitutional diseases）	腹水（ascites）、全身性水肿（anasarca）、鸦片瘾（opium mania）、瘰疬（scrofula）
	循环器官疾病（diseases of the organs of circulation）	心悸（palpitation of heart）
	呼吸器官疾病（diseases of the organs of respiration）	慢性支气管炎（chronic bronchitis）
	消化器官疾病（diseases of digestive organs）	腹泻（diarrhea）、寄生虫（worms）
	肝脏疾病（diseases of the liver）	慢性肝病及肝脏肿大（chronic liver disease and enlargement of liver）
	生殖器官疾病（diseases of generative organs）	尿道瘘（fistula urethra）、输尿管结石（urinary calculi）、淋巴腺炎（bubo）
	神经系统疾病（diseases of the nervous system）	瘫痪（paralysis）
	皮肤病（cutuneous diseases）	头皮癣（tinea capitis）、疥疮（scabies）
	骨头疾病（diseases of bones）	骨肉瘤（osteo-sarcoma）、髋关节疾病（diseases of hipjoint）、股骨骨疡（caries of femur）、下颚骨疡（caries of submaxillary）
	病变（preternatural and diseased growths）	头部角质突出（horny excrescence on head）、鼻骨息肉（polypi nasal）、乳腺包虫（hydatid of breast）、甲状腺肿（goitre）、手臂肿大（hypertrophy of the arm）、手臂萎缩（atrophy of the arm）
	各种创伤（injuries）	—

第10次报告时新增腹部疾病（diseases of the abdominal organs），将原属于体质性疾病的腹水归入此类。此后报告中所列病例的总分类大多不出这些（眼部、面部和喉咙、腹部、消化器官、循环器官、呼吸器官、生殖器官、神经系统、骨头、体质性疾病、炎症性疾病、皮肤病、病变、创伤）。①

---

① 根据《中国丛报》眼科医局第1～15次报告，出处不再一一注出。

以下我们从《中国丛报》刊载的医院报告中，选译一些手术案例，以具体展现眼科医局以当时的西医技术，从事各类疾病治疗的实际情况。

眼科手术主要集中在睑内翻手术矫治和白内障手术。睑内翻手术即切除上眼皮部分皮和睑板，再行缝合，使睫毛外翻。这种手术在眼科医局十分常见，从1835年到1855年，80%的眼科手术都是睑内翻手术。① 伯驾称上眼睑的倾斜性弯曲是中国人种族的生理特点，由此很易导致睑内翻。睑内翻导致睫毛刺激眼球，病患不停地揉眼又加重此病，于是，血管开始充斥眼角，眼球开始浑浊，很多人因此而患上炎症，有时也会失明。而中医对此的治疗则有"夹"治法，即用细竹片或类似于镊子的铜片（copper）将上眼睑夹住部分，待后来被夹部分干枯自落，根据伯驾和雒魏林的记载，广州和舟山一带均是这样的疗法，后者称"中国外科医生对这疾病采用一种在广州和舟山都很常见的手术方案。其目的是把上睑捏起一褶，夹在两片细竹片间，竹片在两端用线紧紧地扎在一起；褶起的皮肤坏死脱落，伤口愈合过程中出现的收缩使得眼睑翻向外侧"。他对这种疗法评价不高："这是很不足取的。首先，考虑到坏死组织脱落过程中的疼痛，还有，鉴于疾病受到上述这种治疗，眼睑的反方向收缩相当严重，这使得睑板缩短，一旦这样的问题出现，它对眼睛的不利程度不亚于最初的疾病，而且一旦它持续了一段时间，外科手术也不能再纠正它了。"② 伯驾也认为这样的疗法没有效果，他在医院第1次报告中就碰到好几个因此而严重毁容的例子，甚至他后来还诊治了一位高州府知县夫人，夫人用中国此法医治她的睑内翻，结果医生在她被夹住的眼睑部分敷用了一些有毒性的药物，当伯驾见到这位夫人时，她的额头和左耳正在结痂，而鼻子则消失了，上嘴唇上拉露出牙齿，眼睑则黏在眼球上。③ 伯驾在眼科医局则采用多尔西（John Syng Dorsey, 1783—1818，美国一位外科医生中的无名英雄，第一位在美国做了髂外动脉结扎手术，写成了美国第一部系统的外科手术手册，伯驾在不少外科手术记录中提到借鉴多尔西的手术处理，应是借鉴多尔西1818年出版的 *Elements of Surgery* 一书）的疗法：切除睫毛根部上方眼皮边缘的一块肉。其过程是先用锋利的剪刀开一个垂直的切口，避开鼻泪管，大概有8英寸深，然后用持钩将眼皮拉起，在外角开一个同样的切口，用剪刀将睑板切除。手术通常流血较少，以防并发炎症，这种疗法是比较好的。切口会很快愈合，浑浊的角膜也变得清亮，患者的容貌不会受较大影响，因而通常对结果十分满意。伯驾做的第一例手术就是睑内翻手术矫治，他说他有时一天就做12例这样的手术，给65岁以上的老人做这样的手术也不困难，因为在避免细菌感染方面有一些经验，他在第一季度中也仅有2个病例出现了真菌赘生物，但是用一点腐蚀剂很快就会恢复。④

白内障手术。白内障会使病人视力逐渐减退，若不及时进行治疗则会导致病人彻底失明。伯驾在眼科医局一直使用的则是拔离术，这种拔离手术据称在唐代时曾输入中国，但据传教士看来，晚清的中医对此并无应对之策。针拔手术的实施过程是在眼内刺

---

① 颜宜葳：《中国早期教会医院中的眼病与治疗》，载《自然科学史研究》2008年第2期，第192页。
② The Chinese Repository, Vol. 4, Feb. 1836, p. 472.
③ The Chinese Repository, Vol. 4, Feb. 1836, p. 472；The Chinese Repository, Vol. 5, Nov. 1836, p. 328.
④ The Chinese Repository, Vol. 4, Feb. 1836, p. 472.

穿白内障,并将其拔离眼轴线,从角膜处下针,并将白内障推往眼球内部。伯驾在第 1 次报告中总结他做白内障拔离手术的经验:"我之所以特别描述这个病例的细节,是因为它代表其他许许多多相似的病例。尽管目前已经有近 55 个白内障患者前来求医,但有近 30 多个患者由于年龄、健康状况及其他相关因素而无法进行摘除手术,有时我一个下午做 8 例白内障拔离手术,其中 5 个总是会立即恢复他们的视力,其他则会在吸收晶体后恢复视力。有时应患者的要求,一次就拔离两只眼睛的白内障,病人也只是有一点不适。除非特殊情况我不常用放血疗法,一般而言病人的症状不需要用放血疗法。拔离手术并非一定会导致胆汁性呕吐。在很多病例中病人一个小时的睡眠时间都不会受影响,炎症则非常轻微,通常在 3 ~ 4 天后针口就很难看见了。当然除了绝大部分的成功外,也有两次痛苦的失败的例外,这是由于炎症既无法预见也无法抑制。但无论如何,他们的眼睛情况有所改善,因而可以说所有病人并未损失什么。"①

伯驾的眼科手术较为成功,一方面是他会让病人在做手术前得到较好的休养和治疗,使其身体状况达到较好的状态,而在手术完毕后,他也会给病人一种或几种药物增进病人身体整体健康,这些药物通常是:蓝色药丸、药西瓜和甘汞。蓝色药丸是 19 世纪西方常见药,由水银、玫瑰糖膏、甘草复合制成的泻药,每剂 250 ~ 500 毫升;药西瓜也是一种泻药,每剂与蓝色药丸相近,取香瓜属植物的晒干的白色果肉入药;甘汞则是氯化亚汞。②

眼科医局还治疗过种类不少的肿瘤。伯驾在 1836 年完成第一例肿瘤手术后,眼科医局一部分的外科手术就是肿瘤手术了,如皮肤瘤、脂肪瘤、肉瘤、先天性良性尾骨畸形瘤、多形性涎腺瘤、巨型细胞瘤或碎屑性骨瘤、骨甲瘤,这些肿瘤往往十分巨大,它们给病患带来巨大的痛苦,要么行动不便,要么外貌奇怪丑陋,或者两者皆有,某些肿瘤还危及生命。伯驾往往用手术刀轻而易举地就能切除这些肿瘤。根据伯驾的日记记录,其第一次做的切瘤手术是在 1836 年 1 月 14 日,为一名 17 岁的少年切除了一个长在眼睛附近的瘤,瘤长得相当大,使眼睛闭合而阻碍了视线。③ 此少年是 1836 年 1 月 4 日入院的,之前有一位肿瘤更恶化的病例则是在 1835 年 12 月 27 日入院的第 446 病例,这是伯驾肿瘤手术中较具代表性的病例。

> 第 446 号,1835 年 12 月 27 日。脂肪瘤。阿可(Akne)是一个 13 岁的小女孩,正当我结束医院一天的工作,我看见一对中国夫妇牵着他们的女儿怯怯地走过来,小女孩看起来像是长了两个头。一个脂肪瘤从她的右太阳穴长出来,向下延伸至脸颊,使她的脸被毁了容。瘤子覆盖了她的右眼,拉低眼皮使眼睛看不见。腮腺附带腺体也都变大。这个瘤子周围围绕着几个小但是很成熟的瘤子,这几个小瘤子刚好在颊肌肌肉上。(第 446 号病例有手术前的肖像,见图 1 - 3,即广州林呱画室所画)她的身上其他地方也有突起物,显示出她易长肿瘤的体质,我被告知她这是

---

① *The Chinese Repository*, Vol. 4, Feb. 1836, P467.
② [美] 爱德华·V. 吉利克著:《伯驾与中国的开放》,董少新译,广西师范大学出版社 2008 年版,第 133 页。
③ [美] 爱德华·V. 吉利克著:《伯驾与中国的开放》,董少新译,广西师范大学出版社 2008 年版,第 135 - 136、141 页。

遗传的,她母亲也有相同症状,从一生出来身上就有许多小瘤子,有一些和大疣子一样,有些则是像手指一样的坠饰状吊在身体上。阿可是她4个孩子中唯一受遗传的。她整个健康状况很糟糕:舌头恶臭,脉搏很快又很微弱,肿瘤发热影响到她身体自然的体温系统。瘤子上的血管变得很粗大。重量加速了瘤子的生长也引发瘤子根基处覆盖物的疼痛。女孩称她头很晕,习惯性地把头歪向左边。根据她父母的描述,这个瘤子从4年前开始从小痘疹开始发作,但也是在最近4个月才长到目前3/4大小。女孩住院治疗了一个月,她的健康状况有了很大改善。①

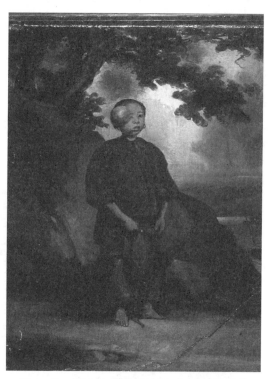

图1-3　第446号病例油画(林呱画室)②

还有几例截肢手术,其中第一例记录如下:

第2152号。从肩膀关节处的截肢。肱骨腔处的吸收与手臂肿大。Po ashing,23岁,在11月3日来医院的。6年前他从房子掉下来摔伤了左臂的肱骨,大致是从肘部到肩膀,更低的部分反着向上顶。迄今为止,摔碎处已经长好,手臂也可以活动,但是在6个月前,他在听戏时又不慎摔碎。根据他的描述,从那个时候起,手臂就开始不断肿大到现在巨大的样子。除了相当痛外,手臂的重量还让他身体失去平衡倾向一边。手臂一些肿大的地方似乎要爆裂了。皮肤被撑得光亮,上面的血

---

① The Chinese Repository, Vol. 4, Feb. 1836, pp. 468 – 469.
② Lam Qua Paintings Collection, Yale University Library.

管多且粗大。毫无疑问手臂里头含有液体，尽管感觉不到脉搏，但一些意见则担心手臂上的瘤子表现出动脉瘤的表征。（此病例也被林呱画成油画，见图1-4）11月14日，在医生考克斯、卡伦、渣甸、班索尔的协助下刺穿了手臂，假设手臂里头有产生脓汁的可能性，那就没必要做截肢手术，但如果没有，则也做好了截肢的准备。一打开脓肿，便喷出黑绿色的液体，但是很快就变黑且越来越红。先流出16盎司的液体，但是液体的性质不太确定。希望这个红色的血液来自刺穿处附近被切断的小血脉，最深处还有脓汁。于是用柳叶刀又刺穿差不多整个手臂，但是同样流出大量的血液，血流了32盎司后，刀孔闭合。在场的各位都一致同意要保住病人性命就一定要截肢。但是病人因为父亲不在场而十分焦虑，我们只能将截肢手术推迟到第二天，除非接下来发生意外。在下午3点左右，本来因为刺穿而已经缩小的肿瘤已经变得比原来的还要大，大概是被切断的血管里的血全跑到瘤体里去了，事不宜迟，必须马上对他进行截肢手术，哪怕病人的亲属不在场。第二天瘤子的周长甚至有30英寸，皮肤已经到达它伸张的极限，看起来液体似乎潜到了肩膀关节处的皮肤下，这增加了截肢的难度和危险，这个迹象显示不仅仅是肿大。病人的父亲及朋友们来了，都同意截肢以避免致命的结局。病人焦躁的情绪开始有所缓解。

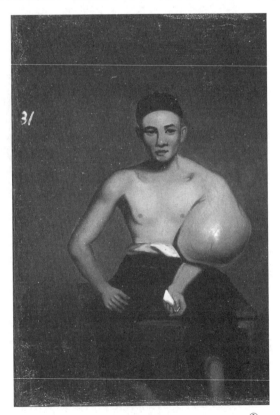

图1-4　第2152号病例油画（林呱画室）①

① Lam Qua Paintings Collection, Yale University Library.

早上 11 点，昨天在场的医生也来了，做好了截肢的准备，病人坐在椅子上，腰部用一条床单绑在椅子上，止血带弄好了，锁骨下的动脉也被助手很好地保护了，按照 Liston 的意见做好了一块片状物（flap）。因为病体的长度无法用 Cooper 实践过的两刃切断刀，便用一个很大的医用手术刀在肩峰两侧开刀口，然后在三角肌附近汇合，并将那里迅速切开，膜状的韧带被分开，肱骨头从窝陷处脱出，刀又往上将手臂从身体切割分离，一股血从已被保护好的附属动脉中喷出来，从手术刀扬起到手臂掉在地上，整个过程不超过一分钟。病人随即被放置在床上，解除压制动脉。将一块相当好的片状物（flap）弄上，像往常一样给伤口敷料。然后病人喝了一些白兰地、水还有一些药物。

截肢下来的手臂，要描述它的形状的话，只能说像一个巨型的熏火腿。它重达 21 磅左右。打开昨天刺穿的地方，一股黑咖啡颜色的液体流了出来，第一个被打开的腔中有 8～10 盎司的凝固血液，这个腔被像墙一样的肿块包围着。如果打开另一个腔，又流出相同的东西，还有一些类似已腐烂的半凝固的血，颜色发亮发紫。一些肿块有将近一品脱半的液体。从腋窝到前臂，肿块一直沿着手臂的动脉和静脉，动脉很小，直径大概只有 1 英寸，外层很薄，静脉也很小。辐射状的神经则被撑大。除了两端的 1 小英寸骨头外其余都已经被吸收了，在这 1 英寸的地方有骨针突出来，除了肱骨头外出现这些骨针外，整个手骨都被吸收了，就好像是大自然在肱骨头部用关节腔组成了一个新的连接处。这里有很多骨点，但是肿块被像是公牛胸部的坚硬的软骨墙包围在手臂里和背面，肌腱的纤维像多皱的枫树从四面穿过。肌肉厚达 3～4 英寸，坏死程度高，筋已经在靠近肘部附近四布的软骨中消失了，肘部以下的肌肉则是健康的。前臂水肿，在皮下发现大量脂肪样物质。在场的所有人都声称这是他们迄今为止见过的最不可思议的病例。这个病人是中国人，据我所知，他应该是第一个自愿接受截肢手术的中国人。

下午 5 点，病人睡醒了，我问他能吃什么，给他了一些粥。他的脸部表情很好。他用很自然的声音说他很冷，其实他的体温很正常，前额微微出汗。伤口没有流出太多液体，但是有些疼痛，病人则很平静。脉搏 126。我和一个朋友 Mr. H. 看了他一整晚，第二天凌晨 1 点他问我们能不能吃鸡肉。他断断续续地入睡，每当醒来时就说他的手臂好像还在，4～5 点过后，病人平静地入睡了，不再抱怨发热，尽管这时候他有些发热的迹象，他的舌头发白，皮肤发干。6 点钟我擦拭病人身体，给他一环斯蓖麻油，他的脉搏从 4 点钟开始变为 110。白天我给病人通便，一切迹象表明病人在好转。18 日，我给病人伤口敷料，发现整个刀口附近的伤口在第一次敷料后就开始愈合。我拆除病人的大部分缝线。21 日，我重新更换敷料，拆除剩余的缝线，病人的伤口看起来十分健康。病人在房间里走动，看起来状态很好，很快就恢复了生气，他和他父亲发自肺腑、真挚地表达感激之情。①

伯驾后来还给一位妇女进行截肢手术，病人接受截肢手术的过程有些波折，但最后

---

① 4, The Chinese Repository, Vol. 5, 1836, pp. 329–331.

该妇女还是截了肢，该手术也很成功。

虽然在伯驾医院报告中从第1次报告中开始就有乳癌患者前来求医，但是直到第7次的医院报告中伯驾才展示一例切除乳房手术，据伯驾称这也是第一例女性乳房切除手术。

第3556号，1837年5月22日，乳癌（scirrous breast）。莫氏，48岁，来自黄埔附近的琶洲，是艺术花的制作者，已经患有乳癌6年。病变的腺体大概4英寸宽，6英寸长，有2~3英寸厚。她已经忍受了长久的锐痛。乳房血管变大，靠近腋窝的部分很柔软似乎要爆裂，腋窝的腺体没有恶化。患者还抱怨肾区痛。病人舌头有些恶臭，心跳平稳。

6月21日，乳房被切除。外皮的黏合导致手术长达20分钟，病人坚韧地忍受着手术，她的丈夫和儿子都在场，竭力控制他们的情感，兴高采烈地和正在承受痛苦的病人说话。当手术进行到切除腺体神经时是最痛的。第二天病人出现明显发热迹象，但很快就退热了。患者很快也很好地恢复了，并在8月1日出院，10月她回到医院，看起来很健康。这是第一例中国女性乳房切除手术，很少手术能够在更强烈的光线中展示出中国人在外国外科手术中的信心，但这例手术还是顺从于愉快，在这病例和稍后同样的病例中都值得注意。

莫氏病愈后还介绍另一位和她一样患乳腺癌的女性前来医院。即是伯驾这里提到的"稍后同样的病例"。①

还有兔唇整形手术，伯驾的记录如下：

第4142号，10月23日，兔唇，罗珊（Lo Asan），8岁，鹤山人，是一个有趣且聪明的女孩，是她那富有父母的偶像，如果可能的话，她父母不会吝啬任何中等数目的财产，去修正女儿这不愉快的畸形。女孩嘴唇分离，嘴巴顶部延伸至鼻孔里。手术非常成功。第2、3天后，她发烧严重，烧退后伤口在10天内就快速很好地愈合了。她的朋友们相当高兴，送来了茶和各式各样的水果及一条昂贵的绸缎围巾。医院试图拒绝，但失败了，"他们不是付款，只是表达他们的感激而已"，4个人一直陪伴着这个女孩，他们如此回答。女孩被一打画着黑红圆点的算数卡吸引了，她用这些卡学着加减，本能地问很多关于这些卡的任何问题。这个季度做了另外4个相同的手术。两个病例中，几颗牙齿和下唇瓣的部分被移除了，一例在一星期内就结束治疗了。②

关于切石手术。伯驾早在1836年夏天就曾治疗过患尿路结石的病人，但是直到1844年才做了第一例切石手术。

---

① The Chinese Repository, Vol. 6, Jan. 1838, pp. 437-439.
② The Chinese Repository, Vol. 6, Jan. 1838, p. 440.

第11205号，1844年6月17日。切石术。丝瑶（sihyau），35岁，平远人，居住在广州，很久以前就知道自己患了结石，一年前就在医院住过院，当时结石用碎石法碎成两块，但是因为石头太硬而碎成更小块，特别是当时他的膀胱处在敏感状况。最后我们建议用切石法，患者也同意。几周前他便为手术做好了身心准备，我们为他提供了一些中文的福音书和基督方面的书籍，希望他能够了解一下书中的内容，并成为一个崇拜书中所显示之神的人。手术前，我们再次提醒他所处的境地和可能的结果。我们对此病例进行了长期而勤奋的研究，并经常向上帝祈祷。他打断我们的谈话，说他认识一位外科医生很久了，"在医院我亲眼所见的一切足以让我现在拥有信心"。于是我们给他做了切石手术，横切手术将两块碎石取出，最小直径3英寸半，最大直径5英寸半，重1盎司零1德拉克马。一切进展顺利。没多久他的疼痛就消除了，他享受着只有手术才能换回的长达10年痛苦后的解脱，患者不断表示感激，我们则暗示他上帝在外科医生们的祈祷下保佑了他，他的感激之情应该献给上帝，患者则表示，希望他的感激可以随着医生们的祈祷传递给上帝。他以一种难以描述只能意会的真诚，握住医生的一只手，另一只手放在医生的颈部，似乎想抱一下医生，但又害羞地畏缩回来，眼望医生，想看看自己的举动是否冒犯了他，医生回复其称他手中的书籍会向他讲述更多为人类而死的耶稣的事迹，会发现真正的教义。他不断强调"它们是真正的教义，我将尽心了解它们，并会在亲戚间传播"。就这样话题转到他的亲人，他的祖父已经80高龄了，他的父亲是官话老师，他几个弟兄正在做一些小生意。他提起他第一次告知祖父关于外国人及医院的情形，他祖父很惊讶，觉得自己活这么久也找不到相似的经验去解释，那只能说明这些都是神意。

没有坏迹象，8天后伤口流水已经完全停止了，18天后他已经很好了。

即将回家之际，他试图在医生的膝前磕头，但被阻止了，医生向他解释为什么不必要磕头，他把手放在胸口称"我心中充满太多感激想要表达，教导并原谅我的错误"。他带了一些基督书籍以分给他的朋友们。此病例极有意义，不仅因为此人和善的性格，而且因为很可能这是中国人有史以来第一次切石手术，并且取得了很大的成功……①

在多种形式的取膀胱结石外科手术中，伯驾选择的是会阴横切手术（16世纪发展起来的一种手术方式），主要是切开前列腺体、膀胱颈和部分膀胱壁。在一个星期后伯驾又做了一例膀胱结石手术，患者20岁，但手术不如第一例那么成功，但患者也能够重新从事劳作。1845年5月，伯驾又做了第3例，6月又做了第4例，2例都很成功，当然，这样的大手术频率不高，1851年是最多的一年，有9例膀胱切石手术。伯驾的手术也有失败的时候，第29015例就是如此，手术后病人就去世了。伯驾也会记录结石的化学类型或形状，有时还在报告中展示结石特别的形状。②

---

① The Chinese Repository, Vol. 14, Oct. 1845, pp. 452 – 454.
② ［美］爱德华·V. 吉利克：《伯驾与中国的开放》，董少新译，广西师范大学出版社2008年版，第144 – 145页。

以上资料记载了眼科医局的医疗实况,可以说都是中国近代医学史乃至亚洲西学史上的珍贵记录。这几个案例只是保存在伯驾所撰报告中描述的案例的一部分。而绝大部分治疗个案,伯驾则未加记录。但我们仅从这几个案例,即可略窥这所当时在中国乃至东亚最为先进、在相当长的时间内唯一的西医医院在医疗实践上体现出来的职业水准。这些案例所展现的医学实践,有不少在中国乃至东亚都堪称首开记录,也可以说都是历史性的医学创举,在医疗史和文化史上,都具有珍贵价值。

第四节 向全国辐射:"医务传道"及其影响

眼科医局是中国第一所由新教传教士创办的行医传教机构,也是引领近代西医在中国传播的创始性医学机构。它的开创者伯驾和当时一些传教士在他们的医疗实践中,通过经验总结理论探讨"医务传道"方法的可能性、必要性和具体内容,并组织"中国医务传道会"将此方法及眼科医局的实践经验向中国各通商口岸推广,在各通商口岸创办医院,输入西医院、西医手术、西医教育与西医学,推动了晚清时期西医东渐的历史进程。

一、眼科医局与"医务传道"方法的形成及推广

所谓"医务传道"方法,"就是由差会派遣受过医学专业训练的医生,到作为传教对象的国家,开办医院、诊所以及医疗教育机构,以协助传教士的传教活动为目的,以向当地居民提供义务性的医疗活动为主要活动内容。传教医生的行医送药活动,与传教士的布道、派发宣传品、举行宗教仪式等活动相辅相成,但并不把已知对象接受或信仰基督教作为提供医疗服务的前提。传教医生的使命还包括照料传教士和西方其他人士的健康"。①

这种认识并非伯驾首创与独创,而是新教传教士入华以来通过实践逐渐形成的。郭士立在1831—1833年在中国沿海三次航行中,曾在天津、江南一带的社会贫困底层分发药物以获得他们的好感,他发现中国底层对免费医疗的需求巨大,通过行医赠药可以增加与他们接近并向他们传教的机会。② 他发现得不到医治的病患数量巨大,又发现民众中眼病很流行,故主张欧美传教机构派遣受过眼科医学训练的传教士来到中国。他甚至建议要在中国腹地建立医院,称:"我曾想要在这个帝国的中部地区某个水陆交通便利的地方建立一所医院",能够让有医学背景的传教士在医院行医传教,而且能够在那

---

① 吴义雄:《在宗教与世俗之间:基督教新教传教士在华南沿海的早期活动研究》,广东教育出版社2000年版,第300–301页。

② Charles Gutzlaff. Journal of Three Voyages Along the Coast of China in 1831, 1832 and 1833 with Notices of Siam, Corea and the Loo-Choo Islands. 1834, p. 129, p. 274, p. 366.

里独自生活。①

郭士立此书出版后不久，美部会向中国派出有医学经验的伯驾，而广州眼科医局也在多方努力下于 1835 年 11 月 4 日对外开放。

伯驾的眼科医局在行医层面获得极大成就。他在医院实行传教与行医相辅而成的方式标志着医务传道方法的形成。在当时清政府上下依然实行对外防范排拒政策的背景下，眼科医局的实践打开了中西交往的一条新的途径，伯驾及眼科医局的医务传道方法因此得到在华西人的普遍支持。郭雷枢成于 1834 年的《任用医生在华传教商榷书》，于 1835 年年底在《中国丛报》上发表，阐述他的医务传教观点。他认为中国的民族性有相当突出的倾向实用的特征，关注身体和世俗利益，直接的传教方法收效甚微，就是因为没有适应中国人这一特性；要促使传教更有成效，派遣医生是最佳选择："首先必须使中国人相信你的东西'有用'，然后才谈得到使他们理解基督教义的博大和崇高；再没有一种造福人类的方法比解除人身体的痛苦更能收到直接的效果了；再没有一种人能比有医疗专业的人能够迅速直接地在像中国这样的人民中间获得关注与尊敬。……我建议，凡是派遣传教士到这些蒙昧种族去的社团，应该同样也派遣医生到那里去。他们来到中国后首先要学习语言；在进行常规说教和布道的场所医治疾病，满足人们的愿望，将此医务活动与宗教、哲学、医药、化学等方面的教导结合起来，以使人们逐渐接受这些教导"，郭雷枢的看法是行医传教士的主要职责是行医而非传教，他多次强调两种职业要完全分开，让其各自发展才会有更大的成就，像伯驾这种集传教士与医生为一体，并能很好地完成两种职业的角色，是个例外，不能作为普遍的规律。② 1838 年，郭雷枢还在费城发表了类似的演说，呼吁英美差会向中国派遣医务传教士。③ 雒魏林的观点也是如此，他认为医务传教士一定要有相当的医学基础，无医学训练的传教士行医后果严重，还常引起反作用，而且医务传教士应当专注于行医，不然行医、传教都会失败。④

伯驾等在 1836 年就试图组织一个中国医务传道会，争取欧美差会派遣专门的传教医生来华，通过行医打开在华传教的艰难局面。他们提出，医务传道会的具体职责是募集和管理资金，接受和帮助各差会派出的医务人员，还希望差会派出医务人员的同时能够鼓励一些青年结伴前来，以便充当医院外科手术的助手和药剂师，成为医院内部管理人才。⑤

但 1838 年 2 月 21 日，中国医务传道会在广州召开第一次成立大会。此次会议还是由郭雷枢、伯驾、裨治文召集，在广州外商总商会（General Chamber of Commerce）举行。参与者除相关传教士外，还有英美商业人士与其他人员。会议明确了中国医务传道会推动在华行医传教之宗旨，确定了管理机构，决定设立会长、副会长、秘书、司库和审计员组成的管理委员会，负责日常活动；由会长、司库、审计员组成理事会，管理学

---

① Charles Gutzlaff. Journal of Three Voyages Along the Coast of China in 1831, 1832 and 1833 with Notices of Siam, Corea and the Loo-Choo Islands. 1834, pp. 435 – 436.
② Medical Practitioners in China, The Chinese Repository, Vol. 4, Nov. 1835, p. 388.
③ Thomas R. Colledge. Medical Missionary in china, 1838, pp. 1 – 6.
④ William Lockhart. The Medical Missionary in China: a Narrative of Twenty Years' Experience. pp. 117 – 119.
⑤ ［美］嘉惠林、琼斯：《博济医院百年》，沈正邦译，广东人民出版社 2009 年版，第 62 – 64 页。

会的任何房屋和财产；由管理委员会负责海外代理机构，接受捐款。会议还讨论了会员的资格，受聘医务人员的资格和职责，以及该会运作的方式。此外，会议还主张建立图书馆和解剖博物馆，后者用以保存解剖标本实物或病症图画，还强调传道会下管理的医院必须做好记录，形成登记册，做好记录，记下所有重要的医学和外科手术病例的报告。会议选举郭雷枢为会长，伯驾、查顿（William Jardine）、李太郭（George Tradescant Lay）、裨治文为副会长，亚历山大·安德森（Alexander Anderson）为会议秘书，金（C. W. King）为通信秘书，阿切尔（Joseph Archer）为出纳员，格林（J. C. Green）为审计员。2月23日，管理委员会召开会议，将英格利斯（Robert Inglis）和阿切尔增补为副会长，会议秘书则改由马儒翰（Jonh Robert Morrison）担任。此后该会副会长人员有所增加，秘书、司库、审计员等人员则有所变动。该会后来也逐渐确定了海外代理机构，美国波士顿、纽约、费城、巴尔迪莫、华盛顿各一个，英国纽约两个、爱丁堡一个、格拉斯哥一个，主要职能在于接受海外捐款。① 由于郭雷枢在医务传道会成立之前就已离开中国，医务传道会的实际主席就是伯驾。

伯驾在旅居欧美期间，对医务传道方法进行大量宣传。医务传道会的相关人员也利用一切机会向欧美社会展示他们在中国的医疗传教活动，强调行医对于传教及促进中西交往与认识的各种作用，呼吁差会向中国派遣医生，呼吁各界向医务传道会捐赠。他们的呼吁在欧美社会引起了积极的回应，英国和美国成立不少医务传道会的后援组织来支持他们在华行医传教的事业。

伯驾个人的努力获得了较大的成功。前文已述及，他募集了数千元的款项，还推动了费城中国医务传道会（China Medical Missionary Society of Philadelphia）的建立。这个组织旨在"资助本会在华的医院；对有才华的中国青年进行医学教育；向本会提供期刊，让本会及时了解医学和外科学领域的最新进展及医疗器械的改良"。另一个支持性的组织费城妇女中国协会（Ladies Chinese Association of Philadelphia），在费城经历严重经济危机的时候，为医务传道会募集到了300～400美元。费城的医界、法律界、商人、教士与基督徒，对伯驾表示支持。宾夕法尼亚大学医学院和其他医学院的学生在公共集会上向伯驾提出，愿意成为前往中国的医疗传教士。在纽约也成立了类似支持中国医务传道会的团体。

在英国，郭雷枢回去后也替医务传道会进行宣传。李太郭计划筹建中国与远东医疗慈善会（Medical Philanthropic Society for China and the Far East）。从其刊登在《中国丛报》的计划书可见，该组织将与中国医务传道会进行合作，派出传教医生，同时在国内为在华开展行医传教活动培养后备力量。② 这个组织在1841年7月15日前已经成立，后与一个名为中国与远东医疗慈善后援会（Medical Philanthropic Society for Support Medical Missions in China and the Far East）合并。伯驾在英国也争取到传教组织伦敦会的捐赠等支持。伯驾访问爱丁堡，促进成立了旨在为医务传道会提供协助的爱丁堡医务传道会（Edinburgh Medical Missionary Society）。伯驾到利物浦后，利物浦也成立了两个旨在

---

① Medical Missionary Society in China, Papers relative to hospitals in China. Boston: I. R. Butts, 1841, pp. 2 – 18.
② Medical Philanthropic Society. The Chinese Repository, Vol. 10, Oct. 1841, p. 24.

协助医务传道会的委员会。不过,由于当时中英关系很紧张,伯驾的宣传和募集资金活动不如在美国收效大。

此外,伯驾在法国也对医务传道会进行了介绍与宣传,德国也有一些朋友对此议题表示关注。① 总之,当时欧美主要国家对他们在广东的行医实践活动开始有所了解,中国医务传道会由此获得比较广泛的认同与支持。鸦片战争后医务传教开始成为基督新教在华传教的重要方式,为此后西医在华传播提供了重要的渠道。

但医务传道会内部在1844年后逐渐出现矛盾,英、美传教士之间发生分裂。眼科医局以伯驾为中心的医务传道会继续发挥作用,香港的组织则逐渐销声匿迹。随着中英《南京条约》的签订,香港逐渐成为一个外国人居住和活动的重要港口,也逐渐成为英国人经商与传教的重心,鉴于此,中国医务传道会在香港的一些会员于1844年提出要在香港举行会议,并于1845年1月的会议上向伯驾提出要其以副会长的名义在香港召开全体大会。伯驾当然不同意,一方面他的根基在广州,他在广州的赞助者未必同意去香港开会;另一方面若会议地点转移,中国医务传道会势必将落入英国传教士之手,他之前辛苦募得的一些资金也势必会脱离他的影响,会较多地在香港得到使用,致使眼科医局受影响。在1845年2月澳门的管理委员会议上香港会员重提此议案,由于只有伯驾一人坚持会议地点在广州,其余6人均来自香港,他们不顾伯驾的反对,通过了将传道会机构迁往香港的决议。伯驾转而反击,独自以第一副主席的身份公布了在广州举行大会。于是双方关系闹僵,出现了两地两个一样的中国医务传道会,一个以英国人为主,一个以美国人为主。不过,香港的中国医务传道会在1852年就没有活动,趋于停止,而广州的医务传道会则一直较为活跃。

二、"医务传道"方法在全国的影响

眼科医局开始了新教的医务传道活动,医院的发展模式和管理经验开始通过中国医务传道会向全国辐射,成为一项英美政、商、宗教界都有参与的大规模的事业,医务传教从最初的广州、澳门等地开始向全国扩散发展。中国医务传道会在中国的义务传教活动与眼科医局相似:主要是通过创办医院,提供医疗服务,一般是免费,同时通过宣教师或传教医生宣讲基督教教义,散发宗教图书,组织宗教活动,以改变中国人的信仰。

新教的医务传道活动是晚清早期西医在华传播的主要途径。主要作用在于:

创办医院,治疗大量中国病患。中国医务传道会在创会宣言中指出中国存在大量的病人,并且很乐意接受西医治疗,他们希望能够"恢复健康,减轻痛苦,或尽一切方式消除中国人的痛苦,形成了一个配得上慈善的目标",这种慈善目的在于通过创办医院,聘请外国医生们管理医院。于是,中国医务传道会和各差会及其他组织一同为医院创办提供赞助,各差会派遣有医学经验的传教士来到中国,中国医务传道会提供帮助与指导,各医务传教士们分散各地创办医院进行行医传教活动。医务传道会认为这些传教医

---

① Report of Medical Missionary Society. The Chinese Repository, Vol. 12, Apr. 1843, pp. 191–199.

生们作用很大,"他们失败,医务传道会就失败,他们成功,医务传道会就成功"。① 在1838—1850年间,来到中国并隶属于中国医务传道会的传教医生,除伯驾外,还有雒魏林,英国伦敦会派遣,1839—1858年、1861年在华活动,在广州、澳门、舟山、上海、北京等地行医;戴弗尔(William B. Diver),美国美部会派遣,1839—1840年在华活动,在澳门行医;合信,英国伦敦会派遣,1840—1859年在华活动,在香港、广州、澳门、上海行医;合文(James C. Hepburn),美国长老会派遣,1843—1845年在华活动,在厦门行医;玛高温(Daniel J. MacGowan),美国浸礼会派遣,1843—1859年在华活动,在香港、舟山、宁波等地行医;麦嘉缔(Davie B. McCartee),美国长老会派遣,1844—1862年在华活动,在宁波行医;地凡(T. T. Devan),美国浸礼会派遣,1844—1846年在华活动,在广州、香港行医;哈巴安德(Andrew P. Happer),美国长老会派遣,1844—1891年在华活动,在澳门、广州行医;赫希伯格(Hirschberg),英国伦敦会派遣,1848—? 在华活动,在香港行医;温敦(W. Welton),安立甘会派遣,1850—? 在华活动,在福州行医;② 鲍尔(Dyer Ball),美国美部会派遣,1841—1866年在华活动,曾在澳门、广州、香港行医;贝克(William Beck),1839—? 在华活动,曾在澳门行医,1841年后不久因病回国。③ 在各地传教医生们的努力下,医务传道会管理下的医院医治了近20万人次。具体可见表1-4。

表1-4 1835—1855年中国医务传道会医院情况④

医院名称	开办者	开办时间	医治病人数	备注
眼科医局	伯驾	1835.11.04—1855.01.14	53049	若算入相同就诊号重复看病,诊治人次应超过53049
澳门医院	伯驾 合信 雒魏林 戴弗尔	1838.07—1843.06	8022	—
宁波、舟山医院	雒魏林	1840.08—1841.07 1843.07—1844.01	5144	—
宁波医院	玛高温	1843.01.01—1845.03 1848.01—1850.12	11559	—
香港医院	合信 巴尔福尔 赫希伯尔	1843.06.01—1847.06	12319	—

---

① Address, Medical Missionary Society in China, Papers relative to hospitals in China, pp. 20-23.
② 转引自吴义雄《在宗教与世俗之间:基督教新教传教士在华南沿海的早期活动研究》,广东教育出版社2000年版,第303页,个别数据有所变化。
③ [美]爱德华·V. 吉利克:《伯驾与中国的开放》,董少新译,广西师范大学出版社2008年版,第68-69页。
④ 除眼科医局数据外,其余数据均来自吴义雄《在宗教与世俗之间:基督教新教传教士在华南沿海的早期活动研究》,广东教育出版社2000年版,第310页。

续表 1-4

医院名称	开办者	开办时间	医治病人数	备注
厦门医院	坎明 合文	1844.02—1845.06 1846.01—1846.12	2250	—
上海医院	雒魏林	1844.02.18—1850.12.31	58471	—
广州金利埠医院	合信	1848.04.01—1850.12.31	71517	此数据存疑

这些医院的创办和医疗活动，无疑促进了西医在华传播。除了先进的西医医术传入中国外，西医东渐的重要意义还在于医疗管理制度和理念的输入。西式医院的建立，输入了近代医疗空间、医疗管理制度和医疗理念。眼科医局和其后创办的其他西医医院，都设有候诊区、就诊区、手术区、住院部、药房等功能不同的领域，形成近代西式医院的规模。澳门医院在一座花费 5000 元购置的房产里，内部十分宽敞且通风，能够容纳 200 个病人，二楼有 19 个独立的房间，一楼也有许多独立的房间。伯驾虽没有明确说明各房间的功能，但是一定会与眼科医局类似。① 厦门医院也为做手术的病人提供住院处，虽然当时的住院区不在医院，而在医院附近的租屋里。② 香港医院于 1846 年后盖起了大楼，包含门诊病人的大厅和各种病区。③ 这样，西式医院在通商口岸逐步创设，构成了与中国传统医疗方式截然不同的近代医学空间。医疗管理制度还包括存档制度。医学会很早就非常重视关于医疗数据的收集和档案的保存，他们要求医学会下所有医院都要设一个记录本，"其中每一条重要病例都要立一个条款，不仅记下病症和采用的医疗方法，还要记下病人的省份和由个人生活历史形成的习惯和其他细节"，当然，医学会强调存档的重要性不仅出于医学还有诸多因素的考虑，一方面在于"不同的国家流行的疾病及对流行疾病的免疫情况不同，其差异之大并不亚于国家间土壤与物产间的差异"。病例报告的收集和存档有利于医学研究，对推动人类医学学术的发展具有重要意义。另一方面，由于病人通常对医生会比较坦诚，西方医生们借此能得到他们感兴趣问题的答案和真相，这些真相可以让他们"直窥中国社会和家庭生活的最深处"，通过与病人交往了解中国社会，得到的信息对传教与商业的发展都会有很高的价值。④ 从各医院的报告来看，医院管理者会提供特定时段内医院的概况、具体病人数量、疾病种类与人数，以及个别特殊病例的详细介绍，与眼科医局的报告十分相似。在医疗理念方面，医务传道会指出所有医院要"给病人统一的病服，并且让病人得到良好的照料，使每一个病人待在医院如同在家一样享受"。⑤ 医院每天诊治大量病人，很多病人生活在社会底层，不听医嘱、怀疑西医的情况时有所见，对基督教更没有什么兴趣，但是传教医生们应以慈善之心对之循循善诱，耐心医治。这些，可以看作人性化精神的体现。

---

① First report of the Medical Missionary Society's Hospital at Macao, The Chinese Repository, Vol. 7, Dec. 1838, p. 411.
② Report of the Dispensary at Amoy, The Chinese Repository, Vol. 15, 1846, p. 182.
③ [美] 嘉惠林、琼斯：《博济医院百年》，沈正邦译，广东人民出版社 2009 年版，第 97 页。
④ Address, Medical Missionary Society in China, Papers relative to hospitals in China, pp. 23-25.
⑤ Address, Medical Missionary Society in China, Papers relative to hospitals in China, p. 22.

促进中国的西医医学教育是医务传道会的另一项目标。该会认为，"在中国进行医务传教，包括对中国的年轻人进行西医教育……受到这种教育的中国年轻人会分散到这个帝国的各个地方，带着喜悦、尊敬和报答四处游走，他们所到之处将会散播所受教育带来的利益。他们的成功将使他们受到尊敬，当然也会提高教会他们医术的人的信誉。他们的病人将不仅听说，而且还会亲身体会到，从西方来的人士是好人……"① 医学教育不仅有助于医院的发展，还可以通过他们的行医促进中国人消除对外国的偏见。除伯驾外，雒魏林、合信也曾在此方面做出努力，物色青年通过"以师带徒"的形式培养助手。② 虽然进展甚缓或难以持久，但他们毕竟在近代早期西医教育方面进行了尝试。

医务传道会促进了医学研究和西医学术的输入。医务传道会在成立宣言中强调传教医生们要学习汉语，以便于与病人沟通，还可以运用汉语知识了解中国医学，知晓中国对各种疾病的认识和处理，明了存在的问题。③ 在雒魏林、合信的医院报告中，常见许多关于疾病地理学的研究，他们对中医的医治方式进行描述，对比中西疾病的不同表征和不同处理及效果。合信在输入西医知识和学术方面贡献较大。他在19世纪50年代先后出版了一系列中文撰写的通俗西医学著作：《全体新论》，1850年于广州出版，主要介绍西方关于人体结构和解剖学的研究成果和基本知识；《博物新编》，1855年于广州出版；《西医略论》，1857年于上海出版，介绍西医外科各分支的知识；《妇婴新说》，1858年于上海出版，介绍妇科与儿科知识；《内科新说》，1858年于上海出版，介绍内科学的基本医药知识。还有部分传教士也出版了一些关于劝诫人们戒食鸦片的小册子。④

眼科医局的创办，在中国医学史上具有划时代的意义。这家创设于广州十三行一隅的简陋医院，尽管在其存在的各阶段经历了种种曲折与艰难，但在历代医学工作者的不懈努力下，始终以坚韧的姿态立于广州这一具有深厚历史底蕴的名城。如前所述，她不仅通过185年的努力书写了属于自己的辉煌历史，而且以先驱者的姿态开启了中国近代医学发展的潮流，她的早期历史构成西医东渐珍贵的首章。

---

① Peter Parker. Statements Respecting Hospital in China, Preceded by A Letter to John Abercromble, M. D.. Glasgow: James Maclehose, 1842, p. 7.
② 吴义雄：《在宗教与世俗之间：基督教新教传教士在华南沿海的早期活动研究》，广东教育出版社2000年版，第313页。
③ Address, Medical Missionary Society in China, Papers relative to hospitals in China, pp. 26 - 27.
④ 吴义雄：《在宗教与世俗之间：基督教新教传教士在华南沿海的早期活动研究》，广东教育出版社2000年版，第314页。

第二章 博济医院与中国西医学的发展（1855—1912）

第一节 嘉约翰医生与博济医院

广州眼科医局的创办与发展和伯驾的名字紧密联系在一起，但如上文已经提到的，伯驾自鸦片战争期间开始卷入美国对华外交。1855 年，他正式担任美国驻华公使。在此之前，他用大量时间从事医疗工作，又多次担任美国政府外交官职位，而非从事直接的传教布道工作的做法，引起美部会领导层的强烈不满，以致 1847 年美部会正式做出解除伯驾作为传教士身份的决定。① 伯驾身份的这种双重变化，使他无法再继续管理医疗事务已渐繁多的广州眼科医局，对这所医院来说，幸运的是，她迎来了另一位杰出的医生和管理者，他就是嘉约翰。

一、嘉约翰医生的到来与博济医院的建立

1855 年 2 月 21 日，中国医务传道会第 17 次年会在伯驾的寓所举行，伯驾宣布结束自己的医疗传教士生涯，由嘉约翰（John Glasgow Kerr，1824—1901）医生接替自己在医院的工作。② 3 个月后，伯驾夫妇离开广州返美，嘉约翰开始负责医院工作。嘉约翰由美国长老会派出，由他接管眼科医局，在当时看来，意味着医院与基督教差会的关系从美部会传到长老会，从长远来看，意味着"中国的医学传教工作开启了一个新的时代"。③ 从 1855 年到 1899 年，在嘉约翰的带领下，医院发展壮大，成为中国西医事业发展的重要组成部分。

嘉约翰，1824 年 11 月 30 日出生于美国俄亥俄州邓肯斯维尔（Duncansville），1847

---

① 参见吴义雄《在宗教与世俗之间——基督教新教士在华南沿海的早期活动研究》，广东教育出版社 2000 年版，第 145－148 页。
② ［美］爱德华·V. 吉利克：《伯驾与中国的开放》，董少新译，广西师范大学出版社 2008 年版，第 161－162 页。著者分析伯驾离开的原因主要有以下方面：反清秘密组织三合会对广州的冲击一度使医院关闭；伯驾自己从政的野心；医院工作繁重，使人精疲力竭，身体不适；广州外人社区狭小，生活枯燥；友人去世导致情绪低落。
③ ［美］嘉惠霖、琼斯：《博济医院百年（1835—1935）》，沈正邦译，广东人民出版社 2009 年版，第 106 页。

年毕业于费城的杰斐逊医学院（Jefferson Medical College）。① 随后其在俄亥俄州南部开始了长达7年的行医生涯。伯驾和哈巴安德（Andrew Patton Happer）在广州行医，但是没有在美国行医的经历，这是嘉约翰与他们的重要区别。行医期间，嘉约翰"听过一个中国人的演讲，其言中国民间饱受疾病之苦，非常需要现代医学"②，演讲触发了嘉约翰来中国的想法。

1853年11月，嘉约翰与新婚妻子艾比·金斯伯里（Abby Kingsbury）及丕思业牧师一同乘船前往中国，1854年5月抵达香港，随即到广州，接手长老会传教士哈巴安德创建并主持的惠济医局（Wai-Tsai Dispensary，靖海门附近）的工作。1855年5月，伯驾离开广州后，嘉约翰又接管了眼科医局的工作。

嘉约翰每周一、三在眼科医局接诊，周二、四、六在惠济医局接诊，星期五做外科手术。从1854年10月到1855年10月，其接诊病人数量达到19672人，其中1/4是女病人，涉及疾病包括眼病、皮肤病、溃疡病、风湿病、浮肿、胃病和肺部感染。③ 还好，有迪克森（Walter G. Dickson）医生和中国人关韬（Kwan A-to，又名关亚杜）、林中（Lam Tsung）充当助手。"这一年唯一值得注意的事件是用碎石术替代了膀胱结石开刀切除的手术"，嘉约翰在医院记录中称之为"中国第一例成功的碎石术"。④ 作为一个有7年行医经历的医生，嘉约翰在中国的医学事业起步顺利。不幸的是，因为不适应当地气候，1855年8月，嘉约翰的妻子艾比在澳门去世。⑤

接踵而至的打击是战争。1856年，第二次鸦片战争爆发，惠济医局和眼科医局分别在10月和12月毁于战火，⑥ 医疗活动陷于停顿，适逢美国旗昌洋行商人之子患病，嘉约翰应邀陪同患者返回美国。在美期间，嘉约翰积极为重建医院募款，共募集353美元用于购置外科器械。他还重返母校杰斐逊医学院，学习最新的医疗理论和技术。当嘉约翰1858年11月回到广州时，他还带来了第二任妻子伊莎贝拉（Isabella Jane Mosely）。⑦

嘉约翰回到广州的第一件事是选址重建医院。嘉约翰在广州南关（Southern Suburbs）增沙街（Tsang Sha Street）租了一所房子，稍加修整后于1859年1月中旬开业接收病人。新医院的名字是博济医院（Pok Tsai Hospital），意为广施善行（diffusive benevolence）。眼科医局的中文名"新豆栏医局"以地址命名，地址变了，名称也随之改变。医院新址位置优于旧址，位于广州城中部的城墙外，更靠近广州城，面对珠江，地势较

---

① 杰斐逊医学院建于1824年，是费城的第二所医学院，费城的第一所医学院是宾夕法尼亚大学医学院，也是美国最早的医学院（建于1765年）。杰斐逊医学院的建院时间在美国的医学院中排在第十二位。杰斐逊医学院隶属于托马斯·杰斐逊大学，是一所优秀的私立医科大学。2014年，杰斐逊医学院改名为悉尼·基梅尔医学院（Sidney Kimmel Medical College）。主持惠济医局的哈巴安德曾先后在杰斐逊医学院和宾夕法尼亚大学医学院就读，是嘉约翰的学长。

② ［美］嘉惠霖、琼斯：《博济医院百年（1835—1935）》，沈正邦译，广东人民出版社2009年版，第106页。

③ 王芳：《嘉约翰与晚清西方医学在广州的传播（1853—1901）》，中山大学2006年博士学位论文，第30页。

④ ［美］嘉惠霖、琼斯：《博济医院百年（1835—1935）》，沈正邦译，广东人民出版社2009年版，第120页。

⑤ ［美］嘉惠霖、琼斯：《博济医院百年（1835—1935）》，沈正邦译，广东人民出版社2009年版，第107页。

⑥ ［美］嘉惠霖、琼斯：《博济医院百年（1835—1935）》，沈正邦译，广东人民出版社2009年版，第120页。

⑦ ［美］嘉惠霖、琼斯：《博济医院百年（1835—1935）》，沈正邦译，广东人民出版社2009年版，第107页。

高，江水很难漫上来。① 医院共有 7 个房间，楼下 3 间，楼上 4 间，能同时容纳 60 名住院病人和照料他们的人。②

1859 年，第二次鸦片战争尚未结束，广州城处在英法军队占领下（占领时间为 1857—1861 年），中外对峙，骚乱和动荡时有发生。博济医院的业务在此背景下逐渐展开。

患者数量增加使位于增沙街的医院很快入不敷出。当时，博济医院的运行主要依靠伯驾在欧美筹集的 9000 银元永久基金的利息收入，由中国医务传道会拨付使用。1865 年，位于谷埠（Kuk Fau）的原十三行孚泰行的一块地皮出售，要价 6100 银元。同年 11 月，中国医务传道会决定，在永久基金中拿出 5000 银元用于购置土地，1100 银元通过其他基金取得，并从医务传道会库存经费中拨出 2900 银元启动房屋修建，呼吁社会捐献更多款项以完成工程。③ 为了筹集资金，嘉约翰亲自到香港、澳门向欧美商人和宗教人士募捐，还印发 400 份中文募捐书四处派发，寻求中国官员和商户的支持。1866 年 10 月，两层楼的新医院投入使用，有 130 个床位。购置的土地面积较大，周围至少还能建 6 栋同样的建筑，为医院发展开辟了广阔的空间，开启了医院"历史性的新篇章"。④

谷埠博济医院院址，即现在的中山大学孙逸仙纪念医院所在地。新的院名，永久的院址，是嘉约翰医生给医院带来的两大改变。

二、嘉约翰在博济医院的医疗活动

嘉约翰医生主持博济医院时期，医院仍以专治眼疾和擅长外科著称，同时，内科、儿科和妇产科也起步发展。

博济医院以割治结石著称，是中国第一家割治结石的医院，嘉约翰的专长也在于此。1870 年的医院报告记录了嘉约翰摘出的一块最大的石头，重 7 盎司 4 克拉，约 200 克，手术持续一个半小时。截至 1874 年，医院一共完成 368 例结石手术，其中有 301 例膀胱结石手术。直接割取和碎石洗出术是主要的手术方法，嘉约翰曾说："想要了解医院都做了些什么工作，只需看一看手术后留下的结石。"从 1844 年医院第一次施行膀胱结石手术，到 1935 年建院百年前后，历年入院接受割治结石者 4000 余人，医院博物馆有两个大篮子盛放割取下来的大大小小的结石，重达 130 磅。这些只是保留下来的，而大部分结石被患者拿走。叶芳圃回顾嘉约翰的医疗成就时写道："经先生割治砂淋者……一千二百八十四人，各国医生割症之多，无出先生右。先生之割砂淋，尤为全球巨擘。"⑤

---

① Dr. Kerr's Report of the Medical Missionary Society's Hospital at Canton for the year 1859. Report of the Medical Missionary Society in China for the years 1858 and 1859.
② ［美］嘉惠霖、琼斯：《博济医院百年（1835—1935）》，沈正邦译，广东人民出版社 2009 年版，第 122 页。
③ ［美］嘉惠霖、琼斯：《博济医院百年（1835—1935）》，沈正邦译，广东人民出版社 2009 年版，第 125 页。
④ 王芳：《嘉约翰与晚清西方医学在广州的传播（1853—1901）》中山大学 2014 年博士学位论文，第 37 页。
⑤ 叶芳圃：《美国医学博士嘉约翰先生传》，载《医学卫生报》（缺年代）第 4 期，第 27 页。

在结石手术之外，嘉约翰也积极尝试其他外科手术。1875年，嘉约翰试图实施子宫肿瘤摘除手术，"由于有粘连现象，所以手术没有完成……病人腹部被切开后仍得以康复"。1875年7月1日手术日，嘉约翰医生的工作量如下：

(1) 2例白内障摘除手术。
(2) 1例膀胱结石切除手术。
(3) 1例因癌症切除眼球手术。
(4) 1例瘘管手术。
(5) 1例因皮肤肿块而割除包皮手术。
(6) 1例软性白内障手术。
(7) 1例取出大腿内坏死骨头的手术。①

在手术治疗外科疾病的同时，嘉约翰十分关注传染病和流行病的治疗。

1859年医院在增沙街开办后，嘉约翰做的第一件事就是建立疫苗部，以应对天花。疫苗部储备新鲜疫苗，随时为华南地区提供免费的防疫接种。②他还编印小册子《种痘要诀》，通过商人朋友召集中医，免费传授种痘技术，提供新鲜疫苗。在嘉约翰的推广下，种痘在华南地区广泛实行。1868年，在博济医院种痘的人数为671人。到19世纪末，广东有近10万儿童通过种痘来防治天花，国内其他省份的种痘师也大多来自广东。嘉约翰在1875年撰写的《卫生要旨》中提出预防天花的建议：由中国政府开办种痘医院，定期为百姓提供种痘服务；如果天花流行，患者应到医院隔离就诊，避免民间传染；传染病医院应远离城镇人群密集之处，有树林和泉水。他认为，西方国家所有的婴儿出生后都要种痘，有的间隔1～2年再种，所以天花极少出现，偶有个别病例，也能很快治愈……预防天花的措施中外情理相同，能在西方国家通行，在中国也必将可行。③

嘉约翰关注的第二种传染病是梅毒等性病。当时医学界还没有针对梅毒的特别有效的疗法，嘉约翰在尝试各种治疗方法的同时，专门著书《花柳指迷》，介绍西方医学对梅毒研究的最新成果，指出其传播途径和病征，说明药物治疗和手术治疗的方法，倡导健康的生活方式。书中写道：

> 夫痄疔本由花柳而起，其毒最易传染者也，而覆其传染之由，每乘溺管皮薄易烂之处而入，及至三四十日，其毒即由肉核而发，又是内皮外皮洗染其毒，而患症愈深。若延至半载或载半，则该毒并能入脏、入筋、入骨，而成为难治之症矣。西医因其毒由浅而深，即以此分作三层，诚历历可考也。该毒传染由数端，一由花柳而致，一由婴儿或饮疗毒之乳而致，一由浣巾烟枪及杯箸等物沾染而致，一由该症器具未曾拭清，传染别人而致，一因手沾该脓或无意按及自身，或无意按及他人身

---

① [美]嘉惠霖、琼斯：《博济医院百年（1835—1935）》，沈正邦译，广东人民出版社2009年版，第131页。
② [美]嘉惠霖、琼斯：《博济医院百年（1835—1935）》，沈正邦译，广东人民出版社2009年版，第121页。
③ 嘉约翰：《卫生要旨》，羊城博济医局，1875年。转引自王芳《嘉约翰与晚清西方医学在广州的传播（1853—1901）》，中山大学2014年博士学位论文，第58页。

上，其毒均能乘烂处而入。

针对梅毒的传染途径，嘉约翰作为传教士，倡导基督教的一夫一妻原则，称此病为"上帝所以刑罚淫邪者也""世人若一夫一妇，不敢二色，则共笃房帏之好，虽白首同携亦永不生花柳症"。他还指出："藏污纳垢，是最险者，莫如狎妓矣！……因妓贻害者……近则波及阃房，远则毒贻情裔，是岂天作孽乎？抑亦自取祸耳！"①

嘉约翰关心的第三种流行疾病是鸦片瘾。1877 年，博济医院设立了戒烟病房，超过 250 人入院接受治疗，估计有 1/3 患者取得了较好疗效。但是，1881 年，住院人数下降到 36 人，有 12 人住了没几天即逃走，重拾烟枪。当时用于戒烟的药物由甘草根、茴芹籽、樟脑、土根和少量鸦片混合而成，② 今天难以评估其效果，但嘉约翰反对吸食鸦片的立场非常明确。

对于不时出现的流行性传染病，嘉约翰也非常关注。1893 年，斑疹伤寒性质的热症发作；1894 年和 1896 年，淋巴腺鼠疫两度发难。嘉约翰医生和助手赖马西医生在瘟疫期间日夜操劳，所幸没有染上疾病。他们租用了一艘小船，停泊在江上充当"隔离病院"，共医治 24 名患者，有 10 人康复。③ 在积极治疗的同时，嘉约翰还呼吁广州市民捕杀老鼠，改善居所卫生状况。

在嘉约翰医生和助手们的努力下，前来博济医院就诊的患者人数始终保持在较高的数量，如表 2-1 所示。

表 2-1　1862—1910 部分年份里医院的住院人数和门诊人数

单位：人

年份	住院总人数（女性人数）	门诊总人数（女性人数）
1862	275	15928（2969）
1863	452	14628（3007）
1864	427（143）	15936（3828）
1865	403（126）	19224（4819）
1866	715	29924
1867	472（120）	22993（5640）
1868	977（348）	23875（6930）
1869	669（248）	21047（5871）
1870	1038（444）	15694（3671）
1871	835（219）	12445（3341）

---

① 嘉约翰辑译、林应祥笔述、尹端模参订：《增订花柳指迷》，羊城博济医局，1875 年。
② 王芳：《嘉约翰与晚清西方医学在广州的传播（1853—1901）》，中山大学 2014 年博士学位论文，第 61 页。
③ ［美］嘉惠霖、琼斯：《博济医院百年（1835—1935）》，沈正邦译，广东人民出版社 2009 年版，第 139-140 页。

续表 2-1

年份	住院总人数（女性人数）	门诊总人数（女性人数）
1872	1026（354）	20498（5485）
1873	1105（357）	19751（4249）
1874	1105（267）	18534（4104）
1875	915（203）	17577（4101）
1876	973（299）	24851（5343）
1877	1094（360）	26443（5994）
1878	969（360）	24697（5715）
1879	—	—
1880	1121（349）	16860（3095）
1881	—	19332（3480）
1882	1182（396）	19199（3765）
1883	967（316）	14643（3018）
1884	703（197）	12583（2675）
1885	1005（285）	10869（2294）
1889	1267（393）	19557（4286）
1898	1352（315）	23400（5633）
1908	—	21281（7120）
1909	—	20415（7296）
1910	1928	17962（5830）

从1865年9月1日起，位于金利埠的医院交由嘉约翰管理，1866—1869年，该院的住院病人与门诊病人与博济医院一起统计，1870年起不计入博济医院。

在19世纪80年代以前，嘉约翰一人承担了如此巨大的门诊量中的绝大部分工作，只在嘉约翰离开期间，才由其他医院或诊所的医生过来暂时主持医院的工作，如黄宽（Wong Fun）医生和卡罗（Fleming Carrow）医生（后文述及）。正如叶芳圃的回忆："（嘉约翰）先生主持局务，前后四十五年，后十五年犹有中西医生之助，前三十年，均一身独任。"[①] 1885年前后，正式加入医院的2名外国医生是来自美国的传教士医生赖马西（Mary West Niles）和关约翰（John M. Swan），他们的工作将在后文述及。

嘉约翰全身心投入医院的工作，其家庭为此付出了巨大代价，尤其是家人的身体健康和教育。嘉约翰和家人平均8～9年才能返美休假一次。1867年，嘉约翰陪同妻子在伦敦看病后返美休假。在1875年，嘉约翰为了家人健康和孩子的教育返回美国，在这

---

① 叶芳圃：《美国医学博士嘉约翰先生传》，载《医学卫生报》（缺年代）第4期，第27页。

之前，他失去了3个年幼的孩子。① 1884年中法战争期间，嘉约翰与家人再次返美，1885年回到广州后不久，第二任妻子去世。1886年，嘉约翰与马撒·诺伊斯（Martha Noyes）结婚，她是真光女学堂创办人那夏理（Harriet Noyes）的妹妹。1892—1893年，嘉约翰返美休假，为他长期呼吁的在广州建立精神病院（疯人院）一事积极筹措经费。

1898年年底，嘉约翰从博济医院辞职，专心经营他一手创办的广州第一家，也是中国第一家精神病院——惠爱医院，直至1901年8月去世。1898年8月，在庆祝嘉约翰医生行医50周年的仪式上，伦敦布道会的杨先生（Yeung）总结说："嘉约翰医生数十年如一日，一直在不知疲倦地工作。从清晨到深夜，常常到午夜之后，以他精湛的技艺，辛勤劳作，坚持不懈；没有哪个民族比勤劳的中国人民更能够赞赏这种美好的品德。"②

第二节　医院制度的完善

从1859年医院建立到1912年中华民国成立，博济医院从一间租用7个房间的小型医院发展为一间设施先进、科室完备、行政和辅助部门——配套的现代化医院，是引进近代医疗制度的典型范例。医院医疗体制的建立是嘉约翰、赖马西和关约翰等医生长期努力的成果，他们不断将西方医学理论、医学技术、医疗设备引进和运用于医院工作。这一成果的取得，离不开中国医务传道会对医院的长期资金支持，医院向传道会负责，在经费运用中建立了公开透明的财务制度。博济医院医疗制度的建立过程，大致可以分为嘉约翰时期（1859—1898）和关约翰时期（1899—1912），其中，1887—1898年是两人的过渡时期。

一、财务制度公开透明

曾经有人认为，外国教会"财大气粗，有强大的经济实力支撑医疗等慈善活动"，但博济医院的情况并非如此。嘉约翰实行严格而透明的财务制度，通过多种途径募集捐助，才使医院各项工作得以顺利实行并发展壮大。1838年在广州成立的中国医务传道会由英美新教医学传教士组成，为各差会开办医院筹集资金，监督审核医院的收支情况。博济医院每年都向中国医务传道会提交书面报告，汇报医院的财政与医务情况。这些年度报告清楚地展示了博济医院收支情况的变化。

---

① ［美］嘉惠霖、琼斯：《博济医院百年（1835—1935）》，沈正邦译，广东人民出版社2009年版，第107页。
② ［美］嘉惠霖、琼斯：《博济医院百年（1835—1935）》，沈正邦译，广东人民出版社2009年版，第109-110页。

二、科室、人员、院舍和配套设施逐渐完善

1859 年 1 月，博济医院在增沙街开办时，只有租来的上下两层一共 7 个房间（上层 4 间，下层 3 间），但已经设置了住院病房，可以容纳 60 个住院病人和照料他们的人；同时做到男女病区分开，有 2 个房间供女患者使用。还有一个男女共用的封闭的小厨房，对于大量的眼疾患者来说，厨房的烟尘不利于患者的康复。① 这时，嘉约翰的助手是中国人关韬，黄宽医生也经常从自己的诊所过来帮忙。1861 年，米勒（Miller）医生给一位皮肤表面布满肿瘤的患者拍了照片以保留病例，② 这被认为是中国第一次用摄影术保留病例，较伯驾医生时期以绘画的方式保留病例是很大的进步。

1866 年，新医院在谷埠的永久院址建成。最初只有一栋朴素实用的两层楼，强调坚固、通风和排水性能，能够安放 130 张病床。嘉约翰医生的家也在这座房子里。③ 院址很大，为医院后来的发展提供了场地保证。

1867 年，嘉约翰因病离开中国，医院由黄宽医生管理。经中国医学传道会同意，医院新建了一个礼拜堂、一个药剂室和一个临时病区。礼拜堂也用作门诊接待室，能容纳两三百人。1869 年，医生住宅建成。④

1873 年，医院新建了两个病区，病区总数达到 14 个。因为病房较多，可以为有条件的患者提供单独的病房，收取一定的费用。这使医院有更多的资金医治贫困患者。1877 年，医院还辟出一个病区专门接受鸦片吸食者，尝试帮助他们戒掉毒瘾。1880 年，医院建了更多的病区，二楼的房间通常用以接纳欧美患者，十分抢手。⑤ 病房的增多和分区无疑体现了医院规模的扩大，也能避免交叉感染的情况发生，有利于患者的康复。

1875—1878 年，嘉约翰医生全家返美休假，美国医院的发展给嘉约翰留下深刻印象。1879 年 1 月回到广州后，嘉约翰希望提高医院的效率，使它更接近西方医院的标准。具体措施包括：供应纯净水，改善排水功能，培训男女护士，添置现代的内外科医疗设备，改善住宿条件。幸运的是，由于医院获得的捐赠日益增加，到 1882 年年底，医院账目结余达到 423.5 元，1883 年，卫三畏（S. Wells Williams）为医院捐款 1500 元。以此为基础，医院建成了丕思业纪念礼拜堂。建筑为两层，上层是能容纳 700 人的礼拜堂，下层则设有一间门诊接待室、一间外科手术室、一间隐私检查室、一间配药室和一间医科学生自习室。医院的空间大大增加了，传教工作和医务工作可以同时进行。这座礼拜堂使用了半个世纪，直到 1934 年为了建造新的医院大楼才被拆除。⑥

19 世纪 80 年代，医院的重要发展是新的外国医生的加入，分科开诊成为可能。

---

① 王芳：《嘉约翰与晚清西方医学在广州的传播（1853—1901）》，中山大学 2014 年博士学位论文，第 33 页。
② ［美］嘉惠霖、琼斯：《博济医院百年（1835—1935）》，沈正邦译，广东人民出版社 2009 年版，第 107 页。
③ ［美］嘉惠霖、琼斯：《博济医院百年（1835—1935）》，沈正邦译，广东人民出版社 2009 年版，第 126 页。
④ ［美］嘉惠霖、琼斯：《博济医院百年（1835—1935）》，沈正邦译，广东人民出版社 2009 年版，第 127 页。
⑤ ［美］嘉惠霖、琼斯：《博济医院百年（1835—1935）》，沈正邦译，广东人民出版社 2009 年版，第 129 页。
⑥ ［美］嘉惠霖、琼斯：《博济医院百年（1835—1935）》，沈正邦译，广东人民出版社 2009 年版，第 143 - 144 页。

1882年，女医生赖马西（Mary W. Niles）来华，1885年，她掌管了医院的女部，使医院的妇科、产科和儿科有了长足的进步（赖马西的事迹后文有述及）。1884年，嘉约翰因自身健康问题需要返美，医院由来自加拿大长老会的老谭约瑟（J. C. Thomson）医生主持。

1885年，关约翰医生来到广州，一边学习中文一边协助嘉约翰医生。1887年，关约翰基本上全身心投入到医疗工作。关约翰是内科医生出身，他的到来弥补了医院内科的不足，面对患者的需要，他也做了大量的外科手术。他比嘉约翰医生年轻30岁，为医院带来了欧美医学的最新理念和方法，尤其引进19世纪70年代以后欧美医学的细菌理论，医院开始落实严格的消毒工作。"随着关约翰医生在医院决策会议上所占分量的增加……可以看出一些变化被引进了医院的日常工作、制度和设备，着眼于更好地适应西医，特别是外科治疗的需要，遵循卫生灭菌的方针。"① 19世纪90年代，医院的许多管理工作已经由关约翰负责。

1891年，丕思业礼拜堂北面的平房病区加盖了二楼，建成4个新病区。1896年，另一个病区改建后又加盖二楼，其中一个房间用作外科手术室，配有相应的消毒防腐设施。这个手术室一直使用到1935年医院新大楼投入使用。病区的增加使医院又腾出2个房间给外国病人使用。

院舍建设大步前进的同时，医院的医疗设施也与时俱进。首先是由中国人集资捐款购买了一台X光机及其配套设备，医生和患者都颇为满意。1896年，医院获赠一台用于碎石洗出术的外科仪器。1897年，医院特别分出了一个眼科病室，白内障患者可以躺在床上做手术，并且在安静的环境中静养几天再离开，医疗效果大大提升。②

1898年，医院计划购置土地扩大院址，嘉约翰与关约翰在拆迁补偿问题上发生分歧，导致嘉约翰从博济医院辞职，投入惠爱医院的筹建工作，关约翰医生成为医院的负责人。在关约翰的主持下，医院在10多年间取得了迅速的发展。正如当时一位外国医生的评价："我一点也不想贬低我们的朋友和兄弟嘉约翰医生及其长期艰苦卓绝的工作，但同时我仍然相信博济医院在19世纪90年代后期和20世纪初的良好声誉应归功于关约翰医生。"③

关约翰接替嘉约翰负责医院工作，不仅是医院领导人的代际调整，更体现了19世纪后期医学科学的巨大发展推动着博济医院的发展与转型。强调细菌在疾病传染中的作用，从而催生了严格的杀菌消毒和卫生要求；X光机的使用则大大提高了疾病的诊断能力，这些都是当时具有代表性的医学成就。关约翰时期的医院建设，使医院体制与医学进步保持同步。

关约翰时期，医院发展的资金"几乎全都是来自中国朋友的特别捐款"，包括"一个坚固的铁门框和入口；一个三楼大平台，整个覆盖一座主楼；价值4000元以上的扩

---

① ［美］嘉惠霖、琼斯：《博济医院百年（1835—1935）》，沈正邦译，广东人民出版社2009年版，第199页。
② ［美］嘉惠霖、琼斯：《博济医院百年（1835—1935）》，沈正邦译，广东人民出版社2009年版，第140－141页。
③ ［美］嘉惠霖、琼斯：《博济医院百年（1835—1935）》，沈正邦译，广东人民出版社2009年版，第201页。

充地皮；医学院院址和用于创办医学院的 18000 元专项捐款，以及 4500 元用于扩建教堂的钱"。①

1898 年，医院加建了洗衣房和浴室。1899 年，5 座主要楼房的二楼与外科手术室之间全部建起了游廊，连在一起。1900 年，医院东面的房屋扩建，厨房、仓库和仆人生活区都迁到那里。1901 年，医院开始使用电灯。1903 年医院开凿了一口新水井，水源供应不受限制。1908 年，医院连接上了城市的新供水系统。1903 年，医院建立了存放物品的储藏室，领取物品要凭医生签字的指令，"这一制度在相当程度上节约了日常开支，使医院的被服和一般物资在储存和管理上便利了许多"。1903 年，医院购买了第一台性能可靠的消毒器，1909 年安装了蒸汽锅炉。

1912 年关约翰休假离开（1914 年正式辞职）时，医院已经成为一间现代化的医院，不但能做膀胱结石割除和白内障治疗等外科手术，还能完成剖宫产、卵巢肿瘤切除和阑尾炎等腹部外科手术，1902—1907 年这段时间是腹部外科手术的开始，尤其是 1903 年购置阿诺德消毒器后，腹部外科手术的安全性大大提高。② 医院每年能接待住院病人约 2000 人次，门诊病人 30000 多人次，男女病区分开设置，并设有外科、内科、妇产科和眼科，有专职的医生、护士，有专门的行政人员负责财务和仓库保管，还有一批医学生。医院有专门的外科手术室和眼病室，有先进的 X 光机和碎石洗出机，有充足的住院病房和宽敞的门诊接待室，有私密检查室和配药室，有医学生的自习室，各楼房之间有游廊连接，通行方便，还配有洗衣房、浴室、厨房、仓库等配套设施。电灯、自来水、下水道等便利设施一一具备。

第三节　名山事业：西医书籍的著译

与伯驾一样，嘉约翰在博济医院行医期间，离不开中国助手的支持。与伯驾不同的是，嘉约翰非常注重中国西医人才的培养，不但以师带徒，还积极筹办医校，实行正规的医学教育，"发起了中国近现代医学的启蒙运动"。为了医学教育，嘉约翰编译了大量医学书籍作为教材。不仅如此，嘉约翰还出版或主编医学杂志，为现代医学在中国的传播和发展做出了重要贡献。梁启超曾在 1896 年出版的《西学书目表》序言中写道："西人教会所译者，医学类为多，由教士多业医也。"③

嘉约翰著译西方医学书籍是为医校学生提供教科书和参考书。在此之前，医学生的主要教材是 19 世纪 50 年代传教士医生合信翻译出版的基本医书，包括《全体新论》《博物新编》《西医略论》《妇婴新说》《内科新说》和《医学新语》，但很快不敷使用。

---

① ［美］嘉惠霖、琼斯：《博济医院百年（1835—1935）》，沈正邦译，广东人民出版社 2009 年版，第 204 页。
② ［美］嘉惠霖、琼斯：《博济医院百年（1835—1935）》，沈正邦译，广东人民出版社 2009 年版，第 210 - 211 页。
③ 梁启超：《西学书目表》，时务报馆 1896 年版。转引自梁碧莹《美国人在广州（1784—1912）》，广东人民出版社 2014 年版，第 301 页。

1870 年前后，嘉约翰认为，"学医学的学生对每个（医学）分支学科都需要更充分的论述，现在是时候了"。①

早在 1859 年，嘉约翰就完成了《种痘要诀》和《论发冷与小肠疝两症》两篇文章。

1871—1875 年是嘉约翰著译出版的第一个集中时期，大多由博济医院自行印刷出版。首先是分三次出版的《化学初阶》（共四卷，1871 年出版第一、二卷，1872 年出版第三卷，1875 年出版第四卷），1871 年出版《西药略释》（1875 年修订为两卷，1886 年扩充为四卷），1872 年出版《裹扎新编》（1875 年再版），1873 年出版《溺水救生》《皮肤新篇》和《内科阐微》，1875 年出版《花柳指迷》（1889 年修订版改为《增订花柳指迷》）。这些书籍涉及医学基础知识——化学，还涉及药理学、内科学、流行病学、护理学和意外抢救。

清政府热心洋务的官员对这些书籍也非常重视，予以高度评价。以四卷本《化学初阶》为例，协助翻译此书的番禺人何瞭然认为："此书为用，上足以显造物主之宏远，中足以便民裨过，下足以利溥金煤。分合推原，图法毕具。"受海关总税务司赫德（Robert Hart）委托，时任广州将军的满人长善为《化学初阶》作序，长善写道："美嘉氏所译《化学初阶》一书，其亦外域之博物君子乎，余甚嘉其格致之功，遂有合于圣人之道。"②

先后三次再版的《西药略释》则讲明用药之总理，极便省览，说理精确。参与该书翻译的孔庆高指出："西医凡遇一药，则必叙明出处，叙明制法，便器、形、性，详其功用，精益求精，故能以少许胜人多许也。"该书先以《西药总论》说明用药原理，再分门别类论述各种疾病的用药，分为：泻药论，吐药论，利小便论，发表论，化痰论，敛药论，杀虫论，补药论，论止痛宁睡之剂，改病药论，发内筋力论，蒙药（麻醉药）论，治抽搐论，平脉平脑论，引正外出论，论解酸之剂。③ 嘉约翰在本书的再版序言中说："本书描述了西方药物的基本组成规则和使用疗效。制作西药的化学物质和提纯植物精华的基本规则……书中尝试表明多种普通的中国药物的药性，呈现给中国人急需的理性药物，希望他们从中受益。"正如嘉约翰的预期，本书不但成为医学生的必读书目，而且成为各地开设的中西药房自行制作药品的指导书籍。

笔述《内科阐微》并为之作序的林湘东指出："华人争羡西医也，莫不称其精于外科，而不知其内科尤精——西医所以精内科，实从剖视而知，非徒推测而已也……他人只知其略，西医则并知其详；他们只知其粗，西医则尤知其精也。"④ 嘉约翰在《内科阐微》序言中表示："西医之于内科，所为（谓）无理不穷，无发不备，而较诸外科尤

---

① ［美］嘉惠霖、琼斯：《博济医院百年（1835—1935）》，沈正邦译，广东人民出版社 2009 年版，第 177 页。
② 嘉约翰：《化学初阶》。转引自王芳《嘉约翰与晚清西方医学在广州的传播（1853—1901）》，中山大学 2014 年博士学位论文，第 127、128 页。
③ 嘉约翰译、林湘东笔述：《内科阐微》序，博济医局 1889 年版。转引自梁碧莹著《美国人在广州（1784—1912）》，广东人民出版社 2014 年版，第 302 页。
④ 嘉约翰译、林湘东笔述：《内科阐微》序，博济医局 1889 年版。转引自梁碧莹著《美国人在广州（1784—1912）》，广东人民出版社 2014 年版，第 302 页。

为精细也。"书中全面介绍了当时西医的内科医学,内容涉及:论验病形证据、论面貌、论眼、论耳、论病形见于各处、论舌、论吞咽、论作呕、论面黄、论呼吸、论呼出之气、论肺出之痰、论诊脉、论小便、论昏迷欲绝症、论肺声之异处、论肚内各部位、论听心声法等。

嘉约翰译著出版的第二个时期是19世纪80年代初。1876—1878年,嘉约翰返美休养,掌握了欧美医学的最新进展,1879年回国后,即开始了新一轮著述出版工作。这一时期他出版的主要著作和译著有:1880年出版了《眼科撮要》,1881年出版了《割症全书》(又名《外科手术手册》,七卷,1890年再版),1881年编撰了《炎症论》(1889年再版)和《热症》,1882年编写了《各病症专题》,包括肺病论、肝病论、心脏病论、肾脾病论、神经系统病论和疹热病,后加入炎症论,是嘉约翰根据临床多发病结合西医理论刊印的临床教材。1883年,出版了嘉约翰口译、孔庆高笔译的《内科全书》(六卷)和《体质穷源》,1884年出版了《体用十章》(四卷)和《妇科精蕴图说》(五卷),1887年,嘉约翰编撰了《中西病名表》(1894年再版)。

对于《妇科精蕴图说》,时人评价认为:"妥帖评密,尤详于胎产一门,其考究部位,足与中医相互参证,西医妇科之书,无有过于此者。"①

嘉约翰医书出版的第三个时期是19世纪90年代中后期。在之前的著作不断再版的同时,嘉约翰在1892年出版了《儿科撮要》(两卷),1893年出版了《西医胎产举要》(两卷),1894年出版了《医理略述》(两卷)。

将三个时期的译著和编撰作品合在一起看,嘉约翰在30年时间里,以一己之力,在中国医生译者的帮助下,将完整的西医教学内容引入中国,涉及生理学、病理学、药理学、外科学、内科学、妇产科学、儿科学和流行病学等。这些书籍不仅供博济医院的医学生使用,而且成为当时全国医科学校的教科书。曾经跟随嘉约翰学医的梁乾初医生认为:"这些书并非都很完善,但对所论及的各个课题都有充分全面的阐述。"② 嘉约翰翻译医书共34种,数量之多,当被推为中国近代第一人。③ 嘉约翰的医书著译和出版工作,从知识和学术上将西医科学全面地引入中国。

值得一提的是,嘉约翰的著译工作离不开中国助手的支持与配合。嘉约翰先将外国医书原文口译给中国助手听,助手把口头翻译记录为中文,再由嘉约翰通读译文。这个办法弥补了外国人不精通中文、中国人不熟悉外文的不足,不啻为快速引进知识的独特做法。曾经担任嘉约翰翻译助手的中国人有:《化学初阶》的笔译者何瞭然,《西药略释》的笔译者孔继良,《皮肤新篇》和《花柳指迷》的笔译者林湘东(应祥),《内科全书》的笔译者孔庆高和19世纪90年代出版的三本著作的译者尹端模。他们大多是嘉约翰的学生或助手,有时为了准确翻译,还一起讨论译文。

在翻译医学著作用作医科教材的同时,嘉约翰还创办报纸和学术刊物,普及医学知

---

① 徐维则、顾燮光:《增版东西学书录》,载《医学》1902年第4期,第23页。转引自梁碧莹著《美国人在广州(1784—1912)》,广东人民出版社2014年版,第303页。
② [美]嘉惠霖、琼斯:《博济医院百年(1835—1935)》,沈正邦译,广东人民出版社2009年版,第188页。
③ 马伯英、高晞、洪中立:《中外医学文化交流史——中外医学跨文化传通》,文汇出版社1993年版,第381页。

识，与同行进行学术交流。

为使西医在中国更广泛地传播，1880年，嘉约翰在广州编印发行中文医学刊物《西医新报》季刊。嘉约翰在中国医学传道会年度报告中写道："吾人早有用中文办一医学杂志之议，乃本年始付诸实现，先试行每季出一期。始有成效，则多出数期。"由于不能与其他杂志交换，投稿人不足和参考文献缺乏等原因，这份杂志只办了两年8期就停刊了。据香港《中国评论》（*China Review*）杂志介绍："此系一种医学杂志，专为华人而设。报纸共8页，大号杂志格式，有封面及目录，全属中文。在发刊词中，用简介文言，说明杂志之益，医志尤为需要，并述西医比较中医的优越。第一号有短论文14篇，目录如下：①论医院；②中国行医传道会；③内科新说；④方便医院之情况；⑤烫伤之治法；⑥真假金鸡纳霜；⑦初起之眼炎；⑧大腿截除术；⑨上臂截除术；⑩肉瘤奇症略述；⑪论血瘤；⑫癫狂之治法；⑬论内痔；⑭论外痔。"①

嘉约翰参与创办的另一份医学刊物是《博医会报》（*The China Medical Missionary Journal*），它是1886年在上海成立的中华博医会（The Medical Missionary Association of China，该会的情况在下节述及）出版的英文季刊，嘉约翰既是中华博医会第一任会长，也担任杂志的第一任主编。该刊既介绍中国各地医学传教士个人和组织的活动，也发表医学传教士的医学论文。1905年1月，该刊改为双月刊，1907年改名为《中国博医会报》（*China Medical Journal*），从第37卷起又改为月刊。抗日战争期间，该刊分别出版上海版、重庆版和美国版，抗战胜利后恢复原状。作为中国医学杂志中历史最悠久的一种，该刊在国际医学界享有较高地位。

嘉约翰任主编时期的《博医会报》，"主要介绍西医在华传播和发展情况，介绍各种疾病材料、诊治经验和研究方法。早期还就西医在华发展方向进行探讨，讨论应该设立什么样的教会医院；又如何开展西医教育；怎样解决中西医词汇差异的问题等等"。②嘉约翰不担任主编后，仍不时提交论文给杂志发表。

2013年，国家图书馆出版社影印出版了1887—1931年的《博医会报》杂志共42册。论杂志的首创，嘉约翰功不可没。

第四节　博济医院与医学社团

一、博济医院与中国医务传道会

19世纪30年代之前，在广州的美国人主要是商人。从1830年起，裨治文、伯驾、

---

① 马伯英、高晞、洪中立：《中外医学文化交流史——中外医学跨文化传通》，文汇出版社1993年版，第397-398页。

② 梁碧莹：《美国人在广州（1784—1912）》，广东人民出版社2014年版，第306页。

卫三畏、哈巴安德等第一批传教士到达广州，他们分属于美国基督教的不同教派，如公理派或长老会派。由于距离遥远，他们与美国差会总部的交流非常困难，为了开展工作，不同教派的传教士需要互相合作，还要与英国各教派派驻广州的传教士合作，更不用说信仰新教的英美两国商人。这些传教士和商人，逐渐形成了广州最早的外国人社区，经商和传教是他们的主要工作。为了传教，传教士们还学习中文（为了翻译圣经）、创办报纸和开办医院诊所，如裨治文主办《中国丛报》，伯驾开办眼科医局。

为了更好地以医务工作推进传教，1838 年 2 月，在郭雷枢（Thomas R. Colledge，英国东印度公司医生）、伯驾和裨治文等人的倡议下，中国医务传道会在广州成立。该会是中国第一个西医学机构，是第一个将医学与传教事业明确结合的社团，也是世界上第一个医务传道会。它的主要作用是介绍和鼓励医生来华，为医学传教筹集经费，同时监督和协调各医院、医局和诊所的运行。成立之初，中国医务传道会就设置了完善的组织架构，选举产生了由"会长、副会长、秘书、司库和审计员组成的'管理委员会'，负责日常活动；由会长、司库和审计员组成理事会；由'管理委员会'在英美的一些城市制定代理机构，接受捐款"。[①] 当时在广州的英美传教士、商人和商船船长都成为传道会成员，十三行的伍浩官是唯一的中国会员。中国医务传道会首任会长郭雷枢在中国医务传道会成立当年即离开中国，工作主要由副会长伯驾主持，但会长称号一直由郭雷枢保留，直到 1879 年郭去世，这时，会长实际上成为一个荣誉称号。已经退休居美的伯驾接替郭雷枢成为中国医务传道会会长，直到 1888 年去世。此后，会长由嘉约翰担任，直到 1899 年。

中国医务传道会成立后，医院的财政经费即处在中国医务传道会监督之下。无论是伯驾主持的眼科医局，还是嘉约翰主持的博济医院，每年向中国医务传道会提交书面的医院年度报告就成为固定工作。报告一方面汇报当年的医务工作，包括门诊和住院病人的人数，各种疾病的数量，特殊案例的手术情况，有时还配有手绘图片。另一方面，报告要列明当年的收入和支出情况，做到财务公开，当年收到的捐款数额和捐款人也要一一列明。财务收支明细表格必须有审计员的签名。

中国医务传道会坚持在每年 1 月或 2 月下旬召开年度会议，审议各医院的年度报告，讨论决定人事变更，划拨下一年的经费或动员募捐。这是一种典型的社区民主自我管理运行模式。实际上，中国医务传道会的主要监督对象就是眼科医局和博济医院，或者说，中国医务传道会的主要活动集中在广州。美商旗昌洋行一直是中国医务传道会的成员，向博济医院提供了大量的资金支持，直到 1891 年洋行因经营问题而倒闭。在粤海关任职的一批美国人，如税务司吉罗福、吴得禄和杜德维，也一直是中国医务传道会的成员，每年都以个人身份向博济医院捐款，并担任医院账目的审计员。相反，美国政府驻广州领事在中国医务传道会中的作用并不突出。

随着中国各通商口岸传教士医生越来越多，医院越来越多，1887 年，来华医学传

[①] 吴义雄：《医务传道方法和"中国医务传道会"的早期活动》，载《中山大学学报（社会科学版）》2000 年第 3 期。

教士约有 150 人，① 他们感到有必要成立一个全国性质的传教医生组织。

二、博济医院与中华博医会

中华博医会 1886 年成立于上海，将分散在中国各地的教会医院和医生组织起来。如果说，中国医务传道会是一个包含传教医生、商人和官员的社区自治委员会，中华博医会则是一个全部由医生组成的专业团体，是一个学术性的机构。它的宗旨是："在中国人之间促进医学科学的发展，交流在华传教医生的经验，促进互相帮助。"它的成立，"是在中国建成现代医学的一个重要因素"。② 中华博医会同时创办了一份医学杂志——《博医会报》。由于嘉约翰医生在传教士医生中的成就和地位，他被选为中华博医会的第一任主席，同时也是《博医会报》的第一任总编，关约翰、赖马西和老谭约瑟医生则是中华博医会的会员。

中华博医会"把西方专业学会的规则输入中国。它的最早章程规定了会员资格、权利和义务。正式会员必须毕业于受认可的医学院校，入会由一位会员介绍，并得到年会出席者三分之二以上的认可方能通过。正式会员没有国籍限制，有缴纳会费的义务，也有参选会长、副会长和监察员等职务的权利。选举每两年举行一次，当选者不得连任超过两届。除正式会员外，还有荣誉会员和通信会员，前者主要是在华非传教系统的医生，后者则包括位于世界各地的医学传教士，以及尚未获得正式会员资格的提名会员等。这两类会员皆无投票资格"。③ 1905 年以前，中华博医会只召开过 2 次年会，1905—1932 年，共举行了 10 次年会，基本上每 2 年举行 1 次年会。年会讨论内容涉及医学教育、中国会员的资格、西方医学著作的翻译、汉语医学术语的制定以及修订博医会发展纲领等重大问题。④ 1932 年以后，中华博医会与中国医学会（又称中华医学会）合并。

关于《博医会报》的理念，文恒理（Henry William Boone）医生在发刊词中写道："创办一份医学会刊，是我们前进的一大步。有了我们这份高质量的刊物，我们现在就是拥有了一个喉舌，我们可以用它表达我们的思想，报道我们的工作，使我们能够收集不断增加的大量经验和观察结果，以利于我们自身和整个世界。"⑤

嘉约翰担任总编期间，每期都在杂志上发表一篇文章。1888 年年底，嘉约翰辞去该职，由汕头的莱尔医生（A. Lyall）接任，嘉约翰仍继续为刊物提供有价值的文章。⑥

---

① 陶飞亚、王皓：《近代医学共同体的嬗变：从博医会到中华医学会》，载《历史研究》2014 年第 5 期。
② 梁碧莹：《美国人在广州（1784—1912）》，广东人民出版社 2014 年版，第 305 页。
③ 陶飞亚、王皓：《近代医学共同体的嬗变：从博医会到中华医学会》，载《历史研究》2014 年第 5 期。
④ 陶飞亚、王皓：《近代医学共同体的嬗变：从博医会到中华医学会》，载《历史研究》2014 年第 5 期。
⑤ [美] 嘉惠霖、琼斯：《博济医院百年（1835—1935）》，沈正邦译，广东人民出版社 2009 年版，第 137 页。
⑥ [美] 嘉惠霖、琼斯：《博济医院百年（1835—1935）》，沈正邦译，广东人民出版社 2009 年版，第 137 页。

第五节　名医荟萃与博济医疗事业的推广

一、名医荟萃

嘉约翰医生主持博济医院40年，为医院医疗技术的发展、医院规模的扩大和医学教育的兴办倾注了全部精力，同时他保持着医院与中国医务传道会和中华博医会等医学社团的密切联系。博济医院的成就，除了嘉约翰医生的努力，也包含其他医生和助手的支持与配合。关约翰医生从嘉约翰医生的助手成长为医院的负责人，在他主持工作期间，医院的医生人数进一步增加。为博济医院发展做出贡献的人可分为三种：第一种是广州其他教会医院或个人诊所的医生，在嘉约翰医生需要帮助或嘉约翰医生离开广州期间，协助或代理主持医院的工作，代表人物是中国医生黄宽。第二种是传教机构直接从美国派来博济医院工作的医生，代表人物是赖马西医生、富马利医生和关约翰医生。第三种是在广东、广西和海南境内开设乡村诊所的传教士医生，这些诊所的医生大多属于中国医务传道会的成员，与博济医院有千丝万缕的联系，有的医院的医生曾经在博济医院工作过，或者是嘉约翰等博济医院的医生定期到这些医院巡诊，他们的代表人物是老谭约瑟和谭约瑟父子。

黄宽（1829—1878），1847年与容闳一起赴美留学，是中国最早的留学生之一。1849年接受资助转赴苏格兰爱丁堡大学攻读医学，1856年毕业，获得硕士学位，成为中国第一个完整接受英国大学正规医学教育的西医医生。1857年，黄宽回到广州，在英国传教士医生合信设于金利埠的惠爱医院任职。合信医生于当年前往上海，黄宽接管了惠爱医院。1859年博济医院建立后，黄宽经常过来担任嘉约翰医生的助手。1860年，经与嘉约翰协商，"黄宽医生为一个中国妇女施行了第一例碎胎术"。黄宽后来离开惠爱医院，私人开业行医，仍与博济医院有密切往来。从1865年9月1日起，惠爱医院，又称金利埠医院，正式由嘉约翰医生接管，金利埠医院照常接收门诊病人，住院病人则送往博济医院。①

1867年，嘉约翰医生因健康原因返美，博济医院有近一年的时间由黄宽医生管理，"医院的全体工作人员完全是中国人，而那一段时间内所做的外科手术比任何相同时间都多……申请参加医学培训的学生人数也增加了"。如前所述，这一年医院还增加了礼拜堂、药剂室和一个临时病区。嘉约翰在博济医院开办医学教育后，黄宽也应邀担任教师。

当时，黄宽的主要工作是担任粤海关的医生，给海关人员看病，同时关注到港旅客的健康状况，每半年一次，撰写广州地区的疾病和治疗情况报告，纳入《海关医报》

---

① ［美］嘉惠霖、琼斯：《博济医院百年（1835—1935）》，沈正邦译，广东人民出版社2009年版，第126页。

统一发布。1873 年，广州霍乱流行，黄宽编写了《真假霍乱的区别》以指导治疗。1878 年，黄宽身患颈背坏痈却仍坚持外出为难产的英国领事夫人看诊，归来后不幸病逝，年仅 49 岁。

作为昔日同窗，容闳这样评价黄宽："……好望角以东之最负盛名之良外科……旅粤西人欢迎黄宽，较之欢迎欧美医士有加……于 1878 年逝世，中西人士临吊者无不悼惜，盖其品行纯笃，富有热忱，故遗爱在人，不仅医术工也。"①

卡罗，1876—1878 年嘉约翰返美期间负责医院工作的人。曾在华盛顿的国家医学院（National Medical College）学习 2 年，接下来 2 年在柏林继续学医，回到美国后即被长老会派到广州行医。博济医院 1876—1878 年的年报均由卡罗医生撰写，在 1876 年的报告中，卡罗提到两例子宫瘤的手术。1878 年黄宽医生去世，卡罗接替海关关医一职，无暇顾及医院，直到 1879 年 1 月嘉约翰医生返回。卡罗在广州一共只有 6 年多，返美后在美国政府担任医务官员。②

赖马西，是协助嘉约翰医生工作的第一位西方同事，作为一个女医生，赖马西为博济医院妇科、产科和儿科学的发展做出了突出贡献。赖马西 1878—1882 年在美国的女子医学院（Women's Medical College）就读，获得医学博士学位，随即被长老会派到广州担任传教医生，这是广州的长老会传教士哈巴安德长期呼吁的结果，希望有女医生给广州女性带来必要的医学治疗和精神鼓励。哈巴安德原来希望建立一间单独由女医生主持的医院，但长老会总部认为这么做的开支太大，要求赖马西在博济医院内协助嘉约翰的工作。1882 年 10 月，赖马西来到广州后，第一年主要是学习中文，间或协助嘉约翰做一些工作。

1883 年，赖马西开始分管医院的女病区。赖马西的工作极具开拓性和挑战性，"大多数（中国）家庭中女性成员的深深的无知……羞怯和与世隔绝，为这位女医生在中国开启了一个无限宽阔的领域。她把必需的身体耐力和道德勇气与献身精神结合在一起，无私地从事着她的事业"。当时，中国女性遇到难产，往往把西医当作最后的办法，无论是送产妇到医院，还是请医生外出看诊，往往因为太迟，错过了处置时机。1883 年，医院有 4 例用器械接生的病例报告，3 例由赖马西完成，1 例由嘉约翰完成，但只有赖马西经手的 1 例孩子得救。③

1885 年，赖马西正式成为医院的女医师，掌管医院的女部，同时在十三行街开办了一个单独的诊所，1888 年诊所关闭。赖马西行医的一个突出特点是外出看诊，"应邀上门为家属看病，已经遍访了居住在广州的几乎所有高级官员的家庭"，由此打开了女性患者对西医的信任。据统计，1896 年，嘉约翰医生出诊 145 次，而赖马西医生出诊 508 次，上门为女病人看病，其中一半以上是生产病例。赖马西还翻译了《伊氏产科学》用作博济医学生的教材。"由传教女医生带来的西方医学观念和新法妇女生产技

---

① 梁碧莹：《简论黄宽、黄胜对西学的传播》，载《广东社会科学》1997 年第 4 期。参考刘泽生《首位留学英国的医生黄宽》，载《中华医史杂志》2006 年第 3 期。
② 《博济医院百年》，第 130–131 页。见 http://bay-journal.com/bay/1he/writings/carrow-flemming.html。（2015 年 9 月 10 日访问）
③ ［美］嘉惠霖、琼斯：《博济医院百年（1835—1935）》，沈正邦译，广东人民出版社 2009 年版，第 147 页。

术，标志着已经建立了中国现代妇产科的雏形。"①

1890年赖马西从美国休假返回广州后，在妇产科之外开创了一个新的工作领域——盲童学校。盲童学校始于1889年收养了一位盲人流浪儿，在嘉约翰夫人和来自丹麦的奈鲁普（Nyrup）小姐的帮助下，盲童学校在真光书院内开办。1899年，赖马西医生离开博济医院，全身心投入改名为"明心书院"的盲童学校的工作。通过刻苦耐心的自学，她将汉字改编成盲文，自己学会后再教给孩子。1910年，书院建成新楼，"从1908到1932年，110名女生，还有17名男生，在这个学校完成了学业……几乎全部都找到了某种职业"。②

富马利（Mary H. Fulton），早年在俄亥俄州阿什兰（Ashland）读中学时即与嘉约翰夫人认识，1884年从宾夕法尼亚女子医学院获得医学博士学位后即被美国长老会派至广州担任传教士医生，此前她的兄长和嫂子已经在广州生活4年。富马利来到广州即跟随赖马西医生在博济工作，参与外科手术，还在同德大街开设了自己的诊所，面向女性患者。1890年和1897年赖马西医生返美期间，医院女部的工作由富马利医生主持。富马利医生非常勇敢果断，来广州不到一年，即跟随兄嫂前往遥远的广西桂平，在当地人惊讶的目光和尾随中，租了两间土屋开设诊所接待病人。所幸当地官员给他们送来一些粮食和肉食，算是对他们的认可。一位曾经接受嘉约翰医生培训的妇女——梅阿桂（Mui Ah-Kwai）夫人，能用当地语言与患者沟通，成为富马利的重要助手。在完成一些成功的白内障手术和接生手术之后，富马利医生的诊所在桂平站稳了脚跟，1886年医院甚至建了新房子。嘉约翰医生曾两次带领梁乾初等医生前往桂平支持医院的工作，因为无法上岸，她们就在船上接待病人。但是当年夏天乡试期间，大量来桂平赶考的学子和部分群众与富马利兄妹等人发生矛盾，他们的家和新建的医院被毁，人员撤回广州。

1891年，在赖马西医生的帮助下，富马利在花地开了一间诊所，与赖马西医生交替负责诊所的工作，她们经常需要出诊或下乡，但没有中断在博济医院的工作。但是，1899年，嘉约翰离开博济医院，创办惠爱医院并带走医学班的全部男生，赖马西医生也离开博济医院并全身心投入明心盲童学校的工作，富马利决定接管医学班的女生和两位中国女医生。在哥哥的帮助下，利用募集的2500元，富马利开始在一片周围有猪圈、染坊和兵营的开阔土地上兴建新的教堂和学校，这就是后来著名的夏葛女子医学院（the Hackett Medical College，名字源于1901年给学校捐赠4000元的夏葛先生）的开端。几年后，端拿夫人（Charles Turner）捐款3000元，端拿护士学校（Turner Training School For Nurses）得以开办。1912年，孙中山先生莅临了学校的开学典礼。1915年，长期担任校长的富马利医生前往上海，全职翻译医学书籍。③

博济医院医疗事业的发展，不仅体现在医院规模扩大、医生和就诊患者人数的增加，还体现在中国医务传道会监管下的其他诊所在广州周边地区的广泛设置。博济医院

---

① 王芳、胡晓文：《博济医院第一位女医生——赖马西》，载《中华医史杂志》2007年第1期。
② [美]嘉惠霖、琼斯：《博济医院百年（1835—1935）》，沈正邦译，广东人民出版社2009年版，第150-152页。
③ [美]嘉惠霖、琼斯：《博济医院百年（1835—1935）》，沈正邦译，广东人民出版社2009年版，第152-158、188页。

的医生定期出诊,为他们提供技术支持,使西医技术能够让更多的患者获益。这样的诊所遍布珠三角各地,最远到达广西梧州,为西医在中国的推广做出了贡献。

关约翰,出生于美国俄亥俄州格拉斯哥(Glasgow),在纽约完成医学教育,受长老会委派,于1885年携妻子来到广州。经过2年的中文学习和协助嘉约翰工作,1887年,关约翰正式成为博济医院医生。关约翰是内科医生,同时"也是一位技巧娴熟的外科医生"。1892年,关约翰医生成功地完成了一例剖宫产手术,引起了轰动,远在上海的《申报》的《点石斋画报》报道了这条消息。广东筑横沙一疍民产妇难产被送至博济医院,不巧女医生富马利外出,"男医生关君以人命为重,不顾男女之嫌,为之诊视……医士施以迷蒙药,为之奏刀,及腹破肠出,则女也呱呱而啼,尚未致毙。随缝其肠理而纳之腹中,复缝中腹,抚之安卧,敷以药,令勿少动。旋以牛乳哺其儿。妇卧数日,创愈而起,且能乳哺其儿,乃抱之以归。噫!如关君者真神乎其技哉"①!关约翰在《博医会报》上对此例手术病例做了详细的介绍。② 这是中国第一例成功的剖宫产手术。

关约翰的工作非常繁忙,身兼数职,而且事必躬亲。除了博济医院的医务、管理与教育工作,他还兼任粤海关医生、沙面外国人社区医生、美国领事馆外科医生等职务,还抽出时间关心乡村诊所的工作,"接待乡间来的医生同行们",给他们指点、同情和鼓励,"帮新的医生买药……从医院的仓库挑选药物、包装"。③

关约翰的能力是毋庸置疑的,"是一位耐心细致的好医生",但是与嘉约翰医生存在代际差别。关约翰"更精通新的防腐杀菌理论,而嘉约翰医生则比较老式,在手术室里也是采用比较古典的方法"。这使他们之间的分歧逐渐增加,最后因扩充医院的征地补偿问题矛盾爆发,嘉约翰离开博济医院,赖马西和富马利医生也随之离开,另立医院。20世纪初的一段时间,关约翰一度"一身兼任内外科医生、院长、业务经理、出纳员和苦力领班",他的妻子则管理着升级改造后的医院厨房。医院管理委员会认识到一个人唱独角戏不利于医院的发展。1912年,关约翰开始休假,1914年,正式向中国医务传道会提交辞呈,在广州单独开设医院。1919年在美国休假时遇车祸去世。④

老谭约瑟出生于美国俄亥俄州,1881年在纽约大学和贝莱维医院医学院(Bellevue Hospital Medical College)获得医学博士学位后被长老会派往广州。1881年11月25日,老谭约瑟和新婚妻子多宁(Agnes Louise Dornin)抵达广州。一年后,他们带着襁褓中的儿子前往广州以北约200千米的内地小城——连州,尝试开办了一家诊所和一所只收男生的小学校,在非常艰苦的环境和氛围下开展工作,与他一同前往的还有博济医学堂的优秀毕业生——梁晓初医生。

1884年1月,嘉约翰因健康原因不得不返美,指定老谭约瑟医生暂时负责博济医院的工作。时值中法战争爆发,广州城的排外情绪高涨,医院一度受到冲击,"幸亏老

---

① 《申报》1892年8月13日第3版。
② Swan. Caesarean Section. The China Medical Journal, 1892, pp. 173 – 177.
③ [美]嘉惠霖、琼斯:《博济医院百年(1835—1935)》,沈正邦译,广东人民出版社2009年版,第201 – 202页。
④ [美]嘉惠霖、琼斯:《博济医院百年(1835—1935)》,沈正邦译,广东人民出版社2009年版,第204 – 205页。

谭约瑟医生勇敢镇定,而且与愤怒的人群周旋得法……医院继续工作,尽管来看病的人不如往常之多"。在一些危险的日子里,助手们都劝他医院不要开门,"但是他让士兵穿着便装在场,由纪好弼医生跟他一起,从头到尾安然做完他的工作"。老谭约瑟医生坚持开诊,甚至得到两广总督张之洞的垂注。张之洞不但邀请老谭约瑟医生为自己诊病,还通过美国领事西摩(Seymour)传达要求,希望博济医院派出医生向台湾的清朝军队提供医疗协助,老谭约瑟医生指派卢舍(Luscher)和2名助手前往台湾。①

嘉约翰医生回到博济医院后,老谭约瑟即离开广州,前往阳江开办新的医疗中心,从租房开办诊所开始,1886年自建房屋,但被有敌视情绪的民众放火焚毁了一半。当时,海关总税务司赫德正从北京出发前往香港进行鸦片问题和澳门地位问题的谈判,经过广东时,"对老谭约瑟医生的工作产生了深刻印象,因此赠款500元供他用于医疗工作"。②

1892年,老谭约瑟医生回美国休假。1894年,被邀请至加拿大长老会属下的华人教会担任会长,工作长达25年,直到1919年再次来到广州,这时,他的儿子谭约瑟医生在博济医院担任外科医生,另一个儿子乔治则在阳江工作。阳江举办了庆祝他归来的福音大会,有近5000名中国人参加。1926年,老谭约瑟医生在广州病故。③

二、医疗事业的推广与普及

随着来华医学传教士的增加,他们的活动范围不再限于广州一地,希望借着医务工作将基督教传播到中国其他地方。19世纪后期,这样的诊所和医院在广东各地纷纷建立,最远到达海南和广西部分地区。这些医院都接受中国医务传道会的监管,同时与博济医院有着千丝万缕的联系。有的医院直接由嘉约翰负责,有的医院由博济医院的其他医生主持工作,有的医院有博济的医生定期上门合作,还有的医院由离开博济的医生独立开办。由于人员变动、经费困难和社会动荡,这些医院和诊所并不能持续开办,关闭或易地再办的情况时有发生。总体看来,这些医院和诊所有助于西医事业在中国的推广与普及。表2-2是对这些医院相关情况的大致统计。

表2-2 中国医务传道会监管下的广东省的诊所和医院④

年份	医院名称	负责人	病人数量
1854—1856	惠济诊所	原来由哈巴安德负责,1855年交给嘉约翰	—
1860—1865	佛山诊所	嘉约翰	22938

---

① [美]嘉惠霖、琼斯:《博济医院百年(1835—1935)》,沈正邦译,广东人民出版社2009年版,第171页。
② [美]嘉惠霖、琼斯:《博济医院百年(1835—1935)》,沈正邦译,广东人民出版社2009年版,第172页。
③ [美]嘉惠霖、琼斯:《博济医院百年(1835—1935)》,沈正邦译,广东人民出版社2009年版,第172-173页。
④ [美]嘉惠霖、琼斯:《博济医院百年(1835—1935)》,沈正邦译,广东人民出版社2009年版,第159-174页、第275-280页。

续表2-2

年份	医院名称	负责人	病人数量
1860—1869	肇庆诊所	美国南方浸礼会的纪好弼（Rosewell H. Graves）医生	21239
1863—1871	石龙诊所	莱茵传教会的克罗尔奇克（Adam Krolczyk）	47213
1865—1870	金利埠医院	嘉约翰监管	45042
1865—1871	梧州诊所	纪好弼	9316
1865—1866	福永和南头诊所	克罗尔奇克	—
1865—1871	虎门诊所	克罗莱兹克	35830
1866—1867	太平诊所	—	5655
1866—1879	博罗诊所	伦敦传道会	58009
1867—1871	东莞诊所	克罗尔奇克、花之安（E. Faber）	—
1868—1869	惠州诊所	纪好弼定期巡诊	800
1869	连州诊所	克罗尔奇克定期巡诊	—
1870—1871	太平诊所	花之安	—
1872—1873	肇庆诊所（重开）	—	978
1872	东莞、石龙、南沙、锦厦诊所	花之安定期巡诊	—
1873—1882	西南诊所（石角、清远、白泥、芦苞、大塘）	纪好弼、黄宽、杨英	37868
1874—1878	福永诊所	纳肯（J. Nacken）	5003
1874—1881	东莞诊所	纳肯	24245
1878—1881	客家洞诊所（清远、石角）	—	1372
1882—1894	四会诊所	纪好弼、冯进、郑安	17729
1883—1885	连州诊所	老谭约瑟	4239
1881—1892	海南琼州诊所	杰里米亚森（C. C. Jeremiassen）	60631
1885—1888	十三甫诊所	赖马西	3472
1885—1886	芦苞、大塘、石角和清远诊所	—	—
1885—1886	—	两名医院助手被派往台湾巡诊	—
1885—1886	广西桂平诊所	富马利	—
1886—1894	阳江诊所	老谭约瑟	75789
1887—1889	海南那大诊所	麦坎德利斯（Mccanliss，嘉约翰女婿）	11164

续表2-2

年份	医院名称	负责人	病人数量
1887—1897	广州四牌楼诊所	富马利	80489
1889—1891	广州同德街诊所	富马利	4614
1891—1898	连州诊所（重开）	麦克尔（Machle）	59842
1891—1898	广州花地诊所	赖马西和富马利	—
1894—1898	梧州诊所（重开）	纪好弼	—
1894—1899	河南①诊所	霍尔沃森（Halverson）	35107
1894—1899	广州十五甫诊所	富马利	1899年2841人
1895—1898	广宁诊所	—	14003
1895—1898	惠州诊所	库恩（Kuhne）	—
1896—1899	广州存善大街诊所	富马利	—
1894—1899	肇庆诊所（脱离传道会）	纪好弼、麦克洛伊（McCloy）	广宁诊所并入
1898	芳村惠爱疯人院（一年后脱离传道会）	嘉约翰	—

第六节　孙中山在博济医院的求学与革命生涯

在博济医院185年的历史里，中外名医荟萃，医治患者达百万之众，先后培养了不可计数的医学人才，最可纪录者，当为革命先行者孙中山。中山先生之子孙科曾指出："该院不但为吾粤西医之先河，于吾国革命历史亦有相当关系。"② 革命先驱孙中山先生曾就读于此，为该校杰出学生。

孙中山（1866—1925），名文，字载之，号日新，又号逸仙。19世纪70年代，少年孙中山曾经在檀香山跟随哥哥生活，就读当地学校，接受西式教育，英语成绩出色，并受到欧美民族、民主思想的启迪。归国后目睹国家的腐败、人民的迷信及列强的压迫，遂立志推翻专制，实现革命，并决定"以学堂为鼓吹之地，借医术为入世之媒"，从学医着手，进行拯救祖国的活动。

1886年秋季，孙中山经由喜嘉理牧师（Charles R. Hager）介绍，进入博济医院附属的医学堂学医，师从嘉约翰医生。开始，他被安排担任医院的护理人员，大约有一年时间。"他聪明好学，尽心尽责。在工作过程中他有机会观察到现代医疗方法的种种好处。"③ 据当年的同学忆述：孙中山"年少聪明过人，记忆力极强，无事不言不笑，有

---

① 河南是指广州城珠江南岸地区，即现在的海珠区。
② 《1934年中山纪念博济医院概况》，岭南大学，1934年3月。
③ ［美］嘉惠霖、琼斯：《博济医院百年（1835—1935）》，沈正邦译，广东人民出版社2009年版，第194页。

事则议论滔滔,九流三教,皆可共语。竹床瓦枕,安然就寝,珍羞藜藿,甘之如饴"①。"但是嘉约翰医生自己则没有怎么提及这个年轻人,仅仅将他的名字列入了当年由我指导的十六名学生,其中四名为女生的名单之中。他不知道他所教的班上有一个学生将被证实是中国最重要的人物,在 1912 年成为新生的共和国第一位总统。"②

孙中山入校时,学费每年 20 元,学生住在院内哥利支堂十号宿舍。在校期间,孙中山开始阅读包括《化学初阶》《西药概略》《割症全书》在内的各种西方医学书籍,目睹了"开膛剖肚"的医学手术,同时也在嘉约翰医生的安排下成为博济医院的兼职翻译。结合学堂上所阅读的大量医学文献,孙中山有感西医对于治病救人之重要,而且,革命思想也开始萌芽。

孙中山在博济医学班留有记录的一二事迹表现出其要求破除封建礼教,倡导自由平等的主张。医学堂虽是新式的西医学校,但仍采取男女分坐,中间施以帐幔相隔的方式来授课,而且遵循中国旧俗,规定男学生不能参加产科实习。身怀救世之心的孙中山对此极为不满,大胆向嘉约翰院长直述:"学生毕业后行医救人,遇有产科病症也要诊治。为了使学生获得医学技术,将来能对病者负责,应当改变这种不合理的规定。"③ 嘉约翰为孙中山的言论所触动,同意撤销不许中国男学生到产科实习的禁例,此后不久,教室中的帐幔也被除掉了。

在学习医学的同时,孙中山还悉心学习中国历史,据说曾在宿舍中收藏二十四史全册,"学友每嘲笑之,以为购置此书,不事攻读,只供陈设而已。一日,同学何允文抽检一册,考问其内容,思以难之。先生应对如流,分毫不爽。历试数册,皆然。允文惊奇钦佩"。④

在博济读书期间,孙中山结识了一批日后革命道路上的友人。一位是天地会成员郑士良,对此先生曾自述:"当予肄业于广州博济医学校也,与同学中物识有郑士良号弼臣者,其为人豪侠尚义,广交游,所结纳皆江湖之士,同学中无有类者。予一见则奇之,稍与相习,则与之谈革命。士良一闻而悦服,并告以彼曾投入会党,如他日有事,彼可为我罗致会党以听指挥云。"⑤ 1895 年 10 月,孙中山在广州密谋起义,郑士良曾号召天地会会众参与。起义失败后,孙中山与郑士良先后前往香港,又一同乘船去日本。1900 年,已是兴中会成员的郑士良还参与了领导了惠州起义。另一位是尤列(一作尤列),尤列是医学生尤裕堂的族人,孙中山在香港就读西医书院期间,与在香港工作的尤列仍保持联系。尤列也参与了广州起义与惠州起义。⑥

这一时期,孙中山还与博济医院医生尹端模结下友谊。尹端模曾担任嘉约翰的助手,是最早参与翻译西医著作的中国医生,也是中国独立编译西方书籍的先驱者。在孙中山毕业后,"尹端模成为其医务合作者,并一贯支持孙中山的民主革命。孙中山在广

---

① 《总理开始学医与革命运动五十周年纪念史略》,岭南大学 1935 年印本,第 4、8 页,转引自陈锡祺主编《孙中山年谱长编(上册)》,中华书局 1991 年版,第 42 页。
② [美]嘉惠霖、琼斯:《博济医院百年(1835—1935)》,沈正邦译,广东人民出版社 2009 年版,第 192 页。
③ 《孙中山的家庭出身和早期事迹》,转载陈锡祺《孙中山年谱长编(上册)》,中华书局 1981 年版,第 43 页。
④ 简又文:《总理少年时期逸事》,转引自黄宇和《三十岁前的孙中山》,三联书店 2012 年版,第 358 页。
⑤ 《孙中山全集(第 6 卷)》,中华书局 1985 年版,第 229 页。
⑥ 黄宇和:《三十岁前的孙中山》,生活·读书·新知三联书店 2012 年版,第 361-362 页。

州西城开设冼基东西药局时，因事务繁忙，邀尹端模相助，两人相得益彰，业务蒸蒸日上，时称'杏林双帜'"。后来孙中山广州起义失败，曾参与起事的尹端模举家避难于香港。① 孙中山还通过尹端模结识了尹的岳父区凤墀。区凤墀国学素养深厚，热心革命，与孙中山是莫逆之交。

孙中山学习医学之暇，积极关心政治问题，常对人阐释自己革新政治的抱负，抨击清廷的腐败落后，用"中国现状之危，我人当起而自救"一类言辞来提高人们觉悟。先生还利用课余时间写作论文，投寄到香港和上海的报纸，阐述他对于改善中国政治局势的见解。② 先生虽仅在博济医院附属医学堂就学1年，仍对其医学知识之进步和革命事业之起步有所助益。博济医院在1934年出版的《中山纪念博济医院概况》中也提及孙中山之革命与博济医院的关系：孙总理中山先生，即习医于是校，并于暇时，广结有志之士，提倡革命，伺机而动，一举而清社以屋，以中华革命历史地位言，本院实有特殊重要之关系。后来博济医院的一些学生在孙中山民主革命思想的影响下，走上了推翻专制统治的道路，有些甚至付出了生命。

1887年秋，孙中山在博济医院附设医学堂学习一年之后，转学到了香港西医书院跟随英国人康德黎（James Cantile）学医，5年之后以优异成绩毕业，继而悬壶于澳门、广州两地以问世。孙中山医术精良，态度认真，待人亲切，在短暂的行医时间内声名鹊起。但是比起个人的顽疾，他更关心的是国家民族的"痼疾"。1894年在中日甲午战争前夕，孙中山携陆皓东北上寻求救国道路，在上书李鸿章失败，改良主义思想幻灭之后，决志以革命手段推翻清政府。1895年，孙中山发动的第一次广州起义失败，遭到清政府的严厉搜捕，在博济医院药剂师梁新荣（Leung San Wing）的帮助下安全逃脱，年轻的梁新荣是孙中山的追随者。

自此，孙中山历经数载，募集资金，召集革命志士，成立同盟会，多次发动起义，并受清政府的追捕，流亡海外。但先生革命之志不渝，仍为此奔走操劳。1911年，湖北新军发动的武昌起义掀起了全国的革命浪潮，清政府的统治迅速土崩瓦解。身在海外的孙中山得知后，难掩激动兴奋之情，动身归国。是年年底，在南京举行的临时大总统选举中，孙中山众望所归当选为中华民国临时大总统，负责筹建新政府。1912年在南北谈判中，孙中山同意以袁世凯支持共和事业、实现南北统一为条件而辞去总统职位。孙中山先生认为民权和民主已然实现，今后目标当以投身社会实业建设，宣扬民生主义。在1912年4月1日正式解除临时大总统职务后，孙中山开启南下巡视。

1912年5月9日，孙中山在阔别博济医院25载之后，重归母校，参加博济医院举办的广州耶稣教联合会之欢迎会。据《博济医院百年》记载："1912年，一位'旧日学生'的莅临给医院带来殊荣，他就是'孙逸仙博士，中华民国第一位总统。医院为他举行了欢迎仪式，使这个医院的许多朋友得以见到孙博士，同时也看到了这个医院'。他捐献了100元，并成为广州教士医学会（医学传道会）的终身会员。"在此次欢迎会上，孙中山发表演说：

---

① 潘荣华、杨芳：《尹端模：近代自办医报的开创者》，载《医学与社会》2011年第4期。
② 尚明轩：《孙中山传》，北京出版社1981年版，第21页。

兄弟今日返来，得立于念年前从学之地，与牧师兄弟姊妹同聚一堂，诚梦想所不及。回忆同事医学之至友，犹复相见，其欣感更难言状！今幸民国成立，扫除黑暗，驱逐异种。以今日而上溯前半年，其境地大有天壤之别。盖前则专制束缚，今则恢复自由。我兄弟姊妹，对于教会则为信徒，对于国家，则为国民。专制国之政治在于上，共和国之政治在乎民。将来国家政治之得失，前途之安危，结果之良否，皆惟我国民是赖。岂可如前清时代之以奴隶自居，而放弃其根本乎？且前清之对于教会，不能信仰自由，自立传教，只藉条约之保护而已。今则完全独立，自由信仰。为基督徒者，正宜发扬基督之教理，同负国家之责任，使政治、宗教，同达完美之目的。兄弟怅触旧怀，百感交集，非一二言所能尽。惟望此后勉励进，共担责任，得享宗教之幸福。是兄弟所祷祝者也！①

会后，孙中山与全体出席人员在博济医院大楼前合照留念。同一时期，孙中山还莅临了夏葛女子医学堂的开学典礼。②

1911年、1912年和1916年革命期间，博济医院多次收治伤兵。"另一次当他（孙中山）到医院看望伤兵的时候，我们把孙博士带到我们即将开始工作的手术室去。当我们打开第一个病人的伤口时，孙博士根据伤口的位置推测这士兵是从战场上迅速撤退时被从背后打伤的。"他对敌人"朝后背开枪"的行为表示愤慨。③

1917年孙中山担任广州军政府大元帅时，手令广州市政府拨广州西村岗地120余亩供该校扩充业务。④ 1923年孙中山还为岭南大学校园内修建博济医院分院而捐款1000元。据记载，"应嘉惠霖（W. W. Cadbury）医生的请求，李福林（Lei Fuk Lam）将军同意为建造诊所募集10000元。孙博士以其慷慨捐赠名列首位"⑤。

1924年，广州市市长孙科为表示他父亲孙逸仙博士对医院的支持，向博济医院捐赠将近20英亩的政府土地，以实现医院拟议中的扩建。孙科在给博济医院的信中表示："鉴于博济医院对广州社会作出的杰出贡献……广州市政府准许博济医院使用一片政府土地，以实现其拟议中的扩建，使之能够扩大其作用的范围……这里的人民对这所医院很有信心；它的中文名字——博济医院——家喻户晓。"⑥

1925年孙中山逝世后，博济医院仍然缅怀中山先生。1930年，由于财政问题，中国医务传道会决议将博济医院及其物业移交给岭南大学董事会，条件是"医院为弘扬基督教的目标保持不变，其产业收入均用于医院工作或医学教育"，⑦ 自此，博济医院成为岭南大学的附属医院。1933年，岭南大学校长钟荣光提议，岭南大学附属医院与夏葛医学堂合并。1934年，岭南大学校董基于孙中山先生和医院的密切关系，为铭记先

---

① 上海《民立报》1912年5月16日，转引自《孙中山全集》（第2卷），中华书局1985年版，第360－361页。
② ［美］嘉惠霖、琼斯：《博济医院百年（1835—1935）》，沈正邦译，广东人民出版社2009年版，第158页。
③ ［美］嘉惠霖、琼斯：《博济医院百年（1835—1935）》，沈正邦译，广东人民出版社2009年版，第196页。
④ 张磊：《孙中山词典》，广东人民出版社1994年版，第133页。
⑤ ［美］嘉惠霖、琼斯：《博济医院百年（1835—1935）》，沈正邦译，广东人民出版社2009年版，第197页。
⑥ ［美］嘉惠霖、琼斯：《博济医院百年（1835—1935）》，沈正邦译，广东人民出版社2009年版，第227页。
⑦ ［美］嘉惠霖、琼斯：《博济医院百年（1835—1935）》，沈正邦译，广东人民出版社2009年版，第237页。

生的革命之志和医学追求，决定筹建"孙逸仙博士纪念医院"，此项计划获得政府拨巨款资助。1935年在博济医院创立百年纪念之际，由孙科主持，为"孙逸仙博士开始学医及革命运动策源地"纪念碑揭幕，并庆祝"岭南大学孙逸仙博士纪念医院"成立和学院大楼奠基，100年历史的博济医院成功转型为孙逸仙博士纪念医院。

第三章 制度创新与博济医院的新纪元（1912—1952）

20世纪上半叶，是博济医院在波澜壮阔的社会动荡中顽强生存、求取发展的时代。经历过关约翰主政时的严重危机，以及"非基督教"运动、收回教育权运动、日本侵华战争、国共内战的打击，博济医院先是在关约翰执掌之时勉力支撑，后又积极向中国政府备案，实现了医院建制的专业化发展。在这一过程中，医院和所附办的南华医学堂都曾一度停办。20世纪30年代，复办后的博济医院实现与岭南大学合并，医学教育也得以复办。日本侵华战争期间，博济医院辗转迁移，逆境中求生存，在民族危难之际担负起救死扶伤的重任。抗战胜利之初，医院短时期内得到了快速发展，有过短暂的辉煌时期。但因国共内战的冲击，医院发展陷于萧条状态。中华人民共和国成立之初，经历没收帝国主义在华资产运动，博济医院①最终在1952年被收归国有，成为由岭南大学医学院及中山大学医学院合并而成的华南医学院的附属医院。

第一节 关约翰医生管理下的博济

嘉约翰执掌博济医院的后期，同样来自美国长老会的医学传教士关约翰开始在院务活动中发挥越来越大的作用。尤其在随后关约翰主政博济期间，他采取种种措施改善医院的办院环境，提高了医院的专业化水平。但由于他个人性格的原因，与同事关系较为紧张，导致一些经验丰富的老医生离院另谋发展，南华医学堂也一度停办，医院发展一度面临较严重的危机。

一、关约翰其人

关约翰是美国长老会医学传教士。他是中华博医会的创始会员，担任博济医院院长达15年，在博济医院乃至华南医疗卫生事业发展史上都留下了属于他个人的深深印记。

关约翰出身贫寒，但刻苦攻读，青年时代在纽约医学院接受了系统的医学教育。同

---

① 因这一时期博济医院多次更名，为了行文方便，除个别必要之处外，本章对医院在各个时期统称为"博济医院"。实际上，在当时的社会上，也是以"博济医院"这一名称称医院的。比如1948年《广东国民大学导报》的《杨夷教授病逝博济医院》报道及汤泽光《医学院及博济医院最近各种措施》（《私立岭南大学校报》1949年第107期）一文。故本章将医院统称为"博济医院"，也是不违背史实的。

时，他被医务传道事业所深深吸引，正是这种吸引力开启了关约翰在华南的医务传道事业，他为之贡献了一生精力。①

作为博济医院院长，嘉约翰曾多次以美国教会杂志和医学传教大会为平台，向美国国内呼吁增派医学传教士到中国进行医疗服务，并表示博济医院愿意接收相关人员作为住院医生和外科医生，广州的中国医务传道会也会为之提供必要的帮助。② 关约翰在医学院毕业后，经过深思熟虑，向长老会海外传教委员会（Presbyterian Board of Foreign Mission）递交了作为来华医学传教士的申请。不久，关约翰被正在美国度假的嘉约翰相中，于是1885年他携新婚妻子随同结束休假的嘉约翰一起乘船前往广州。③

关约翰于1885年9月到达广州后，首先学习汉语和广东方言，间或参与医院的临床治疗工作。经过2年的语言学习，1887年关约翰开始正式在博济医院工作。在1887年至1899年期间，关约翰一直担任嘉约翰的助手，与嘉约翰一起负责博济医院的外科诊疗工作。1899年，在嘉约翰从博济医院辞职并创办芳村惠爱疯人院后，关约翰接替嘉约翰成为博济医院的院长，主管博济医院的日常院务兼主持外科医务。直至1914年，关约翰从博济医院辞职，其实际主持博济医院院务达15年之久。④ 1919年11月11日，回国后的关约翰在美国因交通事故不治身亡，享年59岁。

关约翰是一位优秀的外科医生，医术精湛，在职期间任劳任怨。他于1892年成功实施了博济医院第一例，也是中国第一例剖宫产手术。当时嘉约翰与赖马西正外出，关约翰当机立断为该孕妇施行手术。

1899年关约翰出任博济医院院长兼主持外科工作，他技术娴熟，关爱病人，"他能鼓舞病人的信心，赢得病人的敬爱和感谢""住院的病人听了他令人欢快的话语，常常也开怀一笑"。⑤ 除了在博济医院的专职之外，据多布森（W. H. Dobson）医生记述：关约翰还担任民国时期海关医生、沙面外国人社区医生和美国领事馆的海港外科医生，还为医院和医学校募捐；有时还需到广东城乡各地出诊，⑥ 充分表现出他事无巨细、亲力亲为的旺盛精力。威斯纳（O. F. Wisner）医生曾说：关约翰是一位十分讲究效率的人，十分认真负责，当其他人的工作不能达到他的期许时，他就会变得急躁和粗暴。⑦

关约翰在主管博济医院院务期间，注意开源节流，扩大博济医院的规模，增添医院的设施、设备；于1904年创办了南华医学堂（South China Medical College），并极力修

---

① ［美］嘉惠霖、琼斯：《博济医院百年 1835—1935》，沈正邦译，广东人民出版社2009年版，第198页。
② Letter of Kerr, March 11, 1872, Vol. 7, p. 225, Presbyterian Board of Foreign Mission, 以下简称PBFM. 转引自王芳《嘉约翰与晚清西方医学在广州的传播（1853—1901）》，中山大学2014年博士学位论文，第91页。
③ Letter of Kerr, August 1, 1885, Vol. 32, pp. 56-60, PBFM.
④ Canton Hospital. Annual Report of the Canton Hospital for the Year 1919. pp. 23-24.
⑤ ［美］嘉惠霖、琼斯：《博济医院百年（1835—1935）》，沈正邦译，广东人民出版社2009年版，第200-201页。
⑥ ［美］嘉惠霖、琼斯：《博济医院百年（1835—1935）》，沈正邦译，广东人民出版社2009年版，第200-201页。
⑦ ［美］嘉惠霖、琼斯：《博济医院百年（1835—1935）》，沈正邦译，广东人民出版社2009年版，第200-201页。

建医学堂校舍,在博济医院邻近潮音街侧建两层楼的西式建筑,供医学堂使用。① 而在其近60年的人生中,有37年是在博济医院度过的(包括假期在内),可以说,关约翰为博济医院贡献出了自己生命中的大部分心血。关约翰的晚年正逢一个转变时期,处于中国民族主义逐渐崛起的年代,尽管在医院和医学堂的管理上有一些不尽如人意之处,但在关约翰的努力下,博济医院还是取得了不俗的成绩。

不过,由于关约翰个人性格的原因,他对博济医院的管理并非尽善尽美,甚至可以说不太成功。关约翰是一个性格强硬、行事独断的人,凡事亲力亲为,缺乏团队合作的协同精神。在管理博济医院及南华医学堂期间,关约翰由于自身的原因,常与其他美国医生观念不合,关系紧张;他又漠视年轻的中国医生,人际关系极差,导致这些医生先后辞职。他所在的手术科,如外科、妇产科的骨干医生离开者众,包括赖马西、富马利和达保罗(Paul Todd Dead)3位医生。② 多名骨干医生的离职,导致博济医院的医生及南华医学堂的教师人数亟缺,医院的日常医务工作在艰难中进行。

正如威斯纳(O. F. Wisner)医生对关约翰的评价:"博济医院在19世纪90年代后期和20世纪初的良好声誉应归功于关约翰医生",但由于历史及其自身的局限性,"在医院和医学堂的管理方面就难以避免发生摩擦"。③ 关约翰由于性格的原因,与同事发生的摩擦,最严重的当是与嘉约翰的矛盾与冲突。

二、接替嘉约翰管理博济医院

1894年,关约翰兼任中国医务传道会会长秘书,当时在任的中国医务传道会会长为嘉约翰。1898年,二人因博济医院征用土地、支付贫民费用问题而产生矛盾并激化,致使中国医务传道会面临严重危机。

1898年,中国医务传道会和博济医院发布声明,宣称拥有医院大楼的南面至珠江河堤的土地所有权,准备在该处(即医院门前)建一个广场;并于该年2月2日发出通知,要求南面的居民在3月21日前搬迁。如果居民按期迁走,将给予2~3美元的搬迁补助;逾期搬迁将不会给予任何补助,而且到时必须搬走。对此,嘉约翰表示异议。他指出:1865年由他购买的土地契约中并不包含上述范围的土地,医院南面至珠江的土地所有权属于当地政府,要建广场应得到当地政府的授权,中国医务传道会无权驱逐这些居民。事实上,中国医务传道会关于医院大楼南面至珠江河堤的土地所有权的声明,只是在当时西方列强在华掀起强征租借地、划分势力范围的浪潮中,企图通过看似合法的手段巧取豪夺该地。因此,嘉约翰严厉谴责这种不公正的行为:"更像作奸犯科,以强凌弱,以富欺贫,以传教士对抗异教徒。"④

---

① 孙逸仙博士医学院筹备委员会:《广州博济医院创立百周年纪念》,广州私立岭南大学1935年11月刊印,第8页。
② 刘泽生:《清末广州博济医院的裂变》,载《广东史志》2007年第5期,第58-59页。
③ [美]嘉惠霖、琼斯:《博济医院百年(1835—1935)》,沈正邦译,广东人民出版社2009年版,第201页。
④ Letter of Kerr, March 13 of 1900, Vol. 28, p. 27, PBFM. 转引自王芳《嘉约翰与晚清西方医学在广州的传播(1853—1901)》,中山大学2014年博士学位论文,第208页。

1899年1月19日，中国医务传道会举行年度会议，嘉约翰不同意管理委员会做出的几点决议，他所提交的报告也没有通过大会的表决。为表达愤怒，会议结束前，嘉约翰向管理委员会表示他将不再与医院发生任何联系，并将在一周之内搬出博济医院的寓所。与此同时，在得到美国长老会母会支持的情况下，关约翰也联合中国医务传道会和长老会的部分成员通过决议，"任命关约翰负责博济医院的全面工作"，这就正式使嘉约翰失去了对博济医院的领导权。关约翰对此解释："多年来我一直在做实际的工作，只有现在才更容易一些；每次我都努力使自己对他（指嘉约翰——引者注）产生好感，却总是得不到回应。我将尽力使我们的工作和服务达到最大目标，使医院处于领先地位。"此外，关约翰还不能理解嘉约翰创办疯人院的举动，认为此举将浪费金钱和医生的时间和精力；他表示不相信在异教徒中从事慈善工作能起到什么作用，"除非耶稣基督手把手地要求这样做，并给我们特别的承诺"。① 嘉约翰对于关约翰的行为和指责当然不能接受，只好以辞职来结束他与博济医院的关系。

实际上，关约翰取代嘉约翰担任博济院长的背景，是后者与美国长老会差会之间的矛盾，而美国长老会对关约翰的任命，也与这两人之间的矛盾有关。美国长老会多年来，也不同意嘉约翰坚持在芳村建立疯人院的计划，认为医疗工作只是福音的婢女，"是我们进入异教社会的一个入口"，只是一种手段，并不是终极目标。由于资金缺乏，不能将金钱和精力太多地用于福利事业上。② 差会与广州传教站达成默契，"坚决不能让嘉约翰建成疯人院，如果建成疯人院，要动用教会成员在广州医务传道会的影响，迫使嘉约翰从中国医务传道会和博济医院辞职"。1895年，关约翰从美国休假归来后，即开始分担嘉约翰博济医院的管理权。到1897年，中国医务传道会建议将博济医院的账目、总体工作、有关男子病房的医疗工作、对助手及雇员等中国员工的指导工作，全部交由关约翰负责。③ 1898年2月嘉约翰的芳村惠爱疯人院落成，在1899年1月18日的广州医务传教会年会上，管委会决议由关约翰全面负责博济医院的日常工作。应该说，关约翰与嘉约翰之间的矛盾，含有执行差会本部意愿的意味。

另外，关约翰与嘉约翰在常年的共事过程中，也积累了很多私人恩怨。多年来，关约翰和嘉约翰给美国长老会的信件中就相互指责，各执一词。关约翰报告称："嘉约翰经常关照他的疯人院，不在医院，是自己承担着医院的工作，却没有什么名分。"嘉约翰指责关约翰："他的意图是显而易见的，是想剥夺我在医院中作为最高外科医生的位置，并将我赶出管理委员会。他们对我的诋毁都是建立在不真实的事实基础上，唯一真实的想法是尽早将我赶走。关约翰早在一年前就拒绝承认我是医院的院长，根本无视我的存在，并宣称完全控制了医院，包括所有的医疗、财政和员工的工作。"④

---

① Letter of Swan to Ellinwood, Jan. 27, 1899, vol. 28, p. 12, PBFM. 转引自王芳《嘉约翰与晚清西方医学在广州的传播（1853—1901）》，中山大学2006年博士学位论文，第209页。

② Letter of Ellinwood to Kerr, Oct. 6 of 1892, Vol. 33, p. 104, PBFM. 转引自王芳《嘉约翰与晚清西方医学在广州的传播（1853—1901）》，中山大学2006年博士学位论文，第211页。

③ ［美］嘉惠霖、琼斯：《博济医院百年（1835—1935）》，沈正邦译，广东人民出版社2009年版，第203页。

④ Dr. Kerr Report of 1899, November of 1899. 转引自王芳《嘉约翰与晚清西方医学在广州的传播（1853—1901）》，中山大学2006年博士学位论文，第210页。

美国长老会本部深知关约翰与嘉约翰之间的矛盾，并且明白二人的矛盾已经到了不可调和的地步。差会秘书 Ellinwood 就两人的关系，问询了广州传教站的其他传教士，广州传教站的一位重量级人物香便文（Benjamin Couch Henry）表达了至关重要的立场："嘉约翰非常不喜欢关约翰，嘉约翰非常傲慢，他感到这间医院是属于他自己的。关约翰得到中国医务传道会的全力支持，也得到传教团体的同情。关约翰对于保证医院未来的工作是非常重要的。从许多方面来讲，他是我们所拥有的最合适的人选。"香便文牧师总结了两人的关系，明确表示支持关约翰。①

客观地讲，关约翰和嘉约翰之间的矛盾，还在于两代人在知识结构上存在一定的差异，两人在医学理念上有所不同。在嘉约翰学医的 19 世纪 50 至 70 年代，美国还没有防止感染的观念；而关约翰求学的 19 世纪末，西方医疗技术正飞速更新发展。关约翰医生脑子里充满了新观念，而他本人性子急躁，再加上其他原因，不可避免地会与嘉约翰产生分歧并不可调和。例如，嘉约翰多年的习惯使他有时从随身携带的皮夹中取出手术器械直接为路上遇到的病患施以手术。这成为关约翰这一新生代的医生攻击嘉约翰医学观念陈旧的把柄。

嘉约翰和关约翰还有性格上的冲突，博济医院 20 世纪 30 年代的院长嘉惠霖认为，"关约翰是一位高效率的外科医生，但他的权威不能代表所有人，他总试图监管所有的事情，他暴躁的脾气波及他的同事和病人"。与嘉惠霖同时期的老恩赐（Frank Oldt）也持同样的看法："关约翰是位非常能干的人，但只适合独自工作，没人能同他合作！"②因性格不合，关约翰与嘉约翰的关系越来越紧张。

作为一名年轻人，关约翰非常熟知最新的无菌外科所需要的知识，但他不擅长处理复杂的人际关系。作为能干的外科医生，他在业务上得到了普遍的认可，也因此于 1899 年被正式聘任为博济医院的院长。地位的提升也改变了关约翰与嘉约翰之前那种微妙的关系。在这种情况下，两个性格、立场与观念各异的人被紧紧地捆绑在一起，磕磕绊绊更是不可避免的。在前述的博济医院前到沿江河堤的土地纠纷上，嘉约翰认为，正是由于关约翰医生的建议，美国长老会传教站才介入这场非正义的行动中；而且这也是关约翰在中国医务传道会中积极游说的结果，关约翰应该为居住在沿岸被迫搬迁而陷入流离失所的困境中的可怜穷人负主要责任。③ 相互争斗且不能以同样的方式工作，矛盾的不可调和必然导致一方的离开。虽然关约翰后来性格上的缺点更多地暴露了出来，但在 19 世纪末他是除嘉约翰之外唯一合适能够继续主持博济医院事业的人选，而且有着较新的知识结构，朝气蓬勃，有干劲，因此取代了在此工作了近半个世纪之久的嘉约翰。嘉约翰离开后，关约翰开始全面负责博济医院的日常工作。

---

① Letter of Henry to Ellinwood, Oct. 17 of 1898, Vol. 25, p. 51, PBFM.
② 王芳：《嘉约翰与晚清西方医学在广州的传播（1853—1901）》，中山大学 2006 年博士学位论文，第 87 页。
③ Letter of Kerr, March 13 of 1900, vol. 28, p. 27, PBFM. 转引自王芳《嘉约翰与晚清西方医学在广州的传播（1853—1901）》，中山大学 2006 年博士学位论文，第 208 页。

三、关约翰任职期间的举措

根据当时粤海关的报告:博济医院"是一个具有很大作用的机构,在广州享有盛誉。在关约翰的管理下,在一些合格的华籍助理医生的协助下,这家医院每年可接纳住院病人约2000人次。此外,还有一个很大的门诊部。中国人自己也深切感受到了这间医院的价值"①。可以看出,在关约翰时期,博济医院的成绩斐然。

在细菌学知识未被认识之前,医院早期的卫生条件很差,有时医院简直是在传播感染,而不是在消除感染。关约翰是在19世纪80年代初在美国接受的医学训练,他充分认识到卫生条件的重要性,从而更加重视隔离、清洁卫生工作。他将更先进的医疗知识和技术应用到博济医院的工作中。博济医院由此进入到更专业化的时代。

(一) 改善医院的卫生条件

1. 强调外科洁净的治疗环境

关约翰在纽约医学院系统学习期间,正是欧美西医学校开始强调细菌在传染疾病中的作用以及严格的消毒和卫生必要性的时期。他接触到了巴斯德及科赫的病原微生物理论学说,得到了关于在诊疗场所进行消毒灭菌的训练。1887年开始在博济医院外科正式工作后,关约翰通过对医院环境的观察,发现医院有许多方面达不到应有的卫生标准。公共病房里不仅有为数甚多的患者,还充斥着病人的陪护家属,以及这些陪护亲属带来的铺盖、炊具、衣物、食物等;私人病房的条件也并不比公共病房好多少。② 在这种条件下,要想保持秩序、安静和清洁是不可能的。嘈杂、脏乱的病房环境十分不利于患者的康复。为此,关约翰向博济医院管理层建议,希望加强对医院卫生条件的监督与改善,然而终因医院本身条件的限制以及关约翰个人的"人微言轻"(当时关约翰只是医院的助理医生),医院的卫生条件并没有得到很大的改善。随着关约翰在博济医院工作年限和资历的增加,他的建议开始得到医院管理层的重视。一些新的医院日常工作制度被制定出来,尤其是外科遵循卫生灭菌的方针。③ 而且关约翰还自己动手来改善这些环境,如建立无菌手术室及改善医院膳食管理等。

2. 建立现代化的手术室

手术室是医生对患者实施手术治疗、检查与诊断,并担负抢救任务的重要场所,与患者的生命息息相关,任何疏忽大意都有可能酿成严重的后果。微生物普遍存在于人体及周围环境中,这是一个19世纪中期就被证实的理论。当医院手术室内的手术人员(主要是他们的手)、病人皮肤、手术器械、敷料、用品等未经消毒与灭菌即进行手术时,就可能将微生物传播到手术区内,从而使手术切口处发生感染。因此,在手术过程

---

① 广州市地方志编纂委员会办公室、广州海关志编纂委员会:《近代广州口岸经济社会概况——粤海关报告汇集》,暨南大学出版社1995年版,第950页。

② [美] 嘉惠霖、琼斯:《博济医院百年(1835—1935)》,沈正邦译,广东人民出版社2009年版,第199页。

③ [美] 嘉惠霖、琼斯:《博济医院百年(1835—1935)》,沈正邦译,广东人民出版社2009年版,第199页。

中，医务人员应严格遵守手术室的无菌原则，进行严格消毒，以确保手术安全。一台手术的成功与否与手术室的各项消毒是否到位有密切的关系。然而在关约翰所处的时代，因医院经费所限及一些外科医生因循守旧的观念，如嘉约翰医生就比较老式，在手术室中采用的是比较古典的方法。① 医院的手术室条件往往不甚理想。

19世纪末20世纪初，无菌技术的发展为现代手术室的建立奠定了坚实的基础。自关约翰习医开始到管理博济医院期间，正是无菌技术循序渐进的发展时期。新的理论学说及新的消毒、灭菌技术不时公之于世，善于吸收最新成果和富有创新精神的关约翰及时地把这些技术应用到博济医院的外科手术中。比如，符合防腐标准的外科手术要求手术室配有可擦洗的台面设备，包括地板、墙面和桌子，橡胶手套和医生带的口罩以及消毒的纱布和防腐的碳酸溶液。

这些防腐外科手术条件，博济医院已经逐渐具备。1896年，关约翰监督改建了博济医院的一个病区，在二楼设置了新的手术室。一切按照无菌原则来布置新的手术室：采用玻璃隔离照明的方式解决手术室的照明问题；墙壁和天花板都刷上油漆，以便经常清洗消毒。强调外科医生及其助手的术前消毒和灭菌，双手要彻底洗干净，并在防腐溶液中浸泡；使用抗菌溶液及蒸汽仔细消毒手术器械。②

在关约翰管理博济医院期间，经常有重大的外科手术进行。1902—1905年间，医院共做了18例卵巢囊肿手术、5例阑尾炎手术和1例绞窄性疝手术。这些腹部外科手术，从施行到患者的痊愈，遵循外科消毒灭菌的准则是最终成功的重要因素。为了提高医院的无菌技术，1903年，博济医院购买了第一台性能可靠的阿诺德消毒器；③ 1914年，医院安装了现代化的管道系统，手术室装备了全套消毒设施。

3. 加强医院的膳食管理

饮食是维持生命活动必不可少的物质基础。尤其在人体受疾病侵袭时，需要的营养元素更多。饮食治疗是战胜疾病的重要手段，是现代综合医疗不可缺少的重要组成部分。由于患者的消化和吸收能力减退，对膳食有特殊的要求。医院应根据病种和病情，合理地安排病人的膳食和营养，并加强管理。为此，医院膳食必须符合下列要求：

（1）供给合理的营养，以增强机体抵抗力，防止并发症，促进组织修复。

（2）配合诊疗需要，对不同的疾病和疾病的不同阶段，采取相应的饮食，达到诊治疾病的目的。

（3）美味可口，增进食欲，易消化吸收，以利康复。④

前文已提到，博济医院的公共病房及私人病房的患者是由他们的家属或仆人照料，这些陪护人员还自带炊具及食物。患者在住院期间，他们的饮食由陪护亲属负责烹制。

---

① [美] 嘉惠霖、琼斯：《博济医院百年（1835—1935）》，沈正邦译，广东人民出版社2009年版，第204页。
② [美] 嘉惠霖、琼斯：《博济医院百年（1835—1935）》，沈正邦译，广东人民出版社2009年版，第140页、199页。
③ [美] 嘉惠霖、琼斯：《博济医院百年（1835—1935）》，沈正邦译，广东人民出版社2009年版，第210－211页。
④ 中国人民解放军总后勤部卫生部：《医院护理技术管理》，中国人民解放军战士出版社1980年版，第275页。

这样的结果，首先导致病房不能维持有序、安静和清洁的环境。① 其次，一些缺乏营养科学知识的患者亲属，不能为患者提供良好的膳食，以致延误患者病情的缓解和身体的康复。因此，对于关约翰来说，"最大的问题是如何控制跟病人一起来的、为他们做饭的亲属或仆人"②。为了解决医院的膳食问题，以及改善病房的卫生状况，关约翰设法建立了一个总厨房来供应患者的饮食。厨房的具体建设事宜由关约翰夫人负责。③

为众多病人烹制合乎其身体状况的膳食不仅需要足够的科学营养知识，还需要有充足的经费以及足够的人手。医院先前也有厨房，但规模较小，主要是为医院的工作人员提供膳食。自从关约翰夫人接管了"一直处于可悲状态"的医院厨房后，在一位郭太太的协助下，厨房的状况得到明显的好转，开始为病房病人提供膳食。从1905年始，医院规定住私人病房的病人必须吃医院厨房提供的膳食，④ 公共病房的病人则持自愿原则。病人每人每天只需支付一角五分钱，就可以得到经过改善的丰富伙食。医院供应的食物不仅合乎卫生，品种丰富，还供应额外的午餐。医院厨房的所有费用，包括食物补给和厨房设备等，都来自病人缴纳的食宿费，关约翰夫人管理得当，厨房收入有盈余。⑤ 这得到了时任中国医务传道会管委会主席纪好弼（R. H. Graves）的热情赞扬。

（二）扩充和改善医院设备

博济医院在关约翰的领导下逐渐向一个现代化的医疗机构发展。在关约翰主理博济医院期间，医院添置了许多新型设备，适应了现代化医疗的需求。如1901年安装了电灯。电灯的安装极大地改善了医院的工作，尤其是关系到病人安危的手术室，有了电灯照明，外科医生在做手术时视野更清晰。1903年，秉承医院卫生灭菌的方针，博济医院购买了第一台性能可靠的阿诺德消毒器。医院日常工作需要大量洁净的水，如病人及医务人员的饮水、病房病人被服的清洗、医院设备的清洁等。为了缓解水的压力，1903年医院开凿了一口新的水井，给医院提供了充足的水源。随着广州市政建设的发展，1908年医院终于安装了自来水管道，这为医院的用水提供了极大的便利。

在医院建筑方面，为改善医生助手们的居住环境，1901年医院建造了一座三层的新楼，供医生及助手使用。医院的日常工作需要许许多多器具，这些器具在用不到的时候需要被整理收纳。为此，1903年，医院建造了一个储藏室，方便了医院的被服和一般物资的储存和管理。医院还于1914年修建了8间浴室，解决病人及工作人员的洗浴清洁问题。同年，医院安装了现代化的管道系统，手术室装备了全套消毒设施。⑥

---

① ［美］嘉惠霖、琼斯：《博济医院百年（1835—1935）》，沈正邦译，广东人民出版社2009年版，第199页。
② ［美］嘉惠霖、琼斯：《博济医院百年（1835—1935）》，沈正邦译，广东人民出版社2009年版，第202页。
③ ［美］嘉惠霖、琼斯：《博济医院百年（1835—1935）》，沈正邦译，广东人民出版社2009年版，第202页。
④ ［美］嘉惠霖、琼斯：《博济医院百年（1835—1935）》，沈正邦译，广东人民出版社2009年版，第204－205页。
⑤ Canton Hospital. Annual Report of the Canton Hospital for the Year 1908. p. 3.
⑥ ［美］嘉惠霖、琼斯著：《博济医院百年（1835—1935）》，沈正邦译，广东人民出版社2009年版，第206页。

（三）倡议建立博济医学堂及建筑新校舍

关约翰主理博济医院期间，响应中国政府的号召和因应清末社会改革对新医学人才的需求，还将博济附属医学班扩大规模，发展成为一个更高水平的医学院，即博济医学堂（The South China Medical College，1904—1911）亦称南华医学堂。

在关约翰主持博济医院院务前期，清政府的新政改革正在全国如火如荼地展开，开办新式学堂、更大规模地在华引进西式教学体制已成为在华中外趋新人士的共同认识。关约翰有感于博济医院附属医学堂教学质量已经跟不上时代变化的需要，为了提高医学人才培养的质量，1902年，关约翰向中国医务传道会提交一份建立新的医学校的计划。他认为"很少有地方可以找到有像博济医院这样优越的临床条件。因此，我们建议建立一间与医院结合的、组织合理的、收录男生的医学院。利用一切可以利用的条件，保证其教学的高标准"[①]。最终，以美国驻广州总领事麦维德（Robert M. McWade）为主席的医校筹备委员会得以成立。中国医务传道会极力筹款，在关怀博济医院事业的慈善人士的帮助下，募得建校资金。1902年，博济医学堂的校舍开始建造。关约翰亲自参与到校舍建筑的每一个环节，包括选址、房屋设计、施工监督等。在关约翰不辞辛劳的努力下，医校校舍于1903年完成。"红墙耀日，为广州当时最新式之楼宇。"[②] "医校之成立多得关约翰医生之力"，这是中国医务传道会乃至博济医院全体员工的共识。关约翰此时为中国医务传道会执行委员长，力主建立新的医院附属医学校，不仅作为博济医院院长还兼医学校长，管理医学校兢兢业业，校务日益进步，培养了为数甚多的优秀医学人才。

另外，为了合理分配医务人员的工作时间，以便为更多的病患提供医疗服务，关约翰于1901年改订了医院工作的日程表，增加了门诊日。规定医院每日病房巡视时间为上午6时至8时；每日办公室咨询时间为上午9时至10时，下午3时至5时。关于门诊、手术及其他的时间安排如表3-1所示。

表3-1　1901年博济医院一周日常工作

星期	工作安排	时　　限
一	门诊	上午10点30分至下午1点30分
二	外科手术日	上午10点30分

---

① [美] 嘉惠霖、琼斯：《博济医院百年（1835—1935）》，沈正邦译，广东人民出版社2009年版，第181页。
② 孙逸仙博士医学院筹备委员会：《广州博济医院创立百周年纪念》，广州私立岭南大学1935年11月刊印，第23页。关于关约翰所创建的这个学堂的中文名称，今人多称为"南华医学堂"，实际叫作"博济医学堂"为妥。理由有二：一是《岭南学生界》1904年《广州博济医学堂》一文明确记载关约翰所创办的学堂中文名为"博济医学堂"，英文名为South China Medical College。二是《博医会报》（The China Medical Journal）1909年第5期也明确记载学堂中文名为"博济医学堂"，参见South China Medical College. The China Medical Journal, 1909, pp. 303 - 308。至于后人，比如《广州博济医院创立百年纪念》中将此学堂称为"南华医学堂"，今日著作也多如此称呼，盖因博济医学堂存世时间仅是从1904至1911年，时间较短，"博济医学堂"的称呼没有广泛传播，以致后人仅根据其英文名为South China Medical College 而将其中文名称为"南华医学堂"。这一叫法不能说为错，但至少不确切。

续表 3-1

星期	工作安排	时 限
三	门诊	上午 10 点 30 分至下午 1 点 30 分
	外科手术	下午 2 点 30 分
四	外科手术日	上午 10 点 30 分
五	门诊	上午 10 点 30 分至下午 1 点 30 分
六	探访时间	下午

（资料来源：[美] 嘉惠霖、琼斯《博济医院百年 1835—1935》，广东人民出版社 2000 年版，第 206 页。）

四、博济医院的裂变

由于关约翰性格中强硬、专断的一面不断暴露，他与同事之间的关系也不时闹僵，嘉约翰、赖马西及富马利相继辞职，而且富马利带走了一批中国医生。其中，赖马西和富马利作为博济医院两位有名的妇产科女医生，是解决妇产科疑难问题的能手，在广东城乡威信极高。博济医院一时面临医务人员严重缺乏的局面，关约翰只得独自一人承担起院务，医院陷入严重的危机之中。

（一）赖马西创办明心书院

赖马西，1854 年出生于美国威斯康星州，1878 年在纽约妇儿诊所（New York Infirmary for Women and Children）附属的女子医学院（Women's Medical College）学习，并于 1882 年获得医学博士学位。同年 8 月被海外传教会任命为传教医生后派来广州。1883 年开始分管博济医院女病房的医疗工作。[①] 1885 年正式成为博济医院分管妇科和产科的女医生。赖马西医生极富同情心，1889 年收养 4 名失明女童，将她们安置在嘉约翰夫人于博济医院内开设的主日学校里，并教她们盲文。1891 年，赖马西在美国慈善人士的捐助下开办了中国第一所盲童学校，即明心瞽目书院的前身，并聘请一位丹麦的女教师教育这些盲童，此后，书院收容的盲人渐增。1896 年，赖马西从博济医院搬到盲童学校，方便照料校务。赖马西一边兼顾博济医院的医疗工作，一边照料盲童学校，必然导致精力分散，这引起了关约翰的不满。关约翰作为差会虔诚的使者，对嘉约翰办疯人院和赖马西办盲童学校颇有微词："不能理解他们何以偏偏对聋人、盲人和疯子感兴趣，向残疾人传播基督教有什么作用？"赖马西与关约翰的意见分歧越来越大。与此同时，明心书院经过不断发展，规模日渐壮大。故而，赖马西于 1899 年从博济医院辞职，全身心地投入到明心书院的校务中。[②] 1900 年，芳村盲童学校新校舍竣工，学校正式取名为明心瞽目书院，成为近代中国第一间独立的盲人学校。在美国长老会的支持

[①] [美] 嘉惠霖、琼斯：《博济医院百年（1835—1935）》，沈正邦译，广东人民出版社 2009 年版，第 146-148 页。

[②] [美] 嘉惠霖、琼斯：《博济医院百年（1835—1935）》，沈正邦译，广东人民出版社 2009 年版，第 156 页。

下，明心书院收容全国各地教会保送来的失明儿童和青壮年，教授他们盲文、圣经与手工工艺，作为以后谋生的技能。

（二）富马利创办夏葛女子医学院及柔济医院

富马利，1884年获得宾夕法尼亚女子医学院医学博士学位，同年作为医学传教士受美国长老会派遣来到广州，服务于博济医院。1890年及1897年赖马西回美休假期间，富马利均暂代赖马西，接手博济医院女病区的工作。因博济医院管理层嘉约翰与关约翰的矛盾逐渐白热化，作为嘉约翰追随者的富马利亦不满关约翰的专权。另外，富马利有感于中国女性受封建意识的影响，有病而不敢向男医生求治，并且博济医校"男女生一炉共治，异性淆杂，事费周折"，从而有意专门为女性开办一所医学院。1899年嘉约翰从博济医院离职，带走了博济医校的所有男生，致使医校的女生无法继续完成学业。在此契机下，是年富马利也从博济医院辞职，同时带走余美德、施梅卿两位博济女医生，在广州西关逢源街街尾的长老会一支会礼拜堂开设"广州女子医学堂"，为博济医校剩下的5名女生提供培训基地，还附设一间"道济医院"［后改为"柔济医院"（The David Gregg Hospital for Women and Children）］为实习医院。① 富马利开办的广州女子医学堂为中国第一所专门的女子医学堂，1902年受美国印第安纳州的夏葛（E. A. K. Hackett）先生的捐助，建立了新校舍，为感谢夏葛先生的慷慨相助，医学堂改名为"夏葛女子医学堂"（The Hackett Medical College for Women）。随着女医学堂及柔济医院的相继开办，富马利意识到培训专业护士的必要性，遂于1904年接受端拿夫人的捐助，开办了医学堂的附属护士学校，即端拿护士学校。②

（三）博济医学堂（南华医学堂）停办

南华医学堂自1904年开办以来，虽然1908年曾因师资不继而暂告停办，但基本上发展势头良好。至1907年有外籍教师7人，在校肄业学生达50人。③ 1910年，学堂有教师11人，在校生50人，其中毕业班学生为14人。④ 然而，在辛亥革命前夕，却因其教会性质、办学宗旨不能适应广东形势的变化发展，医学堂内部矛盾重重。

1907年冬天，在往返于穗港之间的佛山轮船上，发生了一起英属印度警察踢死中国工人的命案，验尸的外国医生却声称死者系因突发心脏病致死，激起国人愤慨。这一事件引发了诸多华人西医的不满，令他们警醒。1908年年初，广州的部分华人西医为维护医权，宣布成立光华医社，并于当年3月，创办了中国第一间"民办自教"的西医学校——光华医学校。此外，美国长老会传教医生达保罗，因感于博济医学堂办学的不稳定性，谋求为中国医界培养出更多优秀的人才，联合广州部分士绅于1909年2月15日创办了广东公医学堂。

---

① 梁毅文口述、张克坚整理：《西关夏葛女子医学校的片段回忆》，载《广州文史资料》（第35辑），广东人民出版社1986年版，第147－151页。
② ［美］嘉惠霖、琼斯：《博济医院百年（1835—1935）》，沈正邦译，广东人民出版社2009年版，第157页。
③ 广州市地方志编纂委员会：《广州市志（卷十五）》，广州出版社1997年版，第430页。
④ ［美］嘉惠霖、琼斯：《博济医院百年（1835—1935）》，沈正邦译，广东人民出版社2009年版，第183页。

而此时，中国民族主义逐渐崛起，由于博济医学堂的教会性质、办学宗旨不能适应广东形势的变化发展，逐渐引起学生的不满。1910年，在博济医学堂学习的学生，因不满学堂一切权力皆操于外国人手上，掀起学潮，实行罢课。医院院长兼学堂校长关约翰实施高压手段，开除了为首闹事的4名学生。学生坚持不复课，陈垣等10余人更是组织同学转学光华医学堂，自称为"助学生"[①]。1911年，在学生流失和师资缺乏的双重打击下，关约翰宣布南华医学堂停办，部分学生转入广东公医学堂继续学业。

处于历史大转折、各种政治与文化风潮激荡的中国，在因关约翰的部分言行失当及其他内外矛盾而风雨飘摇的岁月里，医院与医学校矛盾重重，财务窘困。关约翰备尝艰辛，勉力经营，竭力维持这家对近代中国西医起源发展影响深远的医院，并取得了一定的成就。虽然医院勉力度过了这段社会激荡的时期，但注定会在随后五四运动、非基督教运动等中国民族主义意识蓬勃兴起的年代面临更大的挑战。

尽管博济医院发生了裂变，但由医院分流出来的医务人员与学员又为广州医疗发展及医学教育带来了新的发展。夏葛女子医学院及柔济医院、光华医学堂、明心书院都与博济医院有着密切的渊源。

第二节 新制度：专科的发展

19世纪末，无菌操作、消毒、麻醉、X光诊断等技术和方法在临床医学中逐步得到普遍使用，带动了医院体制的发展和完善。20世纪前20年，是世界范围内（尤其是欧洲及北美国家）的医院快速发展的时期。随着现代医疗技术和医疗设施的日益进步或完善，医生开始越来越多地依赖于此为患者进行诊疗。医院在不断增加现代化的医疗设备、聘请专业化的医护人员过程中逐步建立起一整套的诊断、治疗体系。这使得医院提供的服务发生了实质性变化。[②] 由此，医院逐步出现了临床专科的分化。医院的专科制度也逐步建立和完善起来。博济医院在20世纪前20年，有了完善的资金来源，医护队伍得以充实，实行了专科制度、实习医生和住院医生制度，医技科室得以建立，博济医院逐渐向现代化医院迈进。

一、博济医院专科发展的背景

（一）20世纪初医学的进步

1910年，美国著名教育家亚伯拉罕·弗莱克斯纳（A. Flexner）发表了一份名为《美国和加拿大的医学教育：致卡耐基基金会关于教育改革的报告》（Medical Education

---

① 秦国柱：《私立大学之梦：民办高教的过去·现状·未来》，鹭江出版社2000年版，第43页。
② 宗淑杰：《世界医药卫生100年》，航空工业出版社2006年版，第284页。

in the United States and Canada, A Report to the Carnegie Foundation for the Advancement of Teaching，简称《弗莱克斯纳报告》）的报告，该报告对约翰·霍普金斯大学医学院（Medical Department of Johns Hopkins University）给予高度评价，肯定了该校将临床医疗、教学和科研融为一体的新型教育模式。该报告对美国的医学教育产生了革命性的影响。在《弗莱克斯纳报告》的催化下，一场深刻的改革在美国医学教育的各个层面进行开来。此后，这一教育模式得到普遍推广。欧美各医学院校开始按照不同专业的要求组织教学，以约翰·霍普金斯大学医学院为代表的美国现代医学教育模式逐渐发展成型，从此医学开始了意义深远的专科化进程。[①] 这一演化也影响到中国的医学教育体系。

西医专科化就是把诊病范围缩小，精研、专攻特定病种，将诊疗质量提高，使医生在某方面的学识见地及诊治水平高于一般医生。从本质上讲，专科的建立是以医生平时治疗最多的病种为准，因此专科化要经过刻意打造、时间积累才能成功。从19世纪60年代开始，医生职业出现了专门化趋向，除了传统的内外科的分工外，还出现了更多的如产科、眼科、神经科等专业分工，施行专业就诊，为许多患同一种疾病的病人看病，从而提高了专业化水平。进入20世纪后，英美基督教差会所属医疗事业加快了发展步伐，扩大规模，增加医护人员、添加床位；麻醉技术及消毒法被应用于临床，各专业开始分工；医院护士学校建立；医护分工和医院管理趋于标准化，提高了医疗质量。

民国初年，随着现代医学的发展，国内一些教会医院专科化倾向日益明显，大批的专科出现在临床领域，诸如内科、外科、眼科、骨科、妇科、儿科等，在治疗过程中实行分工合作，按专业就诊，并施行与治疗相配套的护理措施。这比中国传统医学的诊断、治疗、配药几乎由一个医生全包的做法先进得多。博济医院创立之初的治疗重点是眼病，但是实际治疗的疾病种类已涉及内外科、骨科、皮肤科和牙科，手术包括肿瘤、膀胱结石、乳腺疾病、腹水、坏死性骨骼切除等，为后来医院的专科发展奠定了良好的基础。随着医院的发展，西方医院的管理办法也被带到中国。从1914年开始，博济医院实行新的医事制度，从医务人员的配置及管理方式上都发生了相应变化，为医院的专科化做好了充足准备。[②]

（二）广州以医传道联合会与医院医师和财政的充实

博济医院自创办以来，在中国医务传道会（1907年改称为广州医务传道会，英文名为The Canton Medical Missionary Society）的运作下，得到了中外社会各界的捐助，医院得以常年维持。然而，医院的财政状况并不甚理想，经常遇到难以为继的状况。尤其是1916年年初，作为博济医院及其产业的业主和信托者的广州医务传道会管理委员会发现医院面临严重的资金短缺问题，被迫以该会的资产为抵押来借款，以维持医院的运转。为改变这一窘状，经广州医务传道会管委会倡议，于1917年4月成立了广州以医传道联合会（Canton Medical Missionary Union）。规定凡欲加入该组织的各个在穗差会或

[①] 顾湲：《全科／家庭医学概论》，科学出版社2001年版，第14页。
[②] 熊月之：《西制东渐：近代制度的嬗变》，长春出版社2008年版，第263页。

其他机构，须至少满足下列要求之一项：①提供一名全职的医生、护士或业务经理；②6万元港币的物业或捐款；③每年拨款0.3万元港币。各个差会或其他机构在满足上述其中一项要求后，即可派出一名代表作为广州以医传道联合会的董事会成员。广州以医传道联合会董事会接替广州医务传道会管委会作为博济医院及其产业的管理者，保证了博济医院资金与医务人员的供给。根据广州以医传道联合会章程的要求，各个加入该会的在穗差会和机构，在1914—1949年间分别指派了医护人员到博济医院任职。其所指派的医务人员如表3-2所示。

表3-2　各差会指派医务人员情况

差会	姓名	服务年限	备注
美国长老会	保夏礼（H. W. Boyd）	1916—1921	负责眼耳喉鼻科
	孔威理（J. L. Harvey）	1921—1925	放射科
费城教友会	嘉惠霖（W. W. Cadbury）	1914—1949	负责内科
美北浸信会	韦姑娘（L. A. Withers）	1916—1918	护士学校培训主管
新西兰长老会	毕大顺（R. E. Paterson）	1917—1918	眼科
	郭守道（JohnKirk）	1919—1922	外科
美国革新长老	黎雅各（J. M. Wright）	1922—1923	代理总医师、病理学家
基督教同寅会	老恩赐（Frank Oldt）	1921—1949	公共卫生
	司徒嘉（A. C. Siddall）	1925—1935	妇产科

（资料来源：根据［美］嘉惠霖、琼斯《博济医院百年1835—1935》第213-225页相关内容，及博济医院历年年报整理而成。）

这样，就极大地改变了博济医院先前医务人员不稳定、医院发展受人事变动影响很大的状况，医院进入平稳发展阶段。此外，在加入以医传道联合会的各个差会和机构的经济支持，以及医院持续不断地接受中外各善士的捐助情况下，博济医院财政状况有了很大改善，这在医院的年报中有明显体现。比如1917—1923年医院的财政报告中，对联合会和医院的财政状况的描述经常用"明显的提升""相当的发展""令人满意的""接受了联合会历史上最大的一笔捐款"等字眼。①

总之，随着医院医护人员的不断充实、医疗设施的完善、财政经费的落实，博济医院的办院条件不断改善，这为医院的专业化发展准备了条件。

二、医院专科的建立及发展情况

临床专业的分化使得医院和医生更专注于某种或某类疾病的诊断和治疗。近代意义上的"医院"是一个完备的医疗场所，它包括候诊室、诊室、门诊室、住院部、隔离

---

① 可参见博济医院年报1917—1923年的财政报告，1924年后，由于受到非基督教运动的影响，博济医院业务受影响严重，并最终在1926年3月暂时停办。

病房、手术室、药房,并配备有一定的医护人员和诊疗仪器。近代医院的发展主要有以下的特征。

(1) 进一步专业化与分科化,有了明确的医护分工、医技分工、重视协作,注重发挥医院的整体功能。

(2) 医疗实行正规化、制度化管理,将医疗业务与各项管理制度化,规定了医疗业务的技术操作规程和各项工作的规章制度,并设有医院的指挥系统以实施标准化管理。

(3) 广泛吸取新兴的科学技术应用于医疗实践。

(4) 医院功能扩大,开始形成医疗、教学、科研相结合的格局,并重视预防工作。①

一般情况下,现代医院的临床科室设有基本科室,如内科、外科、妇产科、儿科、五官科、预防保健科;医技科室设有药剂科、检验科、放射科、手术室等。② 博济医院在经过多次调整后才达到这一基本水准。

20 世纪 20 年代,博济医院对医务人员的管理方针是秉承着让每个医务人员沿着某个总的领域发展自己的专长。从 1914 年开始,博济医院的临床科室设有内科、外科、眼耳喉鼻科,1922 年增加了妇产科、公共卫生科。这些科室组建之初,国内其他地方还很少有教会医院实行专科化,可以说,博济医院的专科化进程走在了全国医院发展的前列。博济医院的专科化不仅促进了医院的服务效率,而且使不同医生各司其职,避免摩擦。

(一) 外科

博济医院在之前近百年的历史上,一直在外科方面享有盛名。伯驾最初开始工作的时候,眼外科手术占了他大部分的医疗时间,后来又逐渐增加了割除人体不正常性增生物的手术,如肿瘤。直到 20 世纪初,医院才做了较多腹部手术。在医院配备了足够的消毒设备以后,广州市多数的重大外科手术都是在博济医院进行。这些都为博济医院的外科专科化打下了坚实的基础。从 1914 年起,博济医院的外科医务主要是由小谭约瑟 (J. O. Thomson) 医生主持,担任主任医师。1915 年,小谭约瑟休假回美国,郭守道医生接管了外科医务。③ 在 20 世纪的前 20 年,小谭约瑟、黎雅各、郭守道、李诺思、西达尔等医生一起几乎承担了医院的所有外科手术。④

除医治各种疾病外,博济医院自创立之始,也诊治多例中医视为不治之疾的肉瘤、砂淋、臌胀及各种眼患等病症。与这些病症相关的重要的医案,对中国西医的发展贡献甚大。总体而言,博济医院的外科手术有三个类别:①割除肿瘤,包括卵巢囊肿;②结石切除;③眼部手术。其中,眼外科在随后的专科化进程中与耳鼻喉科组成专门的眼耳

---

① 史自强、马永祥、胡浩波、刘俊:《医院管理学》,上海远东出版社 1995 年版,第 13 页。
② 周更须:《医道:架起医生与患者沟通的桥梁》,现代出版社 2010 年版,第 26 页。
③ [美] 嘉惠霖、琼斯:《博济医院百年 (1835—1935)》,沈正邦译,广东人民出版社 2009 年版,第 217 页。
④ [美] 嘉惠霖、琼斯:《博济医院百年 (1835—1935)》,沈正邦译,广东人民出版社 2009 年版,第 243 页。

喉鼻科,故这里只论述博济医院结石切除和割除肿瘤的外科手术。就1914年而言,博济医院实施的外科手术为3239例,其中诊所微型手术1528例,普通手术741例,妇科手术为25例,产科手术39例。①

1. 肿瘤手术

摘除患者身上难看的和妨害行动的增生物,能够为医院带来很大声誉。1914年,外科确诊癌变肿瘤17例,施行乳腺切除术9例,先天瘤切除术1例,腹股沟淋巴结切除术1例。② 1916年,施行良性肿瘤切除术27例,③ 其中有1例比较特殊,以下为详细医案:

> 第976号病人,男,54岁,职员。家庭和个人生活比较负面。有6年咳嗽史。两个半月前该患者右手肩膀的前表面上长了一个橘子大小的肿瘤。经检查,血红蛋白80%,尿液阴性。在肿瘤上触诊有轻微的脉动且伴有杂音;未触及右手腕脉冲;右手臂麻木。经诊断,确定肿瘤位于锁骨下方。肿瘤切除后该处脉动停止,病人手臂恢复良好,即行出院。④

小谭约瑟医生在1923年的《博医会报》(第37卷,第1001页)上发表了专门的研究报告,对博济医院历年的肿瘤手术做了总结:在1253例肿瘤摘除手术中,有30%是恶性肿瘤;128例是肉瘤,其中70%是颈部的淋巴肉瘤。⑤

2. 结石手术

博济医院早期特别出名的手术是膀胱结石手术。第一例这种手术是由伯驾做的。在中国西医史上,1844年博济医院首次记录了泌尿外科手术,即伯驾开展的首例经会阴膀胱切开取石术。因此,博济医院一直保持着在中国施行膀胱结石手术最多的记录。⑥ 1856年,嘉约翰用夏利埃尔(Charriere)碎石机成功施行了经尿道大力碎石钳机械性粉碎膀胱结石术,这也是有案可查的国内首例经尿道膀胱碎石术。嘉约翰在近50年的博济医院任职生涯中一共施行1234例结石手术,这个记录只有伦敦的汤姆森(William Thompson)爵士曾经打破过。除了伯驾和嘉约翰外,做结石手术的还有卡罗和老谭约瑟。1891—1910年期间,大部分手术都是由关约翰施行。⑦ 之后,则由小谭约瑟及其助手们担纲,如陈碧瑳和刘叔冶两位医生。⑧

小谭约瑟曾对博济医院历年实施的结石手术做了一个统计。截至1922年,博济医院所施行的3689例结石手术中,依结石产生的部位划分:膀胱结石3136例,尿路结石

---

① Canton Hospital. Annual Report of the Canton Hospital, 1914. p. 42.
② Canton Hospital. Annual Report of the Canton Hospital, 1914. p. 33.
③ Canton Hospital. Annual Report of the Canton Hospital, 1916. p. 47.
④ Canton Hospital. Annual Report of the Canton Hospital, 1916. pp. 42–43.
⑤ [美] 嘉惠霖、琼斯:《博济医院百年(1835—1935)》,沈正邦译,广东人民出版社2009年版,第245页。
⑥ [美] 嘉惠霖、琼斯:《博济医院百年(1835—1935)》,沈正邦译,广东人民出版社2009年版,第245页。
⑦ J. O. Thomson. Urinary Calculus at the Canton Hospital: In Surgery, Gynecology and Obstetrics, January, 1921. the China Medical Journal, 1921, p. 347.
⑧ [美] 嘉惠霖、琼斯:《博济医院百年(1835—1935)》,沈正邦译,广东人民出版社2009年版,第227页。

425 例，阳端膜结石 118 例，肾结石 6 例，阴囊结石 4 例。来自广州周围 60 英里（约 96.6 千米）以内的地区占 90%；劳动阶级占总病例的 71%，其中农民占 50%；年龄在 20 岁以下占 43%。从患者身体取出最重的一块结石重达 14 盎司（约 397 克）。大部分结石经化验，78% 的结石是由尿酸或尿酸盐构成，5% 由磷酸盐构成，4% 由草酸盐构成，1% 由草酸盐与尿酸盐构成。①

博济医院因多年的淋石割治经验，在施行此项手术时技术娴熟。总体而言，在复杂性较低的病例中，死亡率低至 3%~4%。② 在博济医院 100 周年之际，回顾医院百年的疾病诊治历史，"中国之有割治淋石，亦当以本院为始，凡参观本院者，无不注目所陈列之大堆淋石，而赞叹本院手术之灵妙"。③

3. 军事外科

1923—1925 年间，博济医院充当基地医院，用来治疗所有来自广东、云南、湖南等地军队的伤员。④ 在某些时候，医院的工作主要是军事外科。当时广州的军医院还没有建立起来，博济医院主要承担了大部分伤兵的救治工作。小谭约瑟医生于 1923 年的报告中写道："为市民治病的数量比往常减少了，部分是由于住院的床位很大程度上被伤兵占据；但主要还是因为战争把许多广州居民赶到了避难地。往常从四乡进城来看病的那一部分人，现在不能或者不愿到广州来。"收治的病人 80% 是伤兵，其中 80% 则是中了枪或中了弹片受伤的。⑤ 1923 年，收治的枪伤病人计有 803 例；1924 年 130 例；1925 年 260 例。军队的最高统帅和一些司令官会过来医院探视伤员，例如，1925 年蒋介石曾多次到医院来看视他的伤兵。⑥

（二）内科

尽管博济医院在外科治疗方面拥有崇高威望，但在内科疾病方面，国人仍然宁可找中医大夫看病，在中药房抓中药煎服。因此在 1914 年之前的医院报告中，只有外科的统计数据。⑦ 嘉惠霖医生于 1909 年来华，起初任职于广州格致书院（Canton Christian College）医学院。1914 年，广州医务传道会管委会主席林安德（Andrew H. Woods）邀请嘉惠霖作为博济医院的访问医生。当 1914 年医院实行专业分工的时候，嘉惠霖医生被任命为内科主任，此后嘉惠霖在博济医院建立了内科和病理实验室，并一直主管内科的医务。1923—1926 年，嘉惠霖到伦敦研习热带医学，在其离任的时间内，黎雅各医生和老恩赐医生掌管内科工作；另外还有华人医生周活民，从实习医生做起，后来成为内科男病区的住院医生，直至 1926 年。⑧

---

① Canton Hospital. Annual Report of the Canton Hospital, 1922. pp. 38-39.
② ［美］嘉惠霖、琼斯：《博济医院百年（1835—1935）》，沈正邦译，广东人民出版社 2009 年版，第 246 页。
③ 孙逸仙博士医学院筹备委员会：《广州博济医院创立百周年纪念》，广州私立岭南大学 1935 年刊印，第 12 页。
④ ［美］嘉惠霖、琼斯：《博济医院百年（1835—1935）》，沈正邦译，广东人民出版社 2009 年版，第 244 页。
⑤ ［美］嘉惠霖、琼斯：《博济医院百年（1835—1935）》，沈正邦译，广东人民出版社 2009 年版，第 244 页。
⑥ ［美］嘉惠霖、琼斯：《博济医院百年（1835—1935）》，沈正邦译，广东人民出版社 2009 年版，第 245 页。
⑦ ［美］嘉惠霖、琼斯：《博济医院百年（1835—1935）》，沈正邦译，广东人民出版社 2009 年版，第 247 页。
⑧ ［美］嘉惠霖、琼斯：《博济医院百年（1835—1935）》，沈正邦译，广东人民出版社 2009 年版，第 248 页。

在1914—1916年期间，医院收治了大量脚气病和疟疾患者，尤其是军人。当时，伤寒也很流行，医院日诊量颇大。广州地区曾经频繁流行淋巴腺鼠疫，该病的病例在1918年消失，1921年之后再未见有病例的记录。① 据报道，1920年广州发生了首例昏睡性脑炎（昏睡病），一名病人被送到博济医院。② 1914年，医院住院部内科诊治疾病452例。③

1. 麻风病诊治

1902年5月，维也纳大学毕业生、博济医院医生拉茨拉德（Adolph Razlag）在博济医院专门开展了一次麻风病治疗。之后，拉茨拉德开始专门致力于为麻风病患者解除痛苦，在其他几位医生的帮助下，不定期开展麻风治疗并收治麻风病人。病人住院数星期后，在拉茨拉德等的精心治疗下，病情往往得到迅速好转。④ 1915年，麻风病治疗又有了新的治疗方法，即对麻风患者系统注射复方大风子油，这提高了麻风病治愈率。1916年，博济医院开办了第一间麻风病诊所，为麻风病患者进行定期的门诊治疗，门诊安排在星期四上午，每年约为100名不同的患者进行诊治，一直延续到1926年。⑤

2. 神经性疾病诊治

1918年《中华医学杂志（外文版）》报道，在广东医院见到的神经性疾病有脚气病、神经性麻风、脊髓炎（多由于梅毒）。林安德早年出任广州格致书院的校医。早在1900年，他就曾作为访问医生参与博济医院的内外科诊疗工作，与医院建立起联系。1900年，林安德为一个病人摘除了甲状腺，这是博济医院第一例此种手术。⑥

1913—1915年，林安德担任广州医务传道会管理委员会主席。正是在林安德的管理下，博济医院开始走向专科化的道路。林安德本人是一位神经科的专科医生。在1914年6个月时间内，林安德医生在医院诊治的神经科疾病有133例，其中收治了63例脚气病⑦；1915年，收治79例脚气病⑧。据统计，这种病在士兵中特别流行。从1914至1916年，林安德医生一直担任医院的神经科医生。

（三）以眼科为主的眼耳喉鼻科

有学者对1835—1876年间中国主要通商口岸各个教会医院年度报告中关于治疗眼科疾病的情况进行梳理，得出如下结论：

在大部分医院创建的初期，眼科病人的比例很高，随后其他科的病人日益增加；各地病人罹患的眼疾均以感染性疾病为主，其中眼炎、结膜炎、沙眼、角膜混浊和角膜白斑最为常见；生活水平低下和缺医少药致使眼病盛行；致盲主要是沙眼以及天花、梅

---

① ［美］嘉惠霖、琼斯：《博济医院百年（1835—1935）》，沈正邦译，广东人民出版社2009年版，第248页。
② China Medical Journal, 1920, p. 371.
③ Canton Hospital. Annual Report of the Canton Hospital, 1914, p. 40.
④ ［美］嘉惠霖、琼斯：《博济医院百年（1835—1935）》，沈正邦译，广东人民出版社2009年版，第248页。
⑤ ［美］嘉惠霖、琼斯：《博济医院百年（1835—1935）》，沈正邦译，广东人民出版社2009年版，第250页。
⑥ ［美］嘉惠霖、琼斯：《博济医院百年（1835—1935）》，沈正邦译，广东人民出版社2009年版，第141页。
⑦ Canton Hospital. Annual Report of the Canton Hospital, 1914, p. 41.
⑧ Canton Hospital. Annual Report of the Canton Hospital, 1915, p. 20.

毒、结核和淋病等几种严重传染病的眼部表现；教会医院的常用治疗手段有睑内翻手术矫治、白内障拔除和摘除、人工瞳孔手术以及各种药物治疗。①

博济医院作为典型的教会医院，在19世纪其眼科疾病治疗情况与上述归纳出的几点颇为类似。博济医院创立之初名为眼科医局，专治眼疾，后因广州居民患其他疾病者甚多，故医局扩张医务。然而，根据博济医院历年的就医者疾病分类统计来看，"医院仍以眼疾为最，可见国人眼疾之多"②。

继伯驾之后，1855年嘉约翰来广州，在华50年，除诊治眼科病人之外，于1880年翻译出版了《眼科撮要》一书。1881年，他翻译的《外科手册》第6卷也为眼科手术。西医传华之初，有的教会医院虽有眼科，但医生人数很少，而且大都是外国医生，这在数量和质量上远不能满足日益增长的需要。③

1908年，霍华德（H. J. Howard）于宾夕法尼亚大学获得医学博士学位。1910年，他来到中国广东，成为广州格致书院医学院的眼科主任，任期5年。1914年，广州医务传道会管理委员会主席林安德邀请他到博济医院担任医师。是年，博济医院成立眼耳鼻喉科，由霍华德主持，初期主要诊治眼科疾病。

20世纪初，广泛流行的传染性疾病仍是世界性难题。当时的中国，沙眼肆虐，是致盲的元凶。在广东任职期间，霍华德救治了包括大批沙眼患者在内的广大患者。④ 据博济医院1914年度的疾病统计，霍华德做的眼科手术达850例；⑤ 1915年，诊治沙眼104例，睑内翻67例，角膜斑翳45例，粘连性角膜白斑42例，角膜炎23例，白内障48例，角膜溃烂26例⑥。在博济医院的年度报告中对眼耳喉鼻科的工作给予了高度赞扬，"医院仍保有它在中国人'眼中'的地位，就像早年伯驾医生在的时候那样"。⑦ 1916年，霍华德医生离开博济医院回美国，在洛克菲勒基金会的支持下在哈佛大学学习眼科病理学。1918年，北京协和医学校才开始将眼科与耳鼻喉科分开，成立了我国第一个眼科专科，由返华后的霍华德医生负责。⑧

从1916年开始，保夏礼（H. W. Boyd）医生接管博济医院眼耳喉鼻科的诊疗工作，担任该科主任医师，当年诊治眼科疾病233例。⑨ 1918年，保夏礼休年假，夏查理（C. A. Hayes）医生暂代眼耳鼻喉科主任医师一职，主管该科诊疗工作。眼耳喉鼻科与医院的其他科室一样，主任医师都是美籍医生，但也培养中国医生分担该科的诊疗工作。医院招募助理医师，作为主任医师的助手，参与临床诊疗。陈汝检起初即是夏查理

---

① 颜宜葳、张大庆：《中国早期教会医院中的眼病与治疗》，载《自然科学史研究》2008年第2期，第179页。
② 孙逸仙博士医学院筹备委员会：《广州博济医院创立百周年纪念》，广州私立岭南大学1935年刊印，第12页。
③ 邓铁涛、程芝范：《中国医学通史近代卷》，人民卫生出版社2000年版，第425页。
④ 陈有信、张梦雨：《奉献协和成就伟业记北京协和医院眼科创始人 Harvey J. Howard 博士》，载《协和医学杂志》2013年第2期，第217页。
⑤ Canton Hospital. Annual Report of the Canton Hospital, 1914. p. 37.
⑥ Canton Hospital. Annual Report of the Canton Hospital, 1915. p. 20.
⑦ Canton Hospital. Annual Report of the Canton Hospital, 1915. p. 15.
⑧ 陈有信、张梦雨：《奉献协和成就伟业记北京协和医院眼科创始人 Harvey J. Howard 博士》，载《协和医学杂志》2013年第2期，第218页。
⑨ Canton Hospital. Annual Report of the Canton Hospital, 1916. p. 49.

医生的助手，曾在夏查理医生离院度假期间担负起眼耳喉鼻科的诊疗工作。

学校卫生是博济医院长期开展的一项工作，早期主要在培英、培道、培正三所小学和岭南大学、真光女中及协和女子师范学校等教会学校内开展，后来拓展到周边的乡村学校。1920 年，教会学校及其他学校检查出为数众多的腺状体肿大及扁桃体肥大的学生，越来越多接受过教育的学生家长意识到孩子应到医院接受治疗。由此，博济医院开始关注起中小学生眼耳喉鼻方面的疾病。① 从 1921 年开始，博济医院的眼耳喉鼻科致力于广州的中小学生沙眼的预防与治疗工作，认为解决沙眼在中小学生群体中泛滥问题的关键在于做好预防工作，提倡早发现、早治疗。② 之后，保夏礼及夏查理便与老恩赐主管的公共卫生科一同负责广州的教会学校及其他学校学生的眼耳喉鼻科预防与治疗工作。具体情况将在公共卫生科部分详述。

1921 年，眼耳喉鼻科诊治眼部疾病 527 例，耳部疾病 340 例，鼻部疾病 306 例，咽喉部疾病 668 例。③ 到了 1922 年，眼耳喉鼻科诊治量分别为眼部疾病 1205 例，耳部疾病 164 例，鼻部疾病 159 例，咽喉部疾病 290 例。④ 1923 年，据博济医院住院部的年度报告统计，诊治的眼部病例有 1006 例，分别是：眼睑和结膜 469 例、角膜 325 例、巩膜 8 例、虹膜与睫状沟 84 例、晶状体 35 例、视盘与眼底疾病 26 例、内眼及一般性眼球疾病 52 例、眼肌 7 例。⑤ 同年，因眼、耳、咽喉、鼻部疾病而住院的病人有 392 人，共施行手术 685 例。尽管当时广东省局势混乱，尚未安定，博济医院的眼外科声誉已经得到恢复。

（四）妇产科

近代以前，传统中国妇女分娩都由产婆接生，用加热过的瓷片或剪刀断脐，没有消毒设施，产妇生命没有保障。妇女由于几千年来受封建礼教思想影响，在患妇科病时，往往宁死也不肯接受医生做阴道检查。广州因为地理优势，得风气之先，成为西医在华传播的前沿阵地。博济医院于 1866 年设立妇女部，从而为周边地区妇女前往求治包括妇产科疾病在内的女性所患各种疾病提供了方便。不过需要指出的是，这里博济医院所设立的妇女部，与后来的妇产科专科还是有很大区别的，这只是博济医院为了照顾女性看病时害羞的心理，同时也是顾虑到中国比较保守的传统社会习俗所采取的变通措施；所看疾病也不仅限于严格定义的妇产科疾病，而是包括妇产科疾病在内的女性所患各种疾病。同时由于女医生的到来，也更方便了女性患者前往医院求治看病。不过在很长一段时间内，由于未建成独立的妇产科科室，若由外科医生行妇科手术，即便是切除巨大卵巢肿瘤这样的手术，在开腹术前也是未经过妇科检查的。⑥

由于博济医院的医学传教士长期为女患者诊治疾病，也为博济医院奠定了良好的妇

---

① Canton Hospital. Annual Report of the Canton Hospital, 1920. p. 42.
② Canton Hospital. Annual Report of the Canton Hospital, 1923. p. 47.
③ Canton Hospital. Annual Report of the Canton Hospital, 1921. pp. 46 – 47.
④ Canton Hospital. Annual Report of the Canton Hospital, 1922. pp. 60 – 63.
⑤ Canton Hospital. Annual Report of the Canton Hospital, 1923. pp. 51 – 53.
⑥ 肖温温：《中国近代西医妇科学史》，载《中华医史杂志》1995 年第 3 期，第 129 页。

产科基础。为让更多的华人产妇接受西医接生法，博济医院经常提供上门接生服务。1883年，赖马西医生分管博济医院女病区时便常使用这种方法。是年，"赖马西医生出诊508次，上门为女病人看病；其中应有一半以上是生孩子的病例"①。1892年，关约翰在博济医院为一产妇施行剖宫产手术，在许多学者有关剖宫产史的论述中，此手术被认为是博济医院，也是中国首例剖宫产手术。

1885年1月，中国医务传道会正式聘任赖马西为博济医院的女医生，专门负责妇孺病房的医疗与管理工作。广东长老会认为"这不仅提高了医院的工作效率，也减轻了医院负责人嘉约翰的工作压力"。而且，"满足了因女病人增长造成的人力资源上的需要"②。据赖马西介绍，1885年夏，"从早上6点到8点，我要在博济医院妇孺病房为患者开处方并检查病人伤口情况，两三位女医学生提供帮忙，晚上我要花一个小时到医院做同样的工作。周二和周四上午10点到下午1点，安排外科手术。周一和周五早上前往门诊部，替从城市和附近农村赶来的患者看病"。③

1914年，博济医院开始实行专科化，但仅限于开设外科、内科与眼耳喉鼻科。妇产科被划归在外科门下，施行一些肿瘤割除手术等。1915年，有关妇科疾病的统计中淋病治疗4例。1916年，小谭约瑟负责女病区的诊疗工作，共施行手术43例，包括子宫内膜炎、宫扩和刮除术共7例，子宫出血、宫扩和刮除术1例，恶性肿瘤、剖宫手术及全子宫切除术2例，产科19例，流产、刮除术2例，卵巢囊肿、卵巢切开术7例，卵巢冠囊肿、剖宫手术2例，胎盘附着1例，子宫后倾的剖腹手术2例，等等。④到1919年，博济医院的住院部收治了140例妇产科病人，实施了104例妇产科手术。⑤外科主治医师小谭约瑟的年度外科诊断报告中报告了其中3例引人关注的病例，分别是标号为第2193例、第2138例的特殊卵巢囊肿案例，以及标号为第1970例的子宫肌瘤案例。⑥ 1920年，妇科112例，产科45例。⑦ 1921年，博济医院女病区的诊疗工作由嘉惠霖和黎雅各分别负责半年。在该年医院妇科临床手术与接诊的女病人中，各种疾病2330例，其中实施微型手术的有1107人次。住院部女病区实施手术589例，其中，产科72例，胸部60例，泌尿生殖288例。⑧医院的这些妇产科临床治疗为开设妇产科做了准备。

此外，在妇产科未从外科独立出来之前，医院就有多例产科病例。1917年，嘉惠霖的内科诊疗报告中有产科19例：分别为哺乳期1例，孕期15例，产后期3例。⑨

---

① ［美］嘉惠霖、琼斯：《博济医院百年（1835—1935）》，沈正邦译，广东人民出版社2009年版，第149页。
② ［美］嘉惠霖、琼斯：《博济医院百年（1835—1935）》，沈正邦译，广东人民出版社2009年版，第148页。
③ 广东省档案馆藏：《美国长老会华南差会文件》，卷宗号：92-4-10，第85页。转引自颜小华《相遇、对话与调适：美国长老会在华南的活动研究1837—1899》，兰州大学出版社2009年版，第214页。
④ Canton Hospital. Annual Report of the Canton Hospital, 1916. p. 48.
⑤ Canton Hospital. Annual Report of the Canton Hospital, 1919. pp. 36-37.
⑥ Canton Hospital. Annual Report of the Canton Hospital, 1919. p. 40.
⑦ Canton Hospital. Annual Report of the Canton Hospital, 1920. pp. 29-30.
⑧ Canton Hospital. Annual Report of the Canton Hospital, 1921. pp. 34-38.
⑨ Canton Hospital. Annual Report of the Canton Hospital, 1917. p. 41.

1920年，产科45例。① 1921年，医院住院部女病区实施手术589例，其中产科72人。② 1922年，外科女子病区收治住院病人390人，其中，产科81例。③ 1923年，女子住院部产科收治159例，其中，手术143例，流产11例，会阴部撕裂伤8例，胎足倒转术9例，妊娠呕吐16例，正常足月经阴分娩51例，总分娩98例，死产10例，前置胎盘5例，产后出血3例，羊水过多2例，碎胎术2例。④

1922年，博济医院将妇产科从外科分离开来，设立专门的妇产科，由黎雅各担任主任医师，周镜廷为助理医师。⑤ 周镜廷在黎雅各的指导下进行工作，在内、外妇科方面都是黎雅各医生的得力助手。⑥ 是年，女子病区住院部患者390人。其中病人接受产科类疾病治疗的有81例，接受泌尿生殖类疾病治疗的有388例；⑦ 一般而言，博济医院妇科诊断的疾病分为以下几类：

（1）生殖器肿瘤。如卵巢囊肿及子宫颈癌等。1922年，医院妇科临床诊断与接诊次数中，确诊卵巢囊肿10例，皆采取药物治疗。1923年，医院妇科手术213例，药物治疗374例，前庭大腺囊肿12例，子宫颈癌4例，卵巢囊肿19例，等等。⑧

（2）生殖道炎症。如阴道炎及输卵管炎等。1922年，确诊7例慢性子宫内膜炎，其中两例实施刮除术，5例采取药物治疗。⑨ 1923年，确诊19例阴道炎；诊断4例手术不能治愈的子宫颈癌；慢性宫颈炎17例，皆采取刮除治疗；慢性子宫内膜炎26例，其中13例实施刮除治疗。⑩

（3）生殖器官损伤、异位。如子宫脱垂、子宫后倾、子宫前屈及生殖道损伤等。1922年，诊断子宫脱垂5例，采取药物治疗；修复阴道损伤1例；诊断子宫后倾55例，皆采取药物治疗；诊断子宫前屈2例，实施扩张和刮除治疗手术。⑪ 1923年，诊断子宫前屈13例，实施扩张和刮除治疗手术；诊断子宫脱垂2例，实施腹侧固定手术；诊断子宫后倾3例，采取药物治疗。⑫

（五）公共卫生

博济医院是近代华南最有影响力的教会医院，也是最早把公共卫生理念和实践方法引入广州的机构。博济医院的公共卫生工作，是在20世纪初期中国社会日益重视和提倡公共卫生的背景下开展的。在广州市卫生局推进公共卫生工作之初，博济医院便积极

---

① Canton Hospital. Annual Report of the Canton Hospital, 1920. pp. 29–30.
② Canton Hospital. Annual Report of the Canton Hospital, 1921. pp. 34–38.
③ Canton Hospital. Annual Report of the Canton Hospital, 1922. pp. 40–43.
④ Canton Hospital. Annual Report of the Canton Hospital, 1923. pp. 35–36.
⑤ Canton Hospital. Annual Report of the Canton Hospital, 1922. pp. 6–7.
⑥ [美] 嘉惠霖、琼斯：《博济医院百年（1835—1935）》，沈正邦译，广东人民出版社2009年版，第227页。
⑦ Canton Hospital. Annual Report of the Canton Hospital, 1922. pp. 40–43.
⑧ Canton Hospital. Annual Report of the Canton Hospital, 1923. pp. 33–34.
⑨ Canton Hospital. Annual Report of the Canton Hospital, 1922. p. 43.
⑩ Canton Hospital. Annual Report of the Canton Hospital, 1923. pp. 33–34.
⑪ Canton Hospital. Annual Report of the Canton Hospital, 1922. pp. 43–44.
⑫ Canton Hospital. Annual Report of the Canton Hospital, 1923. pp. 33–34.

与之合作，于1921年在院内设立公共卫生服务部，广泛开展公共卫生活动，成为民国时期广州公共卫生事业的重要参与者。

博济医院的公共卫生工作，开始于先前在博济医学堂兼职的老恩赐所开设的公共卫生课程。在回到美国约翰·霍普金斯大学进修了两年的公共卫生课程后，老恩赐于1921年被基督教同寅会（United Brethren Mission）正式委派到博济医院工作。同年，在他的积极推动下，博济医院创办卫生服务部，即后来的公共卫生科，由他主管该部的日常工作。

20世纪20年代，学生健康日益受到官方和社会重视，而体格检查是对学生健康状况进行评估的最好方法，也是博济医院学校服务计划中的重要部分。卫生服务部自创立之日起，即在周围的农村开展公共卫生活动，而学校卫生是博济医院卫生服务部长期开展的一项工作。早期主要在培英、培道、培正3所小学和岭南大学、真光女中及协和女子师范学校等教会学校内开展，后来拓展到岭南大学周边的乡村学校。服务内容包含体格检查、门诊治疗、预防接种、卫生教育、环境卫生等项目，由于当时医院缺少医生和检测器械，医院特别注重在中小学生中消灭沙眼的工作，由夏查理及陈汝检两位医生负责。1921年，博济医院公共卫生科为2000名学生做了健康检查；并且在各学校开展了11次卫生宣传课，参加学生人数达6000人。① 1922年在对培英、培道及培正3所小学进行沙眼检查中发现，大约5%的学生感染沙眼。②

三、医院的新制度

（一）实习医生与住院医师制度

现代实习医生制度开创于法国。法国大革命之前，医学院学生为了获得临床实践机会，到医院充当内科和外科主任的助手。实习医生负责查询和监护病人、按照科主任的医嘱处置病人，如打绷带、放血、书写病程记录等。③ 随后，德国和美国在19世纪后叶先后向住院医师规范化培训方向发展，证明法国住院实习医生制度是培养医生的有效途径。④

1910年，美国著名教育家弗莱克斯纳发表《弗莱克斯纳报告》，使美国的医学教育发生了革命性的变革。在《弗莱克斯纳报告》的影响下，一场深刻的改革在美国医学教育的各个层面进行开来。这场改革使美国的医学教育一改落后和混乱的状况，发展出以约翰·霍普金斯大学医学院为代表的美国现代医学教育模式。按照这种医学精英教育的办学模式并结合当时中国实际而建立起来的北京协和医学院，在1921年开办伊始就引入严格的"24小时住院医师负责制和总住院医师负责制度"，要求青年医师在上级医

---

① Canton Hospital. Annual Report of the Canton Hospital, 1921. p. 5.
② Canton Hospital. Annual Report of the Canton Hospital, 1922. p. 78
③ 张大庆：《医学史十五讲》，北京大学出版社2007年版，第167页。
④ 中国医学学位体系及其标准研究课题组：《世界主要国家和地区医学学位体系概况》，高等教育出版社2008年版，第63页。

师的指导下,全天候地对所分配的病人负全部责任,以便于结合临床实践培养青年医师的自学能力、独立思考能力以及解决实际问题的能力。①

广州医务传道会管委会曾考虑到博济医院医疗工作人员的缺乏,为维持医院医疗工作稳定起见,以及基于为广州培养出更多的医学人才的考量,发表了一封征集医务人员以及筹建医学院的公开信。② 公开信中建议医学院校的学生必须在医院有 1~2 年临床实践经验后,才能准许毕业并获得学位。公开信还指出:如若这项建议被各大医学院校和医院广泛采用,将会为医院培养出大批助理医师和临床工作者。这封公开信为博济医院招募实习医师或助理医师提供了契机。1912 年,广州医务传道会管委会同意聘用中国本土医学院毕业生为博济医院的实习医生或助理医师。1914 年,博济医院招募了 4 名本土医学院毕业生(其中 3 男 1 女)为医院的实习医生,博济医院的实习医生制度正式确立。1915 年,医院的实习医生开始时是 2 男 1 女共 3 人,但其中的 2 人后来离开了,又有 3 人补充进来,因此该年实习医生人数达到 4 人。以后各年博济医院的实习医生人数不等,有统计数据的年份,最多时 8 人(1917 年),最少时 3 人(1921 年)。1924—1926 年因时局动荡,博济医院在这方面缺乏准确的统计数据。③

此外,按照西方医院的建制,博济医院的住院医师制度也建立了起来。初期医院的住院医师(resident physician)均由外国熟练医生担任,而助理住院医师(assistant resident physician)或实习医生(interne physician)则由刚毕业不久或尚未毕业的中国医生担任。1917 年后,开始由中国医生担任住院医师,先是内科,后是外科。首位中国籍的内科住院医师(house physician)是一位叫 Chiu Hak Shing 的医生,他是从助理住院医师做起的。首批担任外科住院医师(house surgeon)的中国医师是 Dr. Chau Koon Ming、Dr. Chau Keng Ting、Dr. Tse Wai 和 Dr. Wong Min 等 4 人。④

(二) 医技科室的建立

1. 放射科的建立

X 射线由德国物理学家伦琴(W. C. Rontgen)于 1895 年发现,由于它具有较高的精确性和可靠性,至 20 世纪初便成为临床医疗的重要辅助手段,是西医医院必备的诊疗设备之一。博济医院是我国较早应用 X 射线诊断的医院,1901 年,由中国部分慈善人士集资,为博济医院购买了一台 X 光机及其配套设备。这套设备对医院来说十分重要,"许多人跑来看伦琴射线揭示的奇观,医生们则可以据此做出诊断。有一位以前在柏林是伦琴教授学生的,宣称他们在这里见到的操作比他们之前见过的都好"。⑤ 但直到 1922 年,博济医院的 X 射线工作水平并不算很高,既无类似美国的 X 射线实验室,也无受过专门训练的技师。

---

① 徐建光、张勘、许铁峰:《毕业后医学教育制度的研究与实践》,科学出版社 2013 年版,第 86 - 87 页。
② 这封公开信具体发表于何时,笔者目前尚未找到确切时间。
③ 可以查看博济医院每年年报(Annual Report of Canton Hospital)Medical Staff 的部分。
④ Annual Report of Canton Hospital for year 1918, p. 7.
⑤ William Warder Cadbury and Mary Hoxie Jones. At the Point of a Lancet, 100 Years of Canton Hospital, 1835 - 1935. Kelly and Walsh, Limited, 1935, pp. 138 - 139.

1922 年，X 射线专家孔威理（Joseph L. Harvey）受美北长老会派遣来到博济医院，主持该院的放射科工作，这是博济医院有史以来的第一位放射专科医师。① 他同时带来一台手提 X 光机，这台 X 光机是当时最新型的，操作方便，成为医院不可或缺的辅助诊断设备。有了专职的 X 光设备技术人员负责机器的使用和维护，博济医院的放射科就此成立。值得注意的是，北京协和医学院放射科正式成立的时间是 1923 年，霍奇斯（Paul C. Hodges）是首任放射科主任，② 比博济医院晚了 1 年。1925 年 1 至 2 月，霍奇斯在美国洛氏基金会驻华医社的应急基金（Resident Director's Emergency Fund）的资助下，对天津、上海、广州、青岛等地的教会医院及其他医院 X 射线工作水平进行考察，结果表明：在 1925 年的中国，虽然不少教会医院配备了 X 射线设备，但是缺乏专业人才是制约这些医院开展 X 射线工作的最大困难。③

在此期间，有位印度帕西绅士因胆石在博济医院做过手术，他的胆石就是由 X 光机检查出来的。康复后他向该院捐赠了一笔基金，医院又用这笔资金买了一台大型的 X 光机。在 1923 年期间，放射科进行了 1000 次造影，包括 500 个 X 光片，300 个牙科 X 光片和 200 个 X 光透视片，为医生进行疾病诊断提供了巨大帮助。④ 1922 至 1926 年，孔威理还培养史少衡（Sze Shiu Hang）小姐成为博济医院的 X 光技师。⑤

2．病理学与实验室的建立

病理学是临床医学的基础学科，其主要任务是用自然科学的方法研究疾病发生的原因，在病因作用下疾病发生发展的过程，以及肌体在疾病过程中形态结构、功能、代谢的变化等。⑥ 化学和显微镜学的不断进步，促使医生能在临床中利用化学分析方法检查血液的内容物，研究正常和异常排泄物的结构成分，大大改进了诊断方法。⑦

1914 年，博济医院建立了一个临床病理实验室，任命从美国留学回来的李奉藻医生为助理病理学家，由内科医师嘉惠霖负责管理；高级护士职业学校的男毕业生郭伯荃担任了实验室技术员。⑧ 1915 年，实验室除了由病理学家李奉藻主管外，又增加了两位专业实验技术员 Dr. Allyn、Dr. Hackett。随着年限的增加，实验室设备亦有所增加。是年，实验室所做的检验有 2254 次，分别为尿分析 754 例，便检 665 例，血检 669 例，玻片检验 73 例，结石成分分析 28 例，肿瘤病理组织分析 65 例。⑨

据 1917 年病理学报告，病理实验室共做了 2455 次检验，其中尿液分析 1038 例，

---

① Annual Report of the Canton Hospital, 1921. p. 10.
② 刘赫铮、甄橙：《霍奇斯和中国早期放射学》，载《中国科技史杂志》2014 年第 2 期，第 160 页。
③ 刘赫铮、甄橙：《霍奇斯和中国早期放射学》，载《中国科技史杂志》2014 年第 2 期，第 162 页。
④ Annual Report of the Canton Hospital, 1923. p. 62.
⑤ Annual Report of the Canton Hospital, 1924 – 1930. p. 3；[美] 嘉惠霖、琼斯：《博济医院百年（1835—1935）》，沈正邦译，广东人民出版社 2009 年版，第 226 页。
⑥ 王连唐：《病理学》（第 2 版），高等教育出版社 2012 年版，第 1 页。
⑦ 邓铁涛、程之范：《中国医学通史·近代卷》，人民卫生出版社 2000 年版，第 304 页。
⑧ [美] 嘉惠霖、琼斯：《博济医院百年（1835—1935）》，沈正邦译，广东人民出版社 2009 年版，第 216 - 227 页。
⑨ Canton Hospital. Annual Report of the Canton Hospital, 1915. pp. 29 – 30.

粪便检查 1017 例，血红蛋白检测 300 例，玻片检验 100 例。① 随着实验室技术人员充足配备，实验室所做的检验亦逐年增加。至 1922 年，临床实验室共实行 5104 例检测。其中，尿检 2682 例，便检 1930 例，血检 1437 例，杂项检测 492 例，并进行尸体解剖。

（三）护士培训工作

由于医院护理工作的需要，外国教会在派遣医生的同时，还派遣护士来中国，他们将先进的、科学的西方护理理论和技术传入中国。鉴于教会医院获得训练有素的医生相当困难，医院医生又过于忙碌的事实，培养出高水平的护理人员十分迫切。为此，一些医院开办短期护士培训班，以解决专业护理人员短缺的现状。博济医院开办后，没有立即设立护士学校，而是简单培训了一些助理人员。1907 年，新西兰传道会的英格斯（Ings）夫人来院担任护士长，组成了由她领导的一个中国护士小组，是以师带徒的传统教学模式。1911 年，英格斯夫人离职返回新西兰。② 1912 年，受美籍慈善人士捐助，博济医院设立男女护士学校，由文姑娘（Miss Manful）负责管理。1913 年，护士学校进行改组，③ 是年，护士学校有护生 4 人，④ 这是博济医院高级护士职业学校的雏形。

1914 年，博济医院为提高护士学校的水准，决定创办高级护士职业学校，并于是年正式成立博济医院高级护士职业学校，附设于博济医院内。20 世纪 20 年代至 30 年代，高级护士职业学校的校政由美籍护士掌管，首任校长即为护士文姑娘，她同时兼任博济医院总护士长职务。历任校长及其任职时间分别为：文姑娘，1913—1915 年；韦姑娘（Miss Luciele A. Withers），1915—1916 年；Miss Bessie Louise Dickson，1916—1920 年；明允史（Inez M. Smith），1921—1922 年；Miss Barllie，1922—1926 年。

博济医院高级护士职业学校在办学过程中非常注重临床实习，学生们将大量时间用于临床实践，注重在实践中学习、强化理论知识。⑤ 护士学校的建立，为博济医院输送了源源不断的护理人员，医院的护理制度不断完善。据《私立岭南大学附属博济医院101 周年年报》（1936 年 7 月）载，医院此时不仅有医院护士，还有卫生护士；共有护士教员和一般护士 10 人，护生 25 人，护助 2 人。⑥

第三节　停办与复办：政潮中的医院

20 世纪二三十年代是中国社会急剧变动的时期。各派军阀混战不已，政局动荡不

---

① Canton Hospital. Annual Report of the Canton Hospital, 1917. pp. 14 – 15.
② ［美］嘉惠霖、琼斯：《博济医院百年（1835—1935）》，沈正邦译，广东人民出版社 2009 年版，第 207 页。
③ 孙逸仙博士医学院筹备委员会编：《广州博济医院创立百周年纪念》，广州私立岭南大学 1935 年刊印，第 25 页。
④ Canton Hospital. Annual Report of the Canton Hospital, 1914. p. 22.
⑤ 护校学生修业年限为本科 3 年。一、二年级学生每天上课 4 小时，病室见习 6 小时；三年级生每天上课 2 小时，病室见习 8 小时。可见，学校十分重视培养学生临床护理实践能力。至 1922 年，博济医院高级护士职业学校已毕业了七届学生。可参见周英《广州私立博济医院高级护士职业学校概述》，载《中华医史杂志》2007 年第 3 期。
⑥ 《私立岭南大学附属博济医院 101 周年年报》（1935—1936），1936 年 7 月，第 4 – 6 页。

安，各种思潮迭兴，各种运动接连不断，民族主义思潮空前高涨。其间，非基督教运动、省港大罢工对博济医院产生了巨大的冲击。

一、民族主义运动冲击下的博济医院

（一）非基督教运动与收回教育权运动对教会医疗事业的冲击

20世纪20年代，中国爆发了声势浩大的"非基督教运动"，这也是基督教在华进行本土化尝试的重要阶段，教会医疗事业由此开始了本土化的历史进程。"非基督教运动"高举科学理性与民族主义两面旗帜，使基督教的合法性受到了质疑。教会医疗事业作为基督教的传教媒介，在非基督教运动中受到了冲击。

在承认教会医院治病救人方面的客观作用下，一些非基督教者对基督教在华创办教会医院的目的提出了质疑。1923年，恽代英等从民族主义立场对整个教会事业以及教会医疗事业进行了批判。① 1926年，广州成立的"反抗文化侵略大同盟"就公开指出，外国在华所创办的医院和教堂、学校等一样都是用来麻醉中国人的，是"欺骗和诱惑小民族的工具"。② 一些人士从非基督教运动中认识到教会本身的问题和弱点，指出教会医疗事业与其他教会事业一样不遵守中国法律，"凡教会所设之医院、学校不受中国行政干涉"③，这是基督教遭到民众反对的原因之一。教会医院在管理上确实存在着不少问题，如中西职员的差别待遇，外籍职员对待中国文化的态度，等等。

在非基督教运动、中国民族主义和国家意识渐醒的情况下，一些差会和医学传教士开始考虑将教会医院移交华人管理。其实对传教士在华行医与传教是否矛盾的争论由来已久，自伯驾时代即已开始。虽然到19世纪八九十年代，医务传道已获得越来越多传教差会的认可，但争论仍然存在。比如19世纪90年代，美国长老会就曾提出不应将过多的精力、财力、物力耗费在医疗工作上，认为医疗工作只是福音的"婢女"。④ 随着20世纪20年代中国民族意识与民族主义运动的勃兴，在传教界越来越多的人开始主张应将教会医疗事业交由中国人管理，比如小马雅各（James Laidlaw Maxwell）即持此种看法，他指出教会医院应交由华人管理：医学传教士来华并不是专为中国人和传教士的医药需求而来，他们是为传播基督教而来，"中国教会既已造有若干曾受充分训练之医生，故由中国教会自行办理此项工作，为极合理与自然之建议焉"。虽然这一时期发生在传教界内部关于教会医疗事业的争论与先前已有很大不同，但对教会医疗事业所产生的客观效果相同。1926年，中国基督教界开会讨论并通过了教会医院移交计划。一些

---

① 彭明、金德群：《中国现代史资料选辑》（第一册），中国人民大学出版社1987年版，第569页。
② 《广州反抗文化侵略大同盟告教会学校同学书》，载《广州民国日报》1926年12月16日。转引自李传斌《条约特权制度下的医疗事业：基督教在华医疗事业研究 1835—1937》，湖南人民出版社2010年版，第261页。
③ 张亦镜：《最近反基督教运动的纪评》，美华浸会印书局1925年版，第17页。转引自李传斌《条约特权制度下的医疗事业 基督教在华医疗事业研究 1835—1937》，湖南人民出版社2010年版，第264页。
④ Letter of Ellinwood to Kerr, Oct. 6 of 1892, vol. 33, p. 104, PBFM. 转引自王芳《嘉约翰与晚清西方医学在广州的传播（1853—1901）》，中山大学2006年博士学位论文，第211页。

差会开始将教会医院交给华人医生管理。在华教会医院与医学院,以及医学团体博医会等,被迫或自愿陆续向中国政府注册立案,并启用华人领导者,允许越来越多的非教会身份的中国西医加入其中。

就1922年的非基督教运动对教会医疗事业的影响来说,主要是意识形态领域的冲突;而从1924年兴起的收回教育权运动的目标意味则非常明确,对教会学校(包括医学校、护士学校)的地位和作用产生了深远的影响。

1922年,蔡元培和胡适等人从信仰自由的角度,提出"宗教和教育分离"的主张,认为由宗教来包办教育并不合适。1923年,"少年中国学会"的领导人之一余家菊从国家主权的角度,最早提出了"收回教育权"的主张。① 1924年3月,广州圣三一学校(教会学校)中的学生受非基督教运动影响,要求实行学生自治。校方开除了几名积极分子,并提前放假。师生乃愤而罢课,直接点燃了收回教育权运动的导火索。② "收回教育权"的矛头直指教会学校,使得教会学校在华的合法性成了问题。许多中国人均要求教会学校向政府立案或要求政府取缔,教会学校的学生纷纷罢课或退学、转学以示支持。有人从反对帝国主义侵略的立场出发,提出的具体措施也涉及如何对待外国教会和教会医院。如曾任晚清法部主事、民国众议院议员的杨润身在五卅惨案发生后,就提出学生不入英、法、日等国在华创办的学校、医院,不用英、法、日等国的教员及医生等。③

博济医院附设的高级护士职业学校作为教会学校代表之一,教育内容包含宗教教育,教育权掌握在传教差会手中。20世纪20年代至30年代,博济医院附设高级护士职业学校的校政皆由美籍护士掌管,并且学校教育具有浓厚的宗教色彩。1921年,博济高级护士职业学校有在校生26人,其中多数学生加入了学校组织的基督教促进会(Christian Endeavour Society)。该会每周召集会员集会一次。与此同时,护生除接受专业教育外,还需接受宗教教育,教授内容为《圣经》。除少数非基督教徒的护士外,医院护士和实习护生每周皆参加祷告会。此外,时任校长的Miss I. M. Smith更提出希望从基督教学校招收信奉基督教的学生来护校接受护理教育。④ 其在日常教学中强调宗教教育,向学生灌输基督教思想,带有强烈的宗教传教色彩。上述各种宗教教育的目的在于将学生培养成为信奉基督的护理专家,从而利用医学和教育促进传教活动,增加教徒人数,提高教会的社会影响力。

在非基督教运动和收回教育权运动的舆论压力下,政府颁布法令,要求教会学校注册。1925年11月,北洋政府颁布了《外人捐资设立学校认可办法》,要求教会学校向政府"立案"。然而直至30年代,教会学校迫不得已才纷纷在国民政府的教育部立案注册,推荐中国籍教师担任校长。

---

① 余家菊:《教会教育问题》,载《少年中国》1923年第7期。
② 连东、张喜爱:《基督教的传承与变异》,社会科学文献出版社2012年版,第293页。
③ 杨润身:《沪粤惨杀案对待的目标和策略(二)》,载《广州民国日报》1925年8月6日。
④ Canton Hospital. Annual Report of the Canton Hospital, 1921. p. 70.

（二）博济医院的护士罢工事件

在 20 世纪 20 年代中国民族意识觉醒和民族主义运动迭兴的影响下，教会医院中的中国职员表现出极大的态度转变，如有的教会医院的中国护士行动起来反对教会医院内的不平等。而且，教会医院中的职工也表达了强烈的政治参与意识。1925 年，博济医院就曾因为开除护生而发生罢工风潮。

博济医院高级护士职业学校的学生在其学业早期即接触临床，大量时间用于临床实践。护校学生的修业年限为 3 年。一、二年级护生每天上课 4 小时，病室见习 6 小时；三年级护生每天上课 2 小时，病室见习 8 小时。当时医院各病房只有一位护士长负责管理工作，各病房的护理工作均由护生负责，即一年级护生做初级护理；二年级护生负责一般治疗，如换药、物品消毒；三年级护生做技术复杂的操作，如发药、注射等；由病室的护士长负责检查护生的学习态度与实习质量。① 在如此高强度的学习环境下，不排除医院及校方存在变相使用廉价劳动力，压榨护生的可能性。另外，学校规定护生在校期间如果学习态度不端、品行不符合要求以及考核不合格，则予以退学，当时，每年每班都有不合格的护生被迫退学。在医院及校方的高压管理下，护生学习压力大，稍有不慎即面临退学的威胁。因此，这容易引起护生们的强烈不满。在自清末以来即已逐渐兴起的学生运动、学生自主意识觉醒的情况下，学生与学校之间的矛盾也容易被点燃。

1925 年 2 月，博济医院附属高级护士职业学校的一名学生被开除，随即引发了博济医院护士们的集体罢工，以抗议医院及护校的高压政策。护士罢工造成了医院整个护理系统的崩溃，大量病患无人护理，以致医院无法维持日常运转，面临着被迫关闭的威胁。时任院长的小谭约瑟和护理委员会极力斡旋，罢工问题最终才得到妥善解决。② 不过，这次开除护生引发护士集体罢工的事件却是博济医院历史上再一次停办的预兆。

二、工潮中博济医院的停办

五卅运动自上海爆发后，全国各地各阶层民众纷纷举行声势浩大的反帝示威游行、抵制外货和罢工罢课等斗争活动以示支持。在全国的声援运动中，以华南的省港大罢工最具声势。省港大罢工持续 1 年零 4 个月（1925 年 6 月—1926 年 10 月），在全国都造成了很大影响。1925 年 6 月 23 日，广州的商人、学生、军官学生、工人、农民等群集举行反帝示威游行。当游行队伍行至沙基马路（此路与沙面英法租界成平等线，只相隔一河）时，遭到对岸沙面英法租界警察的开枪扫射，死伤之数达百人以上，造成震惊全国的"沙基惨案"。在此前后，全国掀起更大规模的反抗活动。在此背景下，广州成立了省港罢工工人代表大会、省港罢工委员会、省港罢工委员会纠察队、广州杂务工社等工人组织。

博济医院紧邻沙基惨案发生地，因而受到影响。在枪击停止后，立即有 38 人被送

---

① 周英：《广州私立博济医院高级护士职业学校概述》，载《中华医史杂志》2007 年第 3 期，第 183 页。
② ［美］嘉惠霖、琼斯：《博济医院百年（1835—1935）》，沈正邦译，广东人民出版社 2009 年版，第 228 页。

往博济医院救治。其中5人在送达医院之前就已死亡,还有2人送进医院不久便死亡。院长小谭约瑟被广东革命政府要求提交受伤人员情况的详细报告,"以便从伤口的位置和性质证明是谁发动的枪击"①。博济医院全力配合广东革命政府协助救治受伤人员,并未因沙基惨案的爆发而中断日常工作。当时广州以医传道联合会董事会主席李诺思(W. Graham Reynolds)报告称:"博济医院全体人员面临一个非常严峻的时期。医院的中外医务人员都由衷庆幸他们在整个这段极其艰难的时期采取了恰当的行事方式,而广州医务传道会及其董事会也极为感谢他们所作的努力。"②

沙基惨案发生后,全国的教会医院因所在地政治环境的不同而受到了不同程度的影响,如发生工潮,出现罢工现象,以致一些教会医院被迫停办。博济医院亦受到省港大罢工期间工潮的影响,医院的杂务工人爆发罢工。

(一) 广州杂务工社博济分社(Pok Tsai Hospital Branch of Miscellaneous Workers' Union)的成立

在1925年这一年中,博济医院陷入各种风波之中。自2月的医院护士集体罢工事件发生起,尤其在6月份的省港大罢工开始之后,医院面临着各种考验,在管理上一度陷入僵局。12月,博济医院一名男护士因表现不佳遭到院方辞退。院方表示,在辞退该护士之前,曾给予多次机会责令其改进,然而这名男护士并没有达到院方的期待,最终被辞退。③ 辞退不合格员工对医院来说是正当的管理行为。然而,这一行为发生在省港大罢工的背景下,就被赋予了鲜明的政治色彩。

此前的6月25日,广东公医医科大学全体学生举行游行示威活动,导致广东革命政府下令由革命政府接收广东公医医科大学,并入广东大学,改称为广东大学医学院。④ 此时公医医院的医护人员大多已加入工会。博济医院该名男护士被辞退前,曾多次与公医医院一些护士会面;在其被辞退后,公医医院的4名护生(声称受某个国民党的支部派遣)到博济医院,要求院方出具一份关于解雇该名护士的书面说明。鉴于当时的政治环境及舆论倾向于医院十分不利,因此院方被迫做出书面回应,列举了开除这名男护士的各种理由。医院回应称:该名护士之所以被开除,完全是由于他个人品质的问题,与他的政治观点毫无关系。⑤ 此事发生后不久,翌年1月底,医院的部分杂务工人受工潮所趋,因不满医院的工资待遇准备向医院提出增薪改善待遇等要求。

由于这一时期省港大罢工对广州的教会事业产生了不同程度的冲击,1925年12月底的开除护士事件亦给博济医院敲了警钟,当局陷入自危的情境中,对雇员行动十分警惕。1926年1月底,医院当局风闻院内部分杂务工人筹谋罢工,遂向广州市政委员长伍朝枢去函,希望伍朝枢能派员来院调查,以免事态扩大影响医院的运营。伍朝枢将此

---

① [美] 嘉惠霖、琼斯:《博济医院百年(1835—1935)》,沈正邦译,广东人民出版社2009年版,第229页。
② [美] 嘉惠霖、琼斯:《博济医院百年(1835—1935)》,沈正邦译,广东人民出版社2009年版,第228页。
③ [美] 嘉惠霖、琼斯:《博济医院百年(1835—1935)》,沈正邦译,广东人民出版社2009年版,第229页。
④ 何国华:《第一次国共合作时期的广东教育》,载《广东文史资料》(第70辑),广东人民出版社1993年版,第109–110页。
⑤ [美] 嘉惠霖、琼斯:《博济医院百年(1835—1935)》,沈正邦译,广东人民出版社2009年版,第229页。

函转给广州市农工厅厅长陈公博。农工厅接函后,立即派员到博济医院咨询杂务工人。杂务工人纷纷表示"只要求增加工资,改良待遇,绝无罢工之意"①。此时,因受省港大罢工工潮的影响,博济医院部分杂务工人加入了广州杂务工的维权组织——广州杂务工社,想通过这一组织向医院当局施压,提高工资待遇。当时医院的杂务工人有 55 名。据此,广州杂务工社认为有必要在博济医院的杂务工人中扩大该社的影响力,遂于 1926 年 2 月 10 日晚,派出数名社员代表到博济医院,召集医院杂务工人集会,成立广州杂务工社博济分社。在此之前,广州杂务工社亦多次鼓动医院工人加入该社。② 据广州杂务工社声称:博济医院的所有杂务工人(55 人)均已全部加入该社。③ 然而,院方表示:广州杂务工社有强迫医院杂务工人加入该社之嫌。因为有多数工人向院方表达乐意接受医院以往给他们提供的优厚条件,同时声称"不想给自己和医院制造麻烦,但是有人禁止他们接受"④。这说明了医院杂工的复杂状态。

在广州杂务工社动员医院杂务工人要求增薪、罢工的压力下,2 月 26 日,小谭约瑟医生给广州市公安局呈递了一封陈情信。小谭约瑟向公安局陈明:医院本身以慈善为本旨,一直以来财务状况十分困窘。如工人要求增薪对医院来说实属重负,工人罢工又将给医院的病人带来生命威胁。所以寄希望于政府调停,消除工人的增薪要求与罢工动机。⑤ 广州市公安局将此函转呈农工厅,农工厅当即通知广州杂务工社代表到厅,"严饬不得罢工,仍应静候调处,以求解决在案"⑥。此时的农工厅作为广州杂务工社与医院的调停方极力调解。然而,事态却朝着非院方所愿的方向发展。

(二)医院与广州杂务工社的磋商

在广州杂务工社的积极动员下,1926 年 2 月 28 日晚,广州杂务工社博济医院分社给院方递交了一份关于改良杂务工人待遇的要求信。博济分社在信中要求院方同意该社的七项要求,并给予医院当局 3 天的答复期限。七项要求分别如下:

(1)要求本院工人由三月份起,照原有工金外,十元以上加四元,十元以下加四元半。
(2)凡在本院雇工,不得无故开除及苛待情事。
(3)如本院事实上应裁员时,应预先十日通知总社,查明属实,方能辞退。
(4)凡国庆及纪念巡行各时节等日,应轮值休息。
(5)凡在院内工人倘有疾病,应由院担任医理,在院医理期内,工金照给。
(6)凡在院内服务工人到年底时,一律照复第二条。
(7)本院如雇佣杂务工人时,须一律加入杂务总社,但入会手续,照该会章

---

① 《农工厅调处博济工潮经过》,载《广州民国日报》1926 年 3 月 17 日第 11 版。
② [美]嘉惠霖、琼斯:《博济医院百年(1835—1935)》,沈正邦译,广东人民出版社 2009 年版,第 229 页。
③ 《博济医院工人大罢工》,载《广州民国日报》1926 年 3 月 11 日第 10 版。
④ [美]嘉惠霖、琼斯:《博济医院百年(1835—1935)》,沈正邦译,广东人民出版社 2009 年版,第 230 页。
⑤ 《农工厅调处博济工潮经过》,载《广州民国日报》1926 年 3 月 17 日第 11 版。
⑥ 《农工厅调处博济工潮经过》,载《广州民国日报》1926 年 3 月 17 日第 11 版。

程办理。①

可以看出，这些要求基本是以工人为主体而加以制定的。广州以医传道联合会董事会②就信函所提要求进行了多次商议，一致认为"同意所有这些要求，势必违背和牺牲医院管理与服务的根本原则，妨碍服务效率，造成病人的生命危险"③。故否决了该社的要求。

农工厅在传讯博济医院的司账员后，了解到博济医院于经济上十分"穷困"，故于3月1日，通知博济医院与广州杂务工社翌日到厅进行磋商。在当天的协调中，博济医院院长小谭约瑟转述了广州以医传道联合会董事会的意见：医院雇佣工人的种类甚多，而且每位工人自有所属工会，若医院与工人间发生事件，均须向工会交涉，"当至烦不胜烦"，故董事会决议不准院方与工会进行直接交涉。④ 而广州杂务工社已向广州市政府立案，为政府承认的正式工会，有代表所属会员之权。农工厅悉数了解双方的状况后，处调停人之位，极力周旋于双方。在博济医院表示不再直接与工社洽谈之后，农工厅不得已由调停人的身份转而变为工社利益的代理人，与博济医院当局就条款问题进行交涉。当院方拒绝上述七项要求后，农工厅将要求驳回给工社，令其考虑医院的困境，对条款进行适当的删改。

当医院收到经过修改后的条款时，发现修改后的条款与未改的条款只有两条略有差异外，其他并无不同。故广州以医传道联合会董事会认为：博济医院是一个艰难维持的慈善机构，如果医院工人薪酬涨幅过高，董事会将难以承担如此巨额的财政支出。对于医院必须要求工人参加指定的工会的要求，院方认为："如果医院真的设法这样做，那将会是一种帝国主义行为。"⑤ 为了解决这一问题，博济医院还是希望能与广州杂务工社迅速达成和解，最后医院勉强同意以下条件：

（1）从1925年12月底起，工资在10元以上者，增加2元；工资在10元以下者，增加2.5元。

（2）每年年终，所有受雇于医院的工人将得到2元奖金。

（3）解雇和聘用工人由医院的领班进行。如果一个工人被解雇而觉得不满，可以向医院员工的仲裁协会提出投诉。

（4）工人未经预先通知而被解雇，将得到15天工资的赔偿，任何工人如果要求辞职，也必须提前15天通知医院。

（5）在医院通常的节假日，工人可以轮班放假。

（6）工人如果因病不能工作并经医生证明，医院给予免费的医疗，在此期间

---

① 《博济医院工人大罢工》，载《广州民国日报》1926年3月11日第10版。

② 广州以医传道联合会是博济医院的管理者，联合会的一切事物（包括对博济医院的管理）由下设的董事会具体负责管理。

③ ［美］嘉惠霖、琼斯：《博济医院百年（1835—1935）》，沈正邦译，广东人民出版社2009年版，第230页。

④ 《农工厅调处博济工潮经过》，载《广州民国日报》1926年3月17日第11版。

⑤ ［美］嘉惠霖、琼斯：《博济医院百年（1835—1935）》，沈正邦译，广东人民出版社2009年版，第231页。

工资照旧发给，但只限一个月。

（7）医院不阻止其工人参加任何政党和社会团体，但是将来的任何政党或社团成员不得干涉医院的事务及其规章制度。①

院方希望在承受范围内尽快与工社达成和解，以换回博济医院的平静，维持运转。然而，院方却错估当时的形势，做出了错误的决定，以致爆发更为严重的工社围困医院事件。

（三）医院推翻既成条款

1. 广东公医医院的前车之鉴

此前所发生的广东公医学堂因为学生运动被广东革命政府收归政府所有事件，给博济医院院方以强烈的震撼。1923年之前，该校完全是一所华人自办医学校。从1923年开始，该校接受美国洛克菲勒基金委员会每年50万元基金及每年2万元津贴的资助，该校校政亦受到洛氏基金会的干涉。② 之后，校方要求学生信仰基督教、读圣经、守礼拜，学生对此十分不满。1925年五卅惨案爆发后，广东公医医科大学的学生为支持反帝运动，实行罢课，并参加了之后的"六二三"反帝示威游行。但学校当局不准学生罢课，并禁止学生组织演讲队进行反帝宣传活动。该校新学生社社员旋即召集部分进步同学举行会议，提出"反对奴化教育""收回教育权"的口号，并发动全校同学向政府请愿：收回公医，归并广东大学。1925年6月25日，公医医科大学全体学生列队游行，前往国民党中央党部、广东革命政府及广东大学请愿。该校学生在向广州革命政府请愿之际，曾自发组成纠察队，与校方对抗。学生们的反抗亦波及公医医院，连医院的水井都被纠察队把持，对医院实行断粮断水，以逼迫校方妥协。③ 6月25日下午，廖仲恺以广东革命政府的名义下达的正式命令："即日派李文范接收公医，并入广东大学，改称为广东大学医学院。"④

博济医院吸取公医医院的教训，认为如果不想医院的管理权被移交给广州革命政府，就应持强硬态度，拒绝与工会直接交涉，以免被工会无止境的要求所蚕食。院方普遍认为就算同意了这些条件，他们又会面临对方提出别的新条件，最后还是会一无所获。⑤ 故1926年3月8日，当农工厅的张姓科员将经工社同意修改后的条款转达给医院并要求给予书面答复时，院方当即推翻这些条款，并拒绝接受与工社继续磋商。工会因没有获得预期的结果，遂于次日发布公告，声称："美国人恃其帝国主义者之强悍，藐视我官厅，欺压我无产阶级，对于敝社工人要求条件，绝不容纳。敝社同人，忍无可忍，迫得罢工，做最后的奋斗，以促其帝国主义者之觉悟。"⑥ 工社还发动博济医院的

---

① [美] 嘉惠霖、琼斯：《博济医院百年（1835—1935）》，沈正邦译，广东人民出版社2009年版，第231页。
② 刘小斌、陈沛坚：《广东近代的西医教育》，载《中华医史杂志》1986年第3期，第150页。
③ [美] 嘉惠霖、琼斯：《博济医院百年（1835—1935）》，沈正邦译，广东人民出版社2009年版，第231页。
④ 何国华：《第一次国共合作时期的广东教育》，广东人民出版社1993年版，第109-110页。
⑤ [美] 嘉惠霖、琼斯：《博济医院百年（1835—1935）》，沈正邦译，广东人民出版社2009年版，第233页。
⑥ 《博济医院工人大罢工》，载《广州民国日报》1926年3月11日第10版。

杂务工人进行罢工,并组织纠察队。

2. 杂务工社纠察队围困医院

1926年3月9日中午12时,博济医院的部分工人发起了罢工。是日,杂务工社纠集若干社员,包括博济医院的工人、公医医院、培正中学和其他机构的雇员,组成纠察队,手持棍棒和旗帜,意图冲进博济医院。纠察队起先被医院内的美籍职工和几名警察所阻挡。医院内部分加入工社的工人作为强闯博济医院的"先锋队",在杂务工社的指示下,不顾院方的强烈反对闯进医院,强行打开医院大门。杂务工社会员们愤慨激昂,其"领头的人叫嚷说,他们是奉政府的命令发动罢工,任何人不得干涉,谁要是不离开的,格杀勿论"①。工社派纠察队看守医院南门,不允许人们自由出入长堤之门及西门(即出仁济街之门),"以防不肖之徒破坏罢工"②。当时,医院内情况非常混乱:杂务工社成员强令医院内其余华人雇员全速撤离,部分华人雇员为守护私物在院内到处躲藏坚持不走;而医院外,所有的大门则被纠察队把守,除医院外籍职员外,全部华人(包括病人)均准出不准入,"如到院探病者,至少在二人以上,留一人站于门口保证,始放其一人内探视,探毕即出,若一人前往,因无人在门口作保证,故不能入内"③,以防止任何食物流入医院④。至3月10日,医院日常所需的自来水、食物和电话线路皆被强行切断,医院实际上被罢工工人所围困。工会企图用这种方式迫使院方妥协。

而此时,医院住院部尚有75名病患,以及反对罢工行为的中国籍医护人员、护校的学生和美籍医护人员。医院的所有任务都落在这些医护人员肩上,包括照料病患,维持医院秩序等。医院的膳食供应出现问题,不仅食材来源中断,还因院内的厨师离职,以致伙食无人炊制,只得由医务人员自行炊制,"但弄炊不惯,常有煮生饭之事,又因不能出外买食,致病人一咸蛋而食餐者有之"⑤。此种情况对病人康复十分不利。故3月11日,院方做出下列安排:让身体状况稍好的病人自行或由亲友搀扶下离院回家休养;而身体状况较差的病人则让其转入其他医院继续医治;同时,院方劝说反对罢工行为的中国籍医护人员及护校的学生撤离。

自罢工发生后,作为调解方的农工厅接到公安局关于博济医院杂务工人已实行罢工的电话后,立即通知博济医院及杂务工社到厅,一同协商解决问题,缓解紧张局面。但小谭约瑟向农工厅表示:谈判已经决裂,没有继续磋商的必要。应先由政府发出布告,申斥工人;并布告医院杂务工人,不能罢工,否则医院不能够继续再办,威胁到病人的生命安全。⑥ 3月10日,伍朝枢以医院"关系市民生命,甚为重要",向广州政治委员会报告博济医院工人工潮一事。经政治委员会议决:由广州市政府及农工厅设法调停,"务须速将罢工风潮解决,以免影响市民健康"⑦。陈公博为免事态严重发展,立即下令

---

① [美]嘉惠霖、琼斯:《博济医院百年(1835—1935)》,沈正邦译,广东人民出版社2009年版,第231页。
② 《博济医院工人罢工后之情形》,载《广州民国日报》1926年3月16日第11版。
③ 《博济医院工人大罢工》,载《广州民国日报》1926年3月11日第10版。
④ [美]嘉惠霖、琼斯:《博济医院百年(1835—1935)》,沈正邦译,广东人民出版社2009年版,第232页。
⑤ 《博济医院工人大罢工》,载《广州民国日报》1926年3月11日第10版。
⑥ 《农工厅调处博济工潮经过》,载《广州民国日报》1926年3月17日第11版。
⑦ 《博济医院工人大罢工》,载《广州民国日报》1926年3月11日第10版。

广州杂务工社停止罢工、围困封锁医院的行为。然而，直至3月11日，杂务工社纠察队依然未停止对医院的封锁。即便政府部门干预，亦不能调解医院与工社工人的矛盾，罢工最终导致医院被迫关闭。

广州革命政府对教会医院在态度和政策上表示支持。这种支持在对待博济医院上表现得较为突出。1924年，广州市政府答应为该院的扩建划出一块官地。据博济医院表示，孙科是"秉乃父之意赠本院新址一百二十余亩"，后来因这块地不适用而归还政府。① 医院陷入工潮时，广州革命政府不仅未对医院采取强制措施还给予支持，它的关闭主要是工会斗争的结果。正如著名基督教史学家赖德烈（Kenneth Scott Latourettee）所说："尽管有政府的努力，博济医院还是被工会关闭了。"② 的确，广州革命政府为医院采取过一些挽救措施。在事件发生过程中，时任广州市政委员长的伍朝枢尽其最大努力去帮助博济医院，农工厅亦尽力调解，但由于院方不能接受工会提出的七项要求，政府也无能为力。事后，担任外交部部长的陈友仁于1926年夏试图帮助院方重开医院，但院方考虑到当时形势并未重新开办。③

（四）博济医院的停办

医院杂务工人罢工后，给医院造成了巨大的损失。医院被杂务工社纠察队围困期间，医院近80名留医病人的生命受到威胁，其中一名病人因转院挪动而致死。医院丧失了医疗功能，众多病人不能享受医院的医疗服务；而医院的120名中国医务人员和其他雇员因罢工失去了工作与收入，这些收入合计每年至少3万元，其中75%是来自国外资助。④ 夏葛医学院、光华医学院的学生失去了在临床方面及课程教学方面继续深造的机会。

1926年3月11日，在所有华人医务人员撤离医院后，医院被迫进入了实质性的关闭状态。广州医务传道会及广州以医传道联合会董事会针对当时的紧张局面，已然做了强制性关闭医院的最坏打算，旋即默许了医院的关闭。⑤ 医院关闭后，小谭约瑟夫妇、老恩赐夫妇等为了保护医院的设备免遭损害，在医院里住了几个星期。医院在正式关闭之前，做了最后的善后工作。当广州以医传道联合会董事会被告知医院的X光设备如长时间不使用的话容易损坏时，无奈之下，董事会只得将该设备转让给Leung Kwong Hospital；同时，将其余的设备查点后记录在案，全部租借给Shameen Municipal Council的沙面护理院（Shameen Nursing Home）。⑥ 之后，小谭约瑟医生一家于是年夏天返美。

因为罢工，博济医院附设高级护士职业学校被解散，许多护生的学业被迫中断。护校的设备和其他物资亦被纠察队毁坏。在此情形下，护校对校内护生做了如下安排：一是给完成了2年或2年以上学业的护生颁发2年制课程结业证书；二是给已经通过考试

---

① 孙逸仙博士医学院筹备委员会：《广州博济医院创立百周年纪念》，广州私立岭南大学1935年刊印，第22页。
② Kenneth Scott Latourettee. A History of Christian Mission in China. p. 819.
③ Canton Hospital. Annual Report of the Canton Hospital, 1924–1929. p. 40.
④ [美]嘉惠霖、琼斯：《博济医院百年（1835—1935）》，沈正邦译，广东人民出版社2009年版，第232页。
⑤ Canton Hospital. Annual Report of the Canton Hospital, 1924–1929. p. 40.
⑥ Canton Hospital. Annual Report of the Canton Hospital, 1924–1929. p. 41.

的护士颁发毕业证;三是给其他护生颁发肄业证明。①

1926年3月,省港大罢工仍在进行;同年4月,国民党开始北伐。此时,人们的注意力也有所转移,规模宏大的省港大罢工运动亦开始松懈,工人罢工风潮得以平息,不再困扰医院的复开。但直到1928年,博济医院却因经费所困仍然不能复院,并在短时间内无法重开。1927年,广州以医传道联合会董事会主席 Rev. C. W. Shoop 在总结董事会的历年工作时,称要给医院创造出更好的条件来为所有的中国人服务,② 然而,这项慈善事业却因杂务工社工人发动的罢工戛然而止。

三、博济医院的复办

南京国民政府成立后,出于对内、对外政策的需要,继续承认教会医疗事业在华的地位。经过非基督教运动和北伐战争的冲击,传教士对基督教本色化有了新的认识。至此,教会医疗事业面临着全新的环境,教会医疗事业在发展中日益向本土化迈进。

1929年4月19日,广州医务传道会举行第90届年会,包括小谭约瑟医生、达保罗医生、嘉惠霖医生、老恩赐医生、司徒嘉医生、夏查理医生在内的34名会员出席了会议。与会会员一致通过两项针对复办博济医院的决议:其一,授权给广州传教医师联会董事会重开董事会;其二,由岭南大学董事会与广州传教医师联合会董事会分别派出6人代表,组成一个12人联合委员会,领导医院的复办工作。③ 这12人委员会于1929年4月29日至6月25日期间举行了3次会议。会议选举达保罗医生为委员会主席,岭南大学副校长李应林为秘书。同时,任命达保罗医生为医院院长,嘉惠霖医生则担任医务人员秘书。④

自1926年3月起,博济医院因医院杂务工人罢工而关闭了近3年半的时间,直到1929年9月5日,医院才恢复小规模的运营。此时,医院房屋年久失修,设备亦严重老化,亟需大笔经费修缮房屋及添置现代化设备。⑤ 医院在复办之初的医务人员组成情况如表3-3所示。

表3-3 1929年博济医院职员

职　别	人　员
院长	达保罗
内科主任医生	嘉惠霖
外科主任医生	谭约瑟
公共卫生科	老恩赐

---

① Canton Hospital. Annual Report of the Canton Hospital, 1924-1929. p. 40.
② Canton Hospital. Annual Report of the Canton Hospital, 1924-1929. p. 34.
③ Canton Hospital. Annual Report of the Canton Hospital, 1924-1930. p. 8.
④ Canton Hospital. Annual Report of the Canton Hospital, 1924-1930. pp. 16-18.
⑤ Canton Hospital. Annual Report of the Canton Hospital, 1924-1930. p. 4.

续表 3-3

职　　别	人　　员
妇产科主任医生	司徒嘉
护士长	刘二姑

（资料来源：[美]嘉惠霖、琼斯《博济医院百年（1835—1935）》，沈正邦译，广东人民出版社2009年版，第235—236页。）

自1929年9月开始复办后，医院收治的病人数大不如前。在1929年9月5日至1930年6月30日期间，医院住院部收治病患555人，其中男性病人371人，女性病人184人，实施手术180例，门诊423次，出诊58次。① 医院的检验室做了518例尿检，322例便检，血检277例；唾液检查71例，涂片检查109例，胃部分析8例，肾脏功能检查12例，维达尔反应（免疫）12例。② 从上述医院诊治病人数及所做的检验数看，医院的医疗服务功能正在逐步恢复，但是，住院病人数与实施手术数都不及1925年度的1/3。博济医院无法立即恢复元气，归结原因有两方面：其一，设备与人员的缺乏。医院时隔3年半后复办，硬件设施陈旧落伍，落后于广州的其他医院；在员工构成上，尚缺乏一定数量的护理人员与杂务工人。其二，达保罗的私人医院占据医院空间。自医院复办后，达保罗医生担任医院院长一职。但在其担任院长之前，达保罗曾在广州开设私人医院，医院把部分房屋让与达保罗医生用来容纳他的私人医院，直到1931年，达保罗从博济医院离职时才将其私人医院迁往别处。③

差会本国的形势也在一定程度上左右着西方教会在华医疗卫生事业的发展。1929年，美国爆发了空前的经济危机，这使差会获得的捐款数量大为减少，教会也因此减少了对医疗卫生事业的投入；另外物价上涨，特别是医药和设备涨价，对本来就资金不足的教会医院来说更是雪上加霜。鉴于当时中国国内的形势，广州以医传道联合会开始考虑医院的自养问题，认为在条件具备的情况下，对博济医院进行重组与重建。④ 具备的条件主要是指找出能接收医院的强有力机构。此时，岭南大学作为合适的接管对象再次被广州医务传道会提出。其实，早在1907年1月17日，广州医务传道会第68届年会上，美国长老会的博格斯（J. J. Boggs）牧师就曾动议该会将全部财产通过法律手续移交给广州格致学堂（即岭南大学），并且提出一旦移交生效后，广州医务传道会即行解散。⑤ 不过这个建议并没有被采纳。

1930年6月6日，广州医务传道会召开第91届年会，会上一致通过了如下决议：

（1）决定重申将博济医院及其物业移交予岭南大学董事会的建议，条件如下：
A. 广州教士医学会在其会章中提出的宗旨仍予维持，即"鼓励合格的内外科

---

① Canton Hospital. Annual Report of the Canton Hospital, 1924–1929. p. 21.
② Canton Hospital. Annual Report of the Canton Hospital, 1924–1929. p. 22.
③ [美]嘉惠霖、琼斯：《博济医院百年（1835—1935）》，沈正邦译，广东人民出版社2009年版，第235页。
④ Canton Hospital. Annual Report of the Canton Hospital, 1924–1930. p. 21.
⑤ [美]嘉惠霖、琼斯：《博济医院百年（1835—1935）》，沈正邦译，广东人民出版社2009年版，第237页。

医生,以所具备的医院设施、药品和辅助人员,在中国人中行医,推广医学知识,并通过治病救人弘传基督教义",是为本会工作的主要宗旨。

B. 凡属出售医院物业的收入,一概只能用于开展医院的工作或用于医学教育,不得移作他用。

(2) 如岭南大学董事会同意以上两项条件后,广州以医传道联合会各董事同意将博济医院管理权交予该董事会。

(3) 广州医务传道会作为博济医院的受信托人,在岭南大学董事会接受此提议的条件下,将博济医院的物业移交予该董事会。①

同年6月7日,身为广州医务传道会秘书的小谭约瑟把会上通过的决议以信函的方式转达给岭南大学校长钟荣光。是年6月17日,岭南大学校长钟荣光给小谭约瑟做了回复,内容②如下:

广州医务传道会秘书谭约瑟博士:

您1930年6月7日的来信并贵会在年会上所通过决议之副本均已妥收,并已提交与1930年6月10日召开的本校董事会年会上加以研究。有鉴于此,特作如下决定:

接受广州医务传道会的建议,在下列的两个条件下,将博济医院及其物业移交予岭南大学董事会:

(1) 医院为弘传基督教的目标维持不变。

(2) 凡属出售博济医院物业的收入,均须用于医院工作或医学教育。

钱树芬医生、嘉惠霖医生、陈秋安医生及本校校长、副校长和教务长被委派负责移交事宜。

岭南大学董事会年会主席 钟荣光

在广州医务传道会(博济医院的财产信托方)、广州以医传道联合会(博济医院管理者)、岭南大学董事会(见表3-4)的积极磋商下,至1930年7月23日,医院所有权移交予岭南大学董事会的手续正式完成。自此,为促进博济医院发展而组建的广州医务传道联会完成了它的历史使命。同时,也开启了由多数中国人士和少数外国人士组成的岭南大学董事会管理博济医院的新时代。

表3-4 1930年岭南大学董事会成员

主席	唐绍仪
副主席	金曾澄

---

① Canton Hospital. Annual Report of the Canton Hospital, 1924–1930. p. 6.
② 信件内容全文引自 Canton Hospital. Annual Report of the Canton Hospital, 1924–1930. p. 7.

续表 3-4

秘书	钟荣光
司库	林　护
华人董事	陈秋安、陈符祥、郭琳爽、林逸民、李兴衢、李煜堂、廖奉恩、马应彪、孙　科、黄启明
外籍董事	金　佛（W. W. Comfort）、张辅德（E. Dewstee）、晏文士（C. K. Edmunds）、龚约翰（J. S. Kunkle）、孟　禄（Paul Monroe）、戴　孙（P. H. Tyson）、蔚　时（E. L. Watts）

（资料来源：Canton Hospital. Annual Report of the Canton Hospital, 1924—1930. p. 1.）

自此，随着中国社会的现代化发展、教会医疗事业的日益本土化，教会医疗事业逐渐被置于中国政府的管辖之下，殖民色彩日趋减弱。因此，教会医疗事业与近代中国政治的关系经历了一个变化过程：即冲突日渐减弱，协调日益增强。这个变化过程既是近代中国反抗外来侵略、收回国家权利的必然产物，也是基督教努力适应中国社会的结果。在五四运动、非基督教运动、收回教育权运动等中国民族主义意识普遍觉醒的时代，博济医院的发展，是这一时期近代在华外国产业发展的一个缩影。

第四节　归并岭南大学后的博济医院

南京国民政府成立后，国民党的对外政策发生了重大变化，在内政上制定了一系列发展医疗卫生事业的政策，教会医疗事业面临全新的环境。1928 年以后，由于中国政府要求医生、医院、教会学校等向有关机构进行登记注册，教会医院里的外国医生等职员开始向政府登记；教会医院先后在当地政府注册，从此开始接受中国法律的约束。

经过非基督教运动和北伐战争的冲击，传教士对基督教本色化有了新的体认。1932 年，博医会与中华医学会进行合并，并沿用中华医学会这一名称。此后，中华医学会的教会医事委员会负责教会医院的传教和组织问题，担负起为教会医院提供帮助、联络差会与教会医院等职责。① 教会医疗事业在发展中日益向本土化迈进。

一、教会医疗事业本土化中的博济医院

由于非基督教运动及收回教育权运动的影响，岭南大学（以下简称"岭大"）于 1927 年向广东政府立案，并提拔华人钟荣光担任校长。1929 年博济医院复办时，广州医务传道会考虑到当时的政治环境因素，决定将博济医院的管理权与产权移交给岭南大学。1930 年 7 月 23 日双方举行正式的移交仪式，由广州医务传道会主席、美国驻广州

---

① The Chinese Recorder, 1932, p. 716.

总领事金克思（Douglas Jenkins）与岭南大学董事会主席唐绍仪作为双方代表完成移交手续。① 由此开启了由华人管理博济医院的新时代。

（一）医院管理权移交岭大后的重大举措

随着世界医学日新月异及中国医疗卫生事业的发展，博济医院不得不继续提高自身的质量和水平，以免成为时代的遗蜕。归并岭大后的博济医院，在岭大的领导与规划下进行了多项改造事宜。

1. 建筑医院新楼

博济医院的房屋因建筑年限既久，1913年，医院的部分房屋就已经出现安全隐患。② 至20世纪30年代，医院房舍多半已处于残旧不堪用的状况。③ 因此，岭南大学董事会接管博济医院产业之时，面临的首要任务，便是考虑建造一座新楼，缓解医院房舍残败不敷用的窘境。故岭南大学校董会决议将医院中部丕思礼拜堂和长老会教堂拆除，就地建筑新楼。1932年，由金曾澄、钟荣光、陈秋安、林护、林逸民和黄启明组成新院建筑委员会，负责制订计划及建造事宜。④ 规划新楼建筑面积为77井（854平方米），楼层暂筑4层，全部以三合土（混凝土）建造。⑤

为筹集建筑新楼的款项，岭大校董会组建了一个筹款委员会，李煜堂、钱树芬、司徒朝、张新基、马应彪、李应林、池耀廷、梁培基等人为委员。⑥ 起初，博济医院拟用西村（Saitsuen）的土地建楼，但因1932年此处建造了广州士敏士水泥厂和其他工厂，环境已不适合建筑医院。为此，岭大董事会与广州市政府进行了磋商，最后市政府同意支付10万元作为西村的土地的代偿。这是建筑新楼最主要的启动资金。新楼其余的建筑经费来自捐款。医院全体员工捐助13381.24元，南华医学堂早期毕业学员捐助8132.7元，岭大校董会拨助10082元，其他捐赠约12993元。政府亦进行捐款，广东省政府捐助5000元，广州市政府捐助2000元，等等。⑦

1934年6月2日，新院建造委员会主席金曾澄主持奠基仪式，到场中外来宾一百余人，英美两国驻广州总领事费理伯（H. B. Phillips）及包兰亭（J. W. Ballantine）亦莅临，由广州市市长刘纪文奠基，场面甚是隆重。⑧ 新楼于1935年6月建成后立即投入使用。⑨ 1936年间，因新楼不敷用又加盖了2层。⑩

---

① 孙逸仙博士医学院筹备委员会：《广州博济医院创立百周年纪念》，广州私立岭南大学1935年刊印，第26页。
② ［美］嘉惠霖、琼斯：《博济医院百年（1835—1935）》，沈正邦译，广东人民出版社2009年版，第240页。
③ 孙逸仙博士医学院筹备委员会：《广州博济医院创立百周年纪念》，广州私立岭南大学1935年刊印，第27页。
④ ［美］嘉惠霖、琼斯：《博济医院百年（1835—1935）》，沈正邦译，广东人民出版社2009年版，第238页。
⑤ 孙逸仙博士医学院筹备委员会：《广州博济医院创立百周年纪念》，广州私立岭南大学1935年刊印，第27页。
⑥ 中山纪念博济医院编：《中山纪念博济医院99周年年报》，1934年，原刊无页码。
⑦ Sun Yat Sen Memorial Canton Hospital. Annual Report of the Sun Yat Sen Memorial Canton Hospital, 1934-1935. p. 15.
⑧ Sun Yat Sen Memorial Canton Hospital. Annual Report of the Sun Yat Sen Memorial Canton Hospital, 1933-1934. p. 9.
⑨ 孙逸仙博士医学院筹备委员会：《广州博济医院创立百周年纪念》，广州私立岭南大学1935年刊印，第27页。
⑩ 私立岭南大学：《孙逸仙博士医学院一览》，广州私立岭南大学1938年刊印，第6页。

医院在新建筑的大楼中进行合理规划：在一楼设置了办事处，药剂室，各科门诊部，急症诊室及小手术室，各科特诊部，X 光镜室，电疗室，新陈代谢试验室，细菌病理检验室等；二楼设有产科房，儿科病房，妇科病房，头、二等病房，灭秽室，外科仪器室，大手术室，护士长办公室；三楼则设有小检验室，以及头、二、三等病房，露天阳台为病人日光浴之用；四楼全部为头、二等病房及内外科普通病房，[①] 有效地利用了整栋大楼。

2. 接管夏葛女子医学院

夏葛女子医学院自从富马利 1899 年创办以来，一直独立发展，以女子医学教育蜚声华南地区。而自从清末新政，中国新式学堂普遍设立，尤其是进入 1910 年后，在华基督教教育受到很大冲击，其一枝独秀的风光局面不再。在此种情况下，基督教教育界普遍意识到实行联合办学，增强竞争力的必要性。尤其是教会医学教育，开始出现合作办学、建立一流水平医学校的呼声。在华南地区，博济医院和夏葛医学院的合并可能性较大，并且有天然基础：博济医院的医生一直在夏葛医学院任教，并且夏葛医学院的学生在博济医院实习，进行临床实践。20 世纪 20 年代初，中国博医会曾就两院的合并问题在广西与广东两省的 68 名传教医生中做过问卷调查，85% 的人赞成两院合并。[②] 1923 年，时任广州市市长的孙科向博济医院捐赠了一块土地，用于建筑医院大楼和医学校。[③] 这为两院合并提供了物质基础。为此，两院负责人曾就合并问题进行过磋商。1924 年 3 月，博济医院院长小谭约瑟曾给夏葛医院校长何辅民写了一封信：

> "你会很高兴得知政府已免费馈赠给医院西北郊一块 127 亩的土地以做医疗工作和医学教育的长久之用……广州市长（对我们的合作计划）极有热望，比我们最初想要的土地还多出了 25 亩，使有充足的空间让医学校机构和医院圆满结合……博济医院和夏葛医学院的全体工作人员和长老会在华理事会一致同意二者的改组和合并，这一计划是多年来考虑成熟的结果，也是为二校和在华南的医学传教工作的利益服务的……两校的合并，在土地上、工作人员和病人数与预算上，毫无疑问将是华南最大的医疗机构。"[④]

20 世纪 20 年代以来，中国反帝浪潮高涨。1926 年，博济医院因医院杂务工人罢工而停办，两院的合并事宜也因此停顿。在非基督教运动及收回教育权的影响下，一方面，夏葛医学院积极与岭南大学接洽，商讨合并事宜，岭南大学与夏葛发表联合章程，规定自 1929 年起为两校的联络时期；另一方面，积极向政府立案。1931 年，夏葛医学

---

① 孙逸仙博士医学院筹备委员会：《广州博济医院创立百周年纪念》，广州私立岭南大学 1935 年刊印，第 27 页。
② Medical Education in South China Under Christian Auspices，广东省档案馆藏，第 24 卷，第 4 页。转引自肖艳芳《私立夏葛女子医学院研究》（1899—1936），中山大学 2001 年硕士学位论文，第 32 页。
③ Canton Hospital. Annual Report of the Canton Hospital. 1923. p. 1.
④ 谭约瑟 1924 年 3 月 31 日写给何辅民的信，广东省档案馆藏，第 24 卷，第 23 – 24 页。转引自肖艳芳《私立夏葛女子医学院研究》（1899—1936），中山大学 2001 年硕士学位论文，第 32 页。

院向民国政府教育部立案，同时，附属柔济医院呈报广州卫生局立案。①

在岭南大学与夏葛联络期间，1932年12月，夏葛医学院废预科，改学制为本科6年，实习1年，开始兼收男生，为合并做准备。在岭大与夏葛医学院美国纽约长老董事会的反复磋商下，终于在1936年达成协议，决定将夏葛医学院并入岭南大学，与博济医院合并。是年7月1日，夏葛医学院的行政及设备全部移交岭大。自此，博济医院的6名医生包括老恩赐、嘉惠霖、小谭约瑟等在夏葛医学院担任教席，夏葛部分女医学生开始每周两天到博济医院上课与临床实践，而夏葛医学院的医生也支援博济医院的工作。② 此时，一个真正富有效率的医学中心已形成基础，为新医学院的创设铺平了道路。③

3. 筹备孙逸仙博士纪念医学院

1930年岭南大学接管博济医院时，鉴于博济医院开办博济医学院，有办理医学教育的良好基础，岭南大学校长钟荣光认为这是一个复兴岭大医学教育的良机。1932年秋，钟荣光患病在博济医院住院治疗期间，燃起了要使博济医院这所旧机构完全复原，以使其成为中国独一无二的医疗机构的雄心。④

孙中山与博济医院有着密切关系。1886年，孙中山曾在博济医院学习医学，担任护理员，由此藉医提倡革命。中华民国建立后，孙中山对博济医院甚为关注，曾于1912年到医院参观，并向医院管理者广州医务传道会捐赠100元，成为该会的终身会员。此外，孙中山亦关心广州的医疗事业。20世纪20年代，岭南大学筹建乡村诊所时，孙中山曾捐款1000元。⑤ 鉴于博济医院是"孙逸仙博士开始学医及革命运动策源地"，岭南大学董事会深感有必要设立一个"设备完善，程度高深，范围广大"的医学院以纪念孙中山的功绩。⑥ 钟荣光大病甫愈，就亲赴南京，游说各政要支持，并成功地获得了包括汪精卫和孙科在内的政府中央执行理事会的鼎力支持。⑦ 1934年10月，中央政治会议决议批准汪精卫、孙科两院长的提请，决定补助孙逸仙博士医学院建筑费50万元，每年常费10万元，先行拨给25万元。⑧

建筑新医学院的经费有了着落后，1935年，岭南大学组织了孙逸仙博士医学院筹备委员会，同时任命黄雯为医学院院长兼博济医院院长。⑨ 委员会成员如下：

主席　孙　科
书记　钟荣光

---

① 肖艳芳：《私立夏葛女子医学院研究》（1899—1936），中山大学2001年硕士学位论文，第33页。
② ［美］嘉惠霖、琼斯：《博济医院百年（1835—1935）》，沈正邦译，广东人民出版社2009年版，第239页。
③ 孙逸仙博士医学院筹备委员会：《广州博济医院创立百周年纪念》，广州私立岭南大学1935年刊印，第27页。
④ 李瑞明：《岭南大学》，岭南（大学）筹募发展委员会1997年，第94页；［美］嘉惠霖、琼斯：《博济医院百年（1835—1935）》，沈正邦译，广东人民出版社2009年版，第259页。
⑤ ［美］嘉惠霖、琼斯：《博济医院百年（1835—1935）》，沈正邦译，广东人民出版社2009年版，第197页。
⑥ 孙逸仙博士医学院筹备委员会：《广州博济医院创立百周年纪念》，广州私立岭南大学1935年刊印，第25页。
⑦ ［美］嘉惠霖、琼斯：《博济医院百年（1835—1935）》，沈正邦译，广东人民出版社2009年版，第259页。
⑧ 孙逸仙博士医学院筹备委员会：《广州博济医院创立百周年纪念》，广州私立岭南大学1935年刊印，第31-32页。
⑨ 孙逸仙博士医学院筹备委员会：《广州博济医院创立百周年纪念》，广州私立岭南大学1935年刊印，第28页。

司库　林逸民

委员　孔祥熙　褚民谊　何　东　金曾澄　黄启明　黄　雯

本着建立第一流的医学中心的目标，筹备委员会曾拟定一份详细的建筑计划，涉及建筑孙逸仙博士医学院的校舍及扩大博济岭南分院的规模两大方面，具体内容有十小项：

（1）在博济医院原址（广州长堤）建设以下校舍：
1）孙逸仙博士医学院。
2）第一病院兼实习男生宿舍。
3）第二病院兼实习女生宿舍。
4）护士学校。
5）药剂学校。
（2）在博济岭南分院地址（岭大校园内）建筑及扩充以下校院：
1）孙逸仙博士医学分院。
2）扩大博济岭南分院。
3）扩大岭南分院乡村卫生部。
4）疗养病院。
5）传染病院。①

上述计划，所需建设经费预算为244.6万元，而且前5年所需常年经费为36万元。② 这项计划规模宏大，在南京国民政府的财政补助下，计划得以陆续进行。首先进行的是建筑医学院大楼，建筑地选址在博济医院原职工宿舍区，于1935年9月举行奠基，翌年1月竣工。③

为使医学院的校舍布局合理及岭南分院扩建有序，岭大另外组建了孙逸仙博士纪念医学院设计委员会，由多位西医学界各科专家充任，分别为伍连德、刘瑞恒、林可胜、马士敦（J. P. Maxwell）、胡美（E. H. Hume）、王怀乐、赵士卿、陈元觉、黄雯等，他们皆为中华医学会会员。由医学院院长黄雯先将孙逸仙博士纪念医学院筹备委员会的筹备计划通过信函的方式征求各设计委员会专家成员的意见。④

1935年11月，博济医院举行"医院创立一百周年纪念暨孙中山开始学医与革命运动五十周年纪念大会"。是年11月1日至8日，适逢中华医学会在广州召开与博医会合并后的第三届年会。中华医学会年会期间，岭南大学召集各设计委员会成员开会商讨。会后将决议方案交由孙逸仙博士纪念医学院筹备委员会再行审议后执行。筹备委员会及设计委员会成员皆"希望在五年十年内，孙逸仙博士医学院与博济医院造成华南医务之中心"⑤。

---

① 孙逸仙博士医学院筹备委员会：《广州博济医院创立百周年纪念》，广州私立岭南大学1935年刊印，第28-29页。
② 孙逸仙博士医学院筹备委员会：《广州博济医院创立百周年纪念》，广州私立岭南大学1935年刊印，第29页。
③ 私立岭南大学：《孙逸仙博士医学院一览》，广州私立岭南大学1938年刊印，第5页。
④ 孙逸仙博士医学院筹备委员会：《广州博济医院创立百周年纪念》，广州私立岭南大学1935年刊印，第30页。
⑤ 孙逸仙博士医学院筹备委员会：《广州博济医院创立百周年纪念》，广州私立岭南大学1935年刊印，第30页。

1936年9月，孙逸仙博士纪念医学院正式开办。医学院定学制为6年，内分解剖、病理、细菌、药学、公众卫生五部。首任院长为黄雯医生。聘有教授6名，副教授6名，讲师12名，助教15名。教授科目有内外科、解剖、X光、病理、药物、细菌、生理、检验及各部专科等。外科有小谭约瑟、李腾彪；内科有嘉惠霖、许刚良、梁毅民；公共卫生有老恩赐。另有王怀乐、古察（James Karcher）、薛云萱（Heodore Stevenson）等医生。由夏葛医学院转来学生40名，岭南大学文理学院转来47名，共计学生87名。博济医院、柔济医院作为医学院附属医院，以供医学院的学生临床实习。①这样，博济医院在停办医学教育25年后，再次恢复了医学教育。只不过此次，不是由博济医院主持，而是由归并后的岭南大学举办。后人一般将此医学院简称为"岭南大学医学院"。

前文已提到博济医院新筑的医学院大楼。大楼高5层，根据设计委员会的规划与布置，一楼设置院长室、注册室、事务室、会议室、大礼堂、图书室等；二楼为生化学科、寄生学科；三楼为病理学科、细菌学科；四楼为生理学科、药理学科；五楼为解剖学科。各楼层学科均设有授课室、学生实验室、教员研究室及办公室等。天台设有小型动物室，用于饲养动物进行实验研究。②

博济医院于1930年归并岭南大学时，为纪念孙中山在此开始学医及革命活动，特改名为"私立岭南大学附属中山纪念博济医院"。此时，由于岭南大学孙逸仙博士医学院于博济医院内正式建立，中山纪念博济医院又改名为私立岭南大学孙逸仙博士纪念医学院附属博济医院。1948年，又改为私立岭南大学孙逸仙博士纪念医学院附属医院。③

（二）华人医护人员占据医院重要地位

教会医疗事业起初的发展带有浓厚的西方色彩，医院的管理权完全由外国差会或医学传教士把持。即便后来有一些中国人充任医生助手，但是他们大都处于从属地位。这种情况持续了很长时间。20世纪20年代以来，民族主义运动一浪高过一浪，在非基督教运动、省港大罢工、北伐战争等的冲击之下，各国差会和医学传教界认识到本土化的重要性。

一直到1926年，博济医院的院长、主任医师、护士长这些职务都是由各国差会指派的医学传教士担任。1930年，博济医院归并岭南大学后，医院有了为数众多且具有充分专业资格的华人医生、实习医生、护士、技师和药剂师等。1935年9月1日，黄雯被任命为医院院长，自此，医院的领导权开始掌握在华人手中。

---

① 私立岭南大学：《孙逸仙博士医学院一览》，广州私立岭南大学1938年刊印，第8—9、162—163页。
② 私立岭南大学：《孙逸仙博士医学院一览》，广州私立岭南大学1938年刊印，第5—6页。
③ 参看刘泽生《嘉惠霖与博济医院》，载《中华医史杂志》2004年第1期，第35页。而刘的这篇文章所参考的文献是 Chinese Medical Association. The Chinese Medical Directory (1949). Shanghai: Chinese Medical Association, 1949, p. 180. 这份资料中文名叫《中国医界指南》，笔者这里有几个年份的，但尚未看到1949年的。我翻看了下其他年份，感觉这份资料虽可以当作原始资料来用，但由于其是对全国各地医疗机构统计调查的一份资料，名称应该是不太准确的。就像我们现在做统计调查，不是那个机构的人，甚至不是负责人，这种名称上的细微变化，很难说得准确。只是靠一些通讯作者，或者知道这个机构还存在，只是根据他往年的叫法照抄照录，这种情况也是有的。因此，笔者觉得要看这一时期医院名称有怎样的变化，还有待于查阅博济医院的档案、院务会议记录，才最准确。

1. 任用华人医生为科室主任医师

1922年,许刚良毕业于上海圣约翰大学医学院,获医学博士学位。① 1930年,博济医院设立儿科,由许刚良医生担任主任医师。② 在许刚良医生的领导下,儿科发展成为医院工作的一个重要部分。

1914年,博济医院成立眼耳喉鼻科,首任主任医师为霍华德医生,此后继任的主任医师有:保夏礼医生、夏查理医生、罗士德(R. L. Lancaster)医生。1931年,博济医院的眼耳喉鼻科迎来了医院史上第一位华人医生、主任医师——李腾彪。③ 李腾彪擅长眼外科。1922—1923年,维也纳大学眼科教授 Eric Fuchs 和 A. Fuchs 父子相继来华,在北京协和医学院讲学及举办眼科训练班,李腾彪参加了学习。④ 1930年,李腾彪曾在北京进行眼球突出度数的测定,测定400人(男324人,女76人)的眼球突出度数为8~21毫米,平均男性为14.4毫米,女性为14.8毫米。⑤

1934—1935年,博济医院公共卫生科主任医师老恩赐医生离职期间,由龚邦耀接管公共卫生科,担任主任医师。在龚邦耀的领导下,公共卫生科开展了多项工作,主要包括真光中学及协和女师在内的学校卫生、河南岛⑥乡村卫生等多方面的公共卫生工作。具体详见本节博济医院的乡村公共卫生事业部分。

1922年,博济医院聘请X线专家孔威理医师主持放射科工作,这是医院第一位放射科医师。1935年,医院任命了第一位华人放射科主任——祢有恒。⑦

2. 任用华人护士为护士长

从1907年新西兰传道会的英格斯(Ings)夫人来院担任护士长开始,医院的历任护士长皆为外国人,分别为文姑娘、韦姑娘、Miss Bessie Louise Dickson、明允中和 Miss Barllie。

刘怡爱为医院首任华人护士长。刘怡爱1912年毕业于端拿护士学校,毕业后到博济医院从事护理工作,于1922年2月获得博济医院高级护士培训学校研究生文凭。1921年,护士长明允中因病短暂离职,由刘怡爱暂代护士长一职,直至1922年明允中康复归院。⑧ 1930年,刘怡爱开始担任医院的护士长。⑨ 其后接任的有殷粹和(1937—

---

① 熊月之、周武:《圣约翰大学史》,上海人民出版社2007年版,第463页。
② Sun Yat Sen Memorial Canton Hospital. Annual Report of the Sun Yat Sen Memorial Canton Hospital, 1924 - 1930. p. 3.
③ Sun Yat Sen Memorial Canton Hospital. Annual Report of the Sun Yat Sen Memorial Canton Hospital, 1930 - 1931. p. 2.
④ 邓铁涛、程芝范:《中国医学通史·近代卷》,人民卫生出版社2000年版,第426页。
⑤ 李腾彪:《角膜尖与眶颞侧缘的位置关系的测定》,载《中华医学杂志》1930年,第10页。
⑥ 河南岛是指广州城珠江南岸地区,即现在的海珠区。
⑦ Sun Yat Sen Memorial Canton Hospital. Annual Report of the Sun Yat Sen Memorial Canton Hospital, 1935 - 1936. p. 7.
⑧ [美]嘉惠霖、琼斯:《博济医院百年(1835—1935)》,沈正邦译,广东人民出版社2009年版,第186页。
⑨ Canton Hospital. Annual Report Canton Hospital, 1924 - 1930. p. 3.

1938）、陈慕贞（1938—1939）、梅爱莲（1940—1941）等人。①

二、医院建制的完善

（一）设立儿科

近代西医儿科学建立较晚。儿科原为内科的一部分，儿科学于19世纪末20世纪初才在欧美成为独立的学科。我国儿科学建立更晚，1926年北京协和医院从内科分设了儿科，首任科主任为哈蒙德（Harmmond）。随后，上海、广州、成都、武汉、济南、天津、沈阳等地的医院陆续设立了儿科，与内、外、妇科并列为四大科室。

近代，我国儿童的发病率和死亡率远远高于西方发达国家，疾病夺走了许多儿童的生命。1930年，许刚良、诸福棠及1936年樊培禄曾统计过小儿死亡率，1岁以下死亡者占52.1%，5岁以下占87.3%。其中，死于各种传染病者（麻疹、猩红热、肺结核、天花、白喉）占40.6%，居首位；死于腹泻、营养不良者占31.7%。② 20世纪30年代以前，我国儿科医师人数很少，大部分医院尚未成立儿科，儿科床位有限。

1930年，博济医院从内科分出儿科。是年9月，许刚良医生被任命为儿科主任医师。③ 医院设有专门的儿科病室，以供儿科患者住院，病室内设备完善。1930年，医院刚开设儿科时，门诊部半年接诊数为279人，住院部收治31人。④ 无论是门诊部还是住院部接诊的患者都为数尚少。随着医院儿科日渐发展，患者亦随之增加。1931年上半年，儿科接诊数就有了较为明显的增长（见表3-5）。1930年7月至1931年6月，儿科门诊部总共接诊975名患者；儿科病房有86名患者，其中3名患者接受输血治疗。1931年7月至1932年6月，儿科病房的病人数增至186人，门诊量亦增加了30%。1936年，儿科主任医师许刚良对自医院儿科设立后接诊的所有患者做了一个统计：1930年至1936年期间，儿科病房留医病人数为901人，门诊部出诊病人数为3779人。这些儿童所患疾病中，以传染病最多（其中以呼吸器官传染为主，结核病、肠病及接触传染病次之），患营养及腹泻等病次之，患先天性畸形及新生儿病又次之，心病及肾病居少数。⑤ 至1936—1937年度，儿科病房收治242名患者。在这242名患者中，患肠热

---

① Sun Yat Sen Memorial Canton Hospital. Annual Report of the Sun Yat Sen Memorial Canton Hospital, 1937 – 1938. p. 4; Sun Yat Sen Memorial Canton Hospital. Annual Report of the Sun Yat Sen Memorial Canton Hospital, 1938 – 1939. p. 2; Sun Yat Sen Memorial Canton Hospital. Annual Report of the Sun Yat Sen Memorial Canton Hospital, 1940 – 1941. p. 3.
② 邓铁涛、程芝范：《中国医学通史·近代卷》，人民卫生出版社2000年版，第421页。
③ Sun Yat Sen Memorial Canton Hospital. Annual Report of the Sun Yat Sen Memorial Canton Hospital, 1930 – 1931. p. 19.
④ Sun Yat Sen Memorial Canton Hospital. Annual Report of the Sun Yat Sen Memorial Canton Hospital, 1930 – 1931. p. 20.
⑤ Sun Yat Sen Memorial Canton Hospital. Annual Report of the Sun Yat Sen Memorial Canton Hospital, 1935 – 1936. pp. 43 – 48.

者占20%，患结核病者占6.5%。①

表3-5 1931年上半年度儿科分月接诊病人情况

年份	月份	门诊病人数	住院病人数
1931	1月	42	2
	2月	76	1
	3月	132	9
	4月	171	9
	5月	152	18
	6月	125	16
合计		698	55

（资料来源：Sun Yat Sen Memorial Canton Hospital. Annual Report of the Sun Yat Sen Memorial Canton Hospital, 1930-1931, p.20.）

医院儿科还设有赠医门诊，每天免费为儿童诊治疾病。另外，儿科每周固定一日为儿童健康指导日。医生根据儿童身体的发育程度及是否有隐疾，儿童流行性传染病的预防，以及儿童的起居饮食等方面，为家长做免费的详细指导。医院对婴儿的营养亦尤为注意。因缺乏母乳，儿科的医护人员曾用豆浆代替母乳作为婴儿的饮食，发现豆浆能使婴儿发育健全后，就自制豆浆电磨机，磨制豆浆，以供患病的婴儿所需。② 在许刚良的领导下，儿科发展成医院工作的一个重要部门。

（二）增设社会服务部

"医院社会服务部的主要功能之一就是把医院与医院墙外所有的社会力量和所有有利因素连接在一起。"③ 19世纪末20世纪初，世界先进国家的医疗体制都完成了集中化、建制化的过程，过去医生上门诊治病人的方式被病人到医院看诊所替代。这种转变致使医生将注意力完全集中在病人的躯体症状上，而忽视了病人的家庭、工作和生活的情况。医疗社会服务的理论却认为：任何一种疾病，尤其是慢性疾病，都受到患者的心理因素、情感因素和环境因素的综合影响，只有将患者与他所处的社会环境联系在一起考虑，才能充分了解患者面对的问题，找出最佳的解决方法。④

1905年，美国的里查德·卡波特（Richard C. Cabot）医生意识到整体医疗理念和社会、心理因素对健康的影响，开始在麻省总医院首次设立了社会工作人员一职，由一名护士充任此职务。⑤ 1918年，美国医院社工人员联合会（American Association of Hos-

---

① Sun Yat Sen Memorial Canton Hospital. Annual Report of the Sun Yat Sen Memorial Canton Hospital, 1936-1937. p.55.
② 金曾澄：《中山纪念博济医院概况》，广州私立岭南大学1934年刊，原刊无页码。
③ Lois A Fort Cowles. Social Work in the Health Field. New York：The Harworth Press Inc, 2000, p.5. 转引自张大庆《中国近代疾病社会史（1912—1937）》，山东教育出版社2006年版，第152页。
④ 张大庆：《中国近代疾病社会史（1912—1937）》，山东教育出版社2006年版，第152页。
⑤ 王春霞：《民国医院社会工作的发展》，社会科学文献出版社2013年版，第151页。

pital Social workers）正式成立。① 由此，医疗社会工作已成为美国医学院附属医院的必要组成部分。在此背景下，1921年浦瑞德（Ida Pruitt）女士被美国洛克菲勒基金会选聘到北京协和医学院附属医院建立起社会服务部，成为中国医院社会工作的嚆矢。在浦瑞德的领导下，北京协和医院社会服务的内容主要包括：外出调查病人的社会情况；与医生合作进行治疗；寻求各类资源，协助病人康复；病人的随访工作；善后工作。② 除协和医院之外，设立社会服务部的还有南京中央医院暨鼓楼医院、齐鲁大学医学校院等。

博济医院于1933年9月创建了社会服务部，由受过医疗专案工作专门训练的廖奉洁负责。③ 其主要任务为调查病人的家庭环境、生活状况及经济情形，以供医生做治疗参考；经医生诊治之后，社会服务工作者根据病人病情，到病人家中探访，察看病人是否遵从医嘱。若发现病人因某种困难无法遵从医嘱时，则寻求其困难所在，进而帮助病人解决问题。④ 至1936年，社会服务部的工作类目多达十几种，如表3-6所示。社会服务部的工作对医生在诊治病人上起到重大作用。

社会服务部曾办理过一个典型的案例。医院门诊部接诊了一个女乞丐，经诊断该女乞丐罹患卵巢肿瘤，被医院作为慈善病例收治。该女乞丐手术过后，社会服务工作者到其家中探访，发现其丈夫吸食鸦片，孩子严重营养不良，而且家中经济收入无保障。为了解决这名女乞丐康复后疾病复发的危险，社会服务部设法为其找到一份工作，以解决生活困难的问题。此外，还给她的孩子提供食物，以及帮助其丈夫戒除吸鸦片的恶习。⑤

1934年7月—1935年6月，社会服务部处理了259个医疗专案，使这些患者的家庭生活步入正轨。1936年6月，廖奉洁离职。与此同时，社会服务部规模扩大，由伍活泉、施瑶芝、陈惠珠3人负责医疗专案工作。

表3-6 博济医院社会服务部1935—1936年工作分类统计

问题 工作	无需办理之件	病体调理之劝导	入院指导	出院指导	料理免费入院	由院特许免费留医	免费治理	本院常规之解释	经济解决	预定易地疗养	向其他医院或机关调查	特别根查	减费治疗	家庭探访	不明来历	代谋职业	通函	其他
慢性病	13	36	6	1	1	—	5	6	—	6	16	13	15	—	—	13	16	—
急性病	17	15	2	4	1	—	2	—	—	—	5	4	—	1	—	—	—	2
新来本市者	—	4	3	1	1	—	1	2	—	—	3	3	—	1	—	—	—	2
乏资病补养体	—	2	—	—	—	—	—	—	3	—	—	1	—	—	—	—	—	—

---

① Lois A Fort Cowles. Social Work in the Health Field. New York：The Harworth Press Inc，2000，pp. 3 – 7.
② 王春霞：《民国医院社会工作的发展》，社会科学文献出版社2013年版，第151 – 152页。
③ ［美］嘉惠霖、琼斯：《博济医院百年（1835—1935）》，沈正邦译，广东人民出版社2009年版，第253页。
④ 中山纪念博济医院：《中山纪念博济医院九十九周年年报》，1934年，原刊无页码。
⑤ ［美］嘉惠霖、琼斯：《博济医院百年（1835—1935）》，沈正邦译，广东人民出版社2009年版，第254页。

续表 3-6

问题 工作	无需办理之件	病体调理之劝导	入院指导	出院指导	料理免费入院	由院特许免费留医	免费治理	本院常规之解释	经济解决	预定易地疗养	向其他医院或机关调查	特别根查	减费治疗	家庭探访	不明来历	代谋职业	通函	其他
失业	—	—	1	—	—	—	—	1	1	—	—	3	—	—	—	—	2	—
入息不敷	—	2	—	1	—	—	—	—	1	—	—	—	2	—	—	1	—	—
极度贫乏	—	4	—	1	—	2	3	1	3	—	—	—	1	2	—	—	—	—
教育	—	—	—	—	—	—	—	—	—	—	—	—	—	59	—	—	—	—
家庭不睦	—	—	—	1	—	—	—	—	—	—	—	—	—	1	—	—	—	—
娼妇	—	—	—	—	—	—	—	—	—	—	—	—	—	1	—	—	—	—
残疾	—	—	—	—	—	—	—	—	—	1	—	—	—	—	—	—	—	—
其他	5	1	1	—	—	—	—	—	1	—	—	—	—	38	—	—	1	16

（资料来源：Sun Yat Sen Memorial Canton Hospital. Annual Report of the Sun Yat Sen Memorial Canton Hospital, 1935—1936. p. 21.）

三、医院的乡村公共卫生事业

20 世纪二三十年代，中国 85% 的人口是农民。当时的农村除了交通不便、经济状况极为恶劣外，还存在民众知识匮乏，迷信盛行，急、慢性传染病肆虐，医学人才和医疗设备极为缺乏等问题。① 因此，农村卫生工作是当时中国公共卫生工作的重要组成部分，引起了有识之士的广泛关注。

20 世纪二三十年代，在国内关于复兴农村运动的呼声中，乡村公共卫生建设也开始出现了。如 1929 年，中华平民教育促进会与定县政府在河北定县，上海市卫生局与上海医学院（当时名为第四中山大学医学院）在吴淞和高桥相继开展了乡村卫生建设。其所办的事项主要有治疗、防疫、卫生宣传、学校卫生、助产及妇婴卫生、环境卫生、生命统计等几个方面。② 面对如此糟糕的乡村卫生情况，当时的中央卫生行政机关也有所触动。1932 年秋，南京国民政府中央卫生设施实验处医疗救济及社会医学科成立了乡村卫生处，其主要职能是：①通过在指定地区的具体研究工作，制定可行的卫生计划；②通过宣传及示范，促进各地的工作。在广大乡村推广实验区卫生机构。③ 此外，医学界的人士也积极呼吁要加强乡村卫生建设。

---

① 李廷安：《中国乡村卫生问题》，商务印书馆 1935 年版，第 121－126 页。
② 李廷安：《中国乡村卫生调查报告》，载《中华医学杂志》1934 年第 9 期。
③ 邓铁涛、程芝范：《中国医学通史·近代卷》，人民卫生出版社 2000 年版，第 477 页。

博济医院卫生服务部成立之初就在近郊的农村开展了公共卫生活动。1933年，广东家庭卫生促进会（Kwangtung Health Centre Association）成立，以办理地方卫生事业为目标。是年5月，博济医院及岭南分院与该会合作，在河南的一些乡村，开展学校卫生、妇婴卫生、防疫与医疗、卫生宣传、种痘等乡村卫生事业。① 在河南岛进行的医药服务中，广东家庭促进会与博济医院互相协作，由医院派遣医生，由广东家庭促进会派遣护士，分任工作。

（一）接管岭南大学乡村医院

岭南大学校址位于河南岛康乐村，邻近散布着众多村庄。1910年，由宾夕法尼亚大学基督教协会创办的岭南大学医学院曾在邻近岭南大学的地方建立了一所乡村医院。1914年，随着医学院撤离广州，医院也因此停办。1925年，广州国民军第五军军长李福林捐资1.3万元为岭南大学建立了一座医院，使得岭南大学的乡村医疗事业得以继续。② 医院开设门诊部，为岭南大学附近乡民提供一般治疗，由岭南大学校医嘉惠霖负责管理。医院内设住院部，以供乡民留医，产妇留产。③ 医疗工作使岭南大学与邻近乡村保持着密切的联系。

岭南大学乡村医院于1932年9月被移交给博济医院管理，改称为博济岭南分院。博济医院接办岭南分院之后，对分院的各项工作进行拓展。在博济医院的管理下，岭南分院内设内、外、妇、产等四科，有2名医生和1名卫生护士常驻。内、外科由张维耀主理，妇、产科由钟降根主理。整个分院附设病床22张；为村民提供大量的妇产科服务。1933年，岭南分院得到广东家庭卫生促进会的资助，成立乡村卫生部，延聘7名卫生护士，分日前往岭南大学附近的农村提供医疗卫生服务。④ 同时，博济医院公共卫生科亦设分部于岭南分院，派驻3名助理医师、1名卫生护士及1名护士，由苏淑媛医生负责管理。该分部的主要任务是办理及指导河南岛农村的一切卫生事项，包括岭南大学青年会所办的5所乡村小学的学校卫生。⑤

随着岭南分院的日诊量以及所办的卫生事项的增加，分院原本房屋已不敷用，1933年，岭南大学将校内的卡彭蒂尔堂（Carpentier Hall）拨给岭南分院，以作为分院的门诊部及博济医院公共卫生科分部办事处，同时作为医疗人员的住所。⑥

岭南分院对当时的中国来说"是一个样板，在中国任何大型村庄，就应该建造和维持这样的医院"⑦，为为数众多的农村人口提供收费低廉的医疗服务。

---

① 李廷安：《中国乡村卫生调查报告》，载《中华医学杂志》1934年第9期，第1199页。
② ［美］嘉惠霖、琼斯：《博济医院百年（1835—1935）》，沈正邦译，广东人民出版社2009年版，第239页。
③ 孙逸仙博士医学院筹备委员会：《广州博济医院创立百周年纪念》，广州私立岭南大学1935年刊印，第27页。
④ 孙逸仙博士医学院筹备委员会：《广州博济医院创立百周年纪念》，广州私立岭南大学1935年刊印，第27-28页。
⑤ 中山纪念博济医院：《中山纪念博济医院99周年年报》，1934年，原刊无页码。
⑥ 中山纪念博济医院：《中山纪念博济医院99周年年报》，1934年，原刊无页码。
⑦ ［美］嘉惠霖、琼斯：《博济医院百年（1835—1935）》，沈正邦译，广东人民出版社2009年版，第239页。

（二）建设河南岛八村卫生试验区

博济医院公共卫生科在河南岛农村的卫生事业开始于 1933 年，主要是与广东家庭促进会进行合作，而且以岭南分院为中心。1934 年，医院与广东农林局合作在河南岛上划定了卫生试验区，同时建立起三级卫生服务系统。

1. 划定卫生试验区

1933 年，医院公共卫生科与广东家庭促进会合作，为岛上村民提供医药服务。与此同时，公共卫生科曾对河南岛做过详细调查。调查结果显示，河南岛共有 52 个村，人口约 7 万人。针对调查结果，医院认为因经费欠缺，仅凭医院的一己之力要承担河南岛全部农村的卫生事项，实属困难。同年，广东农林局成立农村改进会（Rural Improvement Association），对河南岛的客村和旧凤凰进行农村建设工作。鉴于岭南分院在岭南大学附近农村原先已有卫生服务基础，以及广东农林局农村改进会的先期建设工作，博济医院公共卫生科与广东农林局于 1934 年选定邻近岭南大学的新凤凰、旧凤凰、下渡、伍村、康乐、鹭江、客村、敦和 8 个村，将其划为卫生试验区，实行各种卫生医疗防疫工作。①

2. 建立三级卫生服务系统

1933 年，医院与广东家庭促进会合作开始为河南岛农村提供医药服务。是年 8 月，除岭南分院外，医院另外开设了两个分诊所，分别设在敦和和旧凤凰两村中，覆盖区域为邻近的 4 个村。② 之后，又在伍村设立分诊所。1935 年，因敦和分诊所和伍村分诊所相距太近，效益不佳，故医院于 1936 年，将这两个分诊所归并岭南分院，成立一间较大的诊疗所，辐射区域为岭南大学附近 10 个村；另于距离岭南大学大约 4 英里（约 6.4 千米）的新村设立一间卫生所，名为敦和卫生所，以料理该处的 7 个村。③ 至此，博济医院以岭南分院为中心，在河南岛上建立起一个示范性的三级乡村卫生服务系统，这个服务系统包括以下单位：

一级：村诊所。医生每周到诊所 3 天，由护士到病人家中跟进病例。

二级：岭南分院。较重的病例转送到分院，进行更细致的治疗。

三级：博济医院。那些需要施行重大手术、需要特别研究诊断、需要照 X 光等的病人可以送来医院。④

卫生试验区的三级医疗保健系统建立的目的在于完善河南岛农村医疗、预防、建设各项卫生工作，改善河南岛农村落后的卫生状况。1935 年，公共卫生部主任医师龚邦耀对乡村卫生工作的"医疗、预防、建设"做了详细解释："所谓医疗工作者，即医疗

---

① Sun Yat Sen Memorial Canton Hospital. Annual Report of the Sun Yat Sen Memorial Canton Hospital, 1933 – 1934. p. 33. 龚邦耀：《博济医院卫生部工作概况》，载《广州卫生》1935 年第 1 期，第 155 – 157 页。

② Sun Yat Sen Memorial Canton Hospital. Annual Report of the Sun Yat Sen Memorial Canton Hospital, 1933 – 1934. p. 33.

③ Sun Yat Sen Memorial Canton Hospital. Annual Report of the Sun Yat Sen Memorial Canton Hospital, 1935 – 1936. pp. 34 – 35.

④ ［美］嘉惠霖、琼斯：《博济医院百年（1835—1935）》，沈正邦译，广东人民出版社 2009 年版，第 251 页。

病人之谓也，所谓预防工作者，即防止与免除疾病发生之谓也；所谓建设工作者即设法讲求产妇、小孩、学校、工厂卫生，而养成人民健全体魄之谓也。"① 乡村卫生的主要业务范围归纳起来有：一是妇幼卫生保健，"从事产妇接生、产妇和幼婴的卫生保健，婴儿的体格检查及疾病防治"；二是学校卫生，"给学生种痘、预防疾病注射及简易治疗"；三是公共卫生，"向民众宣传卫生常识"。这些措施对改变农村落后的卫生状况起到了一定的积极作用。

至1936—1937年度，这个三级卫生服务系统覆盖面为河南岛的新凤凰、旧凤凰、下渡、康乐、怡乐村、伍村、瑞宝、客村、鹭江、新市头、旧市头、桂田12个村庄。②博济医院在河南岛乡村的卫生事业只是一种试验，为当时中国其他地区建立一个完整的乡村医疗卫生机构提供了示范模型。

3. 办理乡村公共卫生的具体事项

（1）学生卫生。这一时期，博济医院岭南分院公共卫生科管理的学校，有岭南大学青年会所办的河南岛乡村小学校5所，共有学生590人；另外，还有真光女中及协和女师两间学校，有学生758人；总计负责学生数为1248人。医院在以上这些学校开展的卫生工作有：

1）检查体格。每年学校开学时，医院派遣医师、护士到校对所有新旧学生做详细的身体检查。在检查中如发现学生的身体有缺陷或病症时，由护士将该生的身体缺陷、病症报知其家长，使家长意识到该生身体缺陷、病症的严重性；如发现学生的病症需入医院治疗，则由护士介绍入博济医院治疗。为使学生注意矫正自身缺陷，公共卫生科为每位学生都制作了体格缺陷矫正表，并且用符号标注学生缺陷的矫正情况。另外，还在学校针对营养不良的学生开设营养班。首先对营养不良的学生进行便检，察看是否患有虫疾，如蛔虫、钩虫之类。若发觉有虫疾时，便施药杀虫。过段时间，如学生仍营养不良即将其拨入营养班，调养其身体。

2）预防接种。每年均对上述学校的学生接种牛痘苗，并注射伤寒疫苗及白喉毒素抗毒素混合液等，以防疫症的发生。

3）治疗工作。医院在上述各校皆举办门诊，由医师、护士为患病学生予以适当治疗。患沙眼的学生则由护士按医师指定的方法予以治理。医师每月到校对学生检查一次，如发现有学生病重需送院治疗则即刻将其送院，若病症传染性强则对其采取隔离措施，以防传染。

4）卫生教育。医院在上述各校时常举行各种卫生演讲。主要是通过卫生课程讲授、卫生谈话、绘画卫生图片等方式，向学生灌输各种卫生常识，使其养成良好的卫生习惯。另外，还向学生教授急救法，进行简单自救或救护他人。

5）环境卫生。公共卫生科的卫生护士每周到各校进行校内环境视察，察看学校的

---

① 老恩赐：《民办之卫生事业》，载《广州卫生》1936年第2期，第8页。
② Sun Yat Sen Memorial Canton Hospital. Annual Report of the Sun Yat Sen Memorial Canton Hospital，1936 – 1937. p. 48.

学生宿舍、厨房、厕所、运动场等处的卫生是否清洁，空气是否流通，光线是否充足。① 如发现有不足之处，则敦促学校改善。

（2）妇婴卫生及家庭访问。河南岛乡村的妇婴卫生是岭南分院及分诊所的工作重点之一。公共卫生科主任老恩赐医生认为：办理中国卫生事业最重要的一项为保育婴儿。当时，广东的婴儿出生未满1年就夭折的，占1/5至1/3，究其原因，主要是母亲缺乏婴儿的养育及料理知识以及各种疾病的袭扰。故老恩赐医生认为：若要降低婴儿的死亡率，应多设产科诊所，对孕产妇予以悉心照料。同时，应派遣卫生护士到孕妇及产妇家中探访，教导准母亲或母亲如何正确照料婴儿。②

婴儿健康检查。生长环境及衣食习惯对0～6岁的婴幼儿体格发育至关重要。为此，从1935年起，旧凤凰分诊所、岭南分院、敦和分诊所分别于每周周三、四、六上午举行卫生门诊，为附近农村的婴儿检查身高、体重，并视察婴儿体格的营养状况，每次来诊者约20人。医生根据婴儿的发育程度及卫生习惯，对婴儿母亲进行详细指导，以帮助母亲将婴儿养育成壮健的儿童。③

家庭访问。分院及分诊所的护士还承担家庭访问的工作。访问的目的在于向各家妇女传授家庭卫生知识，使其具备管理儿女、治理家务、预防疾病等方面的卫生常识。而且，在家庭访问过程中，若发现有一般患病者，护士能够即时进行简单治疗。④

（3）防疫及治疗。民国时期，河南岛各村的农民住房狭隘且人烟稠密，并且因经济条件的限制，居住环境不洁，饮食恶劣，以致容易生病。当时，农村最普遍发生的疾病为各种眼病（沙眼多见）、头癣、感冒、天花、肠胃传染病、婴儿破伤风、产妇产褥热等。因与城市相隔较远，交通不便，许多村民的疾病因延误治疗而产生极大危害。敦和分诊所及旧凤凰分诊所自开设后，除星期日外，将每日下午2点至4点设为村民解除疾病痛苦的诊病时间。⑤

（4）卫生宣传。为增加村民的卫生常识，医院公共卫生科在河南岛部分农村进行卫生宣传，旨在使村民了解疾病的致病原因及预防办法。1935年，公共卫生科在敦和、旧凤凰、鹭江、大良等处举办卫生展览，其展览内容主要有：肺结核预防法、种痘的益处、婴儿保健卫生、肠热病预防法、麻风预防法、传染病管理法、钩虫卫生、眼科卫生、农村卫生、各种疾病标本陈列等方面，而且每次均有医生及护士在场向村民进行详细解说。到场参观的村民超过千人。⑥

博济医院归并岭南大学后，1930—1938年，在政府及社会人士的支持与赞助下，医院迎来了一个鼎盛时期。医院建制不断完善，直追欧美同类医院的水平。作为孙逸仙博士纪念医学院的附属医院，其不仅承担着医学院的教研工作，同时还扩大规模，将卫生事业扩展至农村基层。医院的日诊量逐年增加，成为一所规制完备、教研并重、医疗

---

① 龚邦耀：《博济医院卫生部工作概况》，载《广州卫生》1935年第1期，第155-156页。
② 老恩赐：《民办之卫生事业》，载《广州卫生》1936年第2期，第8页。
③ 龚邦耀：《博济医院卫生部工作概况》，载《广州卫生》1935年第1期，第157页。
④ 龚邦耀：《博济医院卫生部工作概况》，载《广州卫生》1935年第1期，第157页。
⑤ 龚邦耀：《博济医院卫生部工作概况》，载《广州卫生》1935年第1期，第156页。
⑥ 龚邦耀：《博济医院卫生部工作概况》，载《广州卫生》1935年第1期，第157页。

水平高的医院。然而，日本侵华战争的爆发，打乱了博济医院的正常发展步伐，给医院造成了无法估量的损失。

第五节 抗战期间的颠沛流离

正当博济医院处于又一个迅速发展期时，却因日本侵华战争的爆发，中断了这一良好发展态势。1937年7月日本侵华战争爆发后，华北、华东等地区相继沦陷，日军铁蹄所至，生灵涂炭，这些地区的文化教育机关、学校、团体等，或遭日军炮火野蛮摧残，或遭日寇蹂躏践踏。1937年8月31日，日机开始轰炸广东。1938年，日军抓紧进攻华南，从夏季开始不分昼夜对广州城进行猛烈轰炸。每当防空警报一响，城中居民就扶老携幼、争先恐后地寻找避难场所。为了减少由于日机空袭造成的牺牲，广东省政府特令饬广州市政府、建设厅、警察局等机关，协商疏散妇孺。① 其后，政府、学校等开始陆续撤离广州。至广州城沦陷前几日，大量民众举家迁移，城内人口在几天之内迅速减少。是年10月13日，博济医院内尚有169名留医病人，至18日，留医病人全数离开医院。② 10月21日日军侵占广州后，尤其是在太平洋战争爆发后，大部分公私立医院或停办或内迁。在这种情况下，博济医院迫于日军威胁，四处辗转迁移，生存艰难，但医院新老职工仍坚持救死扶伤，为广大民众服务。

一、广州沦陷前岭大对博济医院的战略部署

（一）院长黄雯率部分医务人员参加抗战服务团

1937年8月，广州遭到日军空袭，孙逸仙博士纪念医学院院长兼博济医院院长黄雯迅速组织救援，集中全市救护机构及中西医护人员，于是年11月5日，在孙逸仙博士纪念医学院正式成立广州万国红十字会服务团。服务团由黄雯担任团长，博济医院儿科主任许刚良任秘书，公共卫生科主任老恩赐任医院委员会主席，内科主任嘉惠霖则任难民委员会委员。③ 在广州沦陷前，黄雯曾倡议全市的医院配合广东政府后撤，但并未被广州的医界人士所采纳。④

1938年10月14日，香港英国公理会医院（English Methodist Hospital）对广州万国红十字服务团施以援手，抽调部分护理人员参与到服务团当中。10月17日，嘉惠霖接

---

① 广州市档案馆：《侵华日军在广州暴行录》，中国档案出版社2005年版，第172页。
② Sun Yat Sen Memorial Canton Hospital. Annual Report of the Sun Yat Sen Memorial Canton Hospital, 1938–1939. p. 9.
③ Sun Yat Sen Memorial Canton Hospital. Annual Report of the Sun Yat Sen Memorial Canton Hospital, 1937–1938. p. 12.
④ 黄雯：《在两个世界之间》，香港学生书店1956年版。

替黄雯，被任命为博济医院院长。当医药卫生人员准备就绪后，由黄雯带队，率领由 140 名医药卫生人员组成的服务团前往广东北部的韶关开设后方医院，为抗战伤病员服务，这些服务团成员中，包括博济医院的绝大部分职工。与此同时，由美国海军陆战队协助，将医学院及医院有价值的设备装入美军集装箱进行藏匿，以防日军对医疗、实验设备的搜刮。①

黄雯率领的广州万国红十字会服务团在抗战期间，奔赴粤、湘两地坚持战地服务和农村卫生工作。据不完全统计，服务团提供的医疗卫生服务有门诊人数 60 多万人次，留医者 1 万余人次，接生婴儿 800 多名，预防接种 6 万余人次，手术 2 万余人次，其他保健 2.8 万余人次。②

（二）医院产权暂交广州医务传道会

1938 年 10 月，日军兵临广州城下，在广州形势越来越严峻的情况下，岭南大学于 10 月 12 日迁移至香港继续办学。与此同时，岭南大学校董会决议采取措施将校产还给美国纽约基金会，防止其被日军侵占。1938 年 10 月 21 日，广州沦陷。次日，岭南大学校董会在香港召开会议，决定仿照把校院产权还给美国纽约基金会的做法，采取应变措施将博济医院的产权及管理权暂时移交给广州医务传道会。为了保护医院，维持运作，医院在显眼位置悬挂美国国旗，向日军昭示医院产权属于美国。此时医院负责人主要由嘉惠霖（院长兼内科主任）、小谭约瑟（外科主任）、老恩赐（公共卫生科主任）等医务人员组成，其中，老恩赐主要留在康乐村岭南大学本部负责难民营的医疗卫生工作。医院于 10 月 31 日艰难恢复正常运营。博济医院的美籍医护人员以爱心和善举坚持在自己的工作岗位上，帮助中国人民反击日本侵略者。

1938 年前后，各种国际及地方机构都在博济医院内的医学院大楼设立办事处，如国际联盟的鼠疫预防局（The League of Nations Plague Preventive Bureau）和广东省、广州市的卫生部门；另外，广州红十字会亦驻扎在此。此时，博济医院作为各级机构的活动中心，异常繁忙。③

二、抗战期间博济医院的艰难生存

日军占领广州后的第一周，城中战火弥漫，街上人迹罕至。院长黄雯带走了博济医院的大部分医护人员，医院内仅留下嘉惠霖、谭约瑟、老恩赐 3 位美籍医生。因此，医院招募了一批新的医护人员及职工，包括聘用蔡梁瑞瑶女士为舍监，另聘 20 位普通雇工，聘请从夏葛医学院毕业的林桂英负责医院门诊部，增聘陈慕贞为护士，以及从夏葛

---

① Sun Yat Sen Memorial Canton Hospital. Annual Report of the Sun Yat Sen Memorial Canton Hospital, 1938–1939. p. 8.
② 广州市地方志编纂委员会：《广州市志》（卷十五），广州出版社 1997 年版，第 534 页。
③ Sun Yat Sen Memorial Canton Hospital. Annual Report of the Sun Yat Sen Memorial Canton Hospital, 1938–1939. p. 7.

医学院借调刘世强医生,以保证医院的正常运营。①

(一) 嘉惠霖坚守博济医院

抗战爆发后,日本军机持续轰炸广州城,城中硝烟四起,满目塌楼颓墙。博济医院位处当时广州最繁华的长堤一带,时受威胁。自1938年5月28日开始,日机开始对广州进行为期9天的轰炸,广州到处都是爆炸声与呼喊声,大量的房屋被炸毁,市民被炸伤。博济医院亦受到严重威胁。当时,在距离医院500码(约457米)处有炸弹爆炸,距离医院200码(约183米)处发生因爆炸引发的大面积火灾。此时,医院四周筑起防御工事,以沙袋筑成防护墙,防止战火蔓延波及医院。② 1938年6月8日上午10时50分,有32架日机空袭广州,西村电厂遭受重创,被8枚炸弹炸毁,造成全市停电,以致医生无法手术,伤患惨不堪言。③ 当时,博济医院内一片漆黑,医护人员极力克服电力医疗设备无法使用的艰难状况,救治伤者。此外,战争期间,博济医院大多以慈善行医,嘉惠霖竭力以极少的经费维持医院的继续开业。如此困境中,在院长嘉惠霖的管理下,除被日军占领及勒令搬迁等不可抗拒的因素外,医院坚持正常运营。

广州沦陷前,美国领事馆要求美籍侨民,尤其是妇女和小孩,尽快离开广州返回美国,许多供职于各文化机构的美籍职员提前休假,纷纷返美。迫于安全起见,岭南大学的职员和设备相继撤离广州。在如此凶险的环境中,嘉惠霖作为一名美籍医生,完全可以躲避战火回到安全的美国。但是,他不顾个人安危仍留在硝烟中的广州,坚守在博济医院。他和医院同仁尽自己最大努力,做了大量救死扶伤的工作。

嘉惠霖在华服务期间,除了在1941年4月至11月曾请假回国和1943年被迫离开中国以及休年假外,一直坚守在救死扶伤的医生岗位上。1938年10月26日,在岭南大学校园内,嘉惠霖等为战火中流离失所的民众建起临时难民营,他不仅要监理博济医院院务,还兼任岭大难民营主席,负责收容流离失所的难民;同时作为难民营的顾问医生,协同老恩赐负责其卫生医疗工作。④ 嘉惠霖每日往返于岭南大学与博济医院之间,为了顺利通过日军岗哨,他的汽车也挂上一面小的美国国旗。太平洋战争爆发后,嘉惠霖于1943年2月被日军关进集中营,8个月之后才因日美交换战俘得以返回美国。抗战胜利后,嘉惠霖再度来华,直至1949年72岁退休,于是年2月2日经香港乘机返回美国。近40年的广州行医授徒生涯中,嘉惠霖历任格致书院、岭南大学医学部教师兼校医、博济医院内科主任,数度出任博济医院院长,担任岭南大学孙逸仙博士纪念医学院内科教授,以出色的医学成就享誉中外。在医学日益昌明的20世纪,嘉惠霖还利用休

---

① Sun Yat Sen Memorial Canton Hospital. Annual Report of the Sun Yat Sen Memorial Canton Hospital, 1938–1939. p. 9.

② Sun Yat Sen Memorial Canton Hospital. Annual Report of the Sun Yat Sen Memorial Canton Hospital, 1937–1938. p. 13.

③ 关捷:《近代中日关系丛书之三日本对华侵略与殖民统治》(上册),社会科学文献出版社2006年版,第760页。

④ Sun Yat Sen Memorial Canton Hospital. Annual Report of the Sun Yat Sen Memorial Canton Hospital, 1940–1941. p. 23.

年假之便，到美国进修，甚至到英国进修与岭南地域特点密切相关的热带病学，不断学习新知识。嘉惠霖著述丰富，除发表过为数甚多的医学文章外，他还总结博济医院的百年历史，与内侄女琼斯（Catharine J. Cadbury）合作，用英文撰写了《柳叶刀尖——博济医院百年，1835—1935》（*At the Point of a Lancet—100 Years of Canton Hospital* 1835—1935）一书，于1935年博济医院建院100周年之际出版。书中详细记述了美国的医学传教士在博济医院开展的工作，特别是开拓者伯驾、嘉约翰的贡献，再现博济医院与博济医学班、博济医学堂的兴衰沉浮，也在一定程度上揭示了近代中国西医院及西医教育的起源、发展至定型的全过程。至今，此书仍是研究近代中国西医发展史的重要文献。嘉惠霖是民国时期西医内科学的知名医生与教授，对华南乃至全国的医疗卫生事业都做出了重要贡献。

1941年12月，珍珠港事件爆发，它从根本上否定了美国政府坚持绥靖立场的任何理由，"打破了美国长期以来在军事上利用中国抵抗日本，而自己不参战的可能性"①。太平洋战争爆发前，日本就考虑到战争爆发后如何处置在华美国侨民及其财产问题。1941年11月22日，日本外务省亚洲第一课提出《国际形势骤变时在支敌国人及敌国财产处理要纲（草案）》，指出：如果国际形势骤变，对在华的敌国人及敌国财产的处理，"应以相互主义为指导，国际法为准则，并致力减轻我方负担，善加利用，避免无益的破坏和散逸"。文件还提出：对在华的敌国人，"应置于帝国军队的监视之下，其居住及旅行应受到限制"②。珍珠港事件发生后，日军侵占了美国在广州的机构，加大对美国侨民的控制。据当时一位在华美国传教士回忆说：以前遇到岗楼上的日本哨兵向他们吆喝时，如果听到是美国人就会放行，而现在自己的医院上即使挂上美国星条旗，也不能再幸免于日本飞机的空袭。③

1941年12月8日，日军占领博济医院，直至次日晚才撤兵，医院院务被迫停滞。同日，日军占领岭南大学校园，包括香雅各、嘉惠霖夫妇在内的14位岭南大学留守美籍职员及家属被日军控制成为俘虏。所有岭南大学美籍人员先是被卡车送往沙面，当晚又被送返岭南大学怀士堂监禁，于次日才获准回家。此后，岭南大学所有美籍人员被日军软禁在康乐园寓所，如要进城须先向驻扎在岭南大学怀士堂的日军总督领取入城通行证，但仅限一周一次。而嘉惠霖作为博济医院的医生特许可以每日前往医院诊视病人，但晚上要回康乐园报到。这是日军参照在上海市外国人虹口隔离区的监控方法，市内有工作的外国人可以昼出夜归。某日，嘉惠霖照例驱车前往博济医院工作，途中突然被日军阻拦，毫无缘由地被蛮横的日兵掌掴。④ 1942年10月，日本军事当局决定对在华敌国人采取分别对待的政策，分成"拘押者"和"集团生活者"两类，对凡是涉嫌从事间谍活动者，特别是可能对军方造成危害者实施拘押，而对其余人实施集团生活管理。⑤ 日军对嘉惠霖医生的特别对待只持续到1943年1月底。1943年2月，嘉惠霖等

---

① 张宪文：《中国抗日战争史 1931—1945》，南京大学出版社2001年版，第930页。
② 何天义：《日军侵华战俘营总论》，社会科学文献出版社2013年版，第331页。
③ 齐小新：《口述历史分析：中国近代史上的美国传教士》，北京大学出版社2003年版，第172页。
④ 何世光、嘉惠霖：《广州留守经过》，载庄泽宣编《抗战期间的岭南》，私立岭南大学1946年出版，第55页。
⑤ 何天义编：《日军侵华战俘营总论》，社会科学文献出版社2013年版，第332页。

美籍岭南大学职员全数被押往基督教华南远东宣教会总会所在的宝岗礼拜堂拘禁。仅有嘉惠霖的司机能定期带生活用品前往探视,其余人等一律不准接近。① 1943年9月30日,嘉惠霖等岭南大学职员及家属因美国与日本交换战俘得以返回美国。嘉惠霖与中国人民一道经受了日军侵华战争的磨难。

(二) 岭南大学难民营及附近村庄的卫生医疗工作

政府、学校迁走了,但市内相当一部分的平民百姓没有条件离开广州避难,他们缺衣少食、挨饿受冻,加上疾病侵袭,流离失所,饿殍遍地。尤其是贫苦人家,没有能力离开。抗战爆发后,广州市内公、私立医院和教会医院,均拨出部分床位作为伤难民免费收容治疗之用。② 面对残酷的现实,战时广州各大医院与"广东省救护委员会"和"香港各界救济华南难民联席会"之间有良好的互助协作关系。各医院救治伤者,收容难民。一些慈善性质的机构则通过募捐为医院筹措善款。"香港各界救济华南难民联席会"将筹措到的1万善款分配给博济医院2000元。③

上海、南京沦陷后,大批无家可归的难民涌入广州避难。一些美国传教士及在华侨民不顾个人安危,配合国民政府做了不少保护难民的工作。1938年10月24日,广州难民区委员会成立,由岭南大学董事香雅各担任主席。该委员会得到美国红十字会的支持,在广州四周开设5个难民营,康乐村岭南大学便是其中之一,由嘉惠霖任难民营主席。岭南大学难民营于1938年10月26日开营,于1940年1月31日闭营,历时15个月,为难民提供免费食宿及医疗服务。④ 自难民营开办后,很快麇聚了难民。难民营为了帮助真正需要之人,只接纳老弱妇孺。到1938年11月,岭南大学校园里收容了6000名难民,挤满了学校的所有宿舍。难民人数最多时达8000人。

岭南大学的难民营的医疗工作主要由博济医院公共卫生科主任老恩赐负责,并组建医疗卫生队。当时的医疗卫生队成员包括:来自夏葛医学院的梁毅文、李香英两位医生,后由裴瑞平、李美贞医生接替;Mrs. C. N. Laird、何悦赐两名护士及几位夏葛医学院的毕业护士;一名药剂师和牙科士(间或来营提供诊疗服务)。难民营里开设诊所(限于门诊),不仅为难民进行免费诊治,同时兼顾岭南大学附近农村村民的卫生医疗。⑤ 岭南大学的难民营开办时正值秋尽冬初,广州肠炎症肆虐,余威未减。而难民营中,因收容人数众多,卫生条件受限,传染病的流行,在所难免。老恩赐虑及于此,在难民营内每天进行三次肠热预防针注射,受注射者达5000余人。实施一段时间后,难民区的肠热症绝迹。紧接着,医护人员开始在难民营为难民施种牛痘。1939年春,医

---

① 何世光、嘉惠霖:《广州留守经过》,载庄泽宣编《抗战期间的岭南》,私立岭南大学1946年出版,第55页。
② 中国人民政治协商会议广州市委员会文史资料研究委员会:《广州文史资料》(第45辑),广东人民出版社1993年版,第175页。
③ 李永宸:《抗战时期的广州教会医院》,载《羊城晚报》2013年7月20日第B10版。
④ Sun Yat Sen Memorial Canton Hospital. Annual Report of the Sun Yat Sen Memorial Canton Hospital, 1938 – 1939. p. 23.
⑤ Sun Yat Sen Memorial Canton Hospital. Annual Report of the Sun Yat Sen Memorial Canton Hospital, 1938 – 1939. pp. 23 – 24.

护人员又在难民营内注射霍乱预防针。① 1938年10月26日至1940年1月31日，门诊部为难民营里4940位难民提供医疗服务，门诊量为39934人次，每位难民平均造访门诊部8.08次。② 其间，老恩赐等医护人员为难民营的孕妇接生了200多名婴儿。

由于经费限制和医护人员的缺乏，博济医院于1938年中断了河南岛上从化及敦和两间乡村卫生诊所的乡村医疗卫生事业。在此期间，岭南分院曾在夜里被日军一块砖一块砖、一条梁一条梁地拆走，以致整座分院消失。尽管医院停止办理乡村门诊业务，但岭南大学的难民营门诊部在乡村医疗卫生上起到了替代性作用。从1938年10月26日至1940年1月31日，岭南大学内的诊所为周围各村7703名村民提供21462次门诊服务，平均每位村民造访门诊部2.78次。村民主要患有疟疾、皮肤病、呼吸道疾病、麻疹等疾病，其中皮肤病的病发率为98.5%，呼吸道疾病病发率为86%。③ 难民营虽于1940年1月31日关闭，但岭南大学诊所继续开办，为岭南大学附近各村村民持续提供诊疗服务。1940—1941年，为更好地服务于河南岛各村，于每天下午6点至9点，诊所的护士对各村进行家庭访问，主要对村民进行检查，通过检查判定是否需要即时的医疗服务，如病情严重应送入医院治疗。另外，家庭访问的另一项工作则是对村民进行卫生教育，帮助村民进行疾病预防。

（三）以空袭受伤者为主的医疗工作

广州是当时受日机轰炸最严重的城市之一。日机轰炸广东，始于1937年8月31日，直到1938年10月。在持续14个月的大轰炸中，工厂、学校、民房、商店、集市以及其他人群聚集的场所都是日机的轰炸目标。日机对这些地方狂轰滥炸，给平民造成的损伤极为惨烈。而每次轰炸后，均有死伤，灾情之惨重，往往令人不忍目睹。因此，每次空袭后，都有大量伤者被送至博济医院救治。此外，1937年11月至1938年6月间，上海和南京的难民纷纷南下涌入广州避难。1937年6月，"广东省救护委员会"成立。自1938年7月始，该会每月"拨款2万余元，补助各医院，免费收容被炸负伤市民留医"，并在各医院贴出免费治疗通告。④ 博济医院亦接受该会的经费补助。医院的医护人员不顾个人安危，积极参与救护伤者、收容难民的工作。博济医院彻夜照明，医护人员亦通宵达旦地工作，为这些南下的难民及遭受空袭而受伤的广州难民提供免费医疗服务。

在日军轰炸广州的14个月中，以1938年春的轰炸最为频繁，博济医院收治的伤者也因此不断增加。如1938年4月10日，4架日机进袭市区，轰炸了广州的一家纺织厂，大量妇女儿童受伤，造成102人死亡，199人受伤，部分受伤者被送到博济医院治疗。

---

① 英伟才、杨逸梅：《本校广州难民区概况》，载庄泽宣编《抗战期间的岭南》，私立岭南大学1946年出版，第6页。

② Sun Yat Sen Memorial Canton Hospital. Annual Report of the Sun Yat Sen Memorial Canton Hospital, 1940－1941. p. 25.

③ Sun Yat Sen Memorial Canton Hospital. Annual Report of the Sun Yat Sen Memorial Canton Hospital, 1940－1941. pp. 25－28.

④ 通告如下："凡因被日机轰炸受伤之市民，自本年7月1日以后入院留医者，其医药膳各费，均由本会支给，留医人等无用另行纳费，为此通告受伤市民，一体知照，此布。"参见广州市档案馆编《侵华日军在广州暴行录》，中国档案出版社2005年版，第171页。

其中在博济医院留医者，有 58 人。① 据《私立岭南大学医学院简史》记载："广州市自 1938 年 5 月 28 日起，迭遭敌机大轰炸，市民伤亡惨重；因之学院附属博济医院，救护受伤者颇多；同时医学院教职员生，均能够不顾危险，各尽其责，从事救护……1938 年 5 月 28 日至 6 月 30 日，治疗被炸伤者 293 人，伤者留医日数 1577 日，施手术数 88 次，X 光线检查 53 人次，注射治疗 466 次，入院 122 人，出院 76 人，死亡 24 人。"②

轮番轰炸下，广州一片狼藉，断瓦残垣中哭喊声不绝于耳。中国红十字会广州分会与其他慈善团体联手，开办难民收容所，施行救助。随着伤病员的增加，医院不得不寻找新的留医病区安顿持续增加的受伤者。1938 年 1 月 22 日，医院大楼另外辟出一个病人收容区，用来收治来自河南岛上的受伤难民。③ 在留医人数上，1937—1938 年与 1936—1937 年相比增长了 12%（见表 3-7）。1937—1939 年期间，从表 3-7 中可以看出，1938 年这一年中有 4 个月医院的留医人数居高不下，分别为：6 月留医 201 人，7 月留医 296 人，8 月留医 319 人，9 月留医 297 人。这些留医人数频创新高，多数为因空袭受伤而入院治疗的伤患。④

表 3-7　1937—1939 年留医人数分月统计

月　份	1936—1937 年	1937—1938 年	1938—1939 年
7 月	155	185	296
8 月	145	157	319
9 月	158	127	297
10 月	165	156	145
11 月	118	118	89
12 月	131	102	231
1 月	88	106	207
2 月	108	127	158
3 月	148	154	111
4 月	136	152	135
5 月	170	241	170
6 月	183	284	201
总计	1705	1909	2359

（资料来源：此表根据 Sun Yat Sen Memorial Canton Hospital. Annual Report of the Sun Yat Sen Memorial Canton Hospital, 1936-1937. p. 15. Sun Yat Sen Memorial Canton Hospital. Annual Report of the Sun Yat Sen Memorial Canton Hospital, 1937-1938. p. 9. Sun Yat Sen Memorial Canton Hospital. Annual Report of the Sun Yat Sen Memorial Canton Hospital, 1938-1939. p. 4. 等数据制成。）

---

① 李永宸：《抗战时期的广州教会医院》，载《羊城晚报》2013 年 7 月 20 日第 B10 版。
② 彭建平：《私立岭南大学医学院简史》（未刊稿），中山大学档案馆 2006 年，第 29 页。
③ Sun Yat Sen Memorial Canton Hospital. Annual Report of the Sun Yat Sen Memorial Canton Hospital, 1937-1938. p. 14.
④ Sun Yat Sen Memorial Canton Hospital. Annual Report of the Sun Yat Sen Memorial Canton Hospital, 1937-1938. p. 14.

据《申报》报道：仅 1938 年 6 月 6 日这一天，广州因空袭造成伤亡的平民就有 2000 人左右。① 博济医院的一名医生曾对这一天的经历做了详细记述：当日这位医生准备从岭南大学到博济医院工作，途经珠江大桥时遭到排查，直至确认身份后才予以放行。当这位医生到达医院附近的某商店时，就遇到日机低飞以机关枪扫射街道的危急状况，街道上的男女老幼慌乱地寻找庇护之处。是日上午 8 点拉响了第一声防空警报，9 点日机开始投放炸弹，大量的普通民众被炸伤或因房屋倒塌而被压伤。广州红十字会立即展开救援。为数甚多的受伤者被送到博济医院救治，一位女医生负责给每位入院的受伤者进行皮下吗啡注射和抗破伤风血清注射。这些被送入院的受伤者中有 60%～70% 的人需立即进行截肢手术，而且多数伤者伴有腹部与胸部同时受伤的情况。为此医院紧急连开 6 台手术床，由多名外科手术医师同时进行手术，为受伤者进行治疗，直至凌晨才结束手术。仅 6 月 6 日，博济医院救治的伤者达 156 人。②

据不完全统计，1937 年 8 月 31 日—1938 年 10 月，广州沦陷，"日机轰炸广州期间，在市区内投弹 2630 枚，炸死 1453 人，炸伤 2926 人，炸毁房屋 2004 间"③。大量的伤病员使得广州急需战时救护，当时的广州教会医院如博济医院、柔济医院都积极参与其中进行救治，为中国的抗日战争做出了重要贡献。

（四）辗转迁移

广州沦陷后，很多教会医院和学校被日军侵占和征用。因日军所属的文德路博爱医院（原为广州留法同学会所在地，为日军霸占改为军医院）地方狭小，而博济医院面积宽阔，地理位置理想，日军遂想侵占博济医院。1942 年 2 月的一天，日军通告院长嘉惠霖，限令医院全体人员于 24 小时内全数迁出，否则立即没收全部设备物品。在如此紧急的状况下，嘉惠霖急忙召集医院医务人员开会讨论，决议请求日军准予将医院迁移至中华基督教会广东协会办事处大楼（简称广协楼，位于博济医院对面，仁济路 2 号），所幸得到日军准许。为了抢搬医院的各项物资，医院后门的仁济路堆满病床、医疗设备等各项物品。博济医院迁入广协楼后，虽广协楼比较狭小，不利于医院开展医疗工作，但医院的日常工作仍比较繁忙。④ 之后又有谣言，日军要占用广协楼。嘉惠霖虑及医院安全，便与西关长寿西路的保生医院商议：将医院的部分设备与人员转移至该院。与此同时，博济医院在该院开设门诊部，派驻部分医务人员。1942 年年底，日军又要求借用广协楼及仁济堂，着令博济医院迁入文德路博爱医院原址。文德路博爱医院此时已破败不堪。时任医院执行委员会主席的梁锡光等不得已于是年 12 月迁入文德路博爱医院原址，并想办法募集捐款对屋舍进行修缮。⑤ 自此，博济医院业务分保生医院

---

① 《广州灾场纪实》，载《申报》1938 年 6 月 7 日。
② Sun Yat Sen Memorial Canton Hospital. Annual Report of the Sun Yat Sen Memorial Canton Hospital, 1937 – 1938. p. 13.
③ 广东全省防空司令部：《广东省空袭损失统计表》，转引自曾庆榴、官丽珍《侵华战争时期日军轰炸广东罪行述略》，载《抗日战争研究》1998 年第 1 期。
④ 何世光、嘉惠霖：《广州留守经过》，载庄泽宣编《抗战期间的岭南》，私立岭南大学 1946 年出版，第 54 页。
⑤ 何世光、嘉惠霖：《广州留守经过》，载庄泽宣编《抗战期间的岭南》，私立岭南大学 1946 年出版，第 55 页。

与文德路博济分院两处,人员统一调配。此时保生医院还是博济医院医生、护士及工人的宿舍。

广州沦陷后,为了在政治、军事、经济上打击日军,盟军飞机也时常空袭广州。1943年5月8日,文德路博济分院被盟军美国飞机误炸,一颗重磅炸弹落在一间病房旁边的老树上,导致一位女病人和两位工人当即死亡。在日军投降之前数周,盟军军机对广州进行频繁的轰炸,文德路的博济分院全体人员不得已再迁至西关长寿西路保生医院。① 随着世界反法西斯战役的节节胜利,1945年7月,盟军飞机轰炸广州日军机场、据点、重要设施越来越频繁。文德路博济分院关闭,全部撤至保生医院。

(五) 华人医护人员艰难维持院务

1943年年初,当院长嘉惠霖风闻日军要将所有英美人士关进集中营后,便召集会议,对博济医院做了部署:选派梁锡光、王怀清、刘世强组成医院执行委员会,以梁锡光为主席兼外科主任,刘世强为内科主任,王怀清为妇科、儿科主任,继续维持院务;又请孙逸仙博士纪念医学院外科教授兼柔济医院院长王怀乐、柔济医院妇科医生梁毅文对博济医院加以照拂。②

在文德路期间,发生了伪广东政府省长陈耀祖遇刺案。1944年4月4日,陈耀祖在途经广州文德路时遇刺,立即被送入就近的文德路博济分院治疗。因设备简陋,旋即由日军军部转送至东山陆军医院救治,后终因伤势过重不治身亡。4月9日傍晚时分,文德路博济分院院长兼外科主任梁锡光及内科主任刘世强被日军急召到急诊室,要求两位中国医生在死亡证明书上再加签名,然后由日本人处理。③

1945年8月,日本投降,伪绥靖公署结束,广州光复。是年8月16日,岭南大学校长李应林派遣黎寿彬等人返回广州做接收校产及博济医院的准备。因国民政府军队尚未入广州城,黎寿彬等人在代管美国权益之瑞士领事及陈寿硕、李福林两军事特派员的协助下,于9月5日接收被伪广东大学所占用的康乐校舍;又于9日接收被日军博爱医院占用的博济医院。④ 文德路博济分院的财产运回原长堤博济医院院址,随即在保生医院的留医病人也悉数迁回博济医院。抗战时期,广州局势动乱,博济医院历经颠沛流离艰难生存。据1946年4月估计,抗战8年,博济医院共损失了115.36万美元。

第六节 战 后 重 建

抗战胜利后,博济医院迁回本院重新复业。随后,嘉惠霖医生从美国返回广州,继

---

① 何世光、嘉惠霖:《广州留守经过》,载庄泽宣编《抗战期间的岭南》,私立岭南大学1946年出版,第55页。
② 何世光、嘉惠霖:《广州留守经过》,载庄泽宣编《抗战期间的岭南》,私立岭南大学1946年出版,第54–55页。
③ 广州市政协文史资料委员会、广州市人民政府参事室等:《广州文史资料第48辑广州抗战纪实》,广东人民出版社1995年版,第310页。
④ 李应林:《复员之回顾与前瞻》,载庄泽宣编《抗战期间的岭南》,私立岭南大学1946年出版,第60–61页。

续担任博济医院内科主任。但抗战胜利、复迁博济本院的喜悦并不能抵消战争给医院造成的巨大损失，此时的医院百废待兴。1948年，随着时局的剧变，国民政府已濒临灭亡，西医高等教育也随之跌入低谷，有关的教育计划、方案也不能付诸实施。1948年年底，由于社会动荡、物价飞涨，广东各院校的教学秩序几近瘫痪，教职员工的生活难以维持，"反饥饿、反迫害"等罢教罢学风潮迭起。岭南大学陷入了有史以来最大的财政困境，学校经费所剩无几。

医院在战后重建过程中经历了解放战争、中华人民共和国成立、抗美援朝等一系列重大历史事件，但在岭南大学李应林、陈序经两位校长的运筹帷幄，以及李廷安、汤泽光等几位院长的共同努力下，博济医院的医疗事业又迎来了一段辉煌时期，成为华南乃至全国范围内的医事重镇。从抗战胜利到南京国民政府结束对大陆地区的统治，广东高等西医教育变化急剧：1948年之前，政府对西医教育事业给予一定的关注及经费补助，各校积极修复和重建校舍、医院，添置仪器设备，恢复正常的教学秩序，取得了一定的成绩；但在1948年之后，随着国民党的节节败退，国民政府濒临灭亡，政府集中人力、物力、财力于战争，无力对高等西医教育继续支持，使得西医教育事业停顿不前，甚至出现倒退现象。

一、博济医院战后的初步复兴

1945年9月6日，黎寿彬会同梁锡光医生接收被日本博爱医院占领的博济医院。医院复院后，由马汝庄教授暂任医院院长，兼任外科主任。[①] 百废待兴的博济医院亟需重整山河。1946年，岭南大学校长李应林聘请由南京国民政府派来筹建广州中央医院的李廷安博士为孙逸仙博士纪念医学院院长兼附属博济医院院长。李廷安（1898—1948），1926年毕业于北京协和医学院公共卫生系，之后获得美国哈佛大学医学博士学位。1929年回国后，李廷安先后担任北平卫生事务所所长、北平协和医学院教授及上海市卫生局局长，是我国公共卫生教育事业的奠基人。李廷安对社会调查十分重视，在其《中国乡村卫生问题》一书中反复强调"乡村卫生"的重要性。李廷安曾深入我国农村做调查，其调查结果发表在《中国乡村卫生调查报告》一文中。李廷安在担任博济医院院长期间，为医院广聘专才，充实设备，为医院战后重建做出贡献，在其治下的博济医院处于承前启后的时代，启动了医院的第二次腾飞。

（一）添置设备、建筑新舍

由于博济医院在抗战期间辗转迁徙，医院的仪器设备和历年的病案资料损失殆尽，医院的建筑亦轻度受损，亟待重建。据位于医院后座的孙逸仙博士纪念医学院统计：在抗战期间，医学院的家具等办公设备已损毁，医疗仪器、教学设备等损失约1/3。[②]

[①] 麦灵生：《博济医院与岭南大学》，载中国人民政治协商会议广东省广州市委员会文史资料研究委员会《广州文史资料》（第13辑），1964年版，第117页。

[②] 彭建平：《私立岭南大学医学院简史》（未刊稿），中山大学档案馆2006年，第30页。

面对百废待兴、亟待重建的博济医院,首先要做的是对医院的硬件设施进行修缮,并添置不足。岭南大学复校后,立即着手对医院的建筑进行修缮。1946年,南京国民政府教育部与善后救济总署除了拨给孙逸仙博士纪念医学院300张病床的医疗设备器材外,善后救济总署广东分署还补助一部分医院及门诊的修建费用。此外,教育部还对孙逸仙博士纪念医学院追加120万元的拨款给医学院及医院购买医疗仪器设备,以补不足。另外,社会上的公共团体亦对医院进行了捐助,使得医院的仪器设备初具规模,能保证医院的正常运转。

随着博济医院和孙逸仙博士纪念医学院的复院,以及护士培训学校的复办,医护人员以及学生人数的不断增加,院内的建筑不堪敷用。1948年,医院建筑3层新楼,作为护士的宿舍。

(二)增聘卫生人员

抗战期间(尤其是太平洋战争爆发后),外科主任小谭约瑟、内科主任嘉惠霖以及公共卫生科主任老恩赐等几位美籍医生相继返美,医院的医务人员数量锐减。抗战胜利后,当时返回医院工作的美籍医生有嘉惠霖、老恩赐二人,院内出现多个科室缺乏专家坐镇的情况。增聘各科人才成为医院复院后的首要任务之一。在李廷安担任院长期间,他曾与北京协和医学院的几位医学教授接洽,商谈南下广州,到岭大孙逸仙博士纪念医学院及附属博济医院担任教职与医职,包括X光专家谢志光及内科专家陈国桢。尽管谢、陈二人未立刻就任,却为后来岭南大学校长陈序经再度游说二人南下做好了铺垫。由于癌症发作,李廷安于1948年5月6日在广州逝世,享年50岁。李廷安在博济医院工作虽然只有短短的两年,但院务工作逐步获得恢复与发展,使博济医院得到充实和发展。①

1945年,许天禄、许汉光夫妇二人受聘到孙逸仙博士纪念医学院任教。许禄天任医学院解剖学教授,许汉光任医学院儿科教授兼博济医院儿科主任,② 继续发展儿科。1946年9月,许锦世受院长李廷安邀请到岭南大学孙逸仙博士纪念医学院任教。他先后担任医学院内科学讲师、博济医院内科医师。1948年,许锦世因业务能力突出被任命为博济医院的副院长。陈宝珍,1945年毕业于日本京都药学专门学校,于1946受聘为岭南医学院附属博济医院药房主任。陈宝珍在担任博济医院药房主任时,为解决临床上非常需要而市面上缺乏的药品的问题,自己动手建立了制剂和灭菌制剂两个部门。③ 1949年,医院增聘护理专家关重华、江尊群等,改善护校的教学与医院的护理工作,是年,护士培训学校新招学生30余人。④

至1946年10月,孙逸仙博士医学院公共卫生科教授有李廷安、老恩赐;内科教授有嘉惠霖,另有讲师许锦世、刘世强,外科教授有马汝庄、王怀乐;小儿科教授有许汉

---

① 中国人民政治协商会议广东省广州市委员会文史资料研究委员会:《广州文史资料专辑·珠江艺苑》,广东人民出版社1985年版,第41页。
② 周川:《中国近现代高等教育人物辞典》,福建教育出版社2012年版,第174页。
③ 易汉文:《中山大学专家小传》,中山大学出版社2004年版,第13页。
④ 汤泽光:《医学院及博济医院最近各种措施》,载《岭南大学校报》1949年第107期,第1页。

光;妇产科教授有梁毅文;解剖学教授有许天禄等。医学院的教授、讲师除了承担学生课业与科研外,其中大部分还在附属博济医院担任医职,承担大量日常诊疗工作以及数目可观的门诊工作。

此时,国内的时局正面临大转折。国民党的反动统治已处于分崩离析之势,经济更濒于崩溃。博济医院的处境十分困难。李廷安院长及许锦世副院长在困难中,团结全院员工组织应变,克服种种困难,同舟共济渡过广州解放前夕的艰难时期。

二、博济医院的再度辉煌

1948年8月1日,陈序经[①]正式出任岭南大学校长。在其主事岭南大学期间,重新规划了孙逸仙博士纪念医学院,并且亲往北京聘请各科医学专家南下广州,担任医学院的教席兼博济医院医职,着意将医学院及博济医院办成当时国内一流的医学院和医院。在他的领导及各科主任教授通力合作之下,孙逸仙博士纪念医学院及附属博济医院继续发扬光大,成为华南的医疗中心。

岭南大学对博济医院在行政管理上施行的是由孙逸仙博士纪念医学院院长领导下的一元化管理体制,通常由医学院的院长兼任附属医院的院长。孙逸仙博士纪念医学院设院务会议,为医学院及博济医院的最高行政机构,检查和决议医学院及医院的各项院务。院务会议下设:常务委员会,辅助院长建议、决议及执行行政各项事宜;人事委员会,辅助院长处理人员聘任及晋升事宜。[②]

博济医院于1930年归并岭南大学时,为纪念孙中山在此开始学医及革命活动,特改名为"私立岭南大学附属中山纪念博济医院"。1935年,在博济医院创办100周年之际,岭南大学孙逸仙博士医学院于博济医院内正式建立,此时中山纪念博济医院又改名为私立岭南大学孙逸仙博士纪念医学院附属博济医院。1948年,博济医院改为私立岭南大学孙逸仙博士纪念医学院附属医院。[③] 博济医院自岭南大学孙逸仙博士纪念医学院成立后,一直作为医学院的附属教学医院,为医学院的学生提供教学及实习的基地,发挥了培育英才的作用。孙逸仙博士纪念医学院的学生在第六学年必须在博济医院充当住院医生1年,各科轮转,计内科四个半月,外科四个半月,妇产科一个半月,公共卫生科一个月。[④]

[①] 陈序经(1903—1967),字怀民,广东省文昌县人,著名的历史学家、社会学家、民族学家、教育家。陈序经在1920年进入岭南大学附中学习,于1925年获美国伊利诺伊大学博士学位,归国后相继任职于岭南大学、南开大学、西南联合大学;在1934年发表了《中国文化之出路》一文,主张全盘西化,引发一场激烈的文化大论战;1948年出任岭南大学校长,该校并入中山大学后,曾任副校长,1962年出任广州暨南大学校长,后调任南开大学副校长。

[②] 吴定宇:《中山大学校史(1924—2004)》,中山大学出版社2006年版,第312页。

[③] 刘泽生:《嘉惠霖与博济医院》,载《中华医史杂志》2004年第1期,第35页。

[④] 彭建平:《私立岭南大学医学院简史》(未刊稿),中山大学档案馆2006年,第42页。

（一）各科专家的强势加盟

1948年8月，由汤泽光接任博济医院院长一职，医院行政管理恢复正常运作。①1949年2月，嘉惠霖医生年老退休，返回美国。此时，医院仍由岭南大学支持，继续照常运作。此时，医院不仅缺少了一位诸如嘉惠霖医生这样的内科权威，其他各科亦需添聘专家。汤泽光等人的到来，解决了这一难题。

汤泽光（1899—1985），广东新会人，1924年毕业于岭南大学，后获美国纽约州立大学文理学士学位；1929年毕业于北平协和医学院，后获美国纽约州立大学医学博士学位，毕生致力于医学病理生理研究。从1931年始，汤泽光任教于广州光华医学院，历任光华医学院教授、教务长、内科主任。②1934年，汤泽光首次在我国诊断出罕见的脊髓肿瘤，这在中国医学史上是一次重大的发现。③由于汤泽光在医学上的显著成就，1934—1935年，他被博济医院聘为神经科顾问会诊医师，④与博济医院建立起联系。汤泽光院长主持院务后，在岭南大学校长陈序经的协助下，继续为医院广揽人才，充实仪器，增建宿舍。

对医疗教育事业而言，加强教授阵容是提高医学教育质量和培养医学人才的第一要举，对医院而言，亦是如此。本着将岭南大学医学院与附属博济医院建设成为华南的医事中心的初心，1948年夏，岭南大学校长陈序经北上游说了一批当时北京医界的一流医学专家到孙逸仙博士纪念医学院担任教席并兼任附属博济医院主要医师，如谢志光（放射科）、秦光煜（病理科）、白施恩（细菌科）、司徒展（瘤外科）、陈国桢（肠胃内科）等都是招募对象。是年10月，这些高级医学知识分子陆续抵穗，陈序经的北平之行开始见效。与此同时，博济医院住院医师亦大量增聘，其数目超出了当时医院诊病所需人员。⑤江增群（司徒展夫人）曾回述她与司徒展二人当年受聘岭南大学的经过：陈序经"实在是个学者，又是个行政高手，我们都非常敬佩。也是因为他我们才会'出卖'我们在北京的家和放弃（司徒）展和我在北京的地位……我们答应了回岭南去，搞好岭南医学院和中山纪念医院，我担任了护校的教务主任和医院部长。我们到了之后，热心就职，日见进步"⑥。需说明的是，上述当时在北京任职的各科医学专家能南下任职于孙逸仙博济纪念医学院及附属博济医院，一方面归结于岭南大学校长陈序经个人延揽人才的胆识与魄力，另一方面与当时的局势不无关系。此外，这批延聘的专家大部分本身是广东籍，返粤发展岭南医学事业义不容辞。

汤泽光院长的继任者是临床放射科专家谢志光教授。谢志光（1899—1967），广东

---

① 彭建平：《私立岭南大学医学院简史》（未刊稿），中山大学档案馆2006年，第81页。
② 易汉文：《中山大学专家小传》，中山大学出版社2004年版，第369页。
③ 广东省政协文史资料委员会、中山医科大学：《广东文史资料·第77辑·医林群英广东著名医学家传》，广东人民出版社1996年版，第209页。
④ Sun Yat Sen Memorial Canton Hospital. Annual Report of the Sun Yat Sen Memorial Canton Hospital, 1934 – 1935. p. 3.
⑤ 汤泽光：《医学院及博济医院最近各种措施》，载《岭南大学校报》1949年第107期，第1页。
⑥ 夏和顺：《全盘西化台前幕后：陈序经传》，广东人民出版社2010年版，第186页。

东莞人，1922年毕业于长沙湘雅医学院，后到美国密歇根大学医学院进修，获医学硕士学位，1923年到北平协和医学院放射科工作，历任副教授、放射科主任。谢志光是中国临床放射学的创始人，他对放射学的贡献，被国际医学界命名为"谢氏位"，声誉卓著。1948年10月，谢志光受聘回广东工作，历任博济医院放射科主任、院长，开创了我国南方的临床放射学。谢志光以博济医院为基地，大力开展工作，从科室管理到规章制度的建立，他都亲自过问，使得医院的放射科渐成规模。1950年7月，谢志光任孙逸仙博士纪念医学院院长兼博济医院院长。1950年12月，博济医院有病床195张，卫生技术人员138人，事务人员24人。①

1948年，嘉惠霖医生已逾70高龄，精力有限，医院内科急需年轻力壮且极富经验的专家坐镇。是年10月，陈国桢受聘为孙逸仙博士纪念医学院教授，同时担任博济医院副院长兼内科主任。② 陈国桢（1908—1997），广东顺德人，1933年毕业于北平协和医学院，获医学博士学位，毕业后在北平协和医学院与协和医院任职，对消化系统疾病和代谢疾病深入钻研，是中国较早开展消化疾病研究的学者，也是国内较早开始应用胃镜诊断胃病的内科医生。③ 为了赶上世界医学的发展，陈国桢于1939年赴美进修消化病学和进行科学研究，先后在美国几家医学院学习工作。1940年归国，并首次将硬式胃镜技术带入我国，为我国消化道内镜的使用奠定了基础。④

博济医院创办之初就以眼科医局为名，专注医治眼科疾病，其后业务范围才逐渐拓展至内、外、产、妇等科。博济医院于1914年实行专科化，眼耳鼻喉科是医院最早专科化的科室之一。根据医院分科后的各科疾病统计，眼耳喉鼻科中的眼科疾病治疗数一直领先于耳鼻喉类疾病治疗数，这说明博济医院一直保持着它在广州人"眼中"的地位。因战争与时局的影响，医院缺乏固定的眼科专家主理眼科。1950年，在陈序经的盛情邀请下，陈耀真携夫人毛文书教授（眼科专家）从成都回到广州，担任孙逸仙博士纪念医学院眼科主任、博济医院眼科主任。陈耀真（1899—1986），广东台山人，1927年毕业于美国波士顿大学，获得医学博士学位；1929年被美国著名的霍普金斯大学威尔玛眼科研究所聘请为研究员，从事眼科研究工作。1934年，陈耀真回国任齐鲁大学医学院眼科主任；1937—1949年，担任华西协合大学医学院眼科教授。陈耀真教授初到博济医院上任时，他以其一贯的负责精神，承担大量日常诊疗工作，每日与医院眼科的其他医生完成100多人次的门诊量。⑤ 当时科里仅有两张病床，远远不够，他因陋就简，利用医院的库房开设专科门诊，成立生理研究室，病床增加到70张，开展基础研究，⑥ 使得医院的眼科誉满华南，广为传播。

1951年，内科专家周寿恺教授接替谢志光教授担任孙逸仙博士纪念医学院兼博济医院院长。周寿恺（1906—1970），福建厦门人，1933年获北京协和医学院医学博士学

---

① 彭建平：《私立岭南大学医学院简史》（未刊稿），中山大学档案馆2006年，第31页。
② 广州市地方志编纂委员会：《广州市志卷十九》，广州出版社1996年版，第519页。
③ 佛山市地名志编纂委员会：《佛山市志·1979—2002·第四册》，方志出版社2011年版，第2632页。
④ 江卓夫：《我国著名内科专家陈国桢》，载顺德政协文史资料委员会《顺德文史第28辑》，第64页。
⑤ 广州市地方志编纂委员会：《广州市志·卷19·人物志》，广州出版社1996年版，第270页。
⑥ 李向明：《中国现代医学家传略》，科学技术文献出版社1984年版，第273页。

位,曾任上海国防医学院内科主任,在内科奠定了扎实的专业基础,专攻内分泌学,旁及代谢和消化道疾病。① 20世纪三四十年代,周寿恺与同事合作,发表了《骨软化症的钙磷代谢》《垂体促性腺抽提物对幼鼠卵巢和子宫的作用》《阿狄森氏病血清电解质和矿物质的改变》等论文,这些课题在当时处于学科研究的前沿,对我国的内分泌和代谢性疾病研究做出贡献。② 1950年3月,周寿恺受聘担任孙逸仙博士纪念医学院内科教授。1951年8月—1953年8月,周寿恺一直担任孙逸仙博士纪念医学院院长兼附属博济医院内科教授。③ 周寿恺在孙逸仙博士纪念医学院与博济医院任职期间主要负责管理工作。

1948年秋至1950年期间,在多位各科专家的强势加盟下,医院呈现一片蒸蒸日上之势,迅速发展。至1948年,博济医院内科主任有嘉惠霖、汤泽光、陈国桢,主治医师有许锦世、卢祖润,助理住院总医师有李松初、禤湘璘、张敬棠等;药房主任陈宝珍,药剂员李瑞心,配药员梁宝真、卢成章、曾鸿等。外科专家司徒展教授晚年时曾在《岭南校友》上发表了名为《岭南,我岭南》的文章,回忆了当时岭南大学孙逸仙博士纪念医院及附属博济医院的盛况,"母校医学院开办在各学院之后,自1948年声誉骤起,被公认为全国当时最佳者。附属教学之孙逸仙博士纪念医院在此之前,每月亏达5000元港币,自谢院长上任后,虽医药诊疗费与从前一样,每月收入盈余由数千元起,六个月内增至数万元(皆以港币计算),其他各学院经费皆不充足,全靠医学院盈余补充,于是其他学院可能继续添聘国内著名教授,岭南母校竟成为全国最完善大学之一"④。表3-8为1945—1952年博济医院历任负责人。

表3-8 1945—1952年博济医院历任负责人

任期	院长	副院长	备 注
1945年9月	马汝庄	—	—
1946—1948年7月	李廷安	许锦世	—
1948年8月—1950年6月	汤泽光	陈国桢	1949年3月—1949年9月由许天禄代理院长
1950年7月—1951年7月	谢志光	周寿恺	—
1951年8月—1953年7月	周寿恺	—	—

[资料来源:彭建平主编《私立岭南大学医学院简史》(未刊稿),中山大学档案馆2006年,第60页。]

(二)拓展放射科

1895年,德国科学家伦琴发现X线。1901年,博济医院购买了中国第一台X光机,并设立X光室,但无专职X线诊断医师。1922年医院成立放射科,聘请X线专家

---

① 政协广东省委员会办公厅、广东省政协文化和文史资料委员会:《广东文史资料精编·下编·第5卷·广东人物篇下》,中国文史出版社2008年版,第278页。
② 彭建平:《私立岭南大学医学院简史》(未刊稿),中山大学档案馆2006年,第67页。
③ 黄洪章、黄思明:《周寿恺教授诞辰一百周年(1906—2006)》,中山大学附属第二医院2006年版,第44页。
④ 夏和顺:《全盘西化台前幕后:陈序经传》,广东人民出版社2010年版,第185页。

哈维医师主持放射科工作。至 1934 年，X 线照片累计 4370 张。① 放射治疗是治疗恶性肿瘤的主要手段之一，因此被称为放射肿瘤学（Radiation Oncology），它和外科肿瘤学（手术治疗）、内科肿瘤学（化学治疗）共同组成了恶性肿瘤治疗的主要手段。② 在临床可治愈的约 45% 的恶性肿瘤患者中，放射治疗贡献率为 18%，仅次于手术的 22%，充分体现放射治疗在恶性肿瘤治疗中的地位。③ 对现代医院来说，放射科的地位举足轻重，放射科开展放射治疗实属必要。

1949 年，为使医院能成为华南诊疗"癌瘤"的中心并扩充业务，医院放射科添置 X 光深部治疗机、X 光表层治疗机、太阳灯治疗机各一架，并且为装置这部治疗机而新建钢骨水泥楼一幢，兴建放射治疗室。自此放射科增添放射治疗业务。X 光深部治疗机于当时的广州及华南地区各都市而言，尚属第一台。④ 1949—1952 年，博济医院放射科由谢志光教授担任主任医师。此外，医院先后聘请了郭广柏、周孝珍等为专职放射科医师。⑤ 谢志光以博济医院为基地，开始培养华南地区的放射学、肿瘤学专业人才，不断提高诊断治疗的专业水平来为广大人民服务。他利用原有的简陋设备开展工作，殚精竭虑、精打细算、物尽其用，并以身作则，把放射科的工作带上轨道。他在如何接待病员、科室规章制度、照片管理、照片摆设、各种特殊造影，甚至暗室怎样操作、报告如何书写等方面，均亲力亲为，为放射科的医职人员做出表率。⑥

三、时代洪流中的博济医院

1946—1952 年，中国发生了诸如国共内战、中华人民共和国成立、抗美援朝等重大历史事件。中国的社会性质在一系列冲突变革中逐渐发生改变。中华人民共和国成立后，由于经过日寇入侵蹂躏，战后国民党反动派的劫收，经济、文教等事业受到了巨大破坏。中华人民共和国成立之际，百废待举，中央人民政府对外国在华教会学校、教会医院、救济机构等采取了"暂维原状"的政策。随着客观形势的变化，美英等国加大对中华人民共和国的敌视，利用教会、学校等文化机构对新政权进行蓄意破坏，如教会学校和医院以宗教教育抵制新民主主义政治教育等。在此情形下，中央人民政府调整了起初的"暂维原状"政策，鼓励和推动外国在华文化机构中的爱国分子脱离与帝国主义的联系。因此，教会放弃干涉学校、医院的人事和行政。1950 年 6 月抗美援朝爆发以后，中央人民政府为了激发国民对参战的热情，加强了反抗帝国主义国家及帝国主义分子的宣传，提出了"抗美援朝"的口号。与此同时，美国宣布管制中国在美辖区内

---

① 《中山大学孙逸仙纪念医院放射科介绍》，见 http://www.syshospital.com/item/304905.aspx。
② 殷蔚伯、余子豪、徐国镇、胡逸民：《肿瘤放射治疗学（第四版）》，中国协和医科大学出版社 2008 年版，第 1 页。
③ 李少林、吴永忠：《肿瘤放射治疗学》，科学出版社 2013 年版，第 25 页。
④ 汤泽光：《医学院及博济医院最近各种措施》，载《岭南大学校报》1949 年第 107 期，第 1 页。
⑤ 《中山大学孙逸仙纪念医院放射科介绍》，见 http://www.syshospital.com/item/304905.aspx。
⑥ 杨宝霖、钟百凌、李炳球：《东莞文史第 29 辑东莞近百年文化名人专辑》，政协东莞市文史资料委员会 1998 年版，第 299 页。

的公私财产并禁止一切在美注册的船只开到中国港口，这激起了中国人民的极大愤怒，各界民众强烈要求肃清外国在华文化的影响。受全国形势的影响，中共广州市委成立了抗美援朝运动指挥部，组织招募青年志愿军。岭南大学也成立了抗美援朝委员会，校长陈序经为主任，带头在和平宣言书上签名。①

1950年12月29日，政务院颁布关于处理接收美国津贴的文化教育救济机关及宗教团体的方针的决定等系列文件，决定管制美国在我国的财产及冻结美国在我国的一切公司存款，处理接收美国津贴的文化教育救济机关及宗教团体，这一举措得到了举国上下的热烈拥护。岭南大学校长陈序经亦表示完全拥护政务院的决定。② 其实，早在1948年，陈序经便曾发表讲话，认为：第一，岭南大学自开办到现在始终是一个国际学术合作团体；第二，岭南大学是由中国人接回自办的第一所教会大学；第三，岭南大学最先实行大学男女同校；第四，岭南大学虽是基督教大学，但却是在学术发展上没有宗派之分的教会大学。③ 该讲话表达了岭南大学并不局限于宗教大学的想法，为后来的思想转变、接受政府改造奠定了基础。

1951年1月16—22日，教育部在北京召开接收外国津贴的高等学校会议。与会的岭南大学代表周钟岐和岑家梧教授强调：岭南大学是各地华侨捐款最多，美帝国主义出钱最少而收获最大的一个学校。美帝国主义只出了几个教授和一小部分不经常补贴的图书费。④ 最后，教育部部长马叙伦宣布教育部对接收美国津贴的教会学校处理办法的要点：一是在处理过程中，一般地应维持学校的现状，不迁校，不合并，不调整院系；二是学校中原有的美籍董事，应一律解职，美籍人员不得担任行政职务；三是美籍教师除反动有据者应予辞退外，其余均可留任；四是如果有不愿留任的，可允其离开；五是中国教职员工，不分宗教信仰，一般原职留用；六是政府接办的学校，经费照旧。⑤ 规定处理办法：①立即接收，变私立为公立；②暂时维持私立，准备条件转为公立。岭南大学虽是本着基督精神立校，但本身并不隶属于任何教派，没有教会的直接支持，单靠私人捐助无法维持，于是亦请求政府给予补助。故教育部对岭南大学的处理结果仍为维持私立、政府予以补助。政务院的决定得到了外国在华文化、教育、救济机关及宗教团体中中方人员的热烈拥护，从而加速了接管外国在华文化事业的进程。为了配合政府接管，各地教会团体、学校、医院等单位的中方人员举行爱国示威游行并广泛开展控诉会，要求人民政府逮捕或驱逐外国在华文化机构中的中外反革命分子。由于广大群众的积极参与和中国共产党文化政策的指导，到1952年年底，外国在华宗教团体、教会学校、教会医院和救济机关等完全实现由政府接办或中国私人转办，从而肃清了外国在华文化势力，

---

① 陈国钦、袁征：《瞬逝的辉煌——岭南大学六十四年》，广东人民出版社2008年版，第126页。
② 《坚决协助政府肃清美帝经济文化侵略势力》，载《人民日报》1951年1月7日第3版。
③ 《首次大学周会陈校长训词》，载《岭南大学校报》1948年第82期。
④ 新华社：《关于文教救济事业自办问题民进邀接受外国津贴的高等学校代表座谈》，载《人民日报》1951年1月23日第1版。
⑤ 新华社：《教育部召开处理外国津贴的高等学校会议研究实施政务院决定拟定方案各校分三种类型处理》，载《人民日报》1951年1月25日第1版。

实现了中华人民共和国文化教育主权的完整和独立。①

教育部为了实现《改革学制的决定》，在高校开展院系调整。根据中央指示和中南军政委员会教育部部署，1952年2月，广东省广州区高等学校院系调整工作委员会正式成立，由文教厅厅长杜国庠、省政府副主席李章达、中山大学校长许崇清和岭南大学校长陈序经等人领导。调整委员会通过分析广东省的高等教育情况，决议拟在广州区成立一所综合性大学，一所工学院，一所农学院，一所医学院，一所师范学院，并制定相应的具体调整方案。根据院系调整的方案，将岭南大学医学院及中山大学医学院划出，成立了独立的医学高等专门学院，即华南医学院。② 博济医院则作为华南医学院的附属教学医院。

中华人民共和国成立后，岭南大学逐渐有了一些新的变化，博济医院亦是如此。中央人民政府逐渐加强对高等学校的管理，并开始改造知识分子的思想。1950年暑假，钟一均教授代表岭南大学参加了中央教育部召开的暑假全国政治课教学讨论会。1951年3月，广东省人民政府文教厅要求各校检查思想政治教育、教职员的思想政治学习及学术研究，课程改革、教学研究改进，校舍及教学设备的改善、经费及人事方面，学生学习分析等情况，并进行工作总结。③ 博济医院作为典型的教会医院，一直受到英美各国差会的医务人员赞助及经费补助。自1930年归并岭南大学，其运营依然少不了各国差会（尤其是美国）的支持。社会性质、意识形态、外交策略的转变，使中美关系开始走向对抗，这也影响到博济医院的内部稳定。部分在博济医院就职的医职人员相继离院，如司徒展及江增群夫妇于1951年2月15日离开广州赴香港。

---

① 彭学宝：《建国初期中共肃清外国在华文化势力研究》，中共中央党校2013年博士学位论文。
② 黄晶晶：《建国初期广东高等学校院系调整研究》，暨南大学2013年硕士学位论文，第37-39页。
③ 陈国钦、袁征：《瞬逝的辉煌——岭南大学六十四年》，广东人民出版社2008年版，第125页。

第四章　中国近代西医教育的摇篮

19世纪以降，伴随着医学传教士的来华，教会医学教育应教会医疗工作的需求而产生和发展。医学传教士在华的医事活动包括开办医院或诊所、译著西医书籍和兴办医学教育等。中国的西医教育肇端于近代来华医学传教士招收华人学徒。博济医院作为美国传教士在华开设的第一家西医院，也是最早开始医学教育的机构。1837年，伯驾招收了3名青年传授医术，以师带徒，中国近代西医学教育由此发端。1866年，嘉约翰创办了医学班，培养了中国最早的华人医师群体。中山大学孙逸仙纪念医院堪称中国近代西医教育的摇篮。

第一节　博济医院早年医学人才的培养

一、西医教育的萌芽状态：师带徒（1837—1865）

医学传教士来华身负"治疗身体，拯救灵魂"的双重任务，然而日益繁重的医疗事务，使得他们无暇传播福音，另外日益增加的医疗业务，也使得他们不堪重负，于是他们招收中国青年做学徒，以"师带徒"的方式，一方面授予他们西医知识以担任医疗助手，另一方面以他们为媒介进行医患沟通。招收华人学徒对医学传教士最深远的意义莫过于：通过这些学徒来减少与中国民众之间的隔阂，示范西医、西药的先进性与实效性，进而扩大西医在中国民众中的影响，以便传播基督福音。这是当时在华医学传教士传播西医的普遍做法。[①]

（一）伯驾的"三人医学班"

伯驾是美部会派往中国的第一位医学传教士。伯驾出生于美国马萨诸塞州法明罕（Framingham）一个虔诚的基督教家庭。他于1831年进入耶鲁大学学习，1834年获医学博士学位。[②] 1934年5月，他被按立为牧师，6月份作为医学传教士被美部会派往中国，于10月26日抵达广州。随后，伯驾前往新加坡一边学习中文一边开设诊所。至

---

① 郭强、李计筹：《合信与近代中国西医教育》，载《医学与哲学》2015年第9A期，第86页。
② Edward V. Gulick. Perter Parker and the Opening of China, 1973, p. 19.

1835年3月，伯驾已经救治几百人。① 是年9月，伯驾重返广州。在新加坡开设诊所为当地华人提供医疗服务的成功，使伯驾决定开办一个类似的机构。② 11月4日，他借助英美商人的捐款以及广州十三行行商伍秉鉴提供的处所（新豆栏街7号）开设医局，称广州眼科医局（Ophthalmic Hospital），又称新豆栏眼科医局，此即博济医院的前身。眼科医局侧重于眼科、外科疾病的治疗，兼理其他科疾病。③

医局开办之初，因中国人对其持怀疑态度，故前来就诊的人不多。不过，随着诊疗效果的口耳相传，前来问诊的人数日益增长。前来求医者"莫说广东各府厅州县之人，就是福建、浙江、江西、江苏、安徽、山西各省居民匆匆前来求医矣。儒农官员各品人等病来愈去矣"④。由于行医有效，前往求治的病人不断增多，医局声名益隆。仅凭伯驾一人之力，已经远不能应付患者的需要。源源不断的求医者对医学传教士而言，有利也有弊。因广州地区官方与民众对西方的敌视态度，传教士的传教活动备受钳制。伯驾在广州施医赠药，给当地的传教工作"引进一个极其重要的新的因素，在外国人和中国人之间消除相互的误解"，这种传教方式的"作用之大，难以估计"。⑤ 然而，繁重的医疗工作以及缺乏助手的辅助，使得伯驾身心俱疲。1836年2月至5月，伯驾因没有助手帮忙，倍感艰辛。他在报告中写道："尽管医院接收的新病人有所减少，但是工作比第一季度更加艰苦了。"⑥ 他表示自己一人无法兼顾所有来求医的新老病人，故而对求医者进行筛选，仅仅只需要内科治疗的求医者被劝离。⑦ 因求医者众，伯驾"不得不拿出全部精力应付病人，根本无暇向他们布道"⑧。高强度的诊疗工作严重挤占了伯驾作为传教士传播福音的时间。从医局的日常繁忙情景可以看出，伯驾迫切需要多名助手做一些辅助工作。对此，伯驾十分希望"如果能够保证有几个受过良好教育的，渴望成为医道大师，愿意接受全面培训的本地年轻人，稳定地为医院服务，就能使这个机构的工作效率大大提高；而这对于这些年轻人的裨益，则是显而易见的"⑨。

为减轻医局日常运营的负担，伯驾于1837年挑选了3名16～19岁"非常有希望的年轻人"，传授英文和医药学知识，以便他们在医局里做配药、手术助手等方面的工作。学生中年龄最大者即是关韬。关韬受其伯父关乔昌指引，自愿随伯驾习医。其中还有一名学生（姓名不详）原本汲汲于仕途经济，因失怙后家道中落，无法继续学业，因而跟随伯驾习医。第三名学生则是在其父的鼎力支持下跟随伯驾学医。⑩ 这3名学生

---

① ［美］嘉惠霖、琼斯：《博济医院百年（1835—1935）》，沈正邦译，广东人民出版社2009年版，第42页。
② ［美］嘉惠霖、琼斯：《博济医院百年（1835—1935）》，沈正邦译，广东人民出版社2009年版，第47页。
③ ［美］嘉惠霖、琼斯：《博济医院百年（1835—1935）》，沈正邦译，广东人民出版社2009年版，第44页。
④ 此句有语病，原文即是如此。笔者认为应是："莫说广东各府厅州县之人，就是福建、浙江、江西、江苏、安徽、山西各省居民（亦有）前来求医矣。儒农官员各品人等病来愈去矣。"爱汉者等编、黄时鉴整理：《东西洋考每月统记传》，中华书局1997年版，第405页。
⑤ ［美］嘉惠霖、琼斯：《博济医院百年（1835—1935）》，沈正邦译，广东人民出版社2009年版，第43页。
⑥ ［美］嘉惠霖、琼斯：《博济医院百年（1835—1935）》，沈正邦译，广东人民出版社2009年版，第53页。
⑦ ［美］嘉惠霖、琼斯：《博济医院百年（1835—1935）》，沈正邦译，广东人民出版社2009年版，第56页。
⑧ ［美］乔纳森·斯潘塞：《改变中国》，曹德骏等译，生活·读书·新知三联书店1990年版，第43页。
⑨ ［美］嘉惠霖、琼斯：《博济医院百年（1835—1935）》，沈正邦译，广东人民出版社2009年版，第54页。
⑩ Wong K Chimin, Wu Lienteh. History of Chinese Medicine. p.318.

的背景既非贵族世家子弟,亦非赤贫人家之子,都有一定的文化基础,能入眼科医局习医做助手,与当时医生的社会地位以及西医在广州被接受的程度不无关系。

伯驾对学生的训练,主要是采用传统学徒制,类似于手工作坊的师徒共同劳动。学生们实际扮演的是医疗助手的角色,他们一边参与医疗工作,一边在伯驾的指导下学习一些医学知识和治疗技能。这是一种高度情境性的学习方式。类似的培训在合信主持的医院中也存在过,从1840年4月起,合信在澳门医院培训过两名中国青年,分别是A-tsung、A-poon,两人在他的指导下学习医学基础和神学,并在医院工作。①

至1838年,3名学生的英语程度已达到较高水平,已能辅助伯驾做一些配制药品和处理药方等方面的工作。此时,关韬已能做一些眼科小手术,譬如睑内翻和翼状胬肉等。②笔者目前没有找到明确资料,显示他们上课及见习所使用的语言。但据伯驾与关韬等人掌握的语言,以及当时为鸦片战争前,外国人在华的地位和权势还隐而不彰的情况推测,在见习中,伯驾与学生们使用的应是粤语,而专业理论课使用的则应是英语。授课内容与当时的美国医学教育类似,模仿苏格兰的医学教育,采用床边教学法,通过视诊、触诊、叩诊、听诊等方式进行病史采集。但是,这种训练方法具有明显的局限性:生徒主要靠医师口授和临症观摩的方式进行学习,难以系统、全面地学习西医知识;且培养学生的数量十分有限,成效不高,算不上正规的医学教育,对传统医学体系的影响极为有限。因此这3名学生中,除了关韬,其余两位后来都没有正式行医,③他们俩的故事已湮没在历史的尘埃中。伯驾在1843年3月27日召开的中国医务传道会第一次年度会议上,提出他主要关心的选派中国年轻人出国接受医学教育的问题。他的意见获得同意,但是尽管可以感觉到马礼逊教育协会能提供合适的人选,中国医务传道会却还没为这一行动做好准备,因此,伯驾这个理想并没有取得太多的进展。④到1845年7月,医局已有4名学生在接受医学知识与技能的训练。其中一位学生来自信仰基督教的家庭,以成为一名布道者为志愿。⑤至1852年,因时局不稳,医局只招收了2名新学生,其中一位叫Chau A-fu,来自富裕家庭,由关韬负责教导,还有一位叫Liang A-ly-in,具有发展潜力。⑥

伯驾认为培养中国青年是成功的尝试:让中国年轻人接受医药学各科的教育,这些"年轻人将分散到整个帝国","也将增加那些从之而学习这门技术的人们的威信……这种影响将是无形的,但却是强有力的"。⑦医学传教士希图通过扩大西医学在华的影响,以便更好地传播福音,着实煞费苦心。尽管从医学教育的角度而言,这种培养模式并非以造就真正的医学人才为目的,仅是应急之需,属非常时期的非常手段;但却是西方医学传教士在华教授生徒的开端,中国的西医学教育就此破土而出,萌发出簇新的嫩芽。

---

① Wong K Chimin, Wu Lienteh. History of Chinese Medicine. p. 322.
② [美]嘉惠霖、琼斯:《博济医院百年(1835—1935)》,沈正邦译,广东人民出版社2009年版,第58页。
③ 根据彭建平主编的《中山医科大学大事记》(内部资料)中记载,其中一名学生叫林华。
④ [美]嘉惠霖、琼斯:《博济医院百年(1835—1935)》,沈正邦译,广东人民出版社2009年版,第92页。
⑤ The Chinese Repository, Vol. 17, 1848, p. 145.
⑥ Wong K Chimin, Wu Lienteh. History of Chinese Medicine. p. 341.
⑦ Wong K Chimin, Wu Lienteh. History of Chinese Medicine. p. 320.

(二) 高足关韬

关韬，是伯驾最初教授的学生中最杰出的一位，也是在中国本土培养的第一位西医全科医生。关韬师从伯驾习医乃是缘于其伯父关乔昌引荐。关乔昌（1801—1854）①，广东南海县人，曾师从钱纳利（George Chinnery）学习西洋画技法，成为中国近代最早的西洋名画家。关乔昌与其弟关联昌在广州十三行开设画室，主要是按顾客要求绘制西洋画，画作深受欧美客商喜爱，伯驾也是他其中一位客人。他为伯驾诊治的100多位肿瘤患者画肖像图。这些画作作为医案与展示品，挂在眼科医局候诊厅的墙上。伯驾曾对这些图像进行了详细说明。② 关韬在关乔昌的指引下跟随伯驾学习西医学。

关韬在跟随伯驾习医一年后，即能做一些眼科的小手术，譬如睑内翻和翼状胬肉等。伯驾曾在报告中称："我的高学年学生已成功实施20多例白内障手术，已成功地切除一个重达三磅的瘤子。"③ 关韬品学兼优，深得伯驾器重。伯驾让关韬参与一些重大手术，加以磨炼。那些前来广州眼科医局就诊的眼科及外科病人，像结膜炎、睑内翻、白内障、肿瘤等多数手术都经关韬之手。④ 1844年4月至9月，伯驾因担任美国顾盛使团的中文翻译及顾问而离开医院，眼科医局交由关韬照料，求医人数并未因此而减少。至1847年，关韬已经做过好几例难度系数较大的手术，并且承担着医局大部分的眼科手术。⑤ 关乔昌曾给关韬画了一幅他给病人治疗眼病的油画，画中关韬左手拿一把小挑刀，右手扶着病人的额头，似乎正打算给他手术，一旁的伯驾神情轻松，手执一本翻开的中文书，跷起二郎腿。⑥ 这幅画充分证明了关韬已经能胜任眼科医局的日常工作。除了常见的眼病，关韬还能施行腹腔穿刺抽液、拔牙、治疗骨折及脱臼等外科手术，因技术娴熟，得到中外人士的信服、赞誉。⑦ 伯驾曾表示："作为一名成功的眼科和外科医师"，关韬的"才能、谈吐、正直的道德品质，在很大程度上已赢得他本国人的信任，同样，也赢得了外国侨民的尊敬"。⑧ 毕华德甚至认为关韬"名誉之隆，反在巴氏之上"⑨。"巴氏"即指伯驾。1856年，清政府授予关韬"五品顶戴军医"，被委派到福建，担任清军军医，成为中国第一个西式军医。战争结束后，关韬回到广州挂牌行医，后受邀到博济医院任职。

关于伯驾在主理眼科医局期间，培养了多少位中国助手，目前为止尚无准确数据，

---

① 目前的英文书中，他都被写为Lamqua，因此，有人将其音译为啉呱、林呱等。亦有人说广州的外销油画的画家和画店通常名为"某呱"，如关乔昌就常署名为林呱（Lamqua）。还有人认为，qua的用法可能源于澳门，是葡萄牙语绘画一词"quadro"的简写。对于这个古怪的叫法，目前业界也没有统一解释。笔者猜测Lamqua可能为粤语"林官"的韦氏拼音，旧时广州人喜欢在男子的称谓后加一官字，以示尊敬。
② 刘泽生：《中国近代第一位西医生——关韬》，载《中华医史杂志》2000年第2期，第100页。
③ ［美］嘉惠霖、琼斯：《博济医院百年（1835—1935）》，沈正邦译，广东人民出版社2009年版，第59页。
④ 毕华德：《我国西医眼科之起源及现状》，载《中华医学杂志》1930年第5期，第242页。
⑤ ［美］嘉惠霖、琼斯：《博济医院百年（1835—1935）》，沈正邦译，广东人民出版社2009年版，第59页。
⑥ 这幅画为传世之作，目前是私人藏品。
⑦ Wong K. Chimin, Wu Lienteh. History of Chinese Medicine. p. 341.
⑧ Wong K. Chimin, Wu Lienteh. History of Chinese Medicine. p. 341.
⑨ 毕华德：《我国西医眼科之起源及现状》，载《中华医学杂志》1930年第5期，第242页。

只能略说有十几位。其中，伯驾培养的一位药剂师，名叫王瑞（Wang Asui），在医局任职达12年，于1854年去世。①学徒式的训练方法成效不彰，很难算得上是正规的医学教育，而且培养出来的人员远不敷医疗上的需要，能够培养出像关韬这样出类拔萃的医生极为罕见。雒魏林对这些学生赞誉有加："他们当中不止一人在离开医院后随即成为私人开业的外科医生，在广东省内一些偏远的地方行医。"②

（三）嘉约翰时期的"师带徒"

1855年5月，嘉约翰接替伯驾主理眼科医局。嘉约翰1847年毕业于费城的杰佛逊医学院（Jefferson Medical College，Philadelphia）。1853年，他以医学传教士的身份受美国长老会派遣来华。1858年，在嘉约翰的主持下，毁于火灾的眼科医局在广州南郊的增沙街（Tsang Sha）重建，并改名为博济医院（Pok Tsai Hospital）。③经过伯驾前期的医学人才培训工作，至1862年，"为青年人提供外科医学与技术的教育"被博济医院看作医院的重要目标。④嘉约翰继续沿袭伯驾"师带徒"的方式招收生徒以培养医学人才。是年，博济医院有4名学生，其中2名已经在医院学习了较长时间，已参与医院的日常事务，能进行施药等工作。⑤尽管当时博济医院生徒培养的数量与水平尚不能满足医院日常医疗所需，但嘉约翰认为，学生们获得的知识已足以使他们在许多种疾病治疗上尤其在外科方面远胜于中医。⑥

随着医院规模的扩大，生徒的培训规模也随之扩大。1863年，有3名正规学生和4名德国传教协会的学生在博济医院接受嘉约翰的指导。在学习过程中，他们请广州当地的匠师仿制医院的仪器，以便于外科实习。⑦至1865年，医院在学的8名学生中有2名高学年的学生已能够在医院的日常工作中发挥重要作用，担负起配药及手术助手的工作。⑧是年，一位叫Ko Chau fu的官员请嘉约翰前往其住处为他的儿子诊疾。嘉约翰无暇前往，故指派一名高学年的学生代其前往医治。这位高学年学生从这名官员儿子的背上摘除一个肿瘤，并进行了2个月的陪护。最终这名官员为感谢博济医院的学生，特向医院赠予100美元。⑨第二次鸦片战争后，在"自强""求富"的口号下，清政府中一批洋务派官员开始举办洋务事业，其中教育方面的主要举措是于1862年创办京师同文馆。同治四年（1865），京师同文馆特设科学系，开设医学课程，聘德贞（John Dudgeon）为教授，这是中国官办西医教育的开端。⑩

---

① ［美］嘉惠霖、琼斯：《博济医院百年 1835—1935》，沈正邦译，广东人民出版社2009年版，第87页。
② Wong K. Chimin, Wu Lienteh. History of Chinese Medicine. p. 341.
③ Annual Report of the Canton Hospital for the Year 1916. p. 65.
④ Report of the Medical Missionary Society in China for the year 1862. p. 18.
⑤ Report of the Medical Missionary Society in China for the year 1862. p. 18.
⑥ Report of the Medical Missionary Society in China for the year 1862. p. 18.
⑦ ［美］嘉惠霖、琼斯：《博济医院百年（1835—1935）》，沈正邦译，广东人民出版社2009年版，第175页。Report of the Medical Missionary Society in China for the year 1863. p. 23.
⑧ Report of the Medical Missionary Society in China for the year 1865. p. 25.
⑨ Report of the Medical Missionary Society in China for the year 1865. p. 26.
⑩ 陈邦贤：《中国医学史》，团结出版社2006年版，第215页。

二、博济医院医学班的开办与发展

（一）医学班开设的先期条件

嘉约翰创办医学班是适应时势的需要，其目的在于使西医知识的传授规范化，以改变此前"师带徒"的培养方式。早在1862年，博济医院就曾提出，对学生的教育培训应强调医学的理论科学和外科技术两方面。① 嘉约翰最初从事医学教育之时，受条件所限，只能按照以往的"师带徒"方式进行。但这种训练方式成效不高，培养出来的人数极少，远远不能满足博济医院医疗上的需要。嘉约翰进而意识到，要培养全面了解和掌握西医学的人才，必须从学习西医基本理论和基础知识入手。在当时尚不具备创建医学校条件的情况下，嘉约翰认为可以先建立"医学班"（Medical Class），培养西医生。当然，嘉约翰这一想法很可能源自合信。合信于1843年掌管香港医院后，曾向中国医务传道会香港分会建议，应尽快发展医学教育。他认为可以先组成一个6～10人的医学班，向他们讲授物理、化学、生物学等基础课程，然后在医院实习临床科目和解剖。因各种原因，合信这一想法未能实现，却给嘉约翰以启发。② 1863年9月《北华捷报》刊载了一篇社论，认为中国知识界对西医学的求知欲正在与日俱增，并且"不只是学习内科、外科，还要配备其他科目讲授的要求，接着便兴建一个医学院"。社论阐述了在华创建西医学校的目的和可行性。③

随着就诊病人的不断增多，增沙街的博济医院已经不适应医疗上的需要。嘉约翰遂于1863年提出另觅新址建设新的博济医院的建议，并得到了美国长老会和中国各界人士的大力支持。1866年10月，博济医院新址在仁济大街（谷埠）落成，后来又陆续建成了接诊室、配药室、医生宿舍和礼拜堂，医院规模得以扩大。新的博济医院大楼建成后，增添了许多辅助医疗设备，使长期以来开办正规医学教育的期望成为现实。此时，开设医学班的条件已然具备。是年，黄宽受邀任职于博济医院。

黄宽④，广东香山县人。他幼时失怙，因家境贫寒无法支付束脩而从私塾退学。

---

① Report of the Medical Missionary Society in China for the year 1862. p. 18.
② 谭树林、孔令云：《博济医院与近代教会医学教育体系的建立》（未刊稿），绍兴第二医院建院105周年医史论坛学术论文集，2015年12月，第4页。
③ The North China Daily News of September, 1863, p. 391; Wong K Chimin, Wu Lienteh. History of Chinese Medicine. p. 391.
④ 黄宽出生月日不详，其出生年份有两种说法，另一种为1828年，本文采取的是中山大学历史系教授梁碧莹的说法，可参见梁碧莹《简论黄宽、黄胜对西学的传播》，载《广东社会科学》1997年第4期，第92页。学术界对黄宽的研究有：王吉民《我国早期留学西洋习医者黄宽传略》，载《中华医史杂志》1954年第1—4期；艾华《近代中国第一位西医硕士黄宽》，载《开放时代》1987年第19期；梁碧莹：《简论黄宽、黄胜对西学的传播》，载《广东社会科学》1997年第4期；张蔚丰《黄宽传略》，载《中华医史杂志》1992年第1—4期；刘泽生《首位留学美英的医生黄宽》，载《中华医史杂志》2006年第3期；王华锋《黄宽：中西文化交流的象征》，载《西南大学学报》（社会科学版）2010年第5期；张大庆《黄宽研究补正》，载《中国科技史杂志》2011年第1期；张娟《近代中国第一位华人西医黄宽留学英国考》，载《岭南文史》2013年第1期；乐琴、钟明国《首位留学欧美医生黄宽的中西文化交流影响》2014年第5期；等等。

1840 年，11 岁的黄宽进入新教传教士在澳门创办的免费学校——马礼逊学堂①学习，接受宗教、中国传统文化和西方科技等方面的教育。这种中西结合的教育形式为黄宽日后留学英国并回国胜任一系列医学工作，提供了知识储备。1846 年，马礼逊学校校长鲍留云（Samuel Robbins Brown）因为其夫人健康问题，不得不携家返回美国治病。他们希望携数名学生同赴美国继续接受西方教育，容闳、黄胜、黄宽 3 名学生表示愿意一同前往。② 在鲍留云的帮助下，黄宽进入麻省曼松（Manson Academy）学校学习，获文学学士学位。嗣后，黄宽获得京苏行医传教会奖学金，③ 赴英国入爱丁堡大学专攻医科，获医学学士学位；其后继续研究病理学与解剖学，获医学博士学位，是华人留学并取得医学博士学位的第一人。④ 1857 年，黄宽以伦敦会传教医生的身份回到中国，在香港伦敦会医院任职；于 1858 年来到广州，先在广州府学东街私人开业，随后又接办合信医生在广州金利埠创设的惠爱医局。在他经营医院的最初 4 个月里，就有求诊者 3300 人。⑤ 黄宽医术精深，尤擅长外科。1860 年，他曾施行国内首例胚胎截除术（碎胎术）。1862—1863 年，黄宽相继被时任江苏巡抚的李鸿章及中国海关医务处聘为首批医官。1866 年，黄宽受聘博济医院，担任医学班的教员。1867 年，嘉约翰休假期间，黄宽代为主持博济医院。⑥ 嘉约翰曾多次称赞黄宽在医学班所起到的重要作用。对于黄宽执教医学班，嘉约翰认为：黄宽是其最得力的助手，承担了医学班多门课程的教学，⑦ 作为一名具备高超的外科手术技能的优秀华人医生，能够激励中国青年去继续深造，是他们的榜样。⑧ 黄宽的同学容闳对其评价称："以黄宽之才之学，遂成为好望角以东最负盛名之良外科。继复寓粤，事业益盛，声誉益隆。旅粤西人欢迎黄宽，较之欢迎欧美人士有加……盖其品学纯笃，富有热忱，故遗爱在人，不仅医术功人。"⑨

（二）规章制度与师资

嘉约翰曾亲自制定招生简章，要求入学者应为"通晓文字者，自 18 岁至 25 岁为宜"，需品行端正，勤奋努力。医学班以 3 年为修业年限，未满 3 年者，不发予证书；并规定学生需一年接受 2 次考核，分别在每年 5 月下旬与 12 月中旬，以甄别优劣。⑩ 医学班开设之初，并不收取学费。1879 年，医学班开始要求学生入学需缴纳学费。嘉约

---

① 澳门马礼逊学校是为纪念第一位基督教新教传教士马礼逊而设，由英国怡和洋行出资办学，管理者为马礼逊教育协会，目的是教导中国儿童英语，传播西方文化、宣扬基督教教义。贫困学生免收学费，并包食宿、衣物与书籍。
② 吴义雄：《在宗教与世俗之间：基督教新教传教士在华南沿海的早期活动研究》，广东教育出版社 2000 年版，第 342－343 页。
③ 王吉民：《我国早期留学西洋习医者黄宽传略》，载《中华医史杂志》1954 年第 2 期，第 98 页。
④ Annual Report of the Canton Hospital for the Year 1916. p. 66.
⑤ The Chinese Recorder, Vol. VI, p. 174.
⑥ Annual Report of the Canton Hospital for the Year 1916. p. 66.
⑦ Report of the Medical Missionary Society in China for the year 1866. p. 2.
⑧ Report of the Medical Missionary Society in China for the year 1868. p. 10.
⑨ 马伯英、高晞、洪中立：《中外医学文化交流史——中外医学跨文化传通》，文汇出版社 1993 年版，第 354 页。
⑩ ［美］嘉约翰：《奇症略述》附录，光绪十二年。转引自王芳《嘉约翰与晚清西方医学在广州的传播（1853—1901）》，中山大学 2006 年博士学位论文，第 106 页。

翰做出这样的决定,一方面是鉴于医学班以往的毕业生无论是私人开业还是在军队或其他政府部门任职均能获取丰厚报酬与好名声,如有一名毕业生在天津附近的煤矿工作,每年能获得1000元的佣金;另一方面,是基于为学生提供高质量医学教育的考量。①

医学班的教育经费是博济医院为数不少的经济负担,故向学生收取学费势在必行。上学要交学费,这就使在学人数有所减少,这在1880年得到明显体现;② 同样,因收取学费问题,1882年也流失了很多学生。从免学费到交学费的转变,阻碍了一些有心学习西医的优秀中国青年入学。为了吸引交不起学费的优秀向学者,嘉约翰从1881年开始考虑在医学班设立奖学金制度。③ 1883年,一位清政府潘姓官员(Pun tai-yan)赠予医学班50元,作为奖学金分发给学生。④ 同时,医学班对于学生学费的问题,也视不同学生的不同情况酌情处理。如在1884年,按规定,医学班的学费是20元,有时只向学生收取一半的数额。⑤ 有时医学班也只是向有能力交学费的学生收费。⑥ 学生在学期间的开销也是一笔为数不小的费用,故嘉约翰认为:医学班在制度上如有还需改善之处的话,那就是助学金制度的设立与完善。⑦

19世纪60年代,医学班长期由嘉约翰、黄宽、关韬三人任教。随着科目的不断增加与细化,以及生源的扩大,教员不足的问题日益凸显。为此,嘉约翰积极在广州物色合适的教员人选。如1874年,在广州开设诊所的斯科特(Scott)医生受邀担任医学班解剖学课程的教学工作。⑧ 从19世纪80年代开始,医学班开始吸纳优秀毕业生担任教员。苏道明作为一名优秀学生,在其尚未毕业之时,就已破格担任医学班的教员。⑨ 1883年,翻译西医著作的Yu Sin Shang也受邀担任教员,每天抽出几个小时为学生授课。⑩ 至19世纪90年代,赖马西、富马利两名女医生相继任职于博济医院,担任医学班的教职。梁乾初早年入医学班学习,后入香港艾丽斯纪念医院继续深造,攻读研究生课程,从香港西医书院毕业后于1890年受聘担任医学班的教务监督。⑪ 19世纪90年代,医学班的教员有嘉约翰、富马利、赖马西、梁乾初、尹文楷(尹端模)等。据梁乾初回忆,他在医学班负责9门功课,每天3个小时的课时量;尹文楷、富马利、赖马西每周1个小时的课时量。⑫ 1898年,赖马西因忙于明心盲女学校的工作,医学班女生的教学工作由富马利负责。⑬ 是年,医学班的教职员有嘉约翰、富马利、苏道明、池耀

---

① Report of the Medical Missionary Society in China for the year 1879. p. 15.
② Report of the Medical Missionary Society in China for the year 1880. p. 20.
③ Report of the Medical Missionary Society in China for the year 1881. p. 18.
④ Report of the Medical Missionary Society in China for the year 1883. p. 20.
⑤ [美]嘉惠霖、琼斯:《博济医院百年(1835—1935)》,沈正邦译,广东人民出版社2009年版,第180页。
⑥ Report of the Medical Missionary Society in China for the year 1882. p. 21.
⑦ [美]嘉惠霖、琼斯:《博济医院百年(1835—1935)》,沈正邦译,广东人民出版社2009年版,第180页。
⑧ Report of the Medical Missionary Society in China for the year 1874. p. 18.
⑨ [美]嘉惠霖、琼斯:《博济医院百年(1835—1935)》,沈正邦译,广东人民出版社2009年版,第179页。
⑩ Report of the Medical Missionary Society in China for the year 1883. p. 20.
⑪ [美]嘉惠霖、琼斯:《博济医院百年(1835—1935)》,沈正邦译,广东人民出版社2009年版,第180页。
⑫ [美]嘉惠霖、琼斯:《博济医院百年(1835—1935)》,沈正邦译,广东人民出版社2009年版,第188页。
⑬ Report of the Medical Missionary Society in China for the year 1898. p. 29.

庭、刘德业、祢锡鹏等人（详见表4-1）。①

表4-1 1898年博济医院医学班教职员名录

姓名	职责与负责科目
嘉约翰	主管
富马利	负责教导女生
苏道明	临床医学理论
池耀庭	外科、产科和眼科
刘德业	药物学、化学、解剖学、生理学
祢锡鹏	临床医学、外科
U. MI Tak	产科学（针对女生）

（资料来源：Report of the Medical Missionary Society in China for the year 1898. p. 29.）

早在1868年，嘉约翰就提出，随着每年申请入学的学生不断增加，博济医院创建医学校只是时间问题。② 医学班自开设后，招生人数逐年增加，课程设置愈加完善，至1880年，医学班已具有一所正规医科学校的性质。嘉约翰认为：一旦各个分支学科的教员都齐备，学生的人数也增加，创建医校指日可待，并事先拟好医校之名——广州医学院（Canton Medical College）。③ 西医学在入华之初曾遭遇中国社会的抵触，主要原因是民众对西方科学的普遍无知，不了解西方医术的优点，并强烈质疑这些拿着刀子、剪子和各种奇形怪状金属器具的外国人的动机。嘉约翰认为：医学班教授的中国学生会像酵母一样，在民众间大大扩展西方知识的传播，包括化学知识、西医外科和药物等。④

19世纪80年代，在华开展西学教育的学校还屈指可数。1881年12月15日，天津总督医学堂于天津总督医院内成立，这是我国第一所官办的西医学校——北洋水师医学堂的前身。在此校的成立过程中，伦敦会传教士马根济（J. Kenneth Mackenzie）和直隶总督李鸿章都发挥了关键性作用。⑤ 至1896年，天津总督医学堂培养的学生（包括毕业生及在校学生）有26名。⑥ 香港西医书院（The Hong Kong College of Medicine for Chinese）正式成立于1887年10月1日，由何启与英国伦敦会（London Missionary Society）共同创办，以雅丽氏医院为校舍，学生修业年限为5年，毕业后授予证书。校务最早由曼松（Patrick Manson）负责管理，后交由康德黎（James Cantlie）。⑦ 1887年首届入院就读的学生中即有孙中山。至1896年，香港西医书院培养的学生（包括毕业生及在校学生）共有19人。⑧ 根据博医会聂会东（James Boyd Neal）1896年统计的在华医学传

---

① Report of the Medical Missionary Society in China for the year 1898. p. 29.
② Report of the Medical Missionary Society in China for the year 1868. p. 11.
③ Report of the Medical Missionary Society in China for the year 1880. p. 20.
④ ［美］嘉惠霖、琼斯：《博济医院百年（1835—1935）》，沈正邦译，广东人民出版社2009年版，第111页。
⑤ 袁媛：《中国西医教育之发端：天津总督医学堂》，载《自然辩证法通讯》2010年第1期，第63页。
⑥ James Boyd Neal. Medical Teaching in China. The China Medical Missionary Journal, 1897, p. 91.
⑦ 何小莲：《西医东渐与文化调适》，上海古籍出版社2006年版，第206页。
⑧ James Boyd Neal. Medical Teaching in China. The China Medical Missionary Journal, 1897, p. 91.

教士开办的医学教育情况（包括香港在内），一共有5个地方，其中有的班级超过10人，但大多数班级只有2至6人。① 其中，广州博济医院医学班培养的学生（包括毕业生与在校学生）超过百人。②

（三）课程安排

1. 课程设置与教学安排

医学班的学生于每周三、六进行课堂讲授，周一、五在门诊学习诊治，周二、四在手术室学习割治。③ 医学班最初开设的课程包括解剖学、内科学和外科学，药物学和化学，实用医学和中医药。其中，黄宽负责教授解剖学、内科学和外科学，嘉约翰负责教授药物学和化学，关韬应邀负责教授中医学及指导临床实践。④ 虽然目前没有直接资料证明关韬有儒学背景，但有资料表明他的学生中有几位就是中医，或出身于中医之家。⑤ 因此，南京大学历史系胡成推断，关韬在博济医校中讲授"中医课程"，不会有太少的儒学文本知识。⑥ 可以想见，关韬的儒学背景能够使尚在起步阶段的西医和西医教育采取更适合中国社会的形式，争取到更多士绅阶层的认同，从而促进西医的传播。除上述黄宽、嘉约翰与关韬负责的课程外，医学班对其余的分支学科也给予不同程度的关注。⑦ 学生参与医院日常事务、施药、手术割治等协助性工作，理论学习与临床实践结合，修业年限一般为3年。从学校开设的课程和教学情况来看，基本上与当时美国本土医学校开设的课程相似，体现了西医职业教育的倾向。1868年，医学班购买了化学试验仪器，给学生安排了化学试验课。⑧ 19世纪90年代，医学班增加妇科学和产科学课程。至1898年，医学班开设的课程包括：化学、妇科学、临床医学理论、产科学、眼科学、药物学、解剖生理学及外科学。⑨

因教学设备、师资力量有了一定程度的提高，医学班学生学习的时间也相应增加。课堂学习时间扩展至每周4天，实验课安排在周六，教学进一步向医学专业化转变。在教学中，强调基础知识和临床实践相结合，但以临床实践为主。学生每天早上6点、下午4点，需到看症房料理事务，如给病人换药等，并随同医生诊视各就医病人。⑩ 至1890年，医学班每周安排5天时间进行授课和问答，学生每天学习2至3门课程，并分

---

① James Boyd Neal. Medical Teaching in China. The China Medical Missionary Journal，1897，pp. 89 – 91.
② James Boyd Neal. Medical Teaching in China. The China Medical Missionary Journal，1897，p. 91.
③ 孙逸仙博士医学院筹备委员会：《广州博济医院创立百周年纪念》，广州私立岭南大学1935年刊印，第21页。
④ ［美］嘉惠霖、琼斯：《博济医院百年（1835—1935）》，沈正邦译，广东人民出版社2009年版，第176页。
⑤ Sara Tucker. The canton Hospital and Medicine in Nineenth Century China，1835 – 1900，p. 169.
⑥ 胡成：《晚清"西医东渐"与华人当地社会的推动》，载《史林》2012年第4期，第98页。
⑦ ［美］嘉惠霖、琼斯：《博济医院百年（1835—1935）》，沈正邦译，广东人民出版社2009年版，第176页。
⑧ Report of the Medical Missionary Society in China for the year 1868. p. 3.
⑨ Report of the Medical Missionary Society in China for the year 1898. p. 29.
⑩ ［美］嘉约翰：《奇症略述》附录，光绪十二年。转引自王芳《嘉约翰与晚清西方医学在广州的传播（1853—1901）》，中山大学2006年博士学位论文，第106页。

成 2 至 3 组进行学习讨论,周六则为器械展示以及安排学生做试验、使用显微镜等。① 与此同时,高学年学生可在博济医院现场观摩外科手术。② 1897 年,医学班的修业年限延长至 4 年。因入学人数激增,以致学生宿舍缺乏。此时,医学班的教学条件并不适应突增的学生人数,如缺乏化学实验室和解剖标本陈列室等硬件设施,故 1898 年,医学班增加了一间化学实验室,一间解剖教学室。③

因长期师资缺乏,以及考虑到学生人数不多,医学班采用的是混合班教学形式,即把不同学年的学生编在一个班级里学习。④ 医学班针对不同程度的学生,给予不同的安排,如 1870 年,有 6 名新生被安排重点学习基础理论课,2 名学生重点学习化学课程,部分高学年的学生开始在医院临床实践,担任配药、开处方及手术助手的工作。医学班重视基础理论课程,要求学生基本功扎实,采用背诵教材的方式,巩固学生们的知识。课程教学以教师授课与记忆为主。如 1880 年,高学年的卢顺之被要求监督低学年学生的药物学课程,听取他们的背诵情况。⑤

2. 翻译中文课本

医学班采取汉语教学,使得学生学习没有语言障碍。⑥ 嘉约翰认为这样可以扩大西医影响:"如果只用西方语言作为传播科学的手段,只能影响一小部分掌握外语的人,知识不应只局限于小范围人群的需要,而应呈现给更多的人,服务于中国现实的生活目的,可以预见到使用汉语的医学教育将对中国人产生广泛的影响。教育一名使用中文的人,要比教育 10 位使用英文的学生发挥更现实的作用。"⑦

医学班采用汉语教学,这就需要解决教科书的问题。当时,医学传教士向中国青年传授西医学知识主要使用的仍是英文课本。如此,学生需先学习英文,才能很好地把握课本知识。语言的隔阂使得学生学习多有不便,因此将医药书籍翻译为中文实为当务之急。此前,合信已开始翻译西医书籍。⑧ 1849 年,合信开始编写《全体新论》。⑨ 这是近代新教传教士在华出版的第一部西医解剖学书籍。⑩ 此后,合信陆续出版《博物新编》(1855 年)、《西医略论》(1857 年)、《内科新说》(1858 年)、《妇婴新说》(1858 年)等内、外科及妇科方面的书籍。这些书籍出版以后,很长一段时间内一直是中国西

---

① Report of the Medical Missionary Society in China for the year 1889. 转引自王芳《嘉约翰与晚清西方医学在广州的传播(1853—1901)》,中山大学 2006 年博士学位论文,第 117 页。
② [美] 嘉惠霖、琼斯:《博济医院百年(1835—1935)》,沈正邦译,广东人民出版社 2009 年版,第 181 页。
③ Report of the Medical Missionary Society in China for the year 1898. p. 29.
④ 孙逸仙博士医学院筹备委员会:《广州博济医院创立百周年纪念》,广州私立岭南大学 1935 年刊印,第 21 - 22 页; Report of the Medical Missionary Society in China for the year 1870, p. 3.
⑤ [美] 嘉惠霖、琼斯:《博济医院百年(1835—1935)》,沈正邦译,广东人民出版社 2009 年版,第 179 页。
⑥ [美] 嘉惠霖、琼斯:《博济医院百年(1835—1935)》,沈正邦译,广东人民出版社 2009 年版,第 180 页。
⑦ John G. Kerr. Opening of the Hong Kong College of Medicine for Chinese. The China Medical Missionary Journal, 1887, p. 297.
⑧ 孙逸仙博士医学院筹备委员会:《广州博济医院创立百周年纪念》,广州私立岭南大学 1935 年刊印,第 17 - 18 页。
⑨ 孙逸仙博士医学院筹备委员会:《广州博济医院创立百周年纪念》,广州私立岭南大学 1935 年刊印,第 18 页。
⑩ 孙逸仙博士医学院筹备委员会:《广州博济医院创立百周年纪念》,广州私立岭南大学 1935 年刊印,第 17 - 18 页。

医教育唯一可用的教材,对中国医界产生了深远影响。嘉约翰在 1865 年表示:合信是"第一个使得这广大帝国的学者和医生们有机会接触到解剖学、生理学和治疗学的实际,而疾病的合理诊治是建立在这些学问的基础上的"。① 1866 年,博济医院医学班开设后,解剖学课程使用的教材就是合信的《全体新论》。

合信译著的西医书籍为中国学生提供了弥足珍贵的中文教材。1865 年,嘉约翰得到合信授权,重新刊印其编译的上述 5 本教材。与此同时,美国长老会广州传教站的丕思业(S. F. Preston)与哈巴(A. P. Happer)牧师向中国医务传道会提议出资重印合信的中文医学教材以供医学班的学生使用。② 此举暂时解决了医学班中文教材的问题。但随着医学班的日渐发展,正规化、系统化的医学教育被医学班纳入规程,"已经到学医的学生对西医每个分支学科都要更充分了解的时候了"。③ Porter Smith 医生于 1869 年开始着手编写关于药物学的著作,④ 该书于 1871 年出版⑤。同年,嘉约翰的《化学初阶》(*Principles of Chemistry*) 的第一卷与第二卷也付梓刊印。⑥ 1872—1884 年间,嘉约翰的《化学初阶》第三卷与第四卷、《西药略释》(*Manual of Materia Medical*)、《眼科撮要》(*Treatise on Diseases of the Eye*)、《割症全书》(*Manual of Operative Surgery*)、《裹扎新编》(*Essentials of Bandaging*)、《花柳指迷》(*Treatise on Syphilis*)、《卫生新篇》(*Treatise on Hygiene*)、《皮肤新编》(*A Manual of Skin Diseases*)、《内科阐微》(*Symptomatology*)、《全体阐微》(*Gray's Anatomy*)、《内科全书》(*Theory and Practice of Medicine*) 相继刊印。到 1883 年,医学班的各门学科大都已有课本。⑦ 1884 年,嘉约翰又出版《体用十章》(*Manual of Physiology*)、《体质穷源》(*Miller's colored Anatomical Plates*)。⑧ 由于嘉约翰不辞辛苦地工作,其毕生编译了 30 余种医学教材。医学班在 19 世纪 80 年代已基本拥有各分科的中文医学教材。⑨

3. 解剖学课程的艰难开设

在医学班开设的课程中,最难开展的是解剖学,实际教学机会极为难得。1867 年,嘉约翰感慨:"缺少解剖的机会仍然是一个问题。中国人对死者的迷信观念看来是不可逾越的障碍,使这一学习内容无法进行。"⑩ 早在 1836 年 11 月,伯驾曾接诊一位患有先天性肿瘤的年轻病患,后来该病患因伴发的高烧而死亡。伯驾及在广州的其他外国医生对此病例极为感兴趣,向死者家属请允解剖,但被家属以"怕见血,又怕手术会令死者疼痛"的理由回绝。伯驾又托人向死者家庭表明愿出 50 元,以换取家属的同意,然而

---

① [美] 嘉惠霖、琼斯:《博济医院百年(1835—1935)》,沈正邦译,广东人民出版社 2009 年版,第 96 页。
② Report of the Medical Missionary Society in China for the year 1865. p. 8.
③ Report of the Medical Missionary Society in China for the year 1870. p. 7.
④ Report of the Medical Missionary Society in China for the year 1869. p. 17.
⑤ Report of the Medical Missionary Society in China for the year 1871. p. 3.
⑥ [美] 嘉惠霖、琼斯:《博济医院百年(1835—1935)》,沈正邦译,广东人民出版社 2009 年版,第 177 页。
⑦ [美] 嘉惠霖、琼斯:《博济医院百年(1835—1935)》,沈正邦译,广东人民出版社 2009 年版,第 180 页。
⑧ Report of the Medical Missionary Society in China for the year 1885. p. 36.
⑨ Annual Report of the Canton Hospital for the Year 1916. p. 66.
⑩ Report of the Medical Missionary Society in China for the year 1867. p. 15.

金钱的诱惑并不成功,最终还是被拒绝。① 由此,当时一些西方人就认定中国医学缺乏解剖学知识。如嘉约翰就认为中国人生活在黑暗的世界中,需要西方医学和基督教文化来拯救。②

为了给学生提供直观的身体构造方面的知识,医学班把博济医院一些无人认领的死亡病人尸体利用起来,通过对其进行尸检向学生讲解解剖学知识。此外,鉴于当时中国人对小孩的尸体不太在意,医学班的教员也借解剖亡孩尸体开展解剖学课程。③ 1874年,斯科特医生也曾用狗做解剖,给学生讲授解剖学课程。④ 在没有可能通过人体解剖来学习解剖学的情况下,只能通过解剖动物来学习。⑤ 1876年,嘉约翰开始建一个博物馆,把标本和"手术成果"的藏品都保存在里面。⑥ 1888年嘉约翰从美国购回一具人体模型,该模型的人体解剖部位可供拆卸,是学生上解剖课相当好的教具,解决了上课过程中尸体不足的弊端。⑦ 医学班希望通过注重解剖学讲授,使学生们深入了解人体各器官的功能,提高从事医疗救治的能力。

(四)学生培养情况

博济医学班早期的毕业生大都成为医院的助手,或从事宗教事务工作,或在医校任教师,或自行开办医疗诊所和西药房谋生。20世纪初,中国社会发生了较大变化,社会上的新式机构日渐增多,迫切需要具有较新知识结构的人才。于是博济医学班毕业生的出路便从早期主要为教会服务转向为社会服务,呈现多元化趋向。

1. 学生的社会接纳度

据嘉约翰的学生叶芳圃统计:"粤人游先生门者数百人,得卒业证书者百五十人。"⑧ 在嘉约翰的努力下,博济医学班的教学水平不断提升,规模逐年扩大,学生入学人数显著增加,对学生毕业后的工作去向也比较满意。早在1868年,嘉约翰就注意到,"申请入学的年轻人数量明显增多,现在接受指导的学生中有几名中医和中医的儿子"⑨。"有几人已经掌握了一定的治疗技术,尤其是一位年资较高的叫于阿昌的学生已经可以较好地完成多例白内障手术和人工晶体植入的手术。"⑩ 是年,嘉约翰称医学班的部分毕业生前景良好,已经有两人私人开业五六年,并与医院保持密切的关系。⑪

---

① [美]嘉惠霖、琼斯:《博济医院百年(1835—1935)》,沈正邦译,广东人民出版社2009年版,第61-62页。
② 高晞:《"解剖学"中文译名的由来与确定:以德贞〈全体通考〉为中心》,载《历史研究》2008年第6期,第81页。
③ [美]嘉惠霖、琼斯:《博济医院百年(1835—1935)》,沈正邦译,广东人民出版社2009年版,第176-177页。Report of the Medical Missionary Society in China for the year 1867. pp. 15-16.
④ Report of the Medical Missionary Society in China for the year 1874. p. 18.
⑤ Report of the Medical Missionary Society in China for the year 1874. p. 19.
⑥ [美]嘉惠霖、琼斯:《博济医院百年(1835—1935)》,沈正邦译,广东人民出版社2009年版,第178页。
⑦ Letter of Greved to Kerr, July 23, 1888,广东省档案馆藏92-1-443,第44页。王芳:《嘉约翰与晚清西方医学在广州的传播(1853—1901)》,中山大学2006年博士学位论文,第112页。
⑧ 叶芳圃:《美国医学博士嘉约翰先生传》,载《医学卫生报》1908年第4期,第27页。
⑨ Report of the Medical Missionary Society in China for the year 1868. p. 9.
⑩ Report of the Medical Missionary Society in China for the year 1868. p. 13.
⑪ Report of the Medical Missionary Society in China for the year 1868. p. 3.

医学班开办早期,招生情况不甚理想,但至 1868 年,医学班的学生人数有了初步增加,是年有学生 12 人。① 19 世纪 70 年代,医学班的学生大体维持在十数人。如 1874 年学生数为 7 人,1875 年为 8 人,1876 年为 11 人,1877 年为 13 人。② 1877 年以前毕业的一名学生受聘于广西省的一名官员,还有部分毕业生在广州私人开业。③ 1879 年以前,医学班招收的学生中,有一些只学习了几周或几月,最终未能完成学业。④ 1876—1878 年,卡罗医生暂代嘉约翰掌管博济医院,因卡罗对医学教育兴趣不大,故这两年医学班的学生人数有所下降。至 80 年代,入学人数有所回升。1882 年,医学班注册学生有 12 人。⑤ 1886—1896 年间,每年在学人数由 20 人上升到 30 多人。1898 年,医学班有三学年学生 8 人,二学年学生 10 人,一学年学生 17 人,死亡 1 人,合计 35 人。⑥

医学班的学生通过 3 年或 3 年以上时间的医学训练后,开始独立开展医疗活动。学生毕业后大多数在乡镇地区开设诊所,也有一部分在城市里开业行医。据嘉约翰在医院报告中所述:毕业们刚开始在乡镇或城市开展医疗活动时,曾普遍受到当地的中医和村民的排挤、怀疑,但通过他们的具体医疗活动,逐渐获得了民众的信任。这些毕业生每当遇到一些较高难度的手术,自己无法操作时,就会将病人送至博济医院。有时嘉约翰也会应学生的邀请,亲自赶赴学生开办的诊所,帮助诊治疑难杂症和实施手术。⑦

2. 开创招收女生习医之先风

在中国古代社会,女子没有接受学校教育的权利,社会上没有专门为女子开设的学校,当然这并非说中国传统妇女绝无受教育的机会,但女子教育内容、方式与目标等方面与男子差别甚远。近代来华传教士开办新式女校,及其所引进的各种西方近代理念和实践,使中国的女子教育突破家庭教育的藩篱,对后来中国的女子教育起到示范性作用。1872 年,美北长老会女传教士那夏理受美国传道会(The Woman's Board in Philadelphia)的捐助,在广州开办了一所寄宿学校和圣经学院,名为"真光神道学校"(The True Light School)。该校与博济医院仅隔一条窄巷。1866 年,嘉约翰在博济医院内开办博济医学班,专收男生就读。1879 年,真光学校成年班余美德、谢爱琼两位女生要求学医,经过那夏理、嘉约翰等的充分讨论,最终打破陈规同意她们入学,并且答应给予与男生同等的待遇,这是博济医院"教授女生之始,亦中国训练女医生及男女同学之始"。⑧ 据统计,在富马利于 1899 年开设夏葛女子医学堂之前,真光学校就有 25 位女生

---

① Report of the Medical Missionary Society in China for the year 1868. p. 9.
② Report of the Medical Missionary Society in China for the year 1874. p. 3; Report of the Medical Missionary Society in China for the year 1875. p. 3; Report of the Medical Missionary Society Hospital in Canton, China for the year 1876. p. 3; Report of the Medical Missionary Society Hospital in Canton, China for the year 1877. p. 8.
③ Report of the Medical Missionary Society Hospital in Canton, China for the year 1877. p. 8.
④ Report of the Medical Missionary Society in China for the year 1879. p. 15.
⑤ Report of the Medical Missionary Society in China for the year 1882. p. 21.
⑥ Report of the Medical Missionary Society in China for the year 1898. pp. 30 - 31.
⑦ Report of the Medical Missionary Society in China for the year 1872. p. 19.
⑧ 孙逸仙博士医学院筹备委员会:《广州博济医院创立百周年纪念》,广州私立岭南大学 1935 年刊印,第 21 - 22 页。

前往博济医校接受医科培训。① 女性学医，为近代中国妇女教育史揭开了新的篇章。

1879年，博济医院医学班开始招收女生。嘉约翰认为："中国女子为习俗所囿，每有隐疾，不能尽告男医"②，故招收女生于医院十分有利，"万一遇到官绅之家的妇女患有奇难病症，还可以在我指导下到私人家里为她们诊治"。③ 1880年，医学班的其中一位女生就参与了博济医院一次卵巢切开手术。④ 1881年，在学的12名学生中，有3名为女生。⑤ 1884年，嘉约翰有感于医学班已招收女学生有年，鉴于医院缺乏专业护理人员，更萌生了创办护士班的构想。⑥ 奈何这一构想直到1914年才得以实现。1890年，女学生的人数增至9名。⑦ 1898年在医学班的37名注册生中，⑧ 女生有7名⑨。

医学班的女学生曾在妇产科医生富马利和赖马西的指导下学习，时常随老师出诊接生，获得了丰富的实践经验。医学班毕业的女生有余美德、施梅卿、谢爱琼、史景然、张竹君等等，其中以张竹君最为有名。

张竹君，广州番禺县人，幼时"生数岁而患脑筋病，半身觉麻木不仁，其家则送之于其城之博济医院，嘱美利坚医士嘉约翰医之，渐愈。时竹君虽幼稚，已能觉西医之精妙，绝胜中国疲癃老腐之所谓医生者，乃发愿留博济医院学医"⑩。张竹君在医学班学习5年后，1899年富马利离开博济，她追随离去，继续就学于富马利，最终于1900年2月获得由富马利、嘉约翰和赖马西共同签署的博济医局颁发的医照。⑪ 1901年，张竹君先后在广州创办褆福、南福医院，开国内女界兴建医院之先河。1905年，张竹君与士绅李平书在上海合力创建"上海女子中西医学院"，成为近代国人早期中西医汇通的女医学校。1911年10月武昌起义，张竹君组建"中国赤十字会"，率男女队员120余奔赴鄂、蜀前线救护；近两月救疗伤员总计1300余人，被誉为"中国之南丁格尔"。⑫

1899年，博济医院管理层嘉约翰与关约翰矛盾升级，嘉约翰从医院离职并带走医学班所有男生在芳村开办疯人院；富马利虑及医学班余下的女生的学业问题，也从博济医院离职，同时带走余美德、施梅卿二人于广州西关筹建广东女子医学堂（1902年改名为夏葛女子医学院），是为中国第一所女子医学校，集女子教育、医学教育、教会教育三者于一身，专门为女性提供新式医学教育。

---

① Chen Kuan-yu. A Century of Chinese Christian Education：An Analysis of the True Light Seminary and Its Successors in Canton and Hong Kong. Ann Arbor, Mich.：University Microfilms, 1972. 转引自颜小华《相遇、对话与调适：美国长老会在华南的活动研究（1837—1899）》，兰州大学出版社2009年版，第298页。
② 叶芳圃：《美国医学博士嘉约翰先生传》，载《医学卫生报》1908年第4期，第27页。
③ Report of the Medical Missionary Society in China for the year 1880. p. 20.
④ [美]嘉惠霖、琼斯：《博济医院百年（1835—1935）》，沈正邦译，广东人民出版社2009年版，第179页。
⑤ Report of the Medical Missionary Society in China for the year 1881. p. 18.
⑥ Report of the Medical Missionary Society in China for the year 1884. p. 6.
⑦ [美]嘉惠霖、琼斯：《博济医院百年（1835—1935）》，沈正邦译，广东人民出版社2009年版，第180页。
⑧ Report of the Medical Missionary Society in China for the year 1898. p. 6.
⑨ Report of the Medical Missionary Society in China for the year 1898. p. 29.
⑩ 《女士张竹君传》，载曾德珪选编《马君武文选》，广西师范大学出版社2000年版，第236页。
⑪ 杨奕望、叶进：《女医士张竹君之生年学籍新证》，载《中医药文化》2015年第1期，第41页。
⑫ 张朋：《近代女杰张竹君的媒介形象考察》，载《温州大学学报》（社会科学版）2011年第2期，第109 – 114页。

3. 优秀学生

据梁乾初回忆，博济医院最初的毕业生中比较成功的有李勋成、尹达之、余丽云、卢顺之和苏道明等人，① 其中以苏道明所取得的成就最大。苏道明，广东高要金利村人，1847 年出生，是嘉约翰最得意的门生，协助嘉约翰开展医疗工作达 32 年。他幼时家贫，7 岁时在家乡被拐卖到香港，4 年后又被卖到美国旧金山做佣工。一次偶然机会他加入当地的基督教教会，并得到该教会的帮助，夜间学习英文，白天为人帮佣，工资低微。1867 年秋，苏道明跟随在美探亲的嘉约翰返回中国，在医学班系统学习了 4 年西医学的基本理论。由于他勤奋好学，博得嘉约翰的认可，还没等到毕业，自 1869 年开始，他就在博济医校任课。他经嘉约翰及黄宽考核，合格后留校做助理医生。黄宽去世后，他出任医学班的教务监督。② 其后，苏道明耗费巨大精力从事麻醉工作，是博济医院乙醚、氯仿麻醉使用最多的人，成为资深的麻醉科医生，③ 经他麻醉的病人无一死亡；他也是眼科方面的专家，白内障手术完成得非常漂亮；此外，他治愈的霍乱患者超过万人。④ 因为与外国人关系密切，在中法战争期间，苏道明曾被清政府通缉并悬赏 100 美元。⑤

祢锡鹏（后改名祢翻云），父亲为广州医学传道会的美国人奈伊（Gideon Nye），母亲是中国人。祢翻云在医学班学习 4 年后毕业，经过短暂的私人行医后任职于博济医院，亦担任医学班的教员，一直工作到 1911 年。祢锡鹏是继苏道明医生之后对博济医院贡献最大的毕业生。⑥ 他对博济医院的外国医生乃至在广州工作的外国医生的历史情况比较熟悉。他曾帮助嘉惠霖整理 1913 年以前毕业于博济医院医学班及博济医学堂的同学录，该同学录附于嘉惠霖及其内侄女琼斯所著的《博济医院百年（1835—1935）》中。1935 年，博济医院一百周年大庆兼博济医院新大楼落成时，他是个人捐款最多的医学班毕业生之一。他的儿子祢有恒是岭南大学附属博济医院的放射科医生。

梁培基，广东顺德人，1897 年毕业于医学班，曾任博济医院助理医生，广州女子医学堂（夏葛医学院前身）助理教师，教授药理学。梁培基办有制药厂，他以抗疟疾药奎宁，配以甘草制成抗疟药物"发冷丸"而成名（广州俗称疟疾为发冷病）。他还热心于在广州创办报纸杂志，曾出资赞助《时事画报》（该报是辛亥革命前讽刺清朝政权的画报），并在《时事画报》上刊登"发冷丸"的广告。⑦

此外，博济医学班还有梁晓初（广州著名的开业医生）、池耀庭（抗战前广州著名的牙科医生，儿子池明华是博济医院的营养师）、左吉帆（广州著名的开业医生）等一众知名毕业生。1908 年年初，梁培基、苏道明、池耀庭等人参与成立光华医社，梁培

---

① ［美］嘉惠霖、琼斯：《博济医院百年（1835—1935）》，沈正邦译，广东人民出版社 2009 年版，第 187 页。
② 王芳：《北京同文馆与广州博济医校的比较研究》，载刘树森编《基督教在中国比较研究视角下的近现代中西文化交流》，上海人民出版社 2010 年版，第 187 页。
③ 杜恩沛：《医生还乡记》，香港中信书室 1999 年版，第 43 页。
④ Annual Report of the Canton Hospital for the Year 1919. p. 27.
⑤ Annual Report of the Canton Hospital for the Year 1916. p. 71.
⑥ ［美］嘉惠霖、琼斯著：《博济医院百年（1835—1935）》，沈正邦译，广东人民出版社 2009 年版，第 208 页。
⑦ 杨万秀：《广州名人传》，暨南大学出版社 1991 年版，第 191-202 页。

基为医社首任社长。医社决定创办西医学校,以"争国权""争医权"及"争医学教育权"。1908年3月,光华医学校成立,梁培基任校董事长。①

康广仁,名有溥,字广仁,广东南海人,是著名维新思想家康有为的幼弟。康广仁在博济医院医学班学医的具体时间不详,"学医于美人嘉约翰三年,遂通泰西医术"②。由于康广仁有系统的医学经历,他于1898年陪护大病初愈的梁启超入京应试,进入当时维新变法斗争的中心北京。戊戌变法失败后,康广仁与谭嗣同、刘光第、杨锐、杨深秀、林旭等6人被害于北京菜市口,史称"戊戌六君子"。

医学班历年培养的医学人才中最值得说道者,当为革命先行者孙中山。1886年,孙中山进入博济医学班习医。但当时嘉约翰并没有对孙中山予以特别注意,由于他于1901年去世,他也不可能知道他任教的医学班中有个学生在1912年成为新生的中华民国的第一任总统。在医学班读书期间,孙中山结识了一些日后革命道路上的友人,如天地会成员郑士良、区凤墀等。1887年,孙中山在医学班学习一年之后,进入香港西医书院继续学习,1892年毕业后,先后在澳门、广州两地行医。比起悬壶济世,他更关心的是国家、民族的兴亡荣辱,积极寻求救国良方。1894年,怀抱改良主义思想的孙中山在给李鸿章上书失败后,决志以革命手段推翻清政府。1895年孙中山发动的第一次广州起义失败,遭到清政府的搜捕,在博济医院药剂师梁新荣(Leung San Wing)的帮助下安全逃脱。③辛亥革命成功后,1912年5月9日,孙中山在阔别博济医院25载后,重归母校,参加博济医院举办的广州耶稣教联合会之欢迎会,会后,孙中山与全体出席人员在博济医院大楼前合照留念。与此同时,孙中山还给广州医务传道会捐赠100美元,并成为广州医务传道会的终身会员。④

值得一提的是1904年成立的西医同业会,是由嘉约翰的学生们——汪千仞、梁培基、刘佩吉、左吉帆、祢翶云、池耀庭、叶芳圃等倡议设立的,这是中国人自己创办的最早的西医协会,以博济医学毕业生为主体,其影响力也主要在华南地区。博济医校的毕业生大多活跃在华南地带,有的开办西医诊所,有的进入西医学校任教,他们促进了西医学在华南地区的传播,对我国的西医学和近代医学教育的整体发展都起到了积极的推动作用。

嘉约翰于1866年创办博济医学班,经过近40年的不断努力,已初具医校规模,初步具备了现代医学教学的水准。在课程结构上,重视现代医学理论和实践,系统讲授解剖学、化学等自然科学和西医学知识和技术,采用现代学制,是中国现代医学职业教育的发端。至19世纪末期,随着西医在华影响的不断扩大,西医教育也得到推广,以培养具有更高水平、更职业化的中国职业医生为重要目标,对西医教育的规范化也提上日程,这要求医学院校高质量高标准办学。博济医学班仅依靠中国医务传道会的有限资助,以及广州的部分官绅和外商的捐款,已经不能适应规范化的西医学高等教育的发

---

① 郭海清:《民国时期的广州教育》,广东科技出版社2013年版,第148页。
② 梁启超:《康广仁传》,载陈伟良主编《梁启超文集》,燕山出版社1997年版,第466页。
③ [美]嘉惠霖、琼斯:《博济医院百年(1835—1935)》,沈正邦译,广东人民出版社2009年版,第193-196页。
④ [美]嘉惠霖、琼斯:《博济医院百年(1835—1935)》,沈正邦译,广东人民出版社2009年版,第196页。

展。世界医学的发展日新月异,这就要求医学教育不断更新理念与方法,更换教材与设备,才能提高学生的课业水平及业务能力。医学班没有单独的办学经费,依靠博济医院财政的拨付,导致办学规模受限。医学班已经越来越难以维持其在华的领先地位。与此同时,随着博济医院管理层嘉约翰与关约翰矛盾的日渐升级,嘉约翰终于1899年从博济医院离职,带走了医学班的所有男生。医学班因管理骨干、教员及学员的流失,处于实际的停办状态。至此,博济医院的医学教育暂告一段落。

第二节　博济医学堂的创办与成就

博济医学班自1866年开设至1899年停办,历经30多年的发展,培养出了100多名医学人才。但受条件所限,医学班的办学规模不大,系统的西医理论知识学习显得不足,始终未能成为一所真正的医学院校。有鉴于此,关约翰力图开办规范化的医校教育。关约翰主理博济医院期间,响应清朝政府的号召和因应清末社会改革对新医人才的需求,将博济医院嘉约翰时期的医学班扩大规模,创建了博济医学堂(The South China Medical College,1904—1911)。

一、关约翰与博济医学堂[①]的设立

维新变法运动期间及随后,中国西医教育机构的数量、规模与层次比以往有了较大程度的提高,国人对西医教育也有了新的体会和认识。一些有识之士提出重视西医教育的要求,如郑观应在其《考试》篇中认为:"应挂牌招考西学""三试内外医科配药"。[②] 20世纪初,清政府进行教育改革,于1904年1月13日颁布《奏定大学堂章程》,将大学堂分为八科,第四科为医科大学;分两门,一为医学,一为药学;医学本科修业年限为三到四年,预科三年。[③] 这是中国教育制度的重大改革,自此,各地纷纷将教育机构名称改为学堂,各地西医学堂也渐次开设。

关约翰,美北长老会医学传教士,纽约医学院博士毕业,1885年来华,担任博济医院院长达15年(1899—1914年)之久,在博济医院乃至华南医疗卫生事业发展史上都留下了属于他个人的深深印记。在关约翰主持博济医院院务前期,清政府的新政改革

---

① 关于关约翰所创建的这个学堂的中文名称,今人多称为"南华医学堂",实际应叫作"博济医学堂"为妥。理由有二:一是《岭南学生界》1904年《广州博济医学堂》一文明确记载关约翰所创办的学堂中文名为"博济医学堂",英文名为South China Medical College。二是《博医会报》(*The China Medical Journal*)1909年第5期也明确记载学堂中文名为"博济医学堂",参见South China Medical College, The China Medical Journal, 1909, pp. 303-308。至于后人,比如《广州博济医院创立百年纪念》中将此学堂称为"南华医学堂",今日著作也多如此称呼,盖因博济医学堂存世时间仅是从1904年至1911年,时间较短,"博济医学堂"的称呼没有广泛叫开,以致后人仅根据其英文名为South China Medical College 而将其中文名称为"南华医学堂"。这一叫法不能说为错,但至少不确切。

② 陈学恂:《中国近代教育文选》,人民教育出版社1983年版,第39页。

③ 璩鑫圭、唐良炎:《中国近代教育史资料汇编——学制演变》,上海教育出版社1991年版,第340页。

正在全国如火如荼地展开,开办新式学堂、更大规模地在华引进西式教学体制已成为在华中外趋新人士的共同认识。有感于博济医院附属医学班教学质量已经跟不上时代变化的需要,为了提高医学人才培养的质量,关约翰于1902年向广州医务传道会提交了一份建立医学校的计划。他认为"很少有地方可以找到有像博济医院这样优越的临床条件。因此,我们建议建立一间与医院结合的、组织合理的、收录男生的医学院,利用一切可以利用的条件,保证其教学的高标准"[1]。最终,以美国驻广州总领事默维德(Robert M. McWade)为主席的9人医校筹备委员会得以成立,负责安排入学考试、课程设置及制定学校章程等事宜。[2] 借此,中国医务传道会极力筹款,在关怀博济医院事业的慈善人士的帮助下,共劝捐得17000银元,两广总督张人骏还拨送博济医院旁边的一块官地用于建造学堂。1902年,博济医学堂的新校舍开始建造,1903年建筑完毕。[3] 医学堂于1904年9月1日正式开学,11月2日举行隆重的落成礼。是时,美国总领事、广东将军抚宪以下各大员及教会人士、捐助者共200余人均莅临,参加盛会。[4]

博济医学堂与博济医院作为平行单位,同受中国医务传道会的管理,有独立的财政。学堂日常开销主要由学生缴纳的学费、住宿费及杂费担负,能够在一定程度上自给自足。[5] 而校舍建筑等大宗款项还有赖于教会机构和中外慈善人士的捐款。

二、博济医学堂的发展

(一) 规章制度与师资

博济医学堂以培养高素质的医学人才和医学传教士为办学宗旨。[6] 在学堂创办之初就制定了一系列规章制度来规范学生的日常学习和生活。在学生的入学资格上,学堂明确提出入学者的年龄不得低于18岁,拥有良好道德品质及一定的国学基础,还需有现代中小学的毕业证书,并通过入学考试方能入学堂学习。医学堂于每年年初招收学员,限招男生。[7] 此时,由富马利创立、专收女性学员的夏葛医学院开办已有5年,故博济医学堂不再招收女生入学。医学堂注重高质量教学,不采取广收学生的方式。[8] 为了保证学生的学习质量,医学堂有严格的考勤制度,学生不得借故缺席课堂教学和临床实习,除非患病或有特殊紧急情况,而且缺席时间不能太长,如果请假时数总和超过30天,将会被停止本年度的学习。因此,每个学生的学习时长要视其平时表现、考勤及考

---

[1] [美]嘉惠霖、琼斯:《博济医院百年(1835—1935)》,沈正邦译,广东人民出版社2009年版,第181页。
[2] John M Swan. A Medical College for South China. The China Medical Missionary Journal, 1902, pp. 96–97.
[3] 孙逸仙博士医学院筹备委员会:《广州博济医院创立百周年纪念》,广州私立岭南大学1935年11月刊印,第23页。
[4] 《博济医学堂》,载《岭南学生界》1904年第8期,第23–24页。
[5] Annual Report of the Canton Hospital and the South China Medical College for the year 1910. p. 18.
[6] John M. Swan. South China Medical College. China Medical Journal, 1909, p. 304.
[7] John M. Swan. South China Medical College. China Medical Journal, 1909, p. 305.
[8] John M. Swan. South China Medical College. China Medical Journal, 1909, p. 304.

试结果而定。① 期末考试则由医院管理委员会选举产生的考试委员会组织，期末考试平均分要达到 70 分以上才能参加下一年度的学习。学生在修业完毕后需进行毕业考试，成绩合格后方颁给医学学士执照。② 医学堂不仅在课业上对学生要求严格，在生活起居上亦有严格规定：学生在学期间必须住在学堂宿舍，若有特殊原因不住，必须获得学堂委员会的批准；没有注册入学的人不准住进宿舍。学生也不许将仆人带入宿舍，只许带适量的行李，膳食由学生自己解决。③ 此外，医学堂的教育具有浓厚的宗教色彩，在其日常教学过程强调宗教教育，如规定每日早上从 9 点 45 分至 10 点学生要在学堂读圣经④。

医学堂的学费每年年初进行缴纳，一年一交。⑤ 学生需缴纳的费用包括学费、宿舍租金、水电费、看门费等。1904 年，医学堂的学费为 70 元。⑥ 1909 年的学费为 100 元，宿舍租金 25 元，水电费 20 元，伙食费 32 元，保证金 5 元（期末时退还），共 182 元。⑦ 对于有志向学而家庭贫困无力交纳学费的学生，医学堂设有资助名额。⑧ 此外，在社会人士的捐助下，医学堂还设有非常规奖学金。1910 年，广州沙面的外国人士向博济医学堂捐助了 150 美元。医学堂将这笔款项分为两个等级，用于奖励学习成绩优异、品行良好的学生。当年，获得一等奖的是 Kwok Tsz Meng（100 美元），获得二等奖的是 Lo Kwok Kwan（50 美元）。⑨

博济医学堂甫经开办，关约翰就力邀安德森（Anton Anderson）医生担任学堂院长。安德森接任院长直至 1907 年因病卸任。在他主持之下，医学堂还组成了学院委员会，负责管理诸如学生的升学考核事项等具体事宜。1909 年，博济医学堂的学院委员会成员有关约翰、晏惠霖、Dr. E. C. Davenport、老恩赐和威尔逊（A. G. Wilson）。⑩

1904 年，医学堂的常任教员有安德森、关约翰及达保罗 3 人，其中安德森讲授解剖学和内科学课程；关约翰讲授外科学；达保罗负责外科学的临床教学，同时教授内科学。赖马西作为兼职教师负责教授妇科学和产科学。1907 年，保夏礼（H. W. Boyd）加入教员队伍，负责教授眼耳鼻喉科。1908 年以前，医学堂的教员人数增加缓慢，部分广州地区的医学传教士曾短期担任医学堂的（助理）教员，如莱茵传道会的库内（Kuhne）医生、麻义士（Edward C. Machle）医生等。还有部分早期博济医学班毕业的学生

---

① John M. Swan. South China Medical College. China Medical Journal，1909，pp. 303 – 308.
② 《广州博济医学堂》，载《岭南学生界》1904 年第 8 期，第 23 页。
③ John M. Swan. South China Medical College. China Medical Journal，1909，pp. 305 – 306.
④ John M. Swan. South China Medical College. China Medical Journal，1909，p. 307.
⑤ John M. Swan. South China Medical College. China Medical Journal，1909，p. 304.
⑥ Editorial Comment. Chinese Recorder，1904，p. 146.
⑦ John M. Swan. South China Medical College. China Medical Journal，1909，p. 306.
⑧ 《广州博济医学堂》，载《岭南学生界》1904 年第 8 期，第 23 页。
⑨ Annual Report of the Canton Hospital and the South China Medical College for the year 1910. p. 16.
⑩ Annual Report of the Canton Hospital，1908. p. 19；Annual Report of the Canton Hospital and the South China Medical College for the year 1909. p. 16.

也担任过教职。如叶芳圃教授化学,祢锡鹏教授外科小手术。① 师资始终是在华教会学校发展进程中不可忽视的问题,师资不足曾极大地妨碍了博济医学堂的正常运转,如1908年,医学堂因安德森、达保罗、保夏礼的相继离职而致使大部分课程无法正常开设,多数学生流失,只剩8名高年级学生在博济医院接受临床实践课程指导。② 博济医学堂在充实师资力量方面付出了极大努力。1909年,博济医学堂复办,在关约翰的尽力网罗下,时有10名中外教员,包括外籍教员4人,分别是关约翰、晏惠霖(J. Webb Anderson)、老恩赐、恂嘉理(C. C. elden);中国教员6人,分别是叶相廷、祢锡鹏、池耀廷、苏道明、洪显初、刘德业(具体任教科目详见表4-2)。这些教员不管是外国人还是中国人,都是当时华南地区顶尖的西医精英,如关约翰毕业于纽约大学医学院,晏惠霖毕业于美国丹佛大学医学院,老恩赐毕业于美国俄亥俄医科大学,恂嘉理毕业于美国哈佛大学长岛医学院,而中国教员均毕业于博济医院早年的医学班,这为高素质学生的培养提供了保证。1910年,医学堂有教员11人,其中包括4名外籍教员。③

表4-2 1909年博济医学堂任课教师

关约翰	外科(Surgery medical and surgical Clinics)
晏惠霖	妇科(Gynecology)
恂嘉理	神经病学(Nervous Diseases)
老恩赐	药物与卫生学(Materia Medica Hygiene and Sanitation)
叶相廷	产科(Physiology Obstetrics)
祢锡鹏	内科及内科临诊、割症(Theory and Practice Medical and Surgical Clinics)
池耀庭	医理略述与医药略释(Materia Medica and Therapeutics)
苏道明	眼科(Eyes Diseases)
洪显初	体学(Anatomy)
刘德业	化学(Chemistry)

(资料来源:王吉民、伍连德《中国医史》,上海辞书出版社2009年影印版,第546页。)

在授课语言方面,医学堂采用中文授课。西医教育的课业相当繁重,采用中文教学有利于学生对知识的理解和运用。广东教会高校在这方面领先于全国。1890年在华基督教传教大会上,美北长老会传教士狄考文列举了用中文施教的种种优势:可以消除英文教育最根本的困难,保证学生学完各项课程;有助于学生更有效地应用知识;有利于学生和其他人进行沟通和扩大影响等。④ 在此之前,嘉约翰曾于1887年在香港西医书院开办之际撰文指出:"如果使用西方语言作为传播科学的唯一手段,则只能影响小部分

---

① [美]嘉惠霖、琼斯:《博济医院百年(1835—1935)》,沈正邦译,广东人民出版社2009年版,第182-183页。
② Annual Report of the Canton Hospital, 1908. p. 19.
③ Annual Report of the Canton Hospital and the South China Medical College for the year 1910. pp. 16-17.
④ 狄考文:《如何使教育工作最有效地在中国推进基督教事业》(1890年);陈学恂:《中国近代教育史教学参考资料》(下册),人民教育出版社1987年版,第12-15页。

掌握外语的人。知识不应只局限于小范围人群的需要，而应呈现给更多的人，服务于中国现实的生活目的。可以预见使用汉语进行医学教育将对中国人产生广泛的影响。教育一名使用中文的人，要比教育 10 位使用英文的学生发挥更现实的作用。"① 20 世纪 30 年代之前，不同于其他地区的医学院校，因粤语是广东的通用语言，故在广东地区的教会学校通常采用粤语教学；博济医学堂亦是以粤语为教学语言。②

（二）课程安排

1893 年，美国约翰·霍普金斯大学医学院建立。作为一所示范性医学院，约翰·霍普金斯大学医学院对美国当时执行的医学教育制度进行了重大的改革。学生都是经过精挑细选出来的，必须具有学士学位才能入学；班级人数都很少；学生需频繁接受考试和评价；学制 4 年，前两年学习基础医学课程，同时要求广泛参加实验室研究工作，后两年接受严格的临床训练，学生通过床边教学获得实践经验。这一改革成果，后来成为其他医学院教学改革的样本。除此之外，约翰·霍普金斯大学医学院还改变了学校对医院的附属关系，反过来，使医院成为大学的附庸。③ 美国的医学教育改革，也为博济医学堂的建立提供了样本。

博济医学堂定学制为 4 年。据 1909 年医学堂的课表显示，开设有体学（解剖学）、体功学（生理学）、内科学、外科学、妇科学、产科学、眼科学、化学、药学、西药略释、卫生学、神经病学、医理略述等课程（详见表 4 - 3）。博济医学堂是中国最早开设公共卫生课程（由老恩赐讲授）的学堂之一。④ 此外，医学堂还给学生安排临床教学和临床实践。一年级学生主要学习解剖学、化学、生理学、组织学等基础医学科学课程。⑤ 学生每周学习体学 5 小时，体功学 4 小时，内科学 4 小时，外科学 3 小时。学堂每年有 8 个月的教学期，⑥ 约计 34 个教学周。按此计算，体学课程达 170 小时，体功学和内科各 136 小时，一年共有 800 小时的教学时数。⑦ 至 1910 年，博济医学堂的年课时数比以往有了增长，超过 900 小时。⑧ 由此可见博济医学堂对这些基础课程的重视程度。低年级学生除了学习上述基础理论课程外，每周需到博济医院临床临诊 4 小时，这使得学生能够较早接触临床实践。三、四年级生的理论课程周时数为 5 小时，并开始接受严

---

① John G Kerr. Opening of the Hong Kong College of Medicine for Chinese. The China Medical Missionary Journal, 1887, p. 297.
② John M. Swan. South China Medical College. China Medical Journal, 1909, p. 304.
③ 俞方：《美国医学课程改革历程探索》，人民卫生出版社 2010 年版，第 15 - 16 页。
④ 据《博济医院百年》的记载：1909 年，中国首期公共卫生课程在博济医学堂讲授。据此，广州中医药大学的李计筹认为 1909 年由老恩赐讲授的卫生学是中国最早的公共卫生课程。（李计筹：《广州博济医学堂与近代中国西医教育》，载《西北医学教育》2015 年第 4 期，第 667 - 670 页。）然而，笔者在 1909 年的《博医会报》上看到北京协和医学堂的五年级课程表上有 Hygiene and Public Health 的课程（Charles W. Young. The Union Medical College, Peking. China Medical Journal, 1909, pp. 314 - 315.）。因此，博济医学堂只能算是最早开设公共卫生（Hygiene and Sanitation）课程的医学校之一。
⑤ John M. Swan. South China Medical College. China Medical Journal, 1909, p. 305.
⑥ John M. Swan. South China Medical College. China Medical Journal, 1909, p. 305.
⑦ John M. Swan. South China Medical College. China Medical Journal, 1909, p. 304.
⑧ Annual Report of the Canton Hospital and the South China Medical College for the year 1910. p. 26.

格的临床训练。学生以小组为单位（每组不超过7人），参加医院的手术室、门诊和病房的临床实习。此外，高年级学生暑假期间还需在博济医院进行临床实习。①

表4-3 1909年博济医学堂一周课程

时段	周一	周二	周三	周四	周五	周六
一、二年级生						
10:00—11:00	体学 洪显初 — —	体学 洪显初 — —	体学 洪显初 药学 老恩赐	体学 洪显初 — —	体学 洪显初 — —	— — — —
11:00—12:00	内科临诊 关约翰 祢锡鹏	体功学 叶相廷	卫生学 老恩赐	体功学 叶相廷	内科临诊 关约翰 祢锡鹏	小考 威尔逊
12:00—13:00	内科临诊 关约翰 祢锡鹏	体功学 叶相廷	眼科 苏道明	体功学 叶相廷	内科临诊 关约翰 祢锡鹏	— 小考 威尔逊
13:00—14:00						
14:00—15:00	医理略述 池耀廷	外科 关约翰	外科 关约翰	外科 关约翰	产科 叶相廷	神经病学 恂嘉理
15:00—16:00	西药略释 池耀廷	内科 祢锡鹏	内科 祢锡鹏	内科 祢锡鹏	内科 祢锡鹏	—
16:00—17:00	化学 刘德业	—	妇科 晏惠霖	—	化学 刘德业	—
三、四年级学生在院内实习						
11:00—13:00	内科临诊 关约翰 祢锡鹏	割症 关约翰 祢锡鹏	内科临诊 （从12点开始） 关约翰 祢锡鹏	割症 关约翰 祢锡鹏	内科临诊 关约翰 祢锡鹏	—
三、四年级的学生被分成小组，每组不超过7人，参加手术室、门诊和病房的临床工作。 注意：每日早晨由9点45分至10点请各学生在学堂读圣经。						

（资料来源：John M. Swan. South China Medical College, China Medical Journal, 1909, p. 307.）

与同一时期上海、北京的教会医学院校相比，博济医学堂的课程设置有所不同。1906年，圣约翰大学医学院的学制由此前的4年延长至5年，其周学时亦相应调整。

---

① John M. Swan. South China Medical College. China Medical Journal, 1909, p. 305.

1909 年,圣约翰大学医学院一年级生的周学时为 15 小时,二年级生的周学时为 15 小时,三年级生的周学时为 26 小时,四年级生的周学时为 27 小时,五年级生的周学时为 15 小时。是年,北京协和医学院成立,定学制为 5 年。① 由此可以看出,博济医学堂的学习年限虽然不比圣约翰大学医学院及北京协和医学院来得长,但课程安排紧凑,更加注重学生的临床实践。

(三)学生培养情况

博济医学堂成立之后迅速获得民众认可,学生数量不断增加。1904 年,首批入学的学生计有 15 名。② 1907 年,博济医学堂注册在校生已有 50 人。③ 1909 年 2 月 18 日,医学堂复办时,有 32 名学生注册入学,其中一年级 10 人,二年级 2 人,三年级 14 人,四年级 6 人。④ 1910 年,学堂注册在校生有 36 人。⑤ 博济医学堂对学生的课业要求十分严格,1907 年年底,医学堂有 19 名学生未通过常规考试。为此,这些学生按医学堂委员会的要求通过了信誉考试(creditable examinations),得以继续在学堂进行学习。⑥ 1907 年,医学堂有 5 名学生毕业。⑦ 1908 年,医学堂因师资不继而暂告停办,以致多数学生流失,只剩 8 名高年级学生在博济医院接受临床实践课程指导。⑧ 1909 年,学堂有 10 名学生学成毕业。⑨ 至 1910 年,学堂有 14 名学生毕业。是时,学堂举行了盛大的毕业礼,美总领事璧克(Leo Bergholz)、清道台萨福懋均莅会。⑩

从 1904 年到 1911 年,博济医学堂在 8 年间共招收学生 100 多人,学生来自广东各地,也有来自福建、海南等省份的,许多学生毕业后都成了当地名医、西药房的创办者或医学院校的教师。一名叫何仁政(Ho Yan Tsung)的学生在 1907 年 6 月完成了 4 年课程,成为博济医学堂的第一位毕业生,随后被博济医院聘为男病部的第二助理医师。⑪

三、博济医学堂的停办与师资自立

博济医学堂自 1904 年开办以来,虽在 1908 年短暂停办,但基本上发展态势良好。1906 年,博济医学堂拟向两广总督府立案,惜不能实现。⑫ 1908 年,博济医学堂因管理

---

① Charles W Young. The Union Medical College, Peking. China Medical Journal, 1909, pp. 312-315.
② [美]嘉惠霖、琼斯:《博济医院百年(1835—1935)》,沈正邦译,广东人民出版社 2009 年版,第 182 页。
③ 孙逸仙博士医学院筹备委员会:《广州博济医院创立百周年纪念》,广州私立岭南大学 1935 年刊印,第 24 页。
④ John M Swan. South China Medical College. China Medical Journal, 1909, p. 304.
⑤ [美]嘉惠霖、琼斯:《博济医院百年(1835—1935)》,沈正邦译,广东人民出版社 2009 年版,第 183 页。
⑥ Annual Report of the Canton Hospital, 1908. p. 19.
⑦ 孙逸仙博士医学院筹备委员会:《广州博济医院创立百周年纪念》,广州私立岭南大学 1935 年刊印,第 24 页。
⑧ Annual Report of the Canton Hospital, 1908. p. 19.
⑨ Annual Report of the Canton Hospital and the South China Medical College for the year 1909. p. 17.
⑩ Annual Report of the Canton Hospital and the South China Medical College for the year 1910. pp. 16-17.
⑪ Annual Report of the Canton Hospital, 1908. p. 19.
⑫ 孙逸仙博士医学院筹备委员会:《广州博济医院创立百周年纪念》,广州私立岭南大学 1935 年刊印,第 24 页。

层关约翰与达保罗的矛盾,以致达保罗愤而离职。据博济医学堂学生李自重回忆:"1908年夏,学校期考已届,校长关某因事离校他去,故考试由达保罗医生主持。考试结束后,关氏返校,不知何故,竟然宣布不承认各级学生此期期考之成绩。全校学生闻悉,极为不满,而达保罗虽与关某力争,惜无结果,愤于关某无理专制,毅然辞职。"[1] 其后,再加上保夏礼的离职,致使医学堂因极度缺乏师资而短暂停办。其间,广州光华医学堂成立,10多名包括陈垣[2]在内的博济医学堂学生转学至光华医学堂,继续完成学业。

光华医学堂由广州西医界人士及博济医院一众校友创办于1908年,事情源于1907年冬天在一艘往返于穗港之间的轮船上发生的一起英属印度警察踢死中国工人的命案。当时负责验尸的外国医生却声称死者系因突发心脏病而死,激起国人愤慨。这一事件引发诸多华人西医的不满,令他们警醒。1908年年初,梁培基联络广州西医界包括博济医院医学班毕业的校友陈衍芬、池耀廷、左吉帆、弥翻云,在香港毕业的陈子光,美国加州大学医学博士郑豪(清政府曾授予其"医科举人")等人商议,宣布成立光华医社,"谓本社创办医院之主旨,乃本纯粹华人自立精神,以兴神农之隧绪,光我华夏,是以命医社之名曰光华"[3]。梁培基为医社首任社长。同时,医社决定创办西医学校,以"争国权""争医权"及"争医学教育权"。此事得到社会广泛响应,众人捐钱垫款,购地办校建院。1908年3月,光华医学堂开学。光华医学堂以郑豪为校长,陈衍芬为教务长兼任同时成立的光华医院院长,梁培基出任光华医学堂董事会董事长,池耀廷、左吉帆、弥翻云、陈垣等博济校友为董事。

博济医学堂一直以来对学生要求极其严格,加之学生课业负担沉重,以致学生颇有不满。受当时全国学堂学潮迭起风气的影响,1910年,博济医学堂的学生因不满学堂一切权力操于外国人之手,掀起学潮,实行罢课。医院院长兼学堂校长关约翰实施高压手段,开除了以冯膺汉、徐甘澍[4]、方有遵等为首的闹事学生,学生坚持不复课。1911年,师资缺乏的问题再次困扰着博济医学堂。至此,在学生流失和师资缺乏的双重打击下,关约翰宣布博济医学堂停办,部分学生转入广东公医学堂、两粤医学堂继续学业。

广东公医学堂成立于1909年。是年春,广州绅商和各界人士,如潘佩如(清候补

---

[1] 转引自蒋建国《晚清广州城市消费文化研究》,暨南大学2005年博士学位论文,第55页。

[2] 陈垣(1880—1971),字援庵,广东新会人。他的青年时代是在广州度过的;曾中秀才,后参办《时事画报》,为画报撰文,结识梁培基;曾为广州振德中学和义育学堂教师。1907年,陈垣因父患膀胱结石,服药无效,后来在博济医院行膀胱取石术后痊愈,从而萌发学西医的愿望,遂考入博济医学堂学习医学。1908年,陈垣转入新成立的光华医学校继续学习。陈垣因与光华医学堂的一众创办人是博济医学堂校友,也被选为该校董事会董事。1910年为第一届光华医学校毕业生,留校任教,讲授解剖学、细菌学、生理学及生物学。1912年,他北上到达北京后,兴趣逐渐转向历史学研究,成长为近现代中国著名历史学家。

[3] 刘小斌、郑洪:《岭南医学史》(中),广东科技出版社2012年版,第14页。

[4] 徐甘澍(1884—1956),广东花县人。从小熟读四书五经,稍长,就读于培英中学。徐甘澍毕业后受聘于石龙教会学校任小学教师,后辞职立志于医疗事业,投入博济医学堂就学。美国人校长关约翰推行种族歧视政策、蔑视中国人,引起学生不满、全校罢课,学堂中辍停办。此时,徐甘澍四年级肄业,随即转入私立两粤医学校,继续读至毕业,成绩卓著、名列优等。1914年,徐甘澍留学美国,后获医学博士学位。1917年,徐甘澍受聘任教于公医学堂。参见庾熙光《悬壶济世的徐甘澍医生》,载政协广州市花都区文史资料研究委员会编《花都文史·第22辑·人物专辑》,广州市花都区印刷厂2003年版,第33页。

道台，广州河南巨绅）、钟宰荃（广州西关绅士）、李煜堂（香港富商，曾出钱助孙中山革命。广州反正后，随胡汉民来广州，任广东财政厅厅长）、黄砥江（广州黄祥华如意油店东家）、李树芬（英国医学博士，曾帮助孙中山革命。广东反正后，曾任广东卫生厅厅长）、赵秀石（广州绅士）等40余人，捐募资金，在广州市西关十三甫租赁一些民房为校址，创办公医学堂，学制定为四年。1910年春，公医学堂筹募到一笔巨款后，便购置长堤天海楼，兴建公医医院，将公医学堂迁移到天海楼右邻新租赁的房屋（属基督教自理会）。公医学堂以潘佩如为监督兼代校长，雷休（留美医学博士）为教务长，达保罗医生任附设的公医院院长。① 与此同时，博济医院医学班早期毕业的梁乾初医生组建了两粤医学堂，为其余部分博济学堂未毕业的学生提供教学基地。②

博济医学堂停办后，博济医院并没有停止医学教育工作。1913年以后博济医院的医生仍继续在公医学堂和夏葛医学堂担任教职。③ 应该说，关约翰为博济医学堂的建立立下了汗马功劳，"医校之成立多得关约翰医生之力"，这是广州医务传道会乃至博济医院全体员工的共识。④ 关约翰斯时为医学传道会执行委员长，管理医学校兢兢业业，校务日益进步，培养了为数甚多的优秀医学人才。但关约翰事必躬亲、遇事专断的处事风格，使得他的同事觉得跟他合作非常困难，以致辞职。这为博济医学堂的停办埋下了导火线。而此时正处于中国民族主义逐渐崛起的年代，由于博济医学堂的教会性质、办学宗旨已不能适应广东形势的变化发展，在当时国权被欺、医权丧失的情况下，一些不愿将来成为宣扬基督教工具的学生选择为争取国人的医权和医学教育权而自办西医教育。自此之后，国人自办的西医教育机构陆续在南粤大地上涌现。

第三节　夏葛女子医学院与端拿护士学校

近代来华传教士开办的新式女校，使得中国女子突破家庭教育的藩篱，其所引进的各种西方近代观念和实践，为中国女子教育提供了示范性作用。1899年，富马利在广州创办的广东女子医学堂⑤（1902年改名为夏葛女子医学院），是中国第一所女子医学校，集女子教育、医学教育、教会教育三者于一身，专门为女性提供新式医学教育。此外，该校还集女子医学院、医院、护士学校于一体，他们同出一人之手，互为配合，构成一个完整的女子医学教学、实践体系，统称为"夏葛医学院及其附属机构"（Hackett Medical College and Affiliated Institutions）。总的来说，夏葛女子医学院的创办是中国传

---

① 黎铎：《广东公医医学专门学校及附设公医院》，载政协广东省委员会办公厅、广东省政协文化和文史资料委员会编《广东文史资料精编·下编·第4卷·民国时期文化篇》，第510页。
② ［美］嘉惠霖、琼斯：《博济医院百年（1835—1935）》，沈正邦译，广东人民出版社2009年版，第184页。
③ 孙逸仙博士医学院筹备委员会：《广州博济医院创立百周年纪念》，广州私立岭南大学1935年刊印，第24页。
④ 孙逸仙博士医学院筹备委员会：《广州博济医院创立百周年纪念》，广州私立岭南大学1935年刊印，第23页。
⑤ 广东女子医学堂于1902年改名为夏葛女子医学院，于1921年改称为夏葛女子医科大学，1932年定名为私立夏葛女子医学院。为行文方便除具体史实外，本节统称为夏葛医学院。

统女性逐渐向现代职业女性过渡及妇女的社会地位逐步提高的体现。

一、女子医学堂创办的时代背景

晚清基督教会在广州的医药先驱工作,如伯驾开设的第一家西医院,中国医务传道会、广州医务传道会的相继成立,合信与嘉约翰翻译大量西医书籍等,都对近代中国引进西方模式的医学教育起到了很大作用,也为近代西方医学教育在广州的起步奠定了基础。

秦以降至清朝末年,由于中国社会奉行男女授受不亲的儒家行为规则,造成男女在身体和空间上都有所隔离,女性在就医过程中衍生出各种诊疗问题,如就诊没有话语权,空间被隔离不能直面医者,男女大防,疾病难描述等,导致就医不充分,健康无法得到保障。女子也没有接受学校教育的权利,社会上没有专门为女子开设的学校,当然这并非说中国传统妇女绝无接受教育的机会,但女子教育内容、方式与目的等方面均与男子差别甚远。1835年广州新豆栏眼科医局(博济医院的前身)设立,一直都是男性医生为男女病人做诊疗,直至1882年博济医院才迎来了第一位女性医生——赖马西。赖马西医生从1893年开始全面负责女病人的医治工作。①

1866年,嘉约翰在博济医院内开办博济医学班,专收男生就读。1879年,那夏理创办的真光学校②成年班,余美德、谢爱琼两位女生要求学医,经过那夏理、嘉约翰等一众传教士的充分讨论,最终打破陈规同意她们入学,并且答应给予与男生同等的待遇,这是博济医院"教授女生之始,亦中国训练女医生及男女同学之始"③。据统计,富马利在开设女子医学堂之前,真光就有25位女生前往博济医学班接受医科培训。④ 女性学医,为近代中国妇女教育史揭开了新的篇章。曾任夏葛女子医学院校长的伦嘉列(Harriett M. Allys)从两个方面对在华培养女医生的迫切需要作出了说明:一为人道主义的原因,二为宗教原因。⑤ 在华培养女医生不仅可以为女性提供新的就业机会,同时在诊治病人的过程中可以借机向其传播基督教。故而伦嘉列认为"在教会领域里没有哪一项女子工作可以赶得上培养基督教女医生那样多的回报了"⑥。这些都为广东女医学堂的创立做好了舆论和实践方面的先期准备。而广东省内女子医学堂的创办,是从富马

---

① [美]嘉惠霖、琼斯:《博济医院百年 1835—1935》,沈正邦译,广东人民出版社2009年版,第147页。

② 美北长老会女传教士那夏理受美国传道会(The Woman's Board in Philadelphia)的捐助下,在广州开办了一所寄宿学校和圣经学院,名为"真光神道学校"(the True Light School),这是外国人在广州创办的第一所女子学校。

③ 孙逸仙博士医学院筹备委员会:《广州博济医院创立百周年纪念》,广州私立岭南大学1935年刊印,第21-22页。

④ Chen Kuan-yu. A Century of Chinese Christian Education: An Analysis of the True Light Seminary and Its Successors in Canton and Hong Kong. Ann Arbor, Mich.: University Microfilms, 1972. 转引自颜小华《相遇、对话与调适:美国长老会在华南的活动研究》(1837—1899),兰州大学出版社2009年版,第298页。

⑤ Harriet M. Allyn. Is a Woman's Medical College Worth While in China, Past—Jubilee News, 1921. (广东省档案馆藏)转引自肖艳芳《私立夏葛女子医学院研究》(1899—1936),中山大学2001年硕士学位论文,第9页。

⑥ Harriet M. Allyn. Is a Woman's Medical College Worth While in China, Past—Jubilee News, 1921. (广东省档案馆藏)转引自肖艳芳《私立夏葛女子医学院研究》(1899—1936),中山大学2001年硕士学位论文,第9页。

利医生发端的。

二、富马利与广东女子医学堂的肇建

富马利于1884年获得宾夕法尼亚女子医学院医学博士学位，同年作为医学传教士受美国长老会派遣到达广州。富马利在博济医院进行短期服务后，于1885年随同其兄嫂——富尔敦（Albert Fulton）牧师夫妇前往广西桂平县为缺医少药的民众提供医疗服务，藉医传教，希望通过对病人肉体的拯救最终达到对灵魂的"拯救"。随着诊疗效果的口耳相传，看诊的人数日益增长，但他们的到来也遭到当地守旧且奉行夷狄之防观念的士绅的不满和排挤。光绪十二年五月六日（1886年5月6日），适逢广西桂平县科举乡试，城里聚集了为数众多的反外仇教的文人士绅。是日，这些文人士绅纵火焚烧了富马利开办的诊所。富马利侥幸逃脱后辗转回到广州，于1887年分别在广州的四牌楼和同德街开办诊所，又与赖马西合作于1891年在广州花地再开了一间诊所。1897年，她开始全面接管博济医院女病区的诊疗工作。①

在长期的工作和生活中，富马利深深感受到中国女性受封建意识的影响，有病而不敢向男医生求治，并且博济医校"男女生一炉共冶，异性淆杂，事费周折"，且当时中国正当西医萌芽之际，亟需医学人才。故而，富马利想方设法，想专门为女性开办一所医学校、医院，以造就女性医学人才为广大女性患者提供医疗服务。而随着博济医院管理层嘉约翰与关约翰矛盾的日渐升级，嘉约翰最终于1899年从博济医院离职，带走了博济医校的所有男生。因医校的管理教学骨干及学员的流失，医校处于停办状态，以致医校的5名女生无法继续完成学业。在此契机下，是年富马利也从博济医院离职，同时带走余美德、施梅卿两位博济女医生，筹设女子医学校，附设女子医院，为博济医校剩下的5名女生提供培训基地。②

医学校筹办之初，囿于经费，办学条件极其简陋，校址几无定所。富马利在其报告中写道："现在经费建筑，均未有着，而学校之举办，已具决心。"③ 富马利最终在广州西关存善大街长老会礼堂赠医所开办医学堂。1898年，扶清灭洋的义和团运动骤兴，至1900年，华北局势恶化，继而谣言四起，人心浮动，而当时富马利因患哮喘在香港养病，医学堂交由余美德、施梅卿协同打理。余、施二人有感时局艰危，遂将女子医学校交由博济医院院长关约翰照理，随即前往香港与富马利相商如何安排医学校，最终决议将医学校迁址澳门，暂避时事，同时女子医学校从博济医院分离出来。1900年9月，医校迁往澳门开课，是时学生黄雪贞、苏恩爱、罗秀云、张星佩、梁友慈五人随同

---

① ［美］嘉惠霖、琼斯：《博济医院百年（1835—1935）》，沈正邦译，广东人民出版社2009年版，第155－156页。
② 梁毅文口述、张克坚整理：《西关夏葛女子医学校的片断回忆》，载《广州文史资料》第35辑，广东人民出版社1986年版，第147－151页。
③ 《夏葛医学院史略》，载《孙逸仙博士医学院月刊》1938年第1期，第42页。

迁往。①

1900年11月，美北长老会第一支会礼拜堂在西关逢源街尾（今荔湾区龙津西路逢源西街）落成，其时第一支会的主事者为富马利的兄长富尔敦牧师。广州局势稳定后，医学校迁往西关长老会第一支会礼拜堂内，借用礼拜堂一楼的5间房，分别作为课室、药剂室、诊症室、学生宿舍、医生宿舍。②"校园用具，学生与病人无分畛域。病人人数增多时，则学生宁可己让而病人用之"③，对于一所医学堂及医院而言，5间房的空间实属狭小，医学堂及医院的发展备受拘限。为维持和发展学校，富马利在教学工作之余和富尔敦一起四处活动，筹集办学资金，并希望开设正式的医院和扩充学校规模。是年，富尔敦返美，从布鲁克林的拉斐特教堂（Lafayette Avenue Presbyterian Church）获得3000美元的捐款。富马利也在曾经看诊过的中国病人中募得捐款3000美元。④ 这些捐款足以购买一块地皮和建筑新楼。1901年4月，新筑三层洋楼落成。在新楼的利用与布置上分别为：上层为医生、学生宿舍，中层为留医病房，下层为餐室及浴室。如此，三层小洋楼并不能全部容纳下医学堂及医院。因新楼不敷用，课堂及诊症室、配药室仍设于礼拜堂一楼。医院每逢周二、五对外接诊病人。⑤ 是月23日，医院举行隆重的开业典礼，邀请多位有身份地位的中外人士参加。这一天，"在医学和慈善事业上将会是一个永远值得纪念的日子，它是一个新时代的真正开始，它将会使这座大城市的许多妇女和儿童得到上帝的赐福"⑥。

因女子医学堂及女医院在成立之初艰难办学，故未能将学堂及医院正式命名。1901年，女子医学堂及附属医院已经略具形制，故富马利等将医学堂正式命名为广东女子医学堂，其附设医院命名为道济医院。时任驻美公使的梁诚与富马利相识，曾到广东医学堂及道济医院参观。梁诚认为以"道济"二字作为医院名实为不妥，一方面因"道济"粤语音与"刀仔"之音相近；另一方面西医外科，动辄解剖，当时为一般民众所恐惧，应该避免其音，以显示医院救死扶伤的慈善之举，遂改医院名为柔济。⑦ 因受布鲁克林的拉斐特教堂（Lafayette Avenue Presbyterian Church）牧师戴维·柔济（David Gregg）的捐款，便将柔济医院的英文名定为 The David Gregg Hospital for Women and Children，以示感念。⑧

---

① 余美德：《纪夏葛医校创始事迹》，载夏葛医科大学编《夏葛医科大学三十周纪念录》，夏葛医科大学1929年刊印，原刊无页码。

② 余美德：《纪夏葛医校创始事迹》，载夏葛医科大学编《夏葛医科大学三十周纪念录》，夏葛医科大学1929年刊印，原刊无页码。

③ 《学校史略》，载夏葛医学院编《夏葛医学院章程附柔济药剂学校章程》（1931—1932），夏葛医学院刊印，第5页。

④ Mary H Fulton. Hackett Medical College for Women, Canton. China Medical Missionary Journal, 1909, p. 324.

⑤ 余美德：《纪夏葛医校创始事迹》，载夏葛医科大学编《夏葛医科大学三十周纪念录》，夏葛医科大学1929年刊印，原刊无页码。

⑥ [美] 嘉惠霖、琼斯：《博济医院百年（1835—1935）》，沈正邦译，广东人民出版社2009年版，第156页。

⑦ 余美德：《纪夏葛医校创始事迹》，载夏葛医科大学编《夏葛医科大学三十周纪念录》，夏葛医科大学1929年刊印，原刊无页码。

⑧ [美] 嘉惠霖、琼斯：《博济医院百年（1835—1935）》，沈正邦译，广东人民出版社2009年版，第157页。

三、夏葛女子医学院的发展

医学堂发展至 1902 年，已初具规模，随着学生人数的增加，校舍愈发紧张。是年，富马利想办法购得礼拜堂右邻的染布坊之地，将房屋修葺整改后作为学生宿舍。尽管医学堂日渐壮大，但办学经费依旧捉襟见肘。1902 年，美国印第安纳州的夏葛先生（E. A. K. Hackett）给广东女子医学堂捐助了 4000 美元，用以扩充校舍。医学堂在临近柔济医院处建筑新校舍。校舍建成后，夏葛先生复捐款建学舍楼 2 座。为感念夏葛先生，富马利于 1902 年 12 月特将广东女子医学堂以夏葛命名，称夏葛女子医学院（Hackett Medical College for Women）。①

（一）办学章程与师资队伍

夏葛女子医学院创办之后，制定了一系列规章制度来规范学生的日常学习和生活。对学校的办学宗旨，夏葛女子医学院章程做了明确规定："以耶稣真理为题，以医学救人为用，欲来学者，开通智诚，精究一道，自立以立人，以天道救人之灵，以医道治人之神，振兴女界，扶培国脉，并非别开生财门路也。"② 在学生的入学资格上，学校明确提出不为富人培育侧室，故规定"凡侍妾之流，断不能收录"，又考虑到医学校课程繁重，需专心学习而规定"已嫁而有家累者不录"，就读期间不能结婚，否则即令退学。除此之外，于入学资格上还做了更细致的规定，认为"学习研究的学问，颇多深奥，脑力未长足及文字不通顺者，断难胜任。故凡来诸生，须年足十八岁，对本国文字能读能写，又略明各种科学者方能入选"③。夏葛女子医学院主要是面对华南一带办校，学生多为广东本省人，故学校采用粤语教学，同时也有少数外省人来校求学。对此，学校做了开明的安排，如有学生"不谙粤语，应先半年入校，操练粤音，此半年内不必上堂习课，学费亦免缴"④。该校因是女子学校，故学风及校规十分严谨。学生在学期间全部寄宿住校且不得随意外出，宿舍需每天收拾整齐、干净，除参加宗教活动外，不准参加社会上任何活动。⑤

当时医学院的生源，一是通过考试招收有中学文化水平的女生；一是由教会介绍，推荐入学。⑥ 医学院的学费虽说不是特别昂贵，但对普通家庭来说也是一笔不少的花销。医学院的具体收费情况如表 4-4 所示。对于有志向学，却又因家庭贫困而交不起学费的学生，学校酌情给予特别优待，设定免费生名额。经学校教员执行会议决定，可减免一半修金或全免修金。享受此等待遇的贫困学生总成绩需在 80 分以上。⑦

---

① 广东夏葛医学堂：《广东夏葛医学堂章程》（1915—1916），广东夏葛医学堂刊印，第 1 页。
② 广东夏葛医学堂：《广东夏葛医学堂章程》（1915—1916），广东夏葛医学堂刊印，第 2 页。
③ 广东夏葛医学堂：《广东夏葛医学堂章程》（1915—1916），广东夏葛医学堂刊印，第 2 页。
④ 广东夏葛医学堂：《广东夏葛医学堂章程》（1915—1916），广东夏葛医学堂刊印，第 2 页。
⑤ 沈彦燊：《柔济医院忆昔》，载《广州文史资料》第 45 辑，广东人民出版社 1993 年版，第 148 页。
⑥ 梁毅文口述、张克坚整理：《西关夏葛女子医学校的片断回忆》，载《广州文史资料》第 35 辑，第 148 页。
⑦ 广东夏葛医学堂：《广东夏葛医学堂章程》（1915—1916），广东夏葛医学堂刊印，第 2 页。

表4-4 夏葛女子医学院学费收费情况

学费项目	金额数（元/年）	备 注
修金	80	港银
试验费	10	化学班，本地银
房租	12	本地银
膳费	25	本地银
堂用	18	本地银
书籍费	约40	综四学年计算，由学生自主，本地银
毕业证书费	5	临近毕业时收取，本地银

［资料来源：广东夏葛医学堂编《广东夏葛医学堂章程》（1915—1916），广东夏葛医学堂刊印，第3页。］

1910年，教师也从一开始的富马利、余美德、施梅卿3人增加到10人，包括富马利和8名全职的中国医生。1915年，医学院的教员有19人（见表4-5）。在所有的教员中，有5人毕业于本校，分别是关相和、罗秀云、黄雪贞、刘怡顺、杨秀姗。1919年，医学院的教员增至20人，包括夏马大（Martha Hackett）、赖马西、黎雅各（James M. Wright）、谭约瑟、嘉惠霖等十多位美籍医生。[①] 教员的增多虽然缓解了医学院的教学压力，但师资依然缺乏。师资不足使在校任职人员的工作相当繁重，管理人员往往身兼行政管理、日常教学和筹集办学经费等各种任务。普通教员则同时肩负附属柔济医院的医职，且部分还需兼顾到附属端拿护士学校的教学工作。为增强师资力量，夏葛女子医学院积极寻找解决方案，一方面常极力争取本校优秀毕业生留校任教；一方面请求美国差会指派教员，或者争取在粤医学传教士来校任教。如赖马西、郭守道、黎雅各、谭约瑟、嘉惠霖、保夏礼等都曾在夏葛女子医学院任教职。至1928年，学校教员共计24人。[②]

表4-5 夏葛女子医学院1915年教职员名录

职别	姓 名
校院总监	夏马大
校长	伦嘉列（Harriett M. Allys）
董事会成员	富利敦（Albert Fulton）、都信德（W. H. Dobson）、郭守道（John Kirk）、方约翰（A. J. Fisher）、香雅各（James M. Henry）、Robert M. Ross
教员执行部	赖马西、伦嘉列、保夏礼（H. W. Boyd）、林安德（A. H. Woods）、嘉惠霖、夏马大、罗云秀、关相和、李喜怜
教员	夏马大、伦嘉列、嘉惠霖、赖马西、保夏礼、黄雪贞、罗云秀、刘怡顺、杨秀姗、郑 豪、余献之、黎权中、关相和、雷 休、朱兆槐、林世安、黄受照、杜达朝

［资料来源：广东夏葛医学堂编《广东夏葛医学堂章程》（1915—1916），广东夏葛医学堂刊印，第15页。］

---

① 广东夏葛医学堂：《广东夏葛医学堂章程》（1919—1920），广东夏葛医学堂刊印，第3页。
② Hackett Medical College for Women. the Catalogue of Hackett Medical College for Women & Turner Training School for Nurses, 1928-1929, Canton. pp. 2-4.

夏葛女子医学院仿照美国医学教育模式办学、管理学校和组织教学。1914 年，美国长老会派夏马大医生和伦嘉列博士来华。是年，美国长老会委托中国南部西差会选举董事组成夏葛女子医学院及其附属机构的董事会，制定了董事会职责及各种会议制度，规定夏葛女子医学院及附属柔济医院、端拿护士学校的财产及各事宜，由董事会负完全责任。由董事会选出了第一届教员执行部，负责整个校院的行政业务管理，并正式选出富马利为校院总监，兼任医院主管，梅思怜、李喜怜分别任医校、护校校长。① 1915 年 3 月，富马利辞职。是年 5 月，夏马大被任命为校院总监兼医院主管，伦嘉列被任命为医校校长。② 1919 年，改选富尔敦牧师、罗麦金医生、谢已原牧师、黎雅各医生、都信德医生、郑明觉先生、龚约翰牧师、夏马大医生等中外人士为董事会成员；改选赖马西、夏马大、伦嘉列、麻义士（Edward C. Machle）、花恩典、关相和、祁万良、彭信馨为教员执行部成员。③ 表 4-6 为夏葛女子医学院历任校院总监、校长。

表 4-6　夏葛女子医学院历任校院总监、校长名录

姓名	职务	任职时间	备注
富马利	Superintendent of the hospital, Dean of the medical school, Dean of the Faculty	1899—1915 年 3 月	—
夏马大	President of the schools and Hospital	1915 年 5 月—1924 年	—
伦嘉列	Dean of Medical school	1915 年 5 月—1923 年	1921—1922 年休假
关相和	Acting Dean	1921—1922 年 1929—1930 年	—
何辅民	Acting President	1924—1925 年	休假
何辅民	President	1926—1930 年	—
何辅民	Provost	1931—1934 年	—
麻义士	Acting President	1924—1925 年	—
关相和	Dean	1924—1925 年	—
梁毅文	Acting Dean	1927—1928 年	—
梁毅文	Dean	1928—1933 年	—
王怀乐	President	1931—1932 年 1933—1934 年	—
Y. Peter Chen	President	1932—1933 年	—

（资料来源：根据夏葛医学院历年简章及年报整理制成。需要说明的是鉴于当时上表内的职务名称翻译不一，且笔者在所查阅的资料中找不到中文资料来确认他们是教务长、院长还是校长，故笔者只能将他们的英文职务名称照录下来，以备日后考证。）

---

① 李南火、容应乾：《西关历史悠久的广州市第二人民医院》，载广州市荔湾区政协文史资料研究委员会编《荔湾文史》1991 年第 3 辑，第 141-142 页。
② Hackett Medical College for Women. the Catalogue of Hackett Medical College for Women & David Gregg Hospital for Women and Children & Turner Training School for Nurses, 1915-1916, Canton. p.3.
③ 广东夏葛医学堂：《广东夏葛医学堂章程》（1919—1920），广东夏葛医学堂刊印，第 1-2 页。

（二）课程安排

1920年之前，夏葛女子医学院学制定为4年，每学期的教学周数为18周，课程安排循序渐进。以1915年的课程安排为例，学生要在毕业之前修完29门课程（见表4-7）。在教学实践中，教员们考虑到外文教材对学生的适应性问题，意识到翻译科学著作和医学书籍的必要性和迫切性，开始致力于翻译工作。到1915年，富马利在工作之余翻译了7本教科书。至1920年，除英语课外，学校所有课程都有了相应的中文教材与参考书。①

表4-7 夏葛女子医学院1915年课程安排

学年	第一学期		第二学期	
第一年	化学	兼实习	化学	兼实习
	体学		体学	
	组织学（原写为月网学，系来华医学传教士自造汉字）		组织学	
			解剖学	
	英文		英文	
	算学		算学	
	圣经		圣经	
	—			
第二年	化学	兼实习	化学	兼实习
	体学		体学	
	胚学		病理学	
	解剖学	实习	细菌学	
	病理学		药物及疗治学	兼药物标本实习
	细菌学（细菌二字，原为来华医学传教士自造汉字，左"禾"为偏旁部首，右上为"小"字、右下为"生"字）	兼实习	毒药学	—
	药物及疗治学	兼药物标本实习	体工学	兼实习
	体工学	兼实习	卷带学	
	牙科		牙科	兼实验
	圣经		圣经	

---

① 陈国钦：《夏葛医科大学与中国近代西医教育的发端》，载《教育评论》2002年第6期，第83页。

续表 4-7

学年	第一学期		第二学期	
第三年	诊断学	兼实习	诊断学	兼实习
	外科学		外科学	兼实验
	内科学	实习兼临床讲义	内科学	实习兼临床讲义
	产科学	兼模型演习	产科学	兼模型演习
	耳喉鼻学	兼实习	耳喉鼻学	兼实习
	儿科		儿科学	
	调剂及处方学	实习	尿经学	
	牙科		皮肤病学	
第四年	外科学	实验兼麻蒙要施术	外科学	实验兼麻蒙要施术
	内科学	兼实验	内科学	兼实验
	产科学		产科学	
	妇科学		妇科学	
	眼科学		眼科学	
	脑系病学		脑系病学	
	法医学	—	法医学	—

[资料来源：广东夏葛医学堂《广东夏葛医学堂章程》(1915—1916)，广东夏葛医学堂刊印，第 9-11 页。]

医学院的课程并非一成不变，随着世界医学发展的日新月异，医学院校的课程亦相应地增加或删改，1919 年学校给三年级的学生增加了临床医学的课程。① 1926 年学校给三年级生增加了水电揉捏等疗学及镜诊学；给四年级生增加了心灵病学（心理学）、热带病学，还在外科学课程上更加细化，分为畸形外科学、外科手术学、外科临症学。② 在课时安排上，根据各科难易程度及重要性安排不同的课时量。以 1928—1930 年的课程课时安排情况为例（见表 4-8），如解剖学包括形体解剖学、组织学、胚学、通用解剖学四门科目，总课时数达 1296 小时。1932—1933 年，夏葛女子医学院解剖学一门的总课时数相应减少，为 1080 小时。与此同时，根据李涛的统计，各医学院校在该年度的解剖学课时数不尽相同，其中圣约翰医学院为 768 小时，而协和医学院则为 561 小时，时数最少。③

---

① 广东夏葛医学堂：《广东夏葛医学堂章程》（1919—1920），广东夏葛医学堂刊印，第 15 页。
② 夏葛医科大学：《夏葛医科大学简章》（1926—1928），广州夏葛医科大学刊印，第 10-11 页。
③ 李涛：《民国二十一年度医学教育》，载《中华医学杂志》1933 年第 5 期，第 685 页。

表4-8 1928—1930年夏葛女子医学院各科课程课时数安排（小时）

科目		学年			
		一	二	三	四
解剖学	形体解剖学	540	288	—	—
	组织学	216	—	—	—
	胚学	216	—	—	—
	通用解剖学	—	—	36	—
体功化学		324	—	—	—
细菌学与卫生学	普通细菌学	36	—	—	—
	实用细菌学	108	—	—	—
	卫生及公共卫生学	—	72	—	—
	病人卫生学	—	—	108	—
生理学		—	252	—	—
病理学		—	216	—	—
药物学	药性学及药物学	—	144	—	—
	系统药物学	—	—	72	—
	疗治学	—	—	—	—
	临床疗治学	—	—	—	—
内科学	初级内科	—	36	—	—
	察状诊断学	—	72	72	—
	实验诊断学	—	—	162	—
	系统内科学	—	—	144	—
	临症内科学	—	—	144	288
皮肤及花柳病学		—	—	36	—
心灵病学		—	—	—	72
儿科学	系统儿科学	—	—	36	36
	临床儿科学	—	72	108	108
外科学	系统外科学	—	—	108	108
	初级外科学	—	72	—	—
	外科临症学	—	—	288	288
	外科手术学	—	—	—	72
产科学	系统产科学	—	36	108	—
	临症产科学	—	—	—	72

续表 4-8

科目		学年			
		一	二	三	四
妇科学	系统妇科学	—	—	72	72
	临症妇科学	—	—	108	108
眼科及耳鼻喉科	系统眼科学	—	—	—	54
	临床眼科学	—	—	—	72
	系统耳鼻喉科学	—	—	—	54
	临床耳鼻喉科学	—	—	—	72

[资料来源：根据夏葛医科大学《夏葛医科大学简章》(1926—1928)，广州夏葛医科大学刊印，第 25-37 页的相关内容数据整理制成。]

夏葛女子医学院为学生准备了各科的实验室，如化学实验室、解剖兼手术室、药物室、泌粪尿敷血室等。除附属柔济医院外，还与博济医院等建立合作关系，作为学校学生的内科、外科、产科及其他各种疑难杂症的实验所。① 学生通过课本、模型、实验、临床见习等在课室、实验室、医院及门诊完成其学习课程。随着学生学业的精进，学校要求学生需跟随学校教员或附属柔济医院医生外出接生及进行急救工作。② 在对学生的考核上，医学院规定考试分为三种：①大考。每学期期末考一次，检验学生半年学业成绩之优劣，决定升学或留级。②小考。每学期期中举行，约 6 周考一次。③日考。学生需每日对所学内容跟授课老师进行反馈，以面问口答方式进行，包含所有课程。学生年终考试时，如有 3 门学科不及格，则需留级。到学生毕业时，"须著有医案学论，呈校备考"，只有各科考试及格且实习合格者，方准予毕业，并发给证书。③

作为教会学校，硬性的宗教仪式与课程规定以及浓厚的宗教色彩是其重要的特点。夏葛女子医学院系美国长老会在华所办的医学教育机构，为了培养学生的基督教精神信仰和服务社会的责任感，校方做了大量的工作，强调教师言传身教的作用。学校不仅设立圣经课程，作为学生的必修课，还组织了基督教女青年会，在校期间，学生的宗教活动丰富，有多数学生信教。夏葛女子医学院在传教方面得到稳定的发展，在华南一带，以虔诚的基督教精神而著称。

（三）学制改革与校名更改

从 1920 年起，医学院增加了一年预科，招考 19 岁以下未婚女子入校就读，考试科目有中文、历史、地理、数学、英语、自然科学。预科时期讲授英文、数学、物理学、无机化学、生物学大体、比较解剖学和胚学。如果学生想不读预科而直接读本科，则必

---

① 广东夏葛医学堂：《广东夏葛医学堂章程》(1915—1916)，广东夏葛医学堂刊印，第 12 页。
② 广东夏葛医学堂：《广东夏葛医学堂章程》(1915—1916)，广东夏葛医学堂刊印，第 12 页。
③ 夏葛医科大学：《夏葛医科大学简章》(1926—1928)，广州夏葛医科大学刊印，第 12、24 页。

须在上述学科考试中及格才能被录取，但此种考取机会较少。① 夏葛女子医学院自创办之后发展态势良好，1920 年还被公认为全国两所甲级女子医学院之一。②

1921 年 10 月，全国教育联合会第七次代表大会在广州召开，大会讨论了"学制系统"案。广东地区的各医学院校伺机开始修订章程，延长学制，调整课程内容，以完善学校的组织架构和管理制度。是年，受广东的形势影响，夏葛女子医学院董事会修订章程，决定更名为夏葛女子医科大学，学制由 4 年延长为 6 年，预科 1 年，本科教学 5 年，其中第 5 年实习。③ 夏葛女子医科大学遂成为中国最早的女子医科大学，也是除北京协和医科大学之外的第二所医科大学。④ 这不仅意味着学校教学实力达到了较高水平，更预示了学校将有更进一步的发展。

夏葛女子医科大学考虑到学生入学后一年预科的学习并不能很好地为四年本科阶段的学习打好基础，遂于 1929 年，将预科改为二年制。二年制预科与一年制的差异很大，第一年课程有普通生物学、动植物学、无机化学、数学、圣经、英语、医学史。第二年则有比较解剖学、分析化学、有机化学、物理学、心理学、圣经、英语等。在预科中，还着重英文的讲授，"盖使学者能于医学本科不致发生困难。此外，又欲使来学者，在未入医学本科以前，得获相当长期之训练，使具有科学之精神及论理之思想"⑤。至此，夏葛女子医科大学的学制为 7 年，包括 2 年预科，4 年本科，1 年实习。学校的学制改为 7 年后，达到当时国家制定的 A 级医学院水平。当时的中华医学会承认其为甲级学校。⑥ 1932 年改名为私立夏葛女子医学院。

随着南京国民政府加强对各大高校意识形态的控制，各大高校相应开设了党课。应政治的需要，学校除传授必要的医学课程外，从 20 世纪 30 年代起，还开设党义课，以"发扬三民主义继续创立者之美意，以随性人格教育，研究高深学术，养成医学人才，适应国家之需要为宗旨"⑦。

（四）历年学生培养情况

夏葛女子医学院学生人数增长缓慢，而且部分学生因各种缘由未能坚持完成学业。1903 年，第一届毕业生只有 2 人。由于当时广州社会有较浓厚的基督教信仰氛围，一些来自信仰基督教家庭的女孩愿意入学读书，尽管学校每年入学人数多少不一，但总体趋势是逐年增加。从 1911 年起，学校每年都会举行隆重的毕业典礼，授予毕业生学士学位证书。1912 年，孙中山参加了毕业典礼，为学校获得新政府认可和提高社会地位增添了有利因素。自 1920 年以后，每年在校学生（不包括预科生及实习生）均在 50 名

---

① 沈彦焱：《柔济医院忆昔》，载《广州文史资料》第 45 辑，第 147 页。
② 中华续行委办会调查特委会编：《中华归主：中国基督教事业统计（1901—1920）》（上），中国社会科学院世界宗教研究所 1985 年版，第 361 页。
③ 张耀荣：《广东高等教育发展史》，广东高等教育出版社 2002 年版，第 125 页。
④ 陈国钦、袁征：《瞬逝的辉煌：岭南大学六十四年》，广东人民出版社 2008 年版，第 73 页。
⑤ 夏葛医科大学：《夏葛医科大学简章》（1926—1928），广州夏葛医科大学刊印，第 15 页。
⑥ 沈彦焱：《柔济医院忆昔》，载《广州文史资料》第 45 辑，第 147 页。
⑦ 《私立夏葛医学院章程》（1934—1935），第 17 页；另参见陈国钦《夏葛医科大学与中国近代西医教育的发端》，载《教育评论》2002 年第 6 期。

以上。① 截至1928年，夏葛女子医科大学共培养毕业生177人（见表4-9）。以1928年为例，在校生总数为63人，其中，预科生6人，一年级生11人，二年级生7人，三年级生10人，四年级生11人，实习生15人；有基督教徒44人，非基督教徒19人；有广东籍学生38人，福建籍9人，广西籍5人，浙江籍3人，江苏籍2人，山西籍1人，湖北籍1人，云南籍1人，香港籍2人，澳门籍1人。② 学生来自国内十多个省市。随着医学院的不断发展，在招生方面已不再局限于女生。1933年，医学院招收了6名男生，规定只许外宿走读，餐点可以在饭堂用餐，这是男女合校的开始。③

表4-9 1903—1928年夏葛女子医学院毕业人数统计

毕业年份	毕业人数	毕业年份	毕业人数
1903	2	1916	16
1904	3	1917	6
1905	3	1918	5
1906	3	1919	3
1907	7	1920	—
1908	5	1921	10
1909	6	1922	8
1910	3	1923	11
1911	12	1924	12
1912	8	1925	—
1913	7	1926	8
1914	10	1927	7
1915	7	1928	15
合计		177	

（资料来源：Hackett Medical College for Women. the Catalogue of Hackett Medical College for Women and Turner Training School for Nurses, 1928-1929, Canton, pp. 32-36.）

据夏葛医学院历年毕业生名录统计：从1903年到1936年，夏葛医学院共毕业259人。④ 夏葛医学院以其严谨的校风和良好的学生质量，获得社会各界的好评。毕业生分布在我国各地，以及东南亚、欧美各国。1928年，学校对已毕业学生的就业情况做了一个不完全统计：考上研究生5人，在公立医院工作的13人，从事宗教传道工作的27人，在慈善机构工作的4人，在私立医院工作的15人，另外有80人是自己开诊所；其

---

① 陈国钦：《夏葛医科大学与中国近代西医教育的发端》，载《教育评论》2002年第6期，第83页。
② Hackett Medical College for Women. the Catalogue of Hackett Medical College for Women & Turner Training School for Nurses, 1928-1929, Canton. p. 37.
③ 沈彦焱：《柔济医院忆昔》，载《广州文史资料》第45辑，第148页。
④ 沈彦焱：《柔济医院忆昔》，载《广州文史资料》第45辑，第148页。

中亦不乏无业的，有23人是家庭主妇或出国留学，还有10人死亡的情况。① 罗芳云、关相和、王德馨、梁毅文毕业后在不同时期担任夏葛医学院及附属医院的领导工作，成为校院建设的栋梁之材。

（五）医学院的本土化与归并岭南

夏葛医学院自创校后仿效美国医学教育模式，建立自己的办学机制。因其课程规定中硬性的宗教仪式以及浓厚的宗教色彩，在华南一带以虔诚的基督教精神而著称。尽管夏葛女子医科大学（简称"夏葛医大"）在每年的学校章程中也表明"信仰自由，本校断不强人奉教"，然而由于行政上的独立、浓厚的宗教氛围及硬性的宗教课程规定，随着20世纪20年代非基督教运动和收回教育权运动的影响，学校也不可避免地卷入政治斗争的漩涡中，不得不应变图存。

1922年非基督教运动兴起，夏葛医大因校风严谨，尚能保持正常教学秩序。1924年，收回教育权运动兴起。运动之初，对夏葛医大没有实质性的影响，学校各项工作还进行得有条不紊。1925年，"五卅惨案"的发生使得社会各界掀起了全国性收回教育权运动的高潮。鉴于部分教会学校的学生积极投身于收回教育权运动中，一些教会医学院校开始对学生的爱国行动予以压制。与此同时，许多教会学校或提前放假或关闭。1926年6月，夏葛医大正值考试期间，校方以学生安全为由，于14日公告取消考试及学位颁发典礼，让学生回家。② 这一举措被《广州民国日报》刊文予以抨击。该文认为夏葛女子医科大学"平日惯以甜言蜜语，欺骗华人，故收得学生亦颇多"，然该校"规则极严酷，其最甚者，则勒令学生一律入教，每逢礼拜日，必迫学生作所谓主日，若有稍为觉悟之学生，不甘为彼所驱者，必被百般凌虐，种种苛刻，实难言喻。讵昨十四日该校校长某西人忽下令全体学生一律限两点钟离校，其理由谓上海五卅案，中国学生声言反对帝国主义，彼亦帝国主义，故对中国学生应施惩诫云"。文章认为，美国人"无理向我学生蹂躏今竟如此，实可见帝国主义对我中国，早已联合进攻也"③。6月23日广州发生震惊全国的"沙基惨案"。惨案发生后，全国的教会教育、医疗机构因所在地政治环境的不同而受到不同程度的影响，如发生工潮，出现罢工现象，以致一些学校或医院被迫停办。柔济医院亦受到省港大罢工的影响，医院美籍职员的仆人、医院的雇工都参与罢工，医院被迫短暂关闭，许多外国教职员离开广州暂避风头。此时夏葛医学院学生欣闻广州公医医科大学学生收回教育权斗争的胜利，备受鼓舞，她们多次开会要求校方立案，无奈未果，遂酝酿罢课，要求将学校收归中国人自办，并一直闹到秋季才恢复正常的教学秩序。④

---

① 沈彦焱：《柔济医院忆昔》，载《广州文史资料》第45辑，第147-148页。
② J A Hofmann to C C Wu, 1925年6月10日；J A Hofmann to Dr. Kirk, 1925年6月10日，《夏葛医学院、柔济医院档案》，广东省档案馆藏，档号：65-1-41，英文原件。转引自陈国钦《夏葛医科大学与中国近代西医教育的发端》，载《教育评论》2002年第6期，第84页。
③ 《夏葛学校蹂躏学生》，载《广州民国日报》1925年6月19日。
④ 《夏葛校史纪略》，《五十周年校庆自述书》，广东省档案馆藏，第91卷。转引自肖艳芳《私立夏葛女子医学院研究》（1899—1936），中山大学2001年硕士学位论文，第28页。

在非基督教运动及收回教育权的影响下，夏葛女子医科大学董事会于 1929 年 3 月 10 日召开董事会议，决定从 1930 年起将学校移交给中国人办理，由王怀乐出任校长。与此同时，夏葛女子医科大学一方面积极与岭南大学接洽，商讨合并事宜，并于随后两校发表联合章程，规定自 1929 年起为两校的联络时期：一方面积极向政府立案，一方面准备两校合并的各项工作。1931 年，夏葛女子医科大学向民国政府教育部立案，附属柔济医院呈报广州卫生局立案。①

在岭大与夏葛女子医科大学联络期间，1932 年 12 月，夏葛女子医科大学废预科，改学制为本科 6 年，实习 1 年，开始兼收男生，为合并做准备。经过岭大与夏葛女子医科大学美国纽约长老董事会的反复磋商，终于 1936 年达成协议，决定将夏葛女子医科大学并入岭南大学，柔济与博济医院合并。是年 7 月 1 日，夏葛女子医科大学的行政及设备全部移交岭大。私立夏葛女子医学院改称为夏葛医学中心，一个真正富有效率的医学中心已经奠定基础，为孙逸仙博士纪念医学院的创设铺平了道路。②

四、端拿护校的成立与发展

在现代医疗系统中，要开展医疗卫生工作，护理人员是不可或缺的重要成员。近代早期并没有专职的护理人员，护理工作主要是由家庭成员如妇女或仆人担任。医生在其行医过程中，医护通常不分家，医生需兼顾护理工作，医生既对病人进行治疗，又对病人进行护理。护士职业比医生职业起源要晚得多。护士职业是由英国献身于护理工作的杰出妇女弗洛伦斯·南丁格尔（Florence Nightingale）于 19 世纪 50 年代所奠定。③ 夏葛女子医学院及其附属柔济医院，是专门培养女医生和救治女性病患的基地。为解决大量的护理问题，医学院在护士教育方面先行一步，较早地设立了附属护士学校。1904 年，富马利筹备开办看护使学校，美国人端拿女士捐款为护校购地建楼，由此便将学校命名为端拿护士学校。④

（一）规章制度及教学情况

端拿护士学校以"痌瘝在抱，疾苦为怀"⑤"造就护士人才，执行护病职务，协助医师，促进社会事业"⑥为办学宗旨。要求入学者需"心存慈爱，念切矜怜，恪遵医士之命，善体病者之心"，凡是"品行端方、体魄强健、性情柔顺、心意慈祥，年界二十岁，汉文通顺，通晓数学"的女性皆可报名入学。学校为考虑入学者的适应性问题，要

---

① 肖艳芳：《私立夏葛女子医学院研究》（1899—1936），中山大学 2001 年硕士学位论文，第 33 页。
② 孙逸仙博士医学院筹备委员会：《广州博济医院创立百周年纪念》，广州私立岭南大学 1935 年刊印，第 27 页。
③ 胡继春、张子龙、杜光：《医学社会学》，华中科技大学出版社 2013 年版，第 34 页。
④ 《夏葛医学院史略》，载《孙逸仙博士医学院月刊》1938 年第 1 期，第 42 页。
⑤ 广东夏葛医学堂：《端拿护使学校章程》（1915—1916），广东夏葛医学堂刊印，第 27 页。
⑥ 《呈为呈报断难护士学校立案章表请予以核准立案事》，广州市档案馆藏，第 43 卷，第 8 页。转引自肖艳芳《私立夏葛女子医学院研究》（1899—1936），中山大学 2001 年硕士学位论文，第 39 页。

求新生在校"试习一月,如合格者乃收录"①。

端拿护士学校的学习年限最初定为两年,从 1915 年起改为 3 年。学科设置比较齐全,皆由夏葛医学院及柔济医院的医生担任教员。具体课程安排见表 4-10。除了这些专业课程外,圣经作为学生的必学课程。作为教会学校,校方一直希望从基督教学校招收信奉基督教的学生来护校接受护理教育,或者倾向于招收愿意接受宗教教育的学生。

表 4-10　1915 年端拿护校课程安排

	第一学期	第二学期
第一年	体学	洗症法
	体功学	听讲内外科受病时各部如何改变及有何症状可辨,护病时对于各症应尽之义务
	卫生学	初年看护礼法
	细菌学	—
	药科学	—
	护病初级	
	医院规矩	—
	看护礼法	—
第二年	卷带缠法	料理产科房法
	产科护法	查尿法
	揉捏法	妇科护法
	小儿护法	脉症护法
第三年	料理大割症及割症之先后护理、五官护理法、剖腹护理法	

[资料来源:广东夏葛医学堂编《端拿护使学校章程》(1915—1916),广东夏葛医学堂刊印,第 28 页。]

护校对学生的一日作息,做了明确安排:需在早晨 5 点起床,6 点进医院病房给病人做清洁,查验病人体温、脉搏、呼吸等生命体征,以便报告给查房医生,上午 9 点至 10 点半,清洁医院,11 点至 12 点招待探病家属,12 点至 1 点需给病人预备营养午餐;下午 1 点半至 3 点为上课或自修时间,3 点至 4 点需再次给病人做身体清洁,查验病人体温、脉搏、呼吸等生命体征,4 点听候医生查房,6 点值日班者休息,值夜班者轮值,晚上 9 点一律熄灯就寝。② 从护校对学生的一日时间安排上看,护生的学习强度较大,多以实践磨练护理技巧。换个角度来看,这说明柔济医院存在缺乏护理人员的问题,护生需一边学习一边充当护理人员。

学生的考试制度由学年考试(每学年年终考一次)、结课考试(课程结束时考试一次)、毕业考试等三项组成。学生需全部考试合格后方能获发毕业证书。1925 年端拿护

---

① 广东夏葛医学堂:《端拿护使学校章程》(1915—1916),广东夏葛医学堂刊印,第 27 页。
② 广东夏葛医学堂:《端拿护使学校章程》(1915—1916),广东夏葛医学堂刊印,第 28-29 页。

士学校在中华护士会①注册。自此,端拿护士学校规定:凡本校毕业生需参加中华护士会的统一考试。考试合格后,除颁发毕业证书外,还发给护士证书,成为中华护士会会员。②

夏葛女子医学院校监富马利及其继任者一直都希望能够"自产自销",吸收医学院优秀毕业生,以充实医学院及其附属柔济医院、端拿护士学校的教职岗位。端拿护士学校的教员以夏葛女子医学院往届毕业生为主,辅以美籍医生。1915年,护校有教职员6人,其中5人均毕业于夏葛医学院(见表4-11)。护校每年教员随着学生人数的多寡而增减不一。至1919年,端拿护士学校有教员8人,分别为夏马大、沈天赐、黄雪贞、关相和、吴蔚仙、周玉莲、周理信、王德馨,除夏马大、沈天赐外皆为夏葛女子医学院的毕业生。③ 至1934年护校教职员增至25人。④

表4-11 端拿护士学校1915年教职员录

职别	姓名	教授科目
监督	富马利	剖腹理法、组织学
教员	罗秀云	产科学
	周淑珍	体功学
	陈俞卿	疗学
	梅卉魁	体功学
	李喜怜	卷带法、护病法、料理医院法

[资料来源:广东夏葛医学堂编《端拿护使学校章程》(1915—1916),广东夏葛医学堂刊印,第28页。]

(二)历年学生培养情况

医院作为一种慈善事业,护士的服务对象绝大部分是既病又脏、没有文化的贫民阶层。由于护士一般都在困难和不愉快的环境下工作,故端拿护士学校在开办之初生源并不理想。端拿护士学校的第一位护士毕业生李凤珍是由于患病在柔济医院就医,病愈后在富马利的反复劝说下才愿意来校学习。⑤ 1904—1911年间,端拿护士学校总共只招收到30人,常年招生人数处于个位数。⑥ 学校学生人数增长缓慢,且部分学生由于各种原因未能坚持完成学业。1924年后,护校得到较大的发展,总体而言呈逐年上升趋势。1930年毕业生人数最多,达到21人(见表4-12)。

---

① 中华护士会于1909年由信宝珠等8位欧美护士建立,致力于统一中国护士学校的课程、教科书来源、统一全国考试、学校注册等事项。1915年,中华护士会开始举办全国毕业护士会考,护校毕业生均须参加,包括实习考试(即护理操作)及笔试,通过会考方能取得正式护士的资格。
② 肖艳芳:《私立夏葛女子医学院研究》(1899—1936),中山大学2001年硕士学位论文,第40页。
③ 广东夏葛医学堂:《端拿护使学校章程》(1919—1920),广东夏葛医学堂刊印,第37页。
④ Hackett Medical College. Report of the Hackett Medical College and Affiliated Institution, 1933–1934. pp. 15–16.
⑤ 方靖:《中国近代第一所女子医学院——夏葛医学院》,载《广州大学学报》2002年第3期,第47页。
⑥ 广东夏葛医学堂:《广东夏葛医学堂章程》,广东夏葛医学堂1915年刊印,第21-23页。

端拿护士学校与夏葛女子医学院一样，主要是面对华南一带办学，故学生多为广东本省人。据统计：从1906年第一届毕业生到1936年，共有27届197位毕业生。其中广东本地学生数为178人，福建13人，广西2人，浙江、四川、江西、山西各1人。① 学生毕业后，前往各地就业，或在护校担任教职，或在私人医院、诊所从事护理工作。其中刘怡爱（福建人）于1912年毕业于端拿护士学校，毕业后到博济医院从事护理工作，于1922年2月获得博济医院高级护士培训学校研究生文凭。1930年，刘怡爱开始担任医院的护士长，是博济医院兼附属高级护士培训学校第一位华人护士长。②

表4-12 1906—1934年端拿护士学校人数统计

毕业年份	毕业人数	毕业年份	毕业人数
1906	1	1923	5
1909	3	1924	12
1910	6	1925	6
1911	2	1926	10
1912	6	1927	8
1913	4	1928	6
1914	2	1929	10
1915	7	1930	21
1917	4	1931	11
1918	6	1932	11
1920	3	1933	15
1921	6	1934	10
1922	7	—	—
合计			182

（资料来源：根据1906—1934年的《端拿护士学校历届毕业生名册》统计。）

端拿护士学校的创立对广州地区的医药事业发展具有深远意义，不仅进一步健全了广州地区的医学教育门类，也为华南地区乃至全国其他省份输送了一批又一批护理人才。时人对开办护士学校有这样的评价："此创举有三善：医生德辅佐才，一也；使女子增一专门职业，二也；病人得良善之调护，三也。功业诚伟大事业哉！"③ 端拿护士学校的作用和意义由此可见。20世纪初，一些教会开办的医院或医学院都先后开办了护士学校，如博济医院附设高级护士培训学校开办于1914年，但培养出来的护士与医

---

① 根据《端拿护士学校历届毕业生名册》统计，广州市档案馆藏，第74页。
② Canton Hospital. Annual Report Canton Hospital, 1924-1930. p. 3.
③ Paul A. Varg. Missionaries. Chinese and Diplomats. Octagon Books, 1977. p. 28. 转引自沈雨梧《清代女科学家》，浙江教育出版社2011年版，第150页。

院数量及收治病人数的增加并不平衡。总体而言,护士的数量还是偏低。根据有关资料的统计,到1919年,全国的护士总人数不超过150人,甚至某些医院根本就没有护士,病人纯粹由他们的亲戚或仆人来照顾。①

夏葛医学院自1899年创立以来,仿效美国医学教育模式,建立自己的办学机制,医校、医院、护校三位一体,统一管理,具备培养医生、护士,开展医疗服务的整体功能。在富马利及其继任者的着力经营下,无论是学院本身,还是其附属柔济医院和端拿护士学校都得到稳步发展。其附属柔济医院从医院设立至1933年的30年间,就医人数近50万,平均每年诊治人数按科室分别为:外科400余人,妇科400余人,儿科600余人,产科800余人。② 同时医院还开展一些社会公益事业,比如保生助产、赠医门诊、协办公共卫生事业等。夏葛医学院的建立为广大女性提供了接受医学教育的机会。华南地区的大部分女医生多由此学校培训出来,并为近代中国女性提供了比较全面的医学服务。夏葛医学院及其附属机构归并岭南大学后,经过与博济医院的不断融合,为孙逸仙博士医学院的创办提供了坚实的基础与丰富的办学经验。

第四节　孙逸仙博士医学院的建立与发展

南京国民政府成立后,国民党的对外政策发生了重大变化,在内政上制定了一系列发展教育及医疗卫生事业的政策。1928年以后,由于中国政府要求教会学校及医疗机构等向有关机构进行登记注册,教会学校及医疗机构从此开始接受中国法律的约束。20世纪20年代,由于民族主义思潮的迭兴,在非基督教运动和收回教育权运动的影响下,博济医院和夏葛医学院及其附属机构相继归并岭南大学。1936年,岭南大学以博济医院为基础,以夏葛医学院及其附属机构为后续力量,建立起孙逸仙博士医学院,开启了华南医学教育与医疗卫生事业发展史上的新时代。

一、孙逸仙博士医学院的筹建

1930年岭南大学接管博济医院时,由于博济医院有办理医学教育的良好基础,相继开办过博济医学班、博济医学堂,故岭南大学校长钟荣光认为这是一个复兴岭南大学医学教育的良机。鉴于博济医院是"孙逸仙博士开始学医及革命运动策源地",且孙中山本人生前亦关心广州的医疗卫生事业,岭南大学董事会深感有必要设立一个"设备完善,程度高深,范围广大"的医学院以纪念孙中山的功绩。③ 借此,钟荣光亲赴南京多

---

① 转引自方靖《中国近代第一所女子医学院——夏葛医学院》,载《广州大学学报》2002年第3期,第47页。
② 《柔济医院史略》,广州市档案馆藏,第43卷,第89页。转引自方靖《中国近代第一所女子医学院——夏葛医学院》,载《广州大学学报》2002年第3期,第47页。
③ 孙逸仙博士医学院筹备委员会:《广州博济医院创立百周年纪念》,广州私立岭南大学1935年刊印,第28页。

方活动，最后获得汪精卫、孙科等人的鼎力支持。1934 年 10 月，中央政治会议决议批准汪精卫、孙科的提议，决定补助孙逸仙博士医学院建筑费 50 万元，每年常费 10 万元，先行拨给 25 万元。①

建筑新医学院的经费有着落后，1935 年，岭南大学组建了以孙科、钟荣光、林逸民、黄雯等人在内的孙逸仙博士医学院筹备委员会。筹备委员会拟定了建筑医学院校舍的详细计划，即在博济医院原址建设孙逸仙博士医学院、第一病院兼实习男生宿舍、第二病院兼实习女生宿舍、护士学校等。② 建筑计划在南京国民政府的财政补助下陆续进行。1935 年秋开始建筑医学院大楼，建筑地选址在博济医院原职工宿舍区，9 月举行奠基，翌年 1 月竣工。③

考虑到合理设计医学院大楼的问题，岭南大学另外组建了孙逸仙博士医学院设计委员会，由伍连德、刘瑞恒、林可胜、马士敦（J. P. Maxwell）、胡美（E. H. Hume）、王怀乐、赵士卿、陈元觉、黄雯等西医学界各科专家组成，皆为中华医学会会员。由医学院院长黄雯先将孙逸仙博士医学院筹备委员会的筹备计划通过信函的方式征求各设计委员会专家成员的意见。④ 筹备委员会及设计委员会成员皆"希望在五年十年内，孙逸仙博士医学院与博济医院造成华南医务之中心"⑤。

大楼落成后，根据设计委员会的规划与布置，一楼设置院长室、注册室、事务室、会议室、大礼堂、图书室等；二楼为生物化学科、寄生学科；三楼为病理学科、细菌学科；四楼为生理学科、药理学科；五楼为解剖学科。各楼层学科均设有授课室、学生实验室、教员研究室及办公室等。天台设有小型动物室，用于饲养动物进行实验研究。⑥ 1936 年 9 月，孙逸仙博士医学院正式开办，学制定为 6 年。是年由夏葛医学院转来二年级学生 9 人，三年级学生 7 人，四年级学生 9 人，五年级学生 7 人，六年级学生 8 人；同时由岭南大学文理学院转来一年级学生 16 人，二年级学生 18 人，三年级学生 9 人，特别生 4 人；共计 87 名。博济医院、柔济医院作为医学院附属教学医院，以供学生临床实习。⑦ 这样，博济医院在时隔 25 年后，由岭南大学主持，再次恢复了医学教育。后人一般将此医学院简称为"岭南大学医学院"。

二、孙逸仙博士医学院的办学情况

（一）办学章程与师资队伍

孙逸仙博士医学院以"发展医学教育，养成高尚道德及有牺牲服务精神之医学人

---

① 孙逸仙博士医学院筹备委员会：《广州博济医院创立百周年纪念》，广州私立岭南大学 1935 年刊印，第 31 - 32 页。
② 孙逸仙博士医学院筹备委员会：《广州博济医院创立百周年纪念》，广州私立岭南大学 1935 年刊印，第 28 - 29 页。
③ 私立岭南大学：《孙逸仙博士医学院一览》，广州私立岭南大学 1938 年刊印，第 5 页。
④ 孙逸仙博士医学院筹备委员会：《广州博济医院创立百周年纪念》，广州私立岭南大学 1935 年刊印，第 30 页。
⑤ 孙逸仙博士医学院筹备委员会：《广州博济医院创立百周年纪念》，广州私立岭南大学 1935 年刊印，第 30 页。
⑥ 私立岭南大学：《孙逸仙博士医学院一览》，广州私立岭南大学 1938 年刊印，第 5 - 6 页。
⑦ 私立岭南大学：《孙逸仙博士医学院一览》，广州私立岭南大学 1938 年刊印，第 8 - 9 页。

才"为宗旨。① 医学院设立七科，分别为解剖学科、生理药物学科、病理学科、内科、外科、妇产科、公共卫生学科。② 学生入学的报考资格要求：①已在国立、省立、私立（已立案）高级中学毕业的学生（旧制中学毕业不得报考）；②曾参加剑桥大学、牛津大学的高级试（Senior Examination）或香港大学的高级试（Senior Local Examination）以及中学毕业试（Senior Certificate Examination）的学生；③香港、台湾地区及外国公立或在该地政府立案的私立学校中学毕业或在本国教育部立案的华侨中学毕业的学生方可报考。③ 同时，报考者还需符合以下要求：一是已学习国文约12年；二是英语语法已达葛理佩著《英文津逮》卷四或相当程度，能写英语作文；能熟读高中英文读本二三百页；三是已学习物理学、化学、生物学1年，且须有相当实习训练，且报名时需提交实习笔记；四是已掌握一定的数学知识，学习过平面三角与立体几何；五是华侨生及外国学生需高中毕业，可适当放宽对国文的要求，但入校学习后，必须加紧补习。④

20世纪30年代，南京国民政府教育部对医学院校学生的入学资格做了统一规定，要求为高中毕业。然而当时各医学院校的入学资格并不一致，其主要分为两种：一为有两年大学学习程度，如齐鲁大学医学院、圣约翰大学医学院、私立上海女子医学院等；一为高级中学毕业，如国立上海医学院、湘雅医学院、光华医学院等。⑤ 以私立北平协和医学院为例，该校对报考学生的程度要求之高，为当时所有医学院校之罕见。1936年7月，协和医学院发布简章，要求学生的报考资格为大学至少肄业3年，已学课程需包括：国文（192小时），英文（192小时），生物学（384小时），数学（96小时），化学（416小时，含三分之二实验时数），物理（384小时，含三分之二实验时数），需由该校认可大学的教职员开具学习程度证明书，方可报考。⑥ 孙逸仙博士医学院实行自主招生，于暑期进行招生考试。第一次招生日期在每年的7月会考后，第二次招生在9月开学前。考生通过入学资格审核后需在指定日期参加入学考试。考试日期届时在广州、香港的各大报纸上登载公布。考试科目为英文、国文、数学。考试合格、体检合格后方可录取。被录取的新生在缴纳学杂费后正式入校学习。学杂费包括：修金、实验费、特别实验费、显微镜费、住宿费、膳费、堂费、医费、体育会费、大学生自治会费、学生总自治会费、毕业证费等。其中，修金与实验费按学期缴纳，需缴纳五年，共计1058元（国币）。⑦ 在学杂费的缴纳上，由夏葛医学院转来的学生，因是按夏葛医学院的规章而入学，故在学杂费的收取上按夏葛医学院的原规。⑧

考虑到有品学兼优，有心向学而家贫交不起学费的学生，学院设立免费或公费学习奖励制度。从1938年起，学院规定5种奖励学额，其种别及金额如下：①公费学额1

---

① 私立岭南大学：《孙逸仙博士医学院一览》，广州私立岭南大学1938年刊印，第41页。
② 私立岭南大学：《孙逸仙博士医学院一览》，广州私立岭南大学1938年刊印，第42页。
③ 私立岭南大学：《孙逸仙博士医学院一览》，广州私立岭南大学1938年刊印，第48-49页。
④ 私立岭南大学：《孙逸仙博士医学院一览》，广州私立岭南大学1938年刊印，第52-53页。
⑤ 陶善敏：《中国女子医学教育》，载《中华医学杂志》1933年第6期，第853-855页。
⑥ 《私立北平协和医学院简章》（1936），载张研、孙燕京主编《民国史料丛刊》，大象出版社2009年版，第68-69页。
⑦ 私立岭南大学：《孙逸仙博士医学院一览》，广州私立岭南大学1938年刊印，第54-56页。
⑧ 私立岭南大学：《孙逸仙博士医学院一览》，广州私立岭南大学1938年刊印，第50、52页。

名，每年国币 250 元；②免费学额 1 名，每年国币 160 元；③借款学额 3 名，每名每年准免修金 1 年；④夏葛借款学额若干名，每名每年准免修金 1 年；⑤广州扶轮会学额 1 名，每年粤币 500 元。第①、②项是按国民政府教育部的要求设立，属于国家奖助学金。第③、④项属于校设奖助学金，第⑤项则是社会助学金。学院要求申请学额的学生必须是品学俱优、可资造就，而家境清贫，符合要求后还需提供证明书，以资证明。另外，为激励学生努力学习，学院还设立奖励激学制度。规定在各科成绩合格的基础上，凡是获得解剖学成绩最优者，在一年级、四年级、五年级中平均分最高者，六年级的毕业论文最优者，每名奖励 15 元（国币）；生理学及药物学、病理学及细菌学课目成绩最优者奖励 25 元（国币）。①

孙逸仙博士医学院的院长承岭南大学校长所聘，主持学院及博济医院的教务、医务、事务及监督教职员。（见表 4-13）学院分属七大学科，各科设主任一人，计划该科的课程，规划该科的预算，筹划该科教学上的设备，以及保管该科的教学用品、仪器、标本并且编制目录。学院设院务会会议，负责计划学院学术，设备事项，各科的设立、变更及废止，学院的课程，关于学生试验及毕业事项，校长或院长交议事项等。② 是时，由王贵恒教授任解剖学科主任，吴在东教授任病理学科主任，嘉惠霖教授任内科主任等。

表 4-13　岭南大学医学院历任院长

姓　名	任 职 时 间
黄　雯	1936—1939 年
林树模	1939—1944 年
马汝庄	1945—1946 年
李延安	1946—1948 年
汤泽光	1948—1949 年 3 月
许天禄	1949 年 3 月—1949 年 9 月
汤泽光	1949—1951 年
谢志光	1951—1952 年
周寿恺	1952—1953 年 7 月

［资料来源：《中山医科大学》（1866—1996），第 14-15 页，藏中山大学档案馆；转引自吴定宇主编《中山大学校史（1924—2004）》，中山大学出版社 2006 年版，第 315 页。］

学院的教员分教授、副教授、讲师、助教四个等级，辅以技正、技佐等技术人员。学院在开办之初聘有教授 6 名、讲师 12 名、助教 15 名，合计 33 名。其中，有兼职教师 6 名，夏葛医学中心的帮助教授 2 名、副教授 2 名、讲师 3 名、助教 6 名。另外，一年级的基础课程由岭南大学文理学院的教员执教。1937 年，学院在原有各科教职员的基础上，增聘生理学及生物化学教授 1 名、助教 2 名，生物化学讲师 1 名，细菌学讲师

① 私立岭南大学：《孙逸仙博士医学院一览》，广州私立岭南大学 1938 年刊印，第 19-20、24 页。
② 私立岭南大学：《孙逸仙博士医学院一览》，广州私立岭南大学 1938 年刊印，第 43、46-47 页。

1名、助教1名，药理学教授1名、助教1名，病理学教授1名、讲师1名、技正1名，解剖学讲师1名，寄生虫学技正1名，外科学兼职讲师1名。每科另聘技佐助理1名。①至1938年，学院专、兼职教职员达50人。（见表4-14）

表4-14 孙逸仙博士医学院教职员一览（1938年）

姓名	教职	姓名	教职
黄雯	院长	彭瑞平	儿科讲师
嘉惠霖	内科教授	张天民	病理学讲师
小谭约瑟	外科教授	梁锡光	外科助教
老恩赐	公共卫生科教授	张雅儒	妇科助教
王怀乐	外科教授	张维耀	公共卫生科助教
古察（James Karcher）	内科教授	王兆霖	公共卫生科助教
梁毅文	妇科教授	许保静	内科助教
许刚良	儿科副教授	朱嘉理	生物化学、生理学助教
李腾彪	眼耳喉鼻科副教授	陈郁林	药物学助教
王贵恒	解剖学教授	奚茂莲	生理学助教
林树模	生物化学、生理学教授	陈社创	细菌学助教
吴在东	病理学教授	郭桂贞	内科助教
周靖	药物学副教授	石美乡	外科助教
薛芸萱（Heodore Stevenson）	外科学讲师	高杰德	儿科助教
张伯瑶	产科学讲师	吕达薰	眼耳喉鼻科助教
黄有为	细菌学讲师	赵淑洁	产科助教
朱纪勋	神经系解剖学、组织学、胚胎学讲师	黄才应	儿科助教
安德臣（William G. Anderson）	牙科讲师	邓英华	妇科助教
罗友仁	实验诊断学、皮肤花柳学、热带病学讲师	王怀清	妇科助教
吴国良	精神病学兼职讲师	麦兆煌	解剖学、病理学技正
林筱海	法医学兼职讲师	赵永安	寄生虫学技士
黄大卫	外科兼职讲师	郑旭坤	兼职体育指导员

---

① 私立岭南大学：《孙逸仙博士医学院一览》，广州私立岭南大学1938年刊印，第8、15、42页。

续表 4-14

姓名	教职	姓名	教职
钟降根	产妇科讲师	刘英贤	解剖学技佐助理
陈典文	生理学技佐	薛沛澄	细菌学技佐
刘帼雄	病理学技佐	卢锦汉	细菌学技佐

（资料来源：私立岭南大学《孙逸仙博士医学院一览》，广州私立岭南大学 1938 年刊印，第 162-167 页。）

（二）课程安排

南京国民政府成立后，教育部与卫生部为提高医学教育的质量，于 1929 年 2 月组织成立医学教育委员会和助产、护士等专业教育委员会，负责制定医学、助产、护士学校的课程、厘定学制、订立课程标准等。1931 年 8 月，医学教育委员会拟定医学专门学校的课程标准。① 但据李涛《民国二十一年度医学教育》的调查，当时各大医学院校的课程并不一致，部分学科的教学时数相差甚大。如解剖学（包括组织学和胚胎学）一门，夏葛医学院为 1080 学时（时数最多），而协和医学院则为 561 学时（时数最少）。其他各科亦然。② 可见当时虽订有规程，但各医学院校仍是各行其是，极不统一。为结束这种混乱的局面，国民政府教育部于 1935 年制定了"大学医学院及医科暂行课目表"（见表 4-15），对课程及课时数有了具体规定，而且允许各地学校根据实际情况有所变通，但变通之前必须提交教育部审批，体现了一定的灵活性。此外，课目表在课程设置上非常重视培养预防医学及公共卫生观念，并强调国文教学时间不能少于 1 年，以及保证第一外国语的课时数。医学史、医师伦理、社会学及医院管理法等科目作为选修课，在剩余时数内支配。③

表 4-15 大学医学院及医科暂行科目

类别	课目	时数				总计
		讲授	实习	临症	共计	
普通科及基础科学类	党义	36	—	—	36	1030
	国文	108	—	—	108	
	外国语	144	—	—	144	
	数学	72	—	—	72	
	生物学	32	96	—	128	
	分析化学、有机化学	68	204	—	272	
	物理学	90	180	—	270	

---

① 朱潮：《中外医学教育史》，上海医科大学出版社 1988 年版，第 99-100 页。
② 李涛：《民国二十一年度医学教育》，载《中华医学杂志》1933 年第 5 期，第 684-685 页。
③ 《医学专科学校暂行课目表》，载《中华医学杂志》1935 年第 7 期，第 808-813 页。

续表 4-15

类别	课目	时数				
		讲授	实习	临症	共计	总计
解剖学类	解剖学	118	306	—	424	424
	组织学					
	胚胎学					
	神经系解剖学					
生理及药物类	生物化学	72	216	—	288	432
	生理学					
	药理学	36	108		144	
病理学	细菌学	72	216	—	288	576
	寄生虫学					
	病理学	72	216	—	288	
诊断及内科类	物理诊断学	188	128	336	625	1012
	实验诊断学					
	内科学					
	小儿科学	64	—	88	152	
	精神病及神经病学	48		48	96	
	皮肤花柳科学	48	—	64	112	
外科类	外科学	160		300	460	614
	眼科学	64	—	90	154	
	耳鼻喉科学					
公共卫生妇产科类	妇产科学	96		84	180	180
	公共卫生学	64	128	—	192	192
	放射学	16	16		32	32
	法医学	16	16		32	32
	战时救护训练	96	—	—	96	96
	体育	—	—	—	—	—

（资料来源：《医学专科学校暂行课目表》，载《中华医学杂志》1935 年第 7 期，第 809-810 页。）

孙逸仙博士医学院各年级的课程是基于上述南京国民政府教育部颁发的《大学医学院及医科暂行课目表》，并融合夏葛医学院的既往课程进行设置的，保留了传统课目泌尿科学及矫形外科学。医学院响应政府重视公共卫生的号召，以培养优秀的卫生人才及改进公共卫生为目的，特别重视对公共卫生的学科建设及乡村卫生的实践工作，并加以关注热带病学。此外，学院审时度势，为学生增加了医学伦理、医学史科及心理学科三种科目。具体课程安排详见表 4-16。1938 年，学院进行课程改革，增设了物理、化学课，并对动物学、植物学两门科目加以修改，增加比较解剖学。①

表 4-16 1937 年孙逸仙博士医学院课程安排

学年	课目	周时数						总时数	学分
		第一学期			第二学期				
		授课	实习	临症	授课	实习	临症		
第一学年	党义	—	—	—	—	—	—	—	—
	国文	3	—	—	—	—	—	108	6
	英文	3	4	—	—	—	—	252	8
	物理	4	3	—	—	—	—	252	10
	无机化学	3	6	—	—	—	—	324	10
	分析化学	—	—	—	—	108	—	108	
	动物学	2	6	—	—	—	—	144	4
	植物学	2	6	—	—	—	—	144	—
	战时救护训练	1	—	—	1	—	—	36	2
	体育	—	—	—	—	—	—	72	1
第二学年	统计学	1	4	—	—	—	—	90	3
	分析化学	1	6	—	—	—	—	126	3
	有机化学	3	6	—	—	—	—	126	5
	解剖学	1	3	—	4	11	—	324	10
	组织学	1	2	—	1	3	—	126	4
	胚胎学	1	2	—	1	—	—	64	3
	神经解剖学	—	—	—	1	2	—	54	2
	寄生虫学	2	4	—	—	—	—	108	3
	生物化学	—	—	—	1	3	—	72	2
	生理学	—	—	—	2	5	—	126	4
	战时救护训练	1	—	—	1	—	—	36	2
	体育	—	—	—	—	—	—	72	1

---

① 私立岭南大学：《孙逸仙博士医学院一览》，广州私立岭南大学 1938 年刊印，第 23 页。

续表 4-16

学年	课目	周时数						总时数	学分
		第一学期			第二学期				
		授课	实习	临症	授课	实习	临症		
第三学年	生物化学	3	7	—	—	—	—	180	6
	生理学	2	5	—	—	—	—	126	4
	药理学	1	3	—	2	5	—	198	6
	细菌学	2	5	—	2	3	—	216	7
	病理学	2	5	—	3	7	—	306	10
	物理诊断学	—	—	—	2	4	—	96	4
	实验诊断学	—	—	—	2	4	—	96	4
	战时救护训练	1	—	—	1	—	—	36	2
	体育	—	—	—	—	—	—	72	1
第四学年	内科学	4	6	—	4	5	—	342	14
	外科学	3	9	—	3	7	—	396	12
	热带病学	1	1	—	1	1	—	72	3
	放射学	1	1	—	—	—	—	36	2
	儿科学	2	2	—	2	3	—	162	6
	皮肤花柳病学	1	1	—	1	1	—	72	3
	神经精神病学	1	2	—	1	2	—	108	4
	产妇科学	—	—	—	2	2	—	72	3
	体育	—	—	—	—	—	—	72	1
第五学年	内科学	—	—	4	—	—	4	144	4
	外科学	—	—	3	—	—	3	108	2
	儿科学	—	—	2	—	—	2	72	2
	皮肤花柳病学	—	—	1	—	—	1	36	1
	泌尿科学	1	—	1	1	—	1	54	2
	产妇科学	3	—	6	—	—	6	234	7
	矫形外科学	1	—	1	—	—	1	54	2
	公共卫生科学	2	—	4	3	—	6	270	9
	眼科学	2	—	1	1	—	2	108	4
	耳鼻喉科学	1	—	1	1	—	2	99	3
	法医学	—	—	—	2	1	—	36	1
	医学史及医学伦理	—	—	—	1	—	—	18	1
	体育	—	—	—	—	—	—	72	1

续表 4-16

学年	课目	周 时 数						总时数	学分
		第一学期			第二学期				
		授课	实习	临症	授课	实习	临症		
第六学年	每学生著述关于医学上的论文一篇,并在博济医院及柔济医院充当住院医生1年,进行各科轮转,计内科(包括儿科、神经学科、皮肤花柳学科)四个半月,外科(包括矫形外科、泌尿科学、耳科学)四个半月,妇产科一个半月,公共卫生科一个月,假期两周								

(资料来源:私立岭南大学《孙逸仙博士医学院一览》,广州私立岭南大学1938年刊印,第25-40页。)

按照国民政府教育部的要求:第一、二、三学年主要学习基础课;第四、五年学习临床各科;第六年留院进行各科轮转实习。① 在课程的具体安排上,如内科学在三年级开始讲授,先为物理诊断,由黄雯讲授;实验室诊断、分析化学及显微镜诊断由罗友仁讲师讲授。内科学课程的主要部分是在四年级讲授。妇产科学则全在夏葛医学中心讲授,由梁毅文教授主讲;产科学由张伯瑶医师讲授及主理临床教习。眼耳鼻喉科,讲授及实习全由李腾彪医师负责。儿科由许刚良主任讲授,在教学中于每周选取有讨论价值的入院儿童病例开讨论会一次,学生随意发表意见及心得。五年级学生需在妇产科学及儿科学临床实践中选取10名病人进行个案研究并撰写详细研究报告。②

孙逸仙博士医学院的一年级,因课目与岭南大学文理学院的一年级相同,为充分利用设备及师资起见,学院不另设科讲授,全级在文理学院上课。③ 二、三年级在学院本部上课。四、五年级全日在博济医院或柔济医院参加临床及上课。四年级学生每周约有三分之一时间在柔济医院上课、参加临床及门诊。六年级学生五分之二的时间在柔济医院实习。学院有校车每日往返于学院本部、康乐园岭南大学校园及西关夏葛医学中心。④ 公共卫生实习由学院卫生事业部安排,开展学校卫生、乡村卫生、妇婴卫生等事项。

医学院于开办初期,因南京国民政府补助款尚未拨足,在学院科室建设及课程安排上备受限制,尤其是各科在学生临症时尚未聘到相当专任教师,故而各科勉力完成全院学生的课程教授。在岭南大学文理学院的协助下,医学院一年级学生的基础课夯实,二年级的医学初级课程度亦高,"实可称满意"。⑤

(三)举办学术活动及公共卫生事业

学术交流是专业人员进行技术交流、加强自身业务水平的一种方式,也是培养人才、发现人才的重要渠道。孙逸仙博士医学院以介绍世界学术、抒发心得、交换所学、丰富学生的学识及经验为目的,积极开展学术活动,使得学生可在课下相互考证,有所

---

① 私立岭南大学:《孙逸仙博士医学院一览》,广州私立岭南大学1938年刊印,第7页。
② 《孙逸仙博士医学院月刊》1938年第1期,第5-8页。
③ 私立岭南大学:《孙逸仙博士医学院一览》,广州私立岭南大学1938年刊印,第42页。
④ 《孙逸仙博士医学院月刊》1938年第1期,第4页。
⑤ 私立岭南大学:《孙逸仙博士医学院一览》,广州私立岭南大学1938年刊印,第7页。

心得。此时的学院，可谓人才济济，学院的学术活动也蓬勃兴起。于每周一，由院系负责人、各科教授轮流演讲，进行学术交流。（见表4-17）

表4-17 1936—1937年医学院学术活动安排

时 间	科 目	主讲人
1936年11月2日下午7点	心脏的外科	谭约瑟、梁锡光
1936年11月2日下午8点	肠热症的临床诊断及其加杂病与治疗	黄雯
1936年11月9日下午7点	近日医学杂志的简要	古察
1936年11月16日下午7点	不受孕的研究	梁毅文
1936年11月23日下午7点	公共卫生之推行及管理法	王兆霖
1936年12月7日下午7点	X光量盆骨法骨节炎	弥有恒
1936年12月14日下午8点	尿泌石补述	赵苏权
1936年12月21日下午7点半	透热电对妇科病之用处	张雅儒
1936年12月28日下午七点半	儿科一案的报告	彭瑞平
1937年3月1日下午7点	环游世界在医学上所得知见闻	嘉惠霖
1937年3月8日下午7点	头痛之原因	李腾彪
1937年3月15日下午7点半	妇科病案之一例	关相和
1937年3月22日下午7点半	倭人	许刚良
1937年4月12日下午7点	幻灯肿瘤之表演	谭约瑟
1937年4月19日下午7点半	节制生育	黄 雯、张雅儒

（资料来源：私立岭南大学《孙逸仙博士医学院一览》1938年，第11-12页。）

孙逸仙博士医学院除了定时开展学术演讲及学术会议，还于1937年成立学术团体——孙逸仙医学会。医学会以"研究医学学识，联络本院各同学感情""促进医学事业之发达"为宗旨。其组织架构为：黄雯任名誉会长，李应林、王怀乐、小谭约瑟、嘉惠霖、左维明、林树模、王贵恒等为名誉顾问，周君博任会长，杨松簌任副会长，冯碧若为书记，王行清为司库员，黄锦墀为庶务员，陈斌负责学术，陈玉辉负责交际，学院年级代表有王德贤、刘鹏搏、李志生、曾贯宜、陈驭欧、王大年。学会出版定期刊物《孙逸仙博士医学院月刊》，刊载医学学术文章及孙逸仙博士医学院的近期实况。为加强与外界的学术交流，医学会还敦请医界的贤达莅会演讲。① 另外，医学院还编辑刊行《健康半月刊》，至1938年已连续出版15期。鉴于国内医学教材数量与种类的参差不齐，医学院还将各科教授的讲义编订成书出版，名为《孙逸仙博士医学院丛书》，以供有志医学者参考。丛书第一卷为院长黄雯的《物理诊断备略》。②

20世纪二三十年代，在一片复兴农村运动声潮中，国内也开始出现了乡村公共卫生建设。南京国民政府成立后，对公共卫生事业建设十分重视。有鉴于此，孙逸仙博士

---

① 《孙逸仙博士医学院月刊》1938年第1期，原刊此页无页码。
② 私立岭南大学：《孙逸仙博士医学院一览》，广州私立岭南大学1938年刊印，第17页。

医学院及附属博济教学医院的师生积极开展乡村公共卫生工作。学院五、六年级的学生在公共卫生科教职员的带领下，通过对岭南大学青年会所办的6所河南岛乡村小学校（学生590人），以及真光女中及协和女师两校（学生758人）实施学校卫生计划，以保持并增进青少年儿童的健康，进而达到改进家庭及社会健康的目的。学院公共卫生科经常开展的学校卫生工作主要包括：健康检查、缺点矫正、医疗诊治、传染病管理、环境卫生、卫生宣传。另外，在河南岛建立卫生实验区，以改善河南乡村的公共卫生，主要开展妇婴卫生、卫生防疫、卫生宣传等项。在改善妇婴卫生问题方面的工作主要包括：派专人调查孕妇情况、实施产前检查、指导妊娠期卫生、教导产前及产后护理的知识、定期回访、儿童门诊、新生儿检查、儿童营养指导等。通过举办卫生演讲，展示防疫知识图画等卫生宣传手段向民众普及卫生知识，民众的疾病预防意识得到加强。关于医学院所开展的乡村卫生试验区建设活动，因与博济医院所开展的乡村卫生试验区、社会服务活动有重合之处，具体的内容可参见第三章第四节的相关论述。

（四）附属护士学校

孙逸仙博士医学院附属护士学校，曾是博济医院附设的高级护士职业学校，开办于1914年，因1926年工潮影响被迫停办。护校于1933年秋复办后在政府立案，课程遂逐渐恢复并得到改进，培养出一批护理人才。1936年医学院建立后，护校拨归医学院。护校于1936年9月份，开始添招高级护士新生，并招收助护班。1937年，护校有一年级学生11人、二年级16人、三年级15人，共计42人。① 是年夏季毕业8名学生，除1名派赴南京卫生署公共卫生训练班外，其余7名中，3名留院服务，4名在医学院及附属博济医院开办的乡村卫生所工作。② 1938年，护校有学生42人，是年夏季毕业15人。③

三、抗战时期的艰难办学

孙逸仙博士医学院良好的发展态势因日本侵华战争的爆发而被迫中断。1937年7月抗日战争爆发后，华北、华东等地区相继沦入敌手，日军铁蹄所至，生灵涂炭。1937年暑假，医学院为造就救护人才而应付时势需要起见，召集全体学生回院，进行战时救护工作训练，以备非常时期之需。是年秋，医学院奉国民教育部明令，组织六年级及五年级全体男生，参加前线救护工作。该年9月，省港爱国人士捐资建立中国青年救护团，以救护前线受伤军民、服务党国为宗旨。该团先后成立3支救护队。由孙逸仙博士医学院的师生组成第一队，计有17人，由内科讲师罗友仁担任队长，于10月12日出发，18日抵达南京。该队最先在红十字会举办的中央大学临时伤病医院服务，负责管理部分病员。11月7日抵达苏州开展救护工作，苏州沦陷后，一路辗转迁移，屡遭日

---

① 私立岭南大学：《孙逸仙博士医学院一览》，广州私立岭南大学1938年刊印，第22页。
② 私立岭南大学：《孙逸仙博士医学院一览》，广州私立岭南大学1938年刊印，第14页。
③ 《孙逸仙博士医学院月刊》1938年第1期，第9页。

机轰炸,途经丹阳、镇江、南京,最终抵达湖南长沙,在长沙 615 医院开展救护工作。该院收容伤病达千人,队员忙碌异常。1938 年 3 月,因附属博济医院收治为数众多的因空袭受伤的病人,繁忙无计,且学校开课在即,故医学院师生结束历时 6 月的救护工作返粤。① 这些参加救护队的学生部分到达曲江,在当地的循道会布道团医院中,在此时因参加广州万国红十字会服务团而到达此地的校长黄雯的指导下恢复上课。还有部分五、六年级学生在上海公共租界的国立医院借读。②

1938 年,日军抓紧进攻华南地区,从夏季开始不分昼夜对广州城进行猛烈轰炸。因日寇飞机轰炸频繁,医学院正常的教学秩序遭到极大的干扰,教学工作不能依计划进行。是年 6 月 13 日,广东省政府令饬政府机关撤退,疏散老弱妇孺。③ 其后,政府、学校等开始陆续撤离广州。10 月中旬,日军迫近广州,局势严重,岭南大学被迫暂时停课,开始疏散师生。17 日,依美国基金会所订的合约,将财产交还美国基金会保管。18 日,岭南大学迁往香港谋求继续办学。香港大学的校长史乐诗(D. J. Sloss)是岭南大学监督香雅各的好友,热情地借房屋给岭大安置师生与器材。岭南大学另外在香港大学附近的坚道租赁了一幢公寓,其中第三层用于放置医学设备。11 月 4 日正式在香港复课。一、二、三年级在香港大学校舍上课,四年级从 12 月 15 日起随香港大学医科四年级学生到玛丽医院上课。④ 1941 年 12 月,珍珠港事件爆发,8 日香港沦陷。岭南大学内迁到韶关复课。由于香港沦陷时医学院损失惨重,到韶关后,图书、仪器全无,一、二、三年级无法开课,学生暂时到国立中正医学院借读,四、五、六年级分散到粤北各医院实习或上课。⑤

长期的流亡办学生活,给医学院的教学和科研带来极大困难,但在院长黄雯及林树模的领导下,学校因地制宜,竭力保证教学质量。1945 年 8 月,日本投降,伪绥靖公署结束,广州光复。8 月 16 日,岭南大学校长李应林派遣黎寿彬等人返回广州做接收校产及博济医院的准备。因国民政府军队尚未入广州城,黎寿彬等人在代管美国权益之瑞士领事及陈寿硕、李福林两位国民政府军事特派员的协助下,于 9 月 5 日接收为伪广东大学所占用的康乐校舍;又于 9 日接收被日军博爱医院占用的孙逸仙博士纪念医学院及附属博济医院。⑥

---

① 《孙逸仙博士医学院月刊》1938 年第 1 期,第 75—77 页。
② 李瑞明:《岭南大学》,岭南(大学)筹募发展委员会 1997 年版,第 104 页。
③ 广州市档案馆:《侵华日军在广州暴行录》,中国档案出版社 2005 年版,第 172 页。
④ 李瑞明:《岭南大学》,岭南(大学)筹募发展委员会 1997 年版,第 104 页。
⑤ 彭建平:《私立岭南大学医学院简史》(未刊稿),中山大学档案馆 2006 年版,第 41 页。
⑥ 李应林:《复员之回顾与前瞻》,载庄泽宣编《抗战期间的岭南》,岭南大学 1946 年出版,第 60—61 页。

四、战后重建及院系调整

（一）战后重建

孙逸仙博士医学院复院后，由马汝庄教授暂任学院院长，兼任外科主任。① 百废待兴的医学院亟需重整山河。由于医学院在抗战期间辗转迁徙，使得学院的仪器设备和历年的病案资料损失殆尽，建筑亦轻度受损，亟待重建。医学院对抗战期间的损失做了统计：家具等办公设备已损毁，医疗仪器、教学设备等损失约三分之一。② 面对亟待重建的医学院，首先要做的是对学院的硬件设施进行修缮，并添备不足。岭南大学复校后，立即着手对医学院的建筑进行修葺。1946年，南京国民政府教育部与善后救济总署拨给医学院300张病床，教育部还对医学院及附属博济医院追加120万元（国币）的拨款购买医疗仪器设备，以补不足。

抗战期间，尤其是太平洋战争爆发后，医学院的教职人员锐减。抗战胜利后，增聘各科人才成为医学院的当务之急。1945年，许禄天、许汉光夫妇二人受聘到医学院任教。许禄天任解剖学教授，许汉光任儿科教授。③ 1946年，岭南大学校长李应林聘请由南京国民政府派来筹建广州中央医院的李廷安博士为医学院院长兼附属博济医院院长。1946年9月，许锦世受院长李廷安邀请到医学院任教，担任医学院内科学讲师。④ 在李廷安担任院长期间，曾与北京协和医学院的几位医学教授商谈到医学院及附属博济医院担任教职与医职，包括X光专家谢志光及内科专家陈国桢。但谢、陈二人并未答应。至1946年10月，孙逸仙博士医学院公共卫生科教授有李廷安、老恩赐；内科教授有嘉惠霖，讲师许锦世、刘世强；外科教授有马汝庄、王怀乐；小儿科有许汉光；妇产科有梁毅文；解剖学教授有许禄天等。由于癌症发作，李廷安院长于1948年5月6日在广州逝世，享年50岁。李廷安在医学院虽然只有短短的两年，但院务工作逐步获得恢复与发展。⑤

对于医疗教育事业而言，加强教授阵容是提高医学教育质量和培养医学人才的第一要务。1948年8月1日，陈序经正式出任岭南大学校长。在其主政岭南大学期间，重新规划了孙逸仙博士医学院，并且亲往北平聘请各科医学专家南下广州，担任医学院的教席兼博济医院医职，着意将医学院及博济医院办成当时国内一流的医学院和医院。1948年夏，陈序经北上延揽了谢志光（放射科）、秦光煜（病理科）、白施恩（细菌科）、司徒展（瘤外科）、陈国桢（肠胃内科）等当时北平医界一流的医学专家入粤任教。10

---

① 麦灵生：《博济医院与岭南大学》，载中国人民政治协商会议广东省广州市委员会文史资料研究委员会编《广州文史资料》第13辑，1964年版，第117页。
② 彭建平：《私立岭南大学医学院简史》（未刊稿），中山大学档案馆2006年版，第30页。
③ 周川：《中国近现代高等教育人物辞典》，福建教育出版社2012年版，第174页。
④ 政协厦门市思明区委员会：《思明文史资料：第二辑 纪念抗日战争胜利六十周年专辑》，2005年版，第51页。
⑤ 中国人民政治协商会议广东省广州市委员会文史资料研究委员会：《广州文史资料专辑·珠江艺苑》，广东人民出版社1985年版，第41页。

月,这些高级医学知识分子陆续抵穗,陈序经的北平之行开始见效。① 在陈序经的领导及各科主任、教授通力合作之下,医学院及附属博济医院继续发扬光大,成为华南的医疗中心。1948年,医学院有学生142人。② 至中华人民共和国成立前有教师36人,在校学生159人。1937—1949年,孙逸仙博士医学院毕业生数为112人。③ 外科专家司徒展教授晚年时回忆了当时医学院的盛况:"医学院开办在各学院之后,自1948年声誉骤起,被公认为全国当时最佳者。"④

广州光复后,孙逸仙博士医学院设院务会议,为医学院及附属博济医院的最高行政机构,检查和决议医学院及医院的各项院务。院务会议下设:常务委员会,辅助院长建议、决议及执行行政各项事宜;人事委员会,辅助院长处理人员聘任及晋升事宜。学院设教务会议,由全体教员(含助教)组成,管理教务方面各项事宜。教务会议下设课程委员会、图书馆。⑤

1948年年底,由于社会动荡、物价飞涨,广东各院校的教学秩序几近瘫痪,教职员工的生活难以维持,"反饥饿、反迫害"等罢教、罢学风潮迭起。岭南大学陷入了有史以来最大的财政困境,学校经费所剩无几。这也影响到了孙逸仙博士医学院的教学秩序。

(二) 院系调整

由于日寇入侵蹂躏和战后国民党的劫收对经济、文教等事业造成了巨大破坏,中央人民政府在中华人民共和国成立之际百废待兴,对外国在华教会学校、教会医院、救济机构等采取了"暂维原状"的政策。随着客观形势的变化,美英等国加大对中华人民共和国的敌视,利用教会、学校等文化机构对新政权进行蓄意破坏,如教会学校和医院以宗教教育抵制新民主主义政治教育等。在此情形下,中央人民政府调整了起初的"暂维原状"政策,鼓励和推动外国在华文化机构中的爱国分子脱离与帝国主义的联系。教会在中央人民政府的压力下放弃干涉学校、医院的人事和行政。1950年6月,抗美援朝爆发。12月29日,政务院颁布《关于处理接收美国津贴的文化教育救济机关及宗教团体的方针的决定》等系列文件,决定管制美国在华财产及冻结美国在华一切公司存款,处理接收美国津贴的文化教育救济机关及宗教团体,这得到了举国上下的热烈拥护。岭南大学校长陈序经亦表示完全拥护政务院的决定。⑥

1951年1月16—22日,教育部在北京召开接收外国津贴的高等学校会议。与会的岭南大学代表周钟岐和岑家梧教授强调:岭南大学是各地华侨捐款、美帝国主义出钱最

---

① 汤泽光:《医学院及博济医院最近各种措施》,载《岭南大学校报》1949年第107期,第1页。
② 曹思彬、林维熊、张至:《广州近百年教育史料》,广东人民出版社1983年版,第168年。
③ 张耀荣:《广东高等教育发展史》,广东高等教育出版社2002年版,第137页。
④ 夏和顺:《全盘西化台前幕后:陈序经传》,广东人民出版社2010年版,第185页。
⑤ 彭建平:《私立岭南大学医学院简史》(未刊稿),中山大学档案馆2006年版,第30页。
⑥ 《坚决协助政府肃清美帝经济文化侵略势力》,载《人民日报》1951年1月7日第3版。

少而收获最大的一个学校。美帝国主义只出了几个教授和一小部分不经常补贴的图书费。① 最后，教育部部长马叙伦宣布教育部对接收美国津贴的教会学校处理办法的要点：

（1）在处理过程中，一般应维持学校的现状，不迁校，不合并，不调整院系。

（2）学校中原有美籍董事，应一律解职，美籍人员不得担任行政职务。

（3）美籍教师除反动有据者应予辞退外，其余均可留任。

（4）如果有不愿留任的，可允其离开。

（5）中国教职员工，不分宗教信仰，一般原职留用。

（6）政府接办的学校，经费照旧。②

规定处理办法：①立即接收，变私立为公立；②暂时维持私立，准备条件转为公立。岭南大学虽是本着基督精神立校，但本身并不隶属于任何教派，没有教会的直接支持，单靠私人捐助无法维持，于是亦请求政府给予补助。教育部对岭南大学的处理结果为仍维持私立、政府予以补助。③

1952年，教育部为了实现《改革学制的决定》，在各大高校开展院系调整。根据中央指示和中南军政委员会教育部部署，该年2月，广东省广州市高等学校院系调整工作委员会正式成立，由文教厅厅长杜国庠、省政府副主席李章达、中山大学校长许崇清和岭南大学校长陈序经等人领导。调整工作委员会通过分析广东省的高等教育情况后，决议拟在广州区成立一所综合性大学、一所工学院、一所农学院、一所医学院、一所师范学院，并制定了具体调整方案。根据院系调整的方案，将岭南大学医学院及中山大学医学院划出，成立了独立的医学高等专门学院，即华南医学院。④ 1953年，根据国家高等院校调整的精神，经中央文教委员会同意，原中山大学医学院、岭南大学医学院于8月1日先行合并。8月12日，华南医学院正式成立，校址设立在原中山大学医学院内。⑤

中华人民共和国成立后，岭南大学逐渐有了一些新的变化。中央人民政府逐渐加强对高等学校的控制，并开始改造知识分子的思想。社会性质、意识形态、外交策略的转变，使中美关系开始走向对抗，这也影响到岭南大学及孙逸仙博士医学院的稳定。部分在医学院就职的教职人员相继离院，如第三章第六节所述，司徒展及江增群夫妇在此时离开广州赴香港。

---

① 新华社：《关于文教救济事业自办问题民进邀接受外国津贴的高等学校代表座谈》，载《人民日报》1951年1月23日第1版。

② 新华社：《教育部召开处理外国津贴的高等学校会议研究实施政务院决定拟定方案各校分三种类型处理》，载《人民日报》1951年1月25日第1版。

③ 李瑞明：《岭南大学》，岭南（大学）筹募发展委员会1997年版，第218页。

④ 黄晶晶：《建国初期广东高等学校院系调整研究》，暨南大学2013年硕士学位论文，第37-39页。

⑤ 吴定宇：《中山大学校史（1924—2004）》，中山大学出版社2006年版，第313页。

第五章　在共和国早期的成长（1952—1978）

1952年院系调整之后，博济医院成为华南医学院附属的公立医院。由于其吸收了3家医学院的师资力量，在经历了短暂的合校、合科及相关人员调整之后，医院在共和国建立初期迎来了难得的发展阶段。在一大批知名教授的带领之下，医院加强自身制度建设，在医疗事业拓展、医学人才培养和公共卫生服务等方面均取得明显进展。然而，"文革"的爆发打乱了医院成长的节奏，直到"文革"结束之后，医院才得以重新恢复发展。

第一节　院系调整后的新格局

中华人民共和国成立初期，博济医院仍然是一间深受美国教会影响的私立医院。1950年12月，中央人民政府政务院通过了《关于处理接受美国津贴的文化教育救济机构及宗教团体的方针的报告》，正式提出："接受美国津贴之文化教育医疗机关，应分别情况或由政府予以接办改为国家事业，或由私人团体继续经营改为中国人民完全自办之事业。"[①] 根据中央的有关精神，博济医院于1952年12月正式转为公立，并继续成为岭南大学医学院的附属医院，由周寿恺出任院长。

一、三校合并

作为岭南大学医学院的附属医院，公立后的博济医院与医学院的发展密不可分。1950年6月，全国高等教育会议召开，提出要培养工业建设的专门人才，进行院系调整的问题。1952年2月，广东省广州市高等学校院系调整工作委员会成立，根据当时院系调整的方案，广州的高等教育资源重组和配置的具体情况是：将广州原中山大学、岭南大学、华南联合大学、华南师范学院、广东法商学院、广东工业专科学校等高等院校统一调整成为广州新布局的1所综合大学和4所专门学院。其中，华南医学院是广州4所专门学院之一，它由原中山大学医学院、岭南大学医学院、广东光华医学院合并而

---

① 中央文献研究室：《建国以来重要文献选编》第一册，中央文献出版社2011年版，第447页。

成。① 1952 年 9 月 10 日，华南医学院建校委员会成立，三校合并正式开始。1953 年 8 月 1 日，经中央文教委员会同意，中山大学医学院从中山大学划出，与岭南大学医学院先行合并。8 月 12 日，正式成立华南医学院，校址在广州百子岗原中山大学医学院内。华南医学院成立了院务委员会，负责领导学院工作，实行院务委员会集体领导制度，院务委员会主任由当时的广东省文教厅厅长杜国庠担任，柯麟、周寿恺任副主任，谢志光、梁伯强为委员。② 医院随之更名为"华南医学院第二医院"，院址仍在广州市长堤大马路。1954 年 8 月 10 日，由广东省文化教育委员会发出通知，华南医学院与广东光华医学院合并，成立新的华南医学院。8 月 26 日，广东光华医学院校名宣布取消，三校合并全部完成。③

1956 年，高等教育部、卫生部统一全国高等医学院校名称，以其所在地的省或市命名。9 月 1 日，华南医学院改称"广州医学院"，医院随之更名为"广州医学院附属第二医院"。1957 年 3 月 12 日，为纪念孙中山先生，经高等教育部、卫生部报国务院批复同意，广州医学院改名为"中山医学院"，医院又随之更名为"中山医学院第二附属医院"（以下简称"二院"），并一直沿用到 1985 年 6 月中山医学院升格为中山医科大学。

三校合并之后，二院强化了党的集体领导制度，先后组建了以周寿恺、石锐为首的行政与党务领导班子。二院设院务会议为医院的最高决策机关，下设医院常务委员会从事医院的日常工作，院务会议及其常务委员会便成为当时医院的决策、执行、监管机构。首届医院常务委员会由黄兆开、吕力吾、姚崇仁、廖适生等人组成，黄兆开任院务委员会主任，周寿恺作为学院副院长兼任二院院长，二院的日常工作由黄兆开负责。1954 年 1 月，医院建立党小组，当时党员共 6 人，石锐任党小组组长。同年 11 月建立医院党支部，吕力吾任党支部书记。至 1958 年 11 月成立中山医学院第二附属医院党总支，下设 3 个党支部，姚崇仁任党总支书记。医院逐步强化了党的领导，并建立起"党总支领导下的院长负责制""党支部领导下的科主任负责制"作为医院的基本领导体制。

合校对于促进医院发展的作用是明显的，从业务规模上看，1949 年医院拥有病床 145 张，至合校后的 1954 年，医院病床发展至 260 张，增加了 79%；门诊病人从 1949 年的日均 213 人次增加到 405 人次，增加了 72%；住院病人数比 1950 年增加了 43%。④ 从医护工作人员的数量上看，1949 年医院拥有包括医师、护士、辅助人员、工友在内的工作人员 244 人；至合校初的 1953 年 10 月医院拥有医护及各类工作人员 319 人。⑤

---

① 《中山大学附属第一医院院史》编委会：《中山大学附属第一医院院史》，天津古籍出版社 2010 年版，第 32 页。

② 《中山大学附属第一医院院史》编委会：《中山大学附属第一医院院史》，天津古籍出版社 2010 年版，第 35 页。

③ 《中山大学附属第一医院院史》编委会：《中山大学附属第一医院院史》，天津古籍出版社 2010 年版，第 35 页。

④ 《十年总结 1949 年 10 月—1959 年 10 月》（手稿），1959 年 9 月 10 日，中山大学北校区档案馆藏，第 17 页。

⑤ 《华南医学院第二医院情况介绍》（手稿），1953 年 10 月 25 日，中山大学北校区档案馆藏，第 4 页。

从科室、部门设置上看，至1953年10月医院设有门诊各科、内科、外科、妇科、小儿科、眼科、耳鼻喉科、牙科、放射科、保健科、手术室、电疗室、检验室、药物室、图书室等较为齐全的医疗及其辅助科室；设立医务部、护理室、总务科、事务会计出纳、病案室、文书统计室、膳食部、库房、门诊预算处、病人服务组、托婴室、托儿所等行政、服务部门。[①]

二、合科

随着合校工作完成，华南医学院下设两个附属医院，即华南医学院第一医院和第二医院，由于这两个附属医院来自不同的系统，在医院的管理方法、制度建设、文化思想、人力构成、物质条件上差异较大。因此，如何将两个附属医院有效地整合在一起，交流思想，凝聚力量，合理配置资源，为整个医学院系统的改革发展提供条件就成为合校之后的新问题。

1953年下半年，为有效整合医院资源，发挥各自医院的优势，合科正式开始。首先合科的是人事关系相对简单的眼科。眼科学是博济医院的传统优势科室，合校前岭南医学院眼科有教授2人、副教授1人、讲师1人、助教1人，但一线住院医生缺乏，无固定病房。原中山大学医学院只有讲师1人、助教1人，难以兼顾门诊与病房，很多业务难以开展。原光华医学院只有副教授1人，眼科工作难以开展。1953年年底，根据医学院的统一部署，一院眼科搬至二院合科，一院仅保留眼科门诊，经过这一调整，原来一院眼科以青年医师为主，缺乏高级教授指导，与二院眼科以教授为主，缺乏年轻助手协助的状况得以扭转，二院病床也由原先的10多张扩展到20多张，至1954年三校合并后扩展到36张，门诊人数由合科前1953年的11703人次增加到1954年的15371人次，住院总人数由1953年的144人增加到374人。[②]

几乎和眼科同时合科的是耳鼻喉科，合科前两院均设有耳鼻喉科门诊（每日门诊病人的两院之和为40人次），但都没有独立的专科病床（一院耳鼻喉科与眼科共一病区；二院耳鼻喉科无固定病室，与眼科共用病床10张），两院耳鼻喉科共有教师4人。1953年年底合科后，一院耳鼻喉科合并到二院，仅保留耳鼻喉科门诊，二院负责耳鼻喉科的病床、门诊工作。合科后，二院设有耳鼻喉科病床20张，门诊人数至1958年前保持在日均100人次左右。[③]

此后，其他各科也都展开了合科工作：1954年9月二院内科合并到一院内科，1955年6月又在二院重新建立内科病房；1954年11月一院小儿科合并到二院，1956年年底又重新迁回一院；1954年12月二院妇科合并到一院妇产科，1957年又重新恢复妇科病房，1959年开设产科病房；1955年2月二院建立皮肤科门诊，一院皮肤科独立病区迁至二院。至1955年6—7月，为配合一院大楼基建的搬迁，一院的临床外科、系统外

---

① 《华南医学院第二医院情况介绍》（手稿），1953年10月25日，中山大学北校区档案馆藏，第5-6页。
② 《眼科学教研组1953—1957五年工作总结报告》（手稿），时间不详，中山大学北校区档案馆藏，第6-7页。
③ 《耳鼻喉科教研组解放十周年工作总结》（手稿），1959年9月，中山大学北校区档案馆藏，第10-11页。

科、口腔科、小儿科、妇科、皮肤科都已在二院开设了短期或者长期病房。至此（1957年），经过合科的二院成为一所学科门类较为齐全的拥有350张病床的综合性临床教学型医院。①

三、废科建组

合校后，医院作为医学院的附属医院的地位日渐凸显，附属医院是集临床、教学、科学研究为一体的综合性医院，华南医学院给附属医院的任务是"在提高医疗质量的基础上保证教学任务的完成"。1954年8月，全国高等医学教育会议提出"全面学习苏联，积极进行教学改革"。为了更好地履行附属医院的工作任务，华南医学院引入了苏联以"集体主义"为核心的教研组制度。自1955年4月开始，华南医学院进行了"废科建组"的工作，将华南医学院合校之后原有的26个学科废除，结合医学院及其附属医院的具体实际，建立了33个新型的教研组（见表5-1），并相应地调整了行政机构，为向苏联学习提供组织保障。②

表5-1 华南医学院建立的新型教研组

教研组	教研组主任	教研组	教研组主任	教研组	教研组主任
临床内科学	陈国桢	眼科	陈耀真	病理生理学	汤泽光
系统内科	吴道钧	皮肤性病学	黄明一	药理学	赵延德
内科学基础	—	放射学	谢志光	生物学	熊大仁
传染病与流行病学	朱师晦	局部解剖学	—	生物化学	许鹏程
精神与神经病学		外科手术学	王成恩	有机胶体	—
外科学总论	蔡纪辕	大体解剖学	叶鹿鸣	物理	—
系统外科学	何天骐	病理解剖学	秦光煜	化学	邓锡谷
临床外科学	邝公道	生理学	林树模	物理学	黄巽
妇产科学	林剑鹏	寄生虫学	陈心陶	体育	—
儿科学	钟世藩	微生物	白施恩	外文	
耳鼻喉科学	朱志和	组织学与胚胎学	—	马列主义	

其中依托二院作为平台建立的教研组主要有：临床内科学、临床外科学、眼科学、耳鼻喉科学、皮肤性病学、儿科学教研组，这些教研组便成为此后统领整个医学院临床、教学、科学研究、社会服务的主要机构。

（一）临床内科学教研组

1955年7月临床内科学教研组成立，陈国桢担任教研组主任，当时教研组成员有

---

① 《第二附属医院工作总结1953—1957》（手稿），时间不详，中山大学北校区档案馆藏，第8页。
② 《本院全面学习苏联一年来获得良好成绩》，载《华南医学院院刊》1955年第30期，第2版。

10人,其中教授1人、副教授1人、讲师3人、助教3人、主治医师1人、住院医师1人,有病床42张,日均门诊132人次。经过两年的建设,至1957年年初,教研组共有成员29人,其中教授1人、副教授1人、讲师3人、助教3人、技术员2人、主治医师3人、住院医师16人,有病床55张,日均门诊151人次。①

(二) 临床外科学教研组

1955年6月临床外科学教研组成立,邝公道担任教研组主任。邝公道是著名的外科、创伤外科和矫形外科专家,在当时享有"华南一把刀"的美誉,在他的带领下,临床外科教研组的工作取得了明显进展,至1961年,医院的外科病床发展到113张,医护人员57人,门诊日均150人次。②

(三) 眼科学教研组

1955年6月眼科学教研组成立,陈耀真任教研组主任,毛文书为副主任,统一领导两个医院的眼科工作。当时二院眼科设有专科病床36张,门诊日均180人次。1957年年初迁往博济楼后座二楼,开始有了独立的眼科护理部,病床扩充为46张,有医护人员31人。1958年病床进一步扩展至60张,门诊日均350人次,并曾在龙津路增开眼科门诊。眼科设备逐步完善,从规模上看可以和国内一流临床眼科相媲美。③ 随着医院眼科的发展壮大,1964年学院决定成立眼科医院,1965年10月1日,二院眼科迁出,正式成立中山医学院眼科医院。

(四) 耳鼻喉科学教研组

1955年6月耳鼻喉科学教研组成立,朱志和任教研组主任,专科病床设在二院。经过几年的发展,至1958年年底,设立病床38张,医护人员14人。④

(五) 皮肤性病学教研组

1955年6月皮肤性病学教研组成立,黄明一任教研组主任,李松初为副主任。在二院设有独立的病区,病床20张,1956年1月建立起真菌实验室,1956年10月在东莞麻风病院建立有150张床位的麻风病研究区。至1959年有教师、医生、护士、技术员共计19人。在麻风病、真菌病、职业性皮肤病等领域颇有研究心得。⑤

(六) 儿科学教研组

1955年6月儿科学教研组成立,钟世藩任教研组主任,梁烺皓任副主任。1953年儿科教研组成立之前,学院共有儿科学教师14人,至1957年增加至22人;1953年儿

---

① 《临床内科教研组五年工作总结1953—1957》(手稿),时间不详,中山大学北校区档案馆藏,第1页。
② 《二院外科1961年工作总结》(手稿),时间不详,中山大学北校区档案馆藏,第9页。
③ 《眼科教研组十年工作总结》(手稿),时间不详,中山大学北校区档案馆藏,第23页。
④ 《耳鼻喉科教研组十周年总结》(手稿),1959年9月,中山大学北校区档案馆藏,第1页。
⑤ 《皮肤性病教研组十年工作总结》(手稿),1959年9月10日,中山大学北校区档案馆藏,第92-93页。

科医生（一、二院）共计 14 人，护士（二院）8 人，至 1957 年增加至医生合计 41 人，护士（二院）20 人；二院病床数也由 1953 年的 49 张，门诊日均 43 人次，增加至 1957 年的 61 张，门诊 125 人次。① 至 1959 年，儿科教研组有教授 3 人，副教授 2 人，讲师 7 人，助教、住院医师 27 人，其中副教授 2 人、讲师 6 人、主治医师 2 人为合校后培养的新生力量。当年，二院儿科设有病床 71 张，门诊日均 209 人次。②

教研组的建立整体上推动了医学院的发展，但在前期的设计过程中分得过细，也会在实际操作中造成医疗、教学、科学研究上的重复脱节，尤其是内科、外科各教研组。为此，1958 年 11 月学院决定合并一些教研组，并任免一部分教研组主任：将外科总论、系统外科与泌尿外科学、临床外科学三个教研组合并为外科学教研组，并任命邝公道为教研组主任，蔡纪辕、何天骐、王成恩为副主任，高崇善为秘书；将内科基础系统内科临床内科、传染病与流行病、精神与神经病学教研组合并为内科学教研组，并任命陈国桢为教研组主任、朱师晦为副主任、严棠为秘书。同时调整两个附属医院的医疗科主任：二院外科主任邝公道、副主任何天骐；内科主任陈国桢，副主任许锦世。③ 由此可见当时二院相关医疗科室在学院内、外科教研组中的领导地位。

经过了"废科建组"，二院的医疗业务统一于教研组的业务范围之内，改变了医院各科室以往重临床、轻教学的倾向。教研组成员在从事本科室医疗业务的同时，也会抽出时间从事学院各专业的教学工作，并在教研组的统一领导下制定教学大纲、编写讲义，有计划地开展科学研究工作，这些都为改善医教关系创造了有利条件。

四、制度医院建设

经过 3 年的"合校""合科""废科建组"，二院的工作逐渐融入整个学院之中，医院也迎来了一段全新的发展机遇期。1955 年年底，在全面学习苏联，建设社会主义的时代背景下，学院掀起了制度医院建设的热潮。

为了搞好这次制度医院建设，1955 年 10 月 14 日—11 月 15 日，学院成立了以医疗副院长周寿恺为首的检查组，专门到两个附属医院检查工作，为医院建设提供依据。1956 年 1 月，检查组在学院内部发布了检查总结，检查组首先肯定了自合校以来两个附属医院工作所取得的成绩，然后也指出附属医院所存在的五大问题：一是医疗质量不够高，医疗作风不够好，医疗事故仍然严重而且带有普遍性；二是"在提高医疗质量的基础上，保证教学任务的完成"的原则没有得到全面的、深入的贯彻；三是某些医务人员中长期存在的腐朽的资产阶级思想作风没有得到批判和克服；四是财物使用与管理制度混乱，大量浪费国家资财；五是两个医院的领导都存在不同形式的官僚主义和事务主义作风。④

---

① 《五年来儿科学教研组的发展》（手稿），时间不详，中山大学北校区档案馆藏，第 11 页。
② 钟世藩：《儿科学教研组十年来的飞跃发展》（手稿），1959 年 9 月 15 日，中山大学北校区档案馆藏，第 35—38 页。
③ 《我院合并一些教研组和任免一部分教研组主任》，载《中山医学院院刊》1958 年第 188 期。
④ 《附属医院工作检查总结》，载《华南医学院医院建设工作专刊》1956 年 1 月 21 日第 3—4 版。

检查组的报告引起了学院的高度重视，柯麟院长专门主持召开了学院第 34 次行政会议，讨论检查组报告中所暴露出来的附属医院工作问题，并出台了《医院建设工作计划》。学院认为造成附属医院工作问题的主要原因是："一是医院的政治思想领导薄弱，对医务人员的帮助教育做得不够，对医疗事故缺乏认真的预防处理，形成好坏不分，赏罚不明的现象。二是部分医务人员资产阶级思想作风还相当严重地存在，对病人缺乏革命的同情心，工作不负责任，粗枝大叶。三是对苏联先进医疗经验的学习和贯彻不够认真、全面，特别是贯彻保护性医疗制度不全面、不彻底，医教关系不够正常。四是在行政管理方面缺乏严格的科学管理制度，分工不明，职责不清，手续繁杂，劳动纪律松弛，'一切为了病人'的观点不明确，对医疗部门的支持配合不够。"为此，学院提出要进行一次"全面地、有计划有领导地建设医院的工作"①。

针对附属医院工作中存在的上述问题及其原因分析，学院提出医院建设要"在提高医务人员的政治思想觉悟和树立'一切为了病人'的观点基础上，以全面地、有计划地推行保护性医疗制度为中心，结合批判和克服资产阶级思想，端正医务人员的服务态度，改进医疗作风，健全医疗制度，进一步贯彻责任制，达到提高医疗技术水平，提高医疗质量，消灭医疗事故，以保障劳动人民健康，保证教学任务的完成，使医院工作更好地为突飞猛进的社会主义建设事业服务"②。由此可知，此次医院建设是在医院度过了几年调整期之后进行的一次医疗思想、医疗作风、医疗制度的建设运动，其核心是在医院建立保护性医疗制度。

学院对医院建设工作进行了统一部署，1 月 16 日二院专门召开院务扩大会议讨论了医院建设工作，与会人员"一致表示满怀信心地迎接建设医院工作的到来"。二院的建设工作以全面贯彻保护性医疗制度为中心，从检查医疗质量、事故差错入手，全面地检查和批判了检查中所暴露出来的不好的医疗思想、医疗作风以及不合理的医疗制度，处理了部分严重失职医务人员，初步树立了"一切为了病人""对病人全面负责"的新思想、新风气，对医院的各项规章制度进行了全面系统的修改补充。医院还在学院的统一安排下，选派主要干部到全国各地学习、参观兄弟医院。至 1956 年年底，基本完成了二院工作制度的改革工作，编印成册，从此医院有了更合理的制度。通过建立合理的规章制度管理医院是此次二院建设的主要经验，也为此后二院的建设发展打下了良好的基础。③

1956 年 2 月，学院制定了《华南医学院 12 年远景规划》，对如何学习苏联先进经验，加强教研组建设，加强医院建设工作，改进医教关系等问题做了具体规定。④ 二院也制定了 1956 年 12 月至 1958 年 12 月的两年医院工作规划，二院建设工作逐渐加强了计划性。

经过医院建设，至 1958 年"大跃进"之前，二院病床发展至 355 张，年住院总人

---

① 《医院建设工作计划》，载《华南医学院医院建设工作专刊》1956 年 1 月 21 日第 1 版。
② 《医院建设工作计划》，载《华南医学院医院建设工作专刊》1956 年 1 月 21 日第 1 版。
③ 《十年总结 1949 年 10 月—1959 年 10 月》（手稿），1959 年 9 月 10 日，中山大学北校区档案馆藏，第 6-7 页。
④ 《第 36 次行政会议讨论"华南医学院 12 年远景规划"》，载《华南医学院院刊》第 38 期，1956 年 2 月 1 日，第 1 版。

数6110人，门诊日均796人次，医院房舍使用面积14150平方米，分别比1949年增加138%、164%、360%、79%。① 至此，医院已经从根本上摆脱旧面貌，成为社会主义性质的教学医院了。

第二节 大师云集的鼎盛时期

岭南大学医学院原有的师资力量比较雄厚，在中华人民共和国成立前后又有大批教授南下广州，加之1953三校合并，华南医学院的师资力量得以大大增强。在1956年的部聘一级教授中，华南医学院拥有谢志光、梁伯强、陈耀真、陈心陶、林树模、秦光煜、钟世藩、周寿恺8位，而当年全国医学类一级教授只有33位，华南医学院占了近1/4。二级教授有：叶鹿鸣、许天禄、汤泽光、朱师晦、陈国桢、罗潜、许鹏程、白施恩、梁仲谋、林剑鹏、孙明、梁焜皓、叶锡荣、邝公道、毛文书。这些教授，特别是一级教授，大多曾在二院工作，这个时期可谓二院历史上大师云集的鼎盛时期。

一、周寿恺教授

周寿恺是福建厦门人，部聘内科学一级教授，著名的医学教育家和内科学、内分泌学专家，曾任岭南大学医学院院长、中山大学医学院副院长。周寿恺1906年出生，1919年进入厦门同文书院读书，1925年考入福建协和大学，后转至北京燕京大学，1928年医学预科毕业并获理学学士学位，1933年在北京协和医学院获得医学博士学位。毕业后，周寿恺留在北京协和医学院任助教，担任医疗、教学工作，曾到美国哥伦比亚大学医学中心和哈佛大学医学院留学。中华人民共和国成立后，周寿恺担任广州岭南大学医学院内科教授、副院长、院长，并兼任博济医院院长。1953年三校合并后周寿恺任内科教授兼校务委员会副主任。改名中山医学院后，周寿恺任学院副院长兼第二附属医院院长，系统内科教研室主任、内科教授。周寿恺曾当选第三届全国人大代表，第一、二届广东省人大代表，第二届广东省政协常委。

在长期从事医学事业的生涯中，周寿恺十分重视临床实践，主张用厚实的理论知识指导临床工作，解决临床实践中发现的具体问题，又通过临床病例去提高实践工作的能力，因而他临床经验丰富，蜚声医坛，曾担负许多重要的医疗任务。他曾与我国内分泌学的先驱刘士豪、朱宪彝教授一起，从事开拓钙磷代谢及其他内分泌临床实验的研究工作。在20世纪三四十年代，他与同事合作，发表了《骨软化症的钙磷代谢》《垂体促性腺抽提物对幼鼠卵巢和子宫的作用》《阿狄森氏病血清电解质和矿物质的改变》等论文，这些课题的研究在当时是处于学科研究前沿的，尤其对华北地区具有针对性的意义，对我国内分泌和代谢性疾病的研究做出了贡献。

---

① 《十年总结1949年10月—1959年10月》（手稿），1959年9月10日，中山大学北校区档案馆藏，第9页。

20世纪50年代中期，内分泌学还是我国一门新兴学科，周寿恺和他的同事们在物质条件较困难，设备较简陋的情况下创建了内分泌实验室，并迅速开展对糖尿病糖代谢、席汉氏病动物模型的制备等课题的研究，建立了多种激素及其代谢产物的生物化学、生物测定方法，同时积极进行临床内分泌学的研究，以提高对内分泌疾病的诊疗水平。60年代初，中山医的内分泌学实验室从无到有，逐步完善，开始进行更深层次的课题研究，如对胰岛素的放射免疫分析等。可惜这些研究工作因"文革"而中断，但它直到今天还是我国华南地区内分泌学临床实验和基础理论研究的重要基地。

中华人民共和国成立后，周寿恺的主要精力和大部分时间放在教学和教学管理上。为了搞好医学院的管理工作，他放弃了几乎全部专业工作的时间，出任副院长，尽管已肩负了繁重的行政工作任务，他仍不辞劳苦，坚持抽时间给学生上课，坚持临床查房教学。在教学管理上，他经常到课堂听课，从中发现教学中的新人新事，加以总结和推广。他常对行政管理人员说：你们应当首先是一个教师，然后才是一个管理者，并鼓励他们深入教学第一线。他几乎听过学校里每一个教师讲课，每一门课程主要讲什么内容、谁的课上得好，他都心中有数，并能及时提出改进教学的指导性意见。

周寿恺在教学管理工作中的贡献主要有：一是组织各有关教研组的教师，理顺医学教学中36门课程之间的关系，对各门课程间内容的深度和广度、衔接和配合、继承和发展等做了平衡。同时他对全部实验、实习训练课的要求和重点也进行过系统的研究，并在这个基础上组织制定了教学大纲，使中山医学院的教学能走上正规化、规范化的道路，同时教学水平也有了很大提高。二是协助柯麟院长联系校内的专家教授，建设一支高水平的师资队伍。中山医学院集中了一批全国著名的医学专家，这些专家的教学、医疗力量都很强。周寿恺善于团结这批来自不同医学院校的知识分子，依靠他们形成一种好学风、好校风。他说："只有知识分子的作用得到发挥，学校才能昌盛。"在这个思想的指导下，他积极发挥学校各个老专家的专长，积极培养新人，鼓励青年教师刻苦锻炼，勇于进取。三是多次召开教学方法研讨会，强调改进教学方法的重要性，引起教师的重视，提高教学质量。这一做法在20世纪50年代是先进的，在他的努力下，逐步形成了一套有效的教学方法。他主张将基本理论、基本知识和基本训练三者结合起来，强调教师应不断地开展科研和教学方法的研究，以利于深化认识和发展创造性思维。他重视临床实验研究，指出这是提高教学和医疗质量的重要环节。他提倡启发式教学方法，要求教师不囿于书本讲课，要注重启发学生的临床思维。

周寿恺知识渊博，除了医学上的成就外，在自然科学和社会科学方面也有高深的造诣：他对立体电影、血白细胞计算器有创造性的研究成果；他深入钻研过我国的文字，提倡简化汉字，并发明了"轮廓字"，出版了有关的专著，得到国家文字改革委员会的称赞。

周寿恺于1970年6月15日去世。[①]

[①] 广东省政协文史资料委员会、中山医科大学：《医林群英》，广东人民出版社1996年版，第155 – 160页。

二、谢志光教授

谢志光教授是我国著名的临床放射学专家，1899年出生于广东东莞，1917年考入长沙湘雅医学院，1923年毕业后被推荐到北平协和医学院放射科工作，1925年前往美国密歇根大学进修放射学，获放射学硕士学位，1928年接任北平协和医学院放射科主任，1948年回到广东，就任岭南大学医学院教授，为开拓华南地区的临床放射学作出突出贡献。中华人民共和国成立后他历任岭南大学医学院院长、华南医学院-中山医学院放射学教研组主任、中山医学院附属肿瘤医院院长，曾先后被选为第三届全国人大代表，广东省第一、二、三届人大代表，广州市第一、二、三届政协副主席。

"谢志光艰苦创业于北京，白手兴家于广州"，他是以岭南大学附属博济医院为基地，开始培养华南地区的放射学、肿瘤学专业人才的，博济医院放射科设备和人员的配备都很差，谢志光从这里做起，利用原有的简陋设备开展工作，逐步将工作带上轨道。中华人民共和国成立后，在他的倡议和支持下，中山二院于1956年成立肿瘤科。1961年他向广东省委建议成立肿瘤医院，当时的省委第一书记陶铸对此十分重视，很快同意了他的建议，于1964年正式成立了华南肿瘤医院，由谢志光任院长。

谢志光在多年的专业实践中，逐步形成了一套特有的对放射学、肿瘤学甚至整个临床医学的发展都有指导意义的学术见解。首先，他认为放射学是一门综合性的学科，并且他是在中国将放射生物、物理学与临床应用密切结合起来的创始人。其次，他特别强调基础理论的学习和基本功的训练并一贯主张临床放射学不是一门孤立的学科，不论是X线诊断还是放射治疗，都与基础医学和其他临床学科有密切的关系，他倡议开展临床、X线、病理的三结合。中山医学院的骨肿瘤三结合研究小组，和定期的三结合会诊制度，就是在他的倡议和直接领导下成立和开展工作的。在肿瘤防治学方面，他在1955年就向全国呼吁："当前对恶性肿瘤的早期诊断和早期治疗，应属于我国卫生方针四大原则的一部分，即预防为主的原则的一部分。"他提出要做好宣传教育，要将肿瘤防治的知识教给群众。

他治学严谨，一丝不苟，对学生既严格又热忱，在教学上注重言传身教，理论及实践并重，不但亲自讲授理论，而且事事亲自操作示范。他学识渊博，讲课生动活泼，富有启发性，不少已毕业多年的临床医生也乐意去听他的课。他教学有个"三部曲"：一是他做你看；二是你做他看；三是他放手让你做，做完后再检查纠正。

他毕生从事临床放射学的科学研究，是第一个对中国人肠结核、长骨结核的X线表现提出全面、系统描述的专家，他的研究否定了国外长期认为长骨结核罕见的观点。他首创了一个显示髋关节后脱位的特殊投照位置，这引起了国内外学者的重视，在国外被称为"谢氏位"，至今仍为外国专业学者所沿用。他又是我国首批报告原发性肺癌的X线表现的学者之一，从此X线检查对发现和诊断肺癌的价值和重要性，引起了国内医学界普遍的重视。他也是国内首批对肺与骨的寄生虫病的X线表现报告的学者之一。在放射治疗学方面，他首创了对白内障及角膜混浊的患者术前用X线视觉来检查视网膜有无病变的方法。他对恶性肿瘤的诊断和治疗有深入的研究，特别对鼻咽癌的早期诊断、临床发展规律、晚期病例的分型分期和治疗方法等,持有独到的见解。中华人民共和国成立后他发表了《恶性肿瘤的早期治疗问题》《原发性肺癌的临床 X 线研究》《我国放射学的发展方向和当前任务》《广东地区肿瘤防治事业发展刍议》《26 例骨巨细胞瘤的临床、X 线、病理分析》。

谢志光一生致力于祖国的临床放射学,40 余年如一日,培养了我国几代放射学人才。他在 X 线诊断学、放射治疗学、放射物理机械学、放射生物学、X 线检查技术等方面都取得了卓越成就,在国内外享有很高的声誉,对祖国的医学科学事业作出了重大贡献。谢志光于 1967 年 8 月去世,终年 68 岁。[①]

三、陈耀真

陈耀真是著名的眼科学家,医学教育家,是我国眼科学的奠基人之一,我国眼科领域的主要领导人之一,曾任中华医学会眼科学会名誉主任委员、中国医学科学院临床医学委员会委员、卫生部医学科学委员会委员、《中华眼科杂志》名誉主任和副总编辑、中山眼科中心名誉主任。1899 年出生于广东台山,1921 年考入美国波士顿大学,先后获理学学士、医学博士学位,1929 年进入美国约翰·霍普金斯大学魏尔玛眼科研究所任研究员,从事眼的生物化学构成、视网膜色素变性病理等研究。1934 年回国在齐鲁大学医学院任眼科教授,抗战爆发后随齐鲁大学西迁成都,任华西、齐鲁、中央大学等校联合大学眼科教授,并任华西协合大学医学院眼科主任。在成都,陈耀真以眼科为业,传授现代医学知识,为国育才;组建专科医疗基地;开展科学研究;组织专业学术团体和学术交流活动;深入边远山区考察治疗眼病;在国难当头时尽力为社会服务,为现代眼科学在我国的起步与发展留下了深深的足迹。

1950 年,陈耀真来到广东,同夫人毛文书一起受聘为岭南大学医学院教授。当时的博济医学院仅有 4 名眼科医生,两张眼科病床,担任科主任的陈耀真从头做起,本着创业的精神,因陋就简,利用库房开辟业务用房,增加床位,多收病人观察治疗。1952 年和毛文书一起翻译《梅氏眼科学》,由中华医学会出版,解决了国内眼科教材方面的燃眉之急。三校合并之后,陈耀真担任眼科教研组主任,在此期间医院眼科门诊量上升,专科病床也逐渐扩至 20 多张。1953 年受卫生部委托举办全国眼科医师进修班,1955 年代表中华医学会访问苏联,学习苏联眼科经验,介绍我国眼科研究成果。1955 年 8 月开始招收我国第一批眼科学研究生。1962 年受国家委托,陈耀真担任我国第一部全国高等院校通用教材《眼科学》主编,并于 1963 年由人民卫生出版社出版,这标志着我国医学眼科教育工作进入新阶段。

20 世纪 60 年代初,眼科教研组逐渐壮大,形成分科的雏形:70 多张病床中有青光眼等一部分专科病床,还设有屈光室、眼肌室、生理室、生化室、病理室等,还有结合临床开展专项研究的小科室。人才和已开展的业务为眼科的进一步发展创造了条件。1963 年,在时任中南局书记陶铸、中山医学院柯麟院长的支持下,陈耀真开始筹建眼

[①] 广东省政协文史资料委员会、中山医科大学:《医林群英》,广东人民出版社 1996 年版,第 76–88 页。

科医院。1965年全国第一间眼科医院问世，陈耀真任首任院长。

在岭南医学院、中山医学院期间，陈耀真的眼科研究更加成熟，从1950年至1965年，他在中外有名的医学杂志上发表论文56篇，其中还包含中国古代眼科史料和医学思想的论文11篇。为系统研究我国常见致盲病，他不惜花费大量时间和精力投入常见眼病的统计分析，从1950年至1955年，发表相关论文10篇。作为医学教育家，他注重眼科与其他各科的医学联系，为全面认识疾病，做出正确诊断，还发表《从眼科观点看动脉硬化、高血压及肾炎》等有关眼与全身病的论文12篇。作为现代眼科学专家，他还发表专题研究、特殊病例分析等20余篇。其中，1954年在《中华眼科杂志》发表的《我国人的屈光情况》是当时国内在这个专业领域较为详尽的一份研究文献。1964年他和他的助手发表在《中华眼科杂志》的《视网膜中央静脉阻塞患者暗适应及电生理的观察》，是国内最早的一篇将电生理测定方法用于眼科疾病分析的文献。

1964年，中华医学会眼科学会成立了由我国第一代现代眼科学专家组成的《眼科全书》编辑委员会，组织编写中国第一套眼科全书，陈耀真是十名编委之一，全书第一卷于1965年出版，第一章是他的著名文章《我国眼科学发展概况（一）》。全文用2万多字精辟论述了我国从隋唐到明清时代的眼科发展脉络和主要学术成就，开凿出中国眼科学史的先河。

"文革"结束后，他迫不及待地投身于中国眼科事业，发表《眼部的犬弓蛔虫病》《视网膜色素变性》等论文。1977年他被调往北京，任中国医学科学院首都医院眼科教授，1986年5月4日在广州病逝。[①]

四、陈心陶

陈心陶是我国著名的寄生虫学家，1904年出生于福建古田，1925年毕业于福建协和大学生物系，同年任岭南大学助教、讲师。1928—1929年在美国明尼苏达大学攻读寄生虫学，获硕士学位，1931年在哈佛大学医学院进修"比较病理学"，获哲学博士学位。1931—1938年任广州岭南大学生物系主任、理科研究所所长。1935年岭南大学医学院成立后，任寄生虫学和细菌学教授。抗战后，先后于岭南大学、香港大学、江西中医学院、福建大学任职。1946—1948年任岭南大学医学院教授、代理院长，负责培养生物系研究生，兼任理科研究所主任。1949—1977年任岭南大学医学院、中山医学院寄生虫学教授、寄生虫学教研组主任；兼任广东省血吸虫病研究所所长，广东省热带病研究所所长，广东省生物学会、寄生虫学会理事长，《中国动物志》编委会副主任，《中国吸虫志》主编。曾当选中共广东省委第三届委员，第三、四届全国人大代表，出席过最高国务会议。

血吸虫病是一种对人类危害已久的疾病，在我国流行疫区广，中华人民共和国成立后，国家领导人对血吸虫病的防治工作十分重视，毛泽东主席也曾提出过一定要消灭血吸虫病的号召。陈心陶就是我国最早从事血吸虫病防治（以下简称"血防"）工作且最

---

① 广东省政协文史资料委员会、中山医科大学：《医林群英》，广东人民出版社1996年版，第89－110页。

有成就的血防科学家。1950年夏天他获悉广东三水、四会等县长期存在一种"大肚病",他不顾当时教学任务繁重,主动提出要求承担人民政府赋予的重任,前往流行区调研,几经艰辛,他首次发现和证实了广东省有日本血吸虫病流行,确定了广东的疫区、钉螺面积和病人数量。1951年他亲自带领科研人员对广东省钉螺的生态环境、生活规律、生活环境与水源的感染性差异,季节波动情况及与血吸虫病的关系,人体防护、血吸虫病流行的规律与特点,进行大量的研究,提出了一整套控制血吸虫病流行直至消灭血吸虫病的措施和设想。1956年2月,在全国政协第二届第二次会议上,陈心陶阐述了他的主张,当他走下主席台时,人们看见周恩来总理正向他点头和鼓掌。不久,《人民日报》刊登了他灭钉螺的指导思想和综合治理的措施。

陈心陶是一位科学家,是近代寄生虫学的奠基人和寄生虫学的泰斗。早在20世纪30年代初期,他进行的华南地区蠕虫区系调查以及并殖吸虫、异形吸虫的实验生态研究,填补了我国寄生虫学研究史上的空白。他曾发现一些寄生虫新种如"广州管圆线虫",直到20世纪60年代人们才认识到这是一种世界性分布的嗜酸性粒细胞增多性脑膜炎或嗜酸性粒细胞增多性脑膜炎的病原。1959年,他又发现了"斯氏并殖吸虫",已被证实是在我国广泛流行的另一种类型的肺吸虫病的病原。他一生致力于研究寄生虫、有着广泛的学术兴趣,他不仅研究血吸虫、肺吸虫、华支睾吸虫、丝虫病等蠕虫病,而且对恙虫病、疟疾等其他寄生虫病都有深入的研究。

由于在寄生虫学领域的突出成就,人们称赞他是送走"瘟神"的专家,曾多次受党和国家的委托,出访朝鲜、苏联、日本、阿联酋等国。1956年,他先后去北京参加了全国科研十年规划会议、全国政协会议和最高国务会议,毛泽东主席曾3次接见了他。在一次最高国务会议的宴会上,毛主席还特意请陈心陶坐在他的身边,亲切地询问广东血吸虫病防治的情况,赞扬他的精神和智慧,勉励他作出更大贡献。1964年全国第三届人大和政协会议上,周恩来总理见到陈心陶,远远地就向他打招呼,并向他了解他的科研进展情况。

1977年10月29日,陈心陶因患"恶性淋巴瘤"医治无效,逝世于广州,享年73岁。①

五、林树模

林树模是我国著名生理学家,医学教育家,1893年出生于湖北鄂城,1910年进入武昌文华书院就读,1916年考入湘雅医学院,后转入上海圣约翰大学医学院就读,1922年获得医学博士学位,后赴美国宾夕法尼亚大学研究院、康奈尔大学生理学系就读,1925年获理学博士学位。回国后,他进入北京协和医学院内科工作,1930年调入生理科任教,1931年到英国爱丁堡大学生理学系任研究员,1932年回国继续在协和医学院生理科工作。1937年他被聘任为岭南大学医学院生理学和生物化学主任、教授,此后一直在岭南大学医学院工作。1953年三校合并之后,林树模曾任基础部主任、生

---

① 广东省政协文史资料委员会、中山医科大学:《医林群英》,广东人民出版社1996年版,第113–131页。

理教研组主任，1982年3月1日在广州逝世，终年89岁。

林树模科研成果丰硕，在血液化学方面，他首先建立了分标本血液测定胆固醇的方法，改进了血液、脑脊液的尿中蛋白质的测定方法，他用自己创建的方法测定了中国人的血液化学成分正常值和多种疾病患者的血液化学成分的变化，填补了这方面的空白，并在此基础上编写了我国第一本血液生化检验手册《临床血液生化检验法》。在物质代谢方面，在身体脂肪的来源、食物脂肪对血脂分布的影响、糖尿病人及肾病患者血浆脂肪酸饱和度的变化等课题上进行了卓有成效的研究，也为营养性水肿与血清蛋白质的关系，无机盐对水肿的影响等课题提供了重要的资料。在消化生理方面，他提出了胰腺细胞分泌碳酸氢钠和氯化钠的浓度有一定的比例，还提出胃液中含磷的脂类由泌酶细胞排出，与线粒体有关，而不含磷的脂类由泌酸细胞排出，与高尔基氏器有关的观点。他曾与林可胜一起发现了肠抑胃素，这是中国人发现的第一种激素，被全世界认为是一项经典性的工作。在内分泌生理方面，他研究了脑垂体与尿中无机磷、硫及氯化物排出的关系，甲状腺与血清蛋白的关系。

他曾在《中国生理学杂志》《中华医学杂志》《美国生物化学杂志》《美国实验生物学和医学杂志》《美国临床研究杂志》等国内外重要刊物发表论文。他除了开展生理学科学研究之外，还关心生理科学的发展，他是中国生理学会最早的会员，1935年作为中国生理学代表团成员，他曾赴列宁格勒（今圣彼得堡）参加第15届国际生理学大会。1955年，他组织广东省生理科学工作者成立了中国生理科学会广东分会，大大推动了广东省生理科学的发展。

他把一生献给了医学教育事业，岭南大学设立医学院时，从实验室的设计、实验器材到课程设置等工作，他都尽心尽力去做。他知识渊博，在医学院不仅讲授生理学，而且讲授生物化学和药理学。他深入浅出、纵横联系的教学方法，深受学生喜欢。他在教学中要求学生多动手做实验，勤思考。1950年，他编写并出版了《生理学实验》和《生物化学实验》两本教材。

他工作认真，为人正直，勇于追求真理，是博济医院工会的第一任副主席，1956年经柯麟、龙世雄介绍入党，后来当选为中共中山医学院第三、四届委员会委员，广东省第四届政协委员。[①]

六、秦光煜

秦光煜是我国著名病理学家，对麻风病理学有开拓性贡献。1902年出生于江苏无锡，1920年考入北京协和医学院，1930年毕业并获医学博士学位。毕业后留在协和医学院工作，历任协和医学院病理科助教、讲师、副教授。1940年赴美研修脑病理学和脑肿瘤病理学，先后在哈佛大学、耶鲁大学、纽约蒙桑纳医学院与当地学者切磋。1942—1948年受聘为北京大学医学院病理科教授兼科主任，1948年受聘为岭南大学医学院病理学教授兼病理科主任。三校合并后，他任病理学教授、教研组主任，病理形态

[①] 广东省政协文史资料委员会、中山医科大学：《医林群英》，广东人民出版社1996年版，第132-138页。

研究室主任兼法医学教研室主任,中山医学院院务委员。1954年起任卫生部病理形态学专题委员会委员、中华病理学会理事、中华病理学杂志编委、中华医学杂志(外文版)编委、广东省病理学会副理事长。1955年加入民盟,任第四届民盟广东省委委员,第五、六届民盟广东省委常委,1961年任民盟中山医学院支部主任委员。1964年入选为第三届全国人大代表。

秦光煜科研兴趣广泛,对肿瘤、内分泌、血液病、脑瘤、寄生虫病和麻风病等的病理均有较深造诣,著述甚多,发表了40多篇具有深远影响的学术论文。1955年发表《中华分支睾吸虫并见肝原发性粘液癌》,提出中华分支睾吸虫胆管寄生可能是部分原发性肝癌发生的原因。1962年首次发现界线类麻风内脏病变,被国际同行誉为"创造性工作"。1964年发表的《网织细胞增生症或不白血性网织内皮细胞增生性疾病的本质》,在我国首次阐明了该病的临床表现、病理形态特点和分类,以及与各种相关疾病的鉴别诊断,统一了对本病本质的认识。此外,秦教授在寄生虫病、疟疾、脑病病理和脑肿瘤病理等研究上成果颇丰。

秦光煜在学术上最主要的成就在于对麻风病进行开拓性研究。20世纪50年代前后,麻风病肆虐广东,1955年广东省委成立了麻风病防治领导小组,秦光煜是领导小组成员之一,领导小组下设临床研究组和基础研究组,他是基础研究组的负责人。他接受了任务后,便积极参与制定麻风病防治规划,组织人力,组建和领导麻风病的基础研究工作。他从大量的活检和尸检材料研究中,结合临床资料,对麻风病的病变发生、发展、各类型及其亚型的病理组织学改变提出了独到见解。更为可贵的是,在界线类麻风病人尸解材料中,他率先在心肌、肝、脾、骨髓、神经组织、睾丸和内脏淋巴结等器官发现麻风病变。这一发现极大地丰富了人们对麻风病本质的认识,被国际麻风学界誉为"创造性工作"。他与他的助手们根据研究成果,先后发表了5篇具有深远影响的麻风病病理研究论著,至今仍为麻风病理学研究的经典性文献。麻风病理学研究的成果为临床防治提供了理论根据,也培养了大批麻风病理人才,经过几十年的努力,广东省的麻风病防治工作取得显著成效,发病率已从1958年的19.72/10万,降至1988年的0.4/10万。

他治学严谨,从教数十年,均会在上课前认真备课,写好讲授提纲,精心挑选挂图和幻灯片。他讲课时旁征博引,论证精辟,深入浅出,逻辑性强,重点突出,语言幽默,深受学生欢迎。他注重教材建设,在协和医学院任教时和胡正祥教授共同编写《病理学》讲义,1951年又与胡正祥、刘永编写出版我国第一部以国内材料为主体的《病理学》巨著。1954—1955年卫生部热带病研究所在海南举办高级疟疾防治学习班,秦光煜应邀授课,他编写了《疟疾病理学》讲义。此外,他还编写了《脑肿瘤病理学》《血液病病理学》《麻风病理学》等教材。1964年他参与梁伯强主编的《病理解剖学》教科书的编写工作。

他也非常注重人才培养,1951年受卫生部委托,培养了4名高级病理学师资。1956年,他开始招收研究生。

"文革"期间，他蒙冤受屈，于1969年4月10日在广州逝世，终年67岁。①

七、钟世藩

钟世藩，为儿科学专家，在病原微生物研究方面做出了重要贡献。1901年出生，1930年毕业于北京协和医学院，之后取得美国纽约州立大学医学博士学位。1944—1945年获洛克菲勒基金会资助，在美国辛辛那提大学医学院进修病毒学。回国后曾任南京和贵阳中央医院儿科主任，湘雅医学院儿科教授。1946年来广州，任广州中央医院院长兼儿科主任，岭南大学医学院儿科教授。1949年被世界卫生组织聘为医学顾问。1953年院系调整后，任华南医学院、中山医学院儿科教授兼主任。曾任中华医学会儿科学会委员，中华儿科杂志编委，中华医学会广东分会儿科学会主任委员，是广东省政协第四届委员。

钟世藩重视科学研究工作，特别对病原微生物的研究有过重要贡献。早在20世纪30年代，他与谢和平在协和医学院研究肺炎球菌时发现，用加有不同型别肺炎球菌抗血清的琼脂平板来培养肺炎球菌，在相同血清型别的菌落周围形成一个沉淀环，细菌繁殖受到抑制，认为这是一种特异性的抗原抗体反应。这种方法不仅缩短了鉴定该菌的时间，且提高了实验的特异性及可靠性。从方法学上来说，这种实验诊断就是目前广泛应用于临床和实验研究的免疫单向扩散技术的先驱。

在病毒学开始发展的20世纪40年代，钟世藩在美国进修病毒学期间，发现了细菌保护病毒活力的作用，是在细菌活跃繁殖状态下产生的，这一发现得到当时在辛辛那提大学的病毒学家赛宾（A. B. Sabin）的重视，认为值得报道。美国约翰·霍普金斯大学的病毒学家豪威（H. A. Howe）也认为这一发现是一贡献。50年代，钟教授创办了中山医学院儿科病毒实验室，利用实验室从事病毒研究及培养研究生。这是广东省也是全国最早创办的临床病毒实验室之一。

他对学生及年轻医生要求严格，强调基本功的训练，在临床工作中很重视病历的质量。他说，看一个医生所写的病历，就大致可以看出他的医学水平，看一间医院的质量，也要先看它的病历。实际上，病历的确能反映一位临床医生的临床思维和学识水平，这是临床医生的基本功之一。就是有了许多先进的仪器和技术来给病人做检查诊断的今天，这种观点仍然没有过时。他也常常要求住院医生及实习医生亲自动手做一些对诊断有关键性作用的化验。

在岭南医学院至中山医学院期间，钟世藩一直担任医院的儿科主任及医学院的儿科教授，为我国培养了许多儿科专业人才。他是中华人民共和国成立后最早招收研究生的导师之一。他培养的研究生质量高，不少已成为儿科骨干力量和知名的儿科专家。他对研究生要求严格，要求他们搞科学研究也要从基本功做起，包括实验动物的饲养及观察，甚至试管仪器的清洗，等等。他说科研工作必须自己动手，关键的东西必须自己看到做到。

---

① 广东省政协文史资料委员会、中山医科大学：《医林群英》，广东人民出版社1996年版，第139-149页。

对疑难病例，他必亲自做细致的体格检查，有些检查结果他甚至不只是看看报告，而是要亲自看看实物，例如X光片或血液涂片等，因此常常会发现别人忽略了的一些特点，从而帮助医生做出正确的诊断。他学识渊博、勤奋好学，跟随他查房的医生都很佩服他，连一些很少见的临床综合病症都能随时讲得出其诊治要点。在一次疑难病例讨论中，他怀疑病人得了一种较少见的病，即时叫人取一本美国纳尔逊编著的儿科学教科书让大家查对学习一下，并且他指出这个病在第几页可以找到，其博闻强记的功夫可见一斑。他对讨论过的疑难病例，都记录在一个随身带的小本上，以后有机会就问主管医生追踪其结果。对不幸死去的病孩，他要求医生一直追踪到病理解剖室。他常常说，再高明的临床医生，在病理解剖医师面前也要低头。这种执着的对医学科学的追求，的确对提高临床诊断水平有很大的帮助。

在"文革"尚未结束时，为了把自己几十年的临床经验总结出来留给后人，70岁高龄的他在身体多病的情况下，毅然编写《儿科疾病鉴别诊断》一书。在编写的后期，他的眼球辐辏功能严重失调，视力显著减退，身体也很衰弱，但仍然坚持写作，并且经常带放大镜去图书馆查阅文献，核对和充实著作内容。在实在无法看清外文字母时，他就请馆内的年轻同志帮助辨认。这种对著作一丝不苟，对读者高度负责的精神使人深为感动。该书出版后深受读者欢迎，一再重版印刷。[1]

除了上述7位一级教授，著名的内科专家陈国桢、外科专家何天骐、眼科专家毛文书、妇产科专家郑惠国、耳鼻喉专家朱志和、微生物学专家白施恩、病理生理学专家汤泽光、解剖学专家许天禄、寄生虫学专家徐秉锟等当时都在岭南医学院—华南医学院—中山医学院工作，那可谓群星璀璨、光照神州的时期。

第三节 医疗事业的扩展

医疗事业是医院的中心工作，中山医学院对附属医院的工作有清晰的定位："附属医院是学院各临床教研组进行医疗、教学、科学研究和干部培养的场所，是学院的主要组成部分，其基本任务包括医疗工作、临床教学工作、科学研究工作、干部培养工作，这些任务必须密切结合医疗和只能在提高医疗质量的基础上来完成。"[2] 中华人民共和国成立后，特别是在三校合并以来，在党和政府的领导下，在老教授们的带动之下，在全院上下医护工作人员的共同努力之下，二院的医疗事业蓬勃发展。

从业务规模上看，1949年中华人民共和国成立时，博济医院拥有各类医护工作人员244人，开设145张病床，当年门诊总数65705人次，住院人数3678人。至1979年改革开放时，各类医护工作人员近900人，当年开设病床500张，总门诊量686145人次，住院人数8892人。这些数字显示本医院的医疗事业在各方面都得到较大的发展。

---

[1] 广东省政协文史资料委员会、中山医科大学：《医林群英》，广东人民出版社1996年版，第150-154页。
[2] 《中山医学院附属医院工作条例》，1963年10月26日，中山大学北校区档案馆藏，第1页。

（见表 5-2）

表 5-2　1949—1979 年中山二院医务人员、医疗业务数据①

年份	医务人员	床位数	住院人数	门诊人数（含急诊）	日均门诊数
1949	244	145	3678	65705	213
1952	—	195	—	—	—
1953	—	250	—	—	—
1954	—	260	—	—	405
1955	—	350	—	—	—
1957	—	355	6110	—	796
1958	450	440	9327	—	1319
1959	459	464	9356	463045	1594
1960	—	450	—	—	1500
1964	752	500	8837	445136	1220
1965	626	500	—	614189	2243
1968	—	—	—	709713	—
1969	—	525	7735	855274	2927
1970	608	—	8569	780798	2667
1971	—	557	7896	738829	2503
1972	—	—	8108	695955	2354
1973	—	—	8354	652901	2251
1974	—	—	7771	671321	2211
1975	810	—	8377	663303	2079
1976	—	500	7422	635775	2012
1977	—	500	7923	685374	2196
1978	836	500	—	658510	2220
1979	—	500	8892	686145	2167

尽管因资料数据缺失，未能找到每一年医务人员人数、床位数、住院病人总数、门诊病人数的准确数据，但从表 5-2 基本可以看出，在这 30 年中，中山二院医疗业务规模的大致面貌，即医务人员增加了近 3.6 倍，床位增加了 3.5 倍，住院人数增加了 2.4 倍，门诊量增加了近 10 倍。

从业务范围上看，在这 30 年中，原有的医疗科室得到进一步拓展、充实、完善，也开办了很多新的医疗科室，在医疗学科种类上日益健全，不少新的医疗科室、医疗设

---

① 本表系根据中山二院历年工作总结、《中山二院向卫生部城市工作组汇报提纲》（1978 年 3 月）、《中山大学孙逸仙纪念医院院志》（2000 年）等资料整理而成。

备、医学尖端研究在省内，甚至国内都处于领先地位。经过这 30 年的发展，中山二院也基本建设成为大型综合性现代化教学医院。下文的分科予以展现。

一、内科

二院内科由嘉约翰首创于 1859 年，至中华人民共和国成立前，博济医院仅有普通内科。1954 年后相继成立了消化内科、内分泌内科、心血管内科、呼吸内科、肾内科、血液内科等专科，学科门类日益健全并走向精细化，很多关键性的新技术得以使用。

在消化内科方面：20 世纪 50 年代初，陈国桢等在省内首先开展半屈式胃镜检查；1954 年建立消化内科专业；1958 年组建消化疾病研究室，并开展腹腔镜检查；1959 年开展脾窦测压和脾肺循环时间测定；1960 年开展胃剥落细胞检查诊断胃癌和慢性胃炎；1972 年开展电子摄像胃镜检查；1973 年开展纤维胃镜检查，为广东省内最早开展纤维胃镜检查的单位之一；1974 年开展纤维结肠镜检查；1978 年开展经十二指肠逆行胰胆管造影检查；1979 年陈国桢组织广东省溃疡病研究协作组，曾调查 1959—1978 年 20 年间全省消化性溃疡 34906 例，为国内报告最多的一组，从此成立中华医学会广东消化学会，定期开展全省消化内科学术活动。陈国桢担任第一届中华医学会消化系病学会主任委员并兼任第一届广东省消化系病学会主任委员。

在内分泌内科方面：1957 年二院成立了内科内分泌专业组，当时条件十分简陋，在严棠等人带领下进行科学研究，培养年轻的内分泌专业医护人员和技术员，进行内分泌疾病的诊疗工作，逐渐开展有关新技术的研发工作。至 20 世纪 70 年代，该学科得到快速发展，1978 年建立内分泌生化实验室，从开展血糖、VMA 等内分泌常用临床生化检验项目开始，逐步提高临床内分泌病诊治水平，也促进了有关科研工作。

在心血管内科方面：1958 年二院建立内科心血管专业组，20 世纪 60 年代初许锦世在国内较早开展了心导管检查，并协助外科在华南地区最早开展体外循环手术。70 年代初朱纯石、张旭明、梅伯英与有关科研单位合作研制人工心脏起搏器。1972 年在华南地区率先安置了植入型心脏起搏器。1973 年建立超声心电图室。

在呼吸内科方面：1957 年二院成立呼吸内科专业组，在张森泉的带领下，用简易浮筒式肺功能仪开展支气管哮喘和慢性阻塞性肺部疾病的肺功能研究，是广东省最早开展肺功能研究的单位之一。20 世纪 70 年代后期该科对广州地区常见吸入性抗原进行研究，分离提取 10 多种常见吸入性抗原，并应用于临床治疗过敏性哮喘，率先在广东省开展支气管哮喘的免疫治疗。

在血液内科方面：1972 年二院建立内科血液专业组，是广州市较早的具有实力的血液专业之一。当时内科廖适生、张凤声、儿科叶彼得等多位医师合作举办了二院第一期血液病学习班。该学习班教师阵容强大，教材由各任课教师自行编写，所讲内容极为丰富，学员来自广州市各大医院，共有 20 余人，每人一台显微镜同时学习细胞形态学，在当时，这个学习班的影响较大。当时内科有 7～8 年工作经验的多位住院医师成为这一期的学员，他们也是以后内科血液专业的重要成员。此后 10 余年，内科血液专业不断完善实验室，相继开展了白血病、溶血性贫血以及血小板功能方面许多相关的项目研究，临床经验及科研工作居于广州市综合性医院的先进行列。①

二、外科

自 1835 年医院创办之时，二院便开设外科，主要以普通外科为主，没有分设专科。新中国成立后外科由何天骐主持工作，有了较大发展，并设立了普外科、骨外科。1957 年设立了胸外科，各专科在学科建设上有了较大发展，并率先在广州地区开展体外循环心内直视手术等高难度新手术。1974 年组建泌尿外科，1975 年设立神经外科，学科门类日渐完善。

20 世纪 50 年代至 70 年代初期，外科分为普通外科、骨外科、泌尿外科三个专科，全科分为三个病区，每个病区内均有普通外科。

在普通外科方面：1953—1965 年普通外科一直由邝公道主持，1966—1978 年由黄大祥主持。中华人民共和国成立初期，邝公道就开展胃大部切除术（Billroth Ⅱ式），在全国属于较早开展这类手术的专家，为我国胃肠外科的发展做出了突出的贡献。20 世纪 60 年代初期，二院普通外科就能施行胰十二指肠切除及门腔分流术，70 年代开展脾肾分流术及规则性肝切除。

在骨外科方面：何天骐是该科的奠基人，1951 年何天骐成立骨外科专业，1953 年合校后骨外科由邝公道主持工作，"文革"后何天骐又重组骨外科。

在心胸外科方面：心胸外科建于 1957 年，是广州最早开展心胸外科手术的单位之一。在 20 世纪 50 年代何天骐便开展食管癌根治术、肺叶切除术和慢性脓胸胸廓改形术。1960 年他与广州市几位胸外科专家合作，成功开展首例体外循环心内直视手术，后不久又成功进行先天性心脏病房间隔缺损修补术和室间缺损修补术。70 年代起，缪镇潮、黄洪铮主持心胸外科，曾成功救治大量胸外科常见、多发病，同时积极开展体外循环下先天性心脏病如房间隔缺损、室间隔缺损、法乐三联症等的矫治术，以及法乐四联症等复杂型先天性心脏病的矫治术和心瓣膜置换术。

在神经外科方面：在 20 世纪 70 年代初期，医院仅有 2～3 个外科医生兼职开展脑室造影、脊髓造影、脑血管造影等辅助检查，诊治一些颅脑损伤、脑出血、脑脓肿、脑肿瘤等病例。1977 年在黄大祥的带领下开展小血管吻合术动物实验，同年在广东省进行第一例显微外科大脑中动脉—颞浅动脉端侧吻合术治疗缺血性脑血管病，并取得成功，当年便进行 17 例手术。

在泌尿外科方面：20 世纪 50 年代起在何天骐指导下开展了肾、输尿管、膀胱切开取石，肾切除，膀胱肿瘤部分切除等手术，以及膀胱镜、逆行插管等，奠定了泌尿外科的基础。1974 年组建泌尿外科，湛道明担任主任，70 年代开展直视下膀胱碎石。②

---

① 《中山医科大学孙逸仙纪念医院院志（1835—2000）》，2000 年内部编制，第 71-82 页。
② 《中山医科大学孙逸仙纪念医院院志（1835—2000）》，2000 年内部编制，第 82-88 页。

三、妇产科

1934年博济医院便开设妇产科病房，至1953年二院已有妇产科病床20多张，1953年三校合并时妇产科迁往一院，曾取消二院妇产科，1957年重新恢复二院妇科病房，1959年又开设产科病房，当年妇、产科病床总数达60多张，由郑惠国任主任。

20世纪50年代该科首先在省内开展腹膜外剖宫产术和阴式宫颈根治术（Schautter术式）。60年代，妇产科的病床数和医护人员不断增加，开展了多项阴式手术，并在全省各地进行示范、推广治疗子宫脱垂的多种术式、尿瘘修补术、阴式结扎术等。60年代初期，该科在省内率先筹建成立妇产科内分泌实验室，成功开展了减量避孕药安全性的研究工作，并为省内外培养了大批妇产科实验室技术人员，为广东省开展妇产科内分泌方面的医疗和研究工作做出了积极的贡献。70年代初该科进一步发展壮大，拥有3个专业组：计划生育、内分泌和肿瘤专业组。计划生育专业组在郑惠国、陈学煌等努力下，率先在国内进行苯酚胶浆粘堵输卵管绝育术研究并取得成功，受到国内外同行的重视，后获得全国科学大会一等奖及卫生部科技成果一等奖。内分泌专业组在郑惠国、邝健全、吕超等带领下，在妇科内分泌学的临床和实验室工作方面都取得了显著成绩。70年代后期，该科还成立了围产专业组，由何秀琼负责；肿瘤专业组由潘国权负责。70年代末开展宫颈镜在临床中的应用和研究工作，并在省内最早开办全国性宫腔镜应用学习班。[①]

四、儿科

博济医院时期儿科一直属于妇产科范畴，1934年建立独立病房，但那时儿科设备简陋，技术力量薄弱，钟世藩主持儿科期间，儿科得以发展，至中华人民共和国成立前后，儿科病床20多张，门诊日均40人左右。在20世纪50年代，儿科诊断仍以临床为主，常规检查均在病房由临床医师完成，后在普通儿科的基础上逐步建立各种儿科专科。50年代后期，叶彼得在儿科病房单设一间房看骨髓片等，形成了血液室的雏形，1959年正式创建了儿科血液室。后来，染色体室、分子生物实验室先后创办，实验设备日渐完善。1960年以后专业人员不断增加，建立了小儿血液专业，为儿科血液专业的发展奠定了基础。60年代后还相继建立了小儿心血管、神经、新生儿、呼吸、肾病等专业。

血液专业在60年代便开展了血红蛋白电泳的研究，在国内首次报道HbRuss病，同时在国内率先提出G6PD（中文名为6-磷酸葡萄糖脱氢酶）缺陷是新生儿黄疸的原因之一，并首先在国内进行其发生率的研究。

心血管专业在60年代后期已建立，开展了心导管检查心脏电击疗法、安装小儿起搏器等医疗技术，还开设了小儿心脏专科门诊。该科每周参加一次全院性的胸科会诊，

---

① 《中山医科大学孙逸仙纪念医院院志（1835—2000）》，2000年内部编制，第88-89页。

建立儿科心电图室，每年为进修生举办为期一个月的心电图学习班。

神经专业成立于1978年，开设专科门诊，从事小儿癫痫、多动症、多发性抽动、脑瘫、中枢神经系统感染及小儿智能落后等研究。①

五、眼科

始有二院，便有眼科。1953年三校合并后，眼科迅速发展，当年便开始有了较具规模的门诊和病房，并和广州市第一人民医院、广州市第二人民医院、广东省人民医院、广州市工人医院、广州市红十字会医院、广州市传染病医院等医院建立广泛的合作关系，在临床中学习和应用苏联保护性医疗制度，1954年在广东省首先成功开展了角膜移植手术。

1955年眼科教研组成立，陈耀真、毛文书分别为正、副主任。由于人员和设备的大量补充，新的医疗技术不断开展，白内障、青光眼、视网膜脱离、眼眶等手术得到了开展和提高；开展了物理和化学疗法治疗眼病及中西医治疗眼病；并开始应用房水静脉检查，前房角镜和房水排出易度检查等国内先进技术。1956年在广东省首先成功开展泪腺鼻腔吻合术，同年在广东省首先开展巩膜缩短术。1957年6月，眼科建立了专用无菌手术室，并将泪囊摘除、眼球摘除等可在门诊解决的手术放在门诊完成。② 至1960年眼科门诊量日均200余人次，床位60张，并保持98%以上的使用率。

眼科向来注重科研，教研组成立后，在陈耀真、毛文书的带领下，眼科的医师、护士、技术员都积极开展科研工作。研究范围从临床病历分析，新药使用和中医验方的收集，到开展当时较为尖端的科学研究，如放射性同位素对翼状胬肉、血管瘤、蚕食性角膜溃疡、Stevens-Joohnson氏病的治疗，青光眼自体及异体巩膜与筋膜移植等。在此期间，发表了不少较高水平的学术论文，有的是介绍二院眼科的最新科研成果，有的是介绍世界上较新的医疗技术和在我国尚无记录的新病种，也有的是提供某些常见病如沙眼、青光眼、白内障等在地区方面的统计资料。他们还收集千条以上中医验方，编辑成《眼科验方》二卷，当时眼科用中医或中西医结合治疗眼病等项目还得到广东省卫生厅的奖励。在1963年的国家科学发展规划眼科学基础研究中，全国共设5个项目，二院眼科便承担了3项。③ 在此基础上，二院于1964年成立了眼科研究所。

至1965年，二院眼科发展到近60人，拥有床位60张，医疗、教学、科研设备齐全。1965年，在中央及地方政府支持下，在二院眼科教研组和眼科研究所的基础上，陈耀真等人建立了中山医学院眼科医院。眼科医院成立后，二院眼科的主要技术力量和设备陆续转移到了眼科医院，二院仅保留病床10张，与口腔科并为同一病区。当时，仅有医生、护士各三四名，与眼科医院医生轮换，业务上由眼科医院统筹安排，属两间医院双重管理，负责门诊、急诊、会诊、病房等工作。"文革"期间，眼科曾与口腔

---

① 《中山医科大学孙逸仙纪念医院院志（1835—2000）》，2000年内部编制，第90-92页。
② 《眼科学教研组1953—1957五年工作总结报告》（手稿），时间不详，中山大学北校区档案馆藏，第7-11页。
③ 《中山二院几年来工作成绩及经验》（手稿），时间不详，中山大学北校区档案馆藏，第122页。

科、耳鼻喉科合并成五官科，眼科的各种规章制度也受到了破坏，与眼科医院业务上的联系也基本中断。①

六、耳鼻喉科

1914年博济医院在国内最早成立眼耳鼻咽喉科，1947年独立分科，1953年设立耳鼻喉科病区，1954年成立耳鼻喉科教研组，朱志为主任。曾派出医师参加抗美援朝手术队，1954年耳鼻喉科有病床23张，1958年增至40张。1962年2月，在医院首先开展住院总医师制度，由邝世南医师担任。在鼻咽癌诊断防治方面处于省内领先地位，是医院重点发展的专科，常有本院医师到市红十字医院等兄弟医院支持他们的专科发展。"文革"后，口腔、眼科、耳鼻喉合并为五官科，床位变动较大。20世纪70年代初再次分科，重新设立耳鼻喉科病区、口眼病区，该科为独立病区，有床位33张。1978年后有专科病床38张，70年代后该科由麦嘉秉、高生平担任主任。②

七、口腔科

口腔科创建于1948年3月，梁绍仁为科主任。口腔外科是华南地区的旗帜，1954年该科曾为一例下颌骨骨折患者做了首例手术复位内固定术。1955年口腔科设立华南地区最早的口腔颌面外科病房，病床由5张增加至10张。从1954年起，口腔科人员队伍扩大，门诊量和病房手术数量不断增加。1957年门诊设备补充更新，有牙科综合治疗台和升降牙科椅十一二张，配用慢速电动台式牙钻机，诊疗业务也得到极大的扩展，专科有口腔内科、口腔外科、修复科等。1958年成立口腔外科病区，设病床25张，由罗云芳、郭媛珠、任材年3名医生负责，得到王承恩的协助。当时可做上颌骨切除手术、下颌骨切除+植骨手术、各种颌骨骨折复位手术、唇腭裂修复术，还开展了"柳枝植骨"。

随着临床经验的丰富，手术技能进一步提高，口腔外科于20世纪60年代开展口腔癌根治术。60年代初，门诊除对龋齿牙进行充填外，还可做一些较简单的牙髓治疗，保存患牙。60年代后期，已可开展口腔黏膜病的治疗研究。口腔外科门诊也开展一些门诊小手术，如脓肿切开、剪舌系带、小肿物切除等；也可开展局部活动义齿及局部固定义齿修复。60年代后期，口腔科曾与眼、耳鼻喉科合并为五官科。70年代，口腔外科已可开展颞颌关节手术。至70年代后期，可做游离皮瓣移植术，并成功进行血管吻合。从1974年起，修复的全口活动义齿、固定义齿、铸造、锤造冠等制作技术提高。此后，口腔重新设科，从1977年起专业分科更完善。③

---

① 《中山医科大学孙逸仙纪念医院院志（1835—2000）》，2000年内部编制，第94-97页。
② 《耳鼻喉科教研组十周年总结》（手稿），1959年9月，中山大学北校区档案馆藏，第1-2页；《中山医科大学孙逸仙纪念医院院志（1835—2000）》，2000年内部编制，第97-98页。
③ 《中山医科大学孙逸仙纪念医院院志（1835—2000）》，2000年内部编制，第98-100页。

八、皮肤科

皮肤科创建于1953年，1954年开设病房，床位14张，黄明一是首任科主任兼教研组主任，该科在麻风病、真菌病、职业性皮肤病、放射性同位素治疗皮肤病等领域颇有成就。1954年广州市皮肤性病学会成立，黄明一任首届学会主任委员，为配合广州市防治性病、麻风病工作，在全市开展专题讲座。1954年何玉琼医师成立华南第一间真菌实验室。1955年设床位20张，日均门诊量20人次。1956年10月，在东莞麻风病院建立150张床位的麻风病研究区。1959年叶妙荷成立皮肤病理室，20世纪70年代后增加皮肤免疫病理及结缔组织病免疫检验。1975年后许德清、钟幸福先后担任科主任兼教研组主任，红斑狼疮是该科重点研究项目，70年代开设专科门诊，是国内最早从事该项研究的几个医院之一。[①]

九、中医科

二院中医工作开始于1955年，为响应国家、医学院的号召，当年向社会聘请中医师开展医院的中医工作，同年8月，广东省中医进修学校的靳瑞以兼职兼薪的形式在二院首开针灸科，负责门诊及住院病人的针灸治疗工作，当时日均诊治14.5人次。1956年诊治病人4722例，日均21.7人次。1956年年初，医院聘请关济民、潘静江进入二院从事中医工作，并设有中医病床5张。1958年为响应全国发展中医药事业的号召，陈少明、黄振球、关汝耀等私人诊所的中医师先后加盟二院中医队伍。为落实抢救老中医经验的政策，当时还接受了关济民之子关绍昌和潘静江之子潘永林为随师学徒，壮大了中医队伍。至此，二院拥有6名中医师，有专于针灸及外治的靳瑞、关汝耀；善治内科杂病、妇科病的关济敏、潘静江、陈少明；擅长儿科的黄振球。他们承担了全院的中医、针灸门诊及住院病人会诊、治疗等工作，日均诊治67.9人次。

20世纪60年代初，二院正式成立中医科，主要设有中医门诊和针灸门诊，并负责全院住院病人的中医、针灸会诊，门诊量激增，以治疗肝肾病、呼吸病、脾胃病、月经病、儿科病等最为擅长。1961年潘静江医师为中医科主任，随后中医科不断引入中医、中西医结合人才，壮大队伍。

1971年中医骨科组建，为中西医结合开展工作的需要，曾一度归外科管理。中医骨科的成立，填补了医院中西医结合治疗的空白，使得到西医院看扭挫伤、软组织伤、小骨折非手术疗法等的病人得到了传统中医正骨治疗。同时重组针灸科，小儿麻痹后遗症、中风后遗症、痛症等均取得明显疗效，吸引很多其他省市及港澳同胞远道慕名而来。70年代，中医门诊量曾经达到日均548.6人次。

中医科也十分重视科研工作，其重点是脾胃学说的研究，从20世纪70年代开始，

[①]《皮肤性病教研组十周年工作总结》（手稿），1959年9月10日，中山大学北校区档案馆藏，第1－2页；《中山医科大学孙逸仙纪念医院院志（1835—2000）》，2000年内部编制，第100－102页。

以潘静江为首组成脾胃协作组,专门研究脾胃病中药治疗消化性溃疡。①

十、放射科

1901年博济医院购买首台X光机,1922年医院聘请哈维(Hervey)主持放射科工作。1949—1953年谢志光任放射科主任,先后聘请郭广柏、周孝珍为专职放射科医师。1955年成立教研组之后,放射科工作趋向正规化。至20世纪60年代初,全科工作人员16名,1964年放疗移至中山医学院肿瘤医院。

1953年合校后,X线设备增加到6台,其中包括德国Siemens 500 mA,荷兰Philips 200 mA,日本X光透视机及治疗机3台。除了常规检查外,还先后开展了胃肠钡餐检查、钡灌肠造影检查、体层摄影、静脉肾盂造影、支气管造影、小儿肠套叠空气灌肠复位、空气造影(腹膜后、关节腔、盆腔等)、骨盆测量及心导管检查。

20世纪60年代末,医院安装了匈牙利1000 mA X光机后,医疗工作有了一定发展,先后在1972年开展脑血管造影、脊髓造影、心血管造影、四肢血管造影及荧光缩影。②

十一、麻醉科

1956年前,二院没有专职麻醉人员,手术麻醉由外科医生担任。当时主要开展单次蛛网膜下腔神经阻滞麻醉(腰麻),全身麻醉以乙醚开放点滴为主。1957年高崇善、何天骐正式开展气管内插管开胸手术。1959年麻醉组正式成立,由高崇善担任麻醉组组长,全面负责二院的临床麻醉工作,开展普外、泌尿外、胸外、矫形外、妇产科、口腔科、眼科、五官科等专科手术的麻醉。1959年在气管内全麻及低温下成功进行了第一例房间隔缺损修补术。1961年高崇善兼任麻醉科主任,开展了单次硬膜外麻醉、连续硬膜外麻醉,并进行了一万例连续硬外麻醉的总结,在全国会议上宣读。1962年开展体外循环下心内直视手术,从此开始进行较复杂的心脏手术。1964年开展连续臂丛阻滞麻醉,为断肢再植手术创造了有利条件,并将麻药注药管保留到术后4～5天,以利于增加断肢血运,促进断肢成活。1970年开展了针刺麻醉技术,在针刺及局部神经阻滞下进行甲状腺、胃部等手术。

麻醉科成立后,为适应不断发展的外科手术需要,该科与外科合作举办了四期麻醉培训班,每期半年,参加学员120人,来自广东、福建、云南、江西、黑龙江等地,为全国培养麻醉人才,扩大医院的影响力。③

---

① 《中山医科大学孙逸仙纪念医院院志(1835—2000)》,2000年内部编制,第92-94页。
② 《中山医科大学孙逸仙纪念医院院志(1835—2000)》,2000年内部编制,第106-108页。
③ 《中山医科大学孙逸仙纪念医院院志(1835—2000)》,2000年内部编制,第108-110页。

十二、神经科

1971年在内科系统分设神经内科，人员包括赵耕源、廖捷均、林炳亮。自1974年起，二院开设神经电生理室，开展脑电图、血流图、肌电图检查。①

十三、理疗科

1949年前已经设立物理因子治疗室，1949年后正式命名理疗科，1963年在原有物理因子治疗的基础上，设立200平方米的运动治疗室，使物理治疗手段更趋完善。1969—1972年停止运作，至1972年恢复。②

此外，如检验科、病理科、保健科、核医学科、超声科、激光科、手术室、血库等综合科室、辅助科室也在此期间得以发展，至1978年，二院共建成各类业务科室、辅助科室、行政部门132个。③ 二院学科门类更为齐全，各部门的协作日益完善，已形成名副其实的综合性现代化医院。

第四节　人才培养的成就

作为一所临床教学医院，医院还肩负着为国家培养医学人才的重任，从1953年至1978年，医院以教研组、临床科室为单位，建章立制，改进教育教学方法，在医学生的培养、年轻医师的培养以及进修医生的培养上都做出了卓越的贡献，以实际行动践行教学医院的职能。

一、医学生的培养

从合校到"文革"前，华南医学院具有从专科、本科到研究生的一整套医学教育系统，其中临床教学和毕业实习的部分主要由两所附属医院来承担。

1949年广州三所医科院校毕业生总数为67名，到了1954年华南医学院成立后，首届毕业生（本、专科）达到了189名，1955年毕业生（本、专科）355名，④ 1957年毕业生（本、专科）340名⑤。1955年华南医学院新招收本科学生415名，⑥ 1957年新招

---

① 《中山医科大学孙逸仙纪念医院院志（1835—2000）》，2000年内部编制，第102-103页。
② 《中山医科大学孙逸仙纪念医院院志（1835—2000）》，2000年内部编制，第104页。
③ 《中山二院向卫生部城市工作组汇报提纲》（手稿），1978年3月20日，中山大学北校区档案馆藏，第2页。
④ 《本院应届毕业生355名愉快服从分配，光荣走上建设岗位》，载《华南医学院院刊》1955年第25期。
⑤ 《本院1957年暑期毕业生已愉快的走向工作岗位》，载《中山医学院院刊》1957年第102期。
⑥ 《415名新同学陆续到校，受到全院师生员工热烈欢迎》，载《华南医学院院刊》1955年第25期。

收本科学生480名，至1958年"大跃进"之后，学制改为6年，本科学生招收600名，① 这是"文革"前在中山医学院最后几批受过完整、正规医学教育的学生。从这组数据可以看到，从1949年到"文革"前，中山医学院的学生数增加了10倍以上，而参考同期医院的医务人员数增加2～3倍，显然附属医院在培养医学生的"量"上面临着越来越大的压力，但他们还是承担了下来，从医院到教研组、医疗科室，再到广大医护工作者都积极地参与到培养医学生的教学工作上来，在保"量"的同时力争保"质"。

合校前，三校的医学生培养各有千秋，合校后，医学院的培养统一归于教研组，其中依托二院建立的教研组有临床内科、临床外科、眼科、耳鼻喉科、皮肤性病和儿科。以教研组为中心统筹医学生的教学工作，二院没有经验可循，学习苏联经验、结合中国实际成为当时的普遍做法。二院各临床教研组很快着手进行教学改革，重新制定了各临床科目的教学计划、教学大纲，编写集体教案和讲义，同时在教学的组织、方法、过程、考试考查制度方面进行改革。

1955年，眼科教研组开始进行"包班制讲课"和"包组制辅导"，解决了以前多数教师一起上课，内容不够衔接的问题，并提高了辅导教师的责任感。在课堂讲授中，开始注意到讲述有重点，要掌握好时间分配。在考试上也开始针对性地辅导复习，统一考题，设置主考教师，加强教学效果的巩固和检查。为增强教学效果的针对性和有效性，各教研组还注意实习基地的建设，通过与其他临床医院，如广东省人民医院合作，解决学生临床实习基地不足的问题。②

内科的教学工作曾分为三个组，即传染病、诊断学、内科学的教学，1955年大内科分为四个教研组，临床内科便承担医学院本科、专科、护校的内科学教学工作。他们采取了苏联的"三段教学法"，在执行新的教学制度中，摸索出一套比较成熟的医疗与教学相结合的经验，使教学与医疗由同一组教师、医师负责，保证医学理论与医疗实践的统一，使各年级同学能在较短时间内获得较多的临床、护理实践。陈国桢还参加了我国《内科学》教科书的编写，将二院的内科教学经验带向全国。③

儿科在教研组成立后编写了统一的儿科学讲义，经常研究并改善医教配合的方法。后来，又通过学习苏联儿科学的教学计划与大纲，并执行卫生部制订的教学计划与大纲来开展教学工作。该教研组除了编写讲义之外，还编写了学生用的实习指导和教师用的实习指导。1952年受中央卫生部委托，学院还开办了儿科专修班（儿专班），至1957年办了四期，培养学生163人。儿科教研组在担任儿专班教学过程中有专门的教学计划和讲义。1957年，儿科教研组又根据中央卫生部颁布的儿科学系教学计划，将儿科学分为基础、系统、临床、传染病四部分进行讲课和实习，并分别编写了四部分的讲义。④

耳鼻喉科在1955年成立教研组后，注重借鉴苏联经验，在具体学习了苏联的教学

---

① 《中山医学院整风运动总结》，载《中山医学院院刊》1958年第177期。
② 《眼科教研组十年工作总结》（手稿），时间不详，中山大学北校区档案馆藏，第15页。
③ 《二院临床内科教研组及临床内科十年总结》（手稿），时间不详，中山大学北校区档案馆藏，第2页。
④ 钟世藩：《儿科学教研组十年来的飞跃发展》（手稿），1959年9月15日，中山大学北校区档案馆藏，第12页。

组织、教学思想、教学方法和教学制度后，全员参加学院举办的俄文突击班和巴甫洛夫学习班，曾翻译6篇俄文文献和一本苏联耳鼻喉科学教科书。学院每年均有医疗系、公共卫生班、口腔系、大专班、护校等教学任务，耳鼻喉教研组几乎全员参与，大课讲授的大部分课程由具有正副高职称的教师担任，主治医师担任部分课程，见习课由指定的教师负责。此外，还设有小课讲授、诊查门诊病人等，带教老师结合所见病例进行讲课和小结，组织学生到病区教学查房，使学生对大课的内容有更深刻的理解，让学生参观手术操作，如扁桃体切除术、鼻息肉摘除术、耳前瘘管切除术、粉瘤切除术等，增加学生学习的兴趣。①

1958年9月中央发布了《关于教育工作的指示》，明确提出"教育必须为无产阶级政治服务，同生产劳动相结合"。为贯彻国家的教育工作方针，中山医学院制定了新的教学改革方案，增加了政治课、临床实习的学时，同时规定学生要参加生产劳动。1959年1月6日，学院召开教研组会议，讨论教学改革方案，一致认为："单科轮回，集中教学"的方式，对临床功课有很大的优越性。② 为贯彻国家的教育方针，落实学院的教学改革方案，二院各临床教研组都相应地进行了教学大纲和教材的修订、改编工作。1959年上半年在学院临床课程普遍采取"单科集中轮回教学"的新方法后，二院在不增加人力、房舍的情况下，接受了100多名学生的单科轮回教学任务。③

所谓"单科集中轮回"教学法，是指将学生分为若干小班，依次在各临床科室轮流学习，在某一段时间集中在一个科室进行理论学习和临床学习方法。学生除了上课之外，还参与管理一定数量的病床、参加一定的护理工作以及其他辅助工作。教研组还分配一定的学时让学生学习护理课程，由护士给学生上课。通过这一新的教学改革，科室的医护人员都能关心教学工作，在配合临床实习，完成教学任务上，发挥全科的积极性。对学生而言，由于临床实践的时间多了，对医学理论的掌握会更容易，也更牢固，在培养学生的医疗作风和一专多能方面也有较好效果。自1959年这一教学方法在二院推广以来，陆续成为各临床科室、辅助科室普遍采用的教学方法，直到今天仍在广泛使用。

然而，自1958年以来，一方面因为学院招生"大跃进"，临床学生越来越多；另一方面因为"双反"干部下放，医院的医护工作人员减少，在承担更繁重的医疗工作的同时，仍要抽出时间开展教学，造成因"备课不充分""搞突击"影响到学生的学习，影响到医院的教学质量问题。为此，医院寻求在学院的平台上来解决此问题。

1963年学院公布了《中山医学院附属医院工作条例》（以下简称《条例》），对教学工作《条例》提出：④

"附属医院担负有临床教学任务，因此医院的各项工作，都应围绕医疗、教学工作全面安排，医院的基建及各种设备，都应考虑临床教学的需要，各科病床的比例，内外

---

① 《耳鼻喉科教研组十周年总结》（手稿），1959年9月，中山大学北校区档案馆藏，第6页。
② 《中山医学院教学改革方案（草稿）》，载《中山医学院院刊》1959年第197期。
③ 《十年总结1949年10月—1959年10月》（手稿），时间不详，中山大学北校区档案馆藏，第30–31页。
④ 《中山医学院附属医院工作条例》，1963年10月26日，中山大学北校区档案馆藏，第3–4页。

科应占 5% 左右，普通外科的床位应占外科床位的大部分，按各科教学进度，选择适合教学的病种住院治疗，并注意经常调整病房病种（争取教学病例能达到病床数的 50% 以上），其中个别有困难的，可适当减免收费，对可以用于教学的省市医院，各临床科室应很好地调整人力，加强联系，充分发挥其在教学上的作用，以保证学生临床实习所须病种病例能够满足。

"临床教师、医师担负着教学和医疗双重任务，临床教学是通过检查，诊断治疗病人的实践来教学，教学工作要直接接触病人，教师（医师）的技术操作是否正规，医疗思想与工作作风好坏，直接影响了学生，因此要求每个教师在教学医疗工作中，必须以身作则，全心全意为病人服务，要有严肃认真负责的态度，以自己的实际行动教育学生，依据教学大纲和实习计划，对学生的基本技术训练、病历和各项临床记录，均要认真指导和严格要求，要注意培养学生救死扶伤的革命人道主义精神，处处关心病人，体贴病人，在不增加病人痛苦的基础上，学习各种临床诊察方案。

"在教学医疗的安排中，教授、副教授、讲师应多负责教学任务，助教、住院医师应多负担医疗任务，结合医疗带学生实习，助教、住院医师除协助上级医师指导实习医师外，不担负教学任务。

"在临床实习过程中，对各年级学生的要求应有所不同，学习基础内科和总论外科学生的临床实习，应由主治医师、助教、住院医师负责指导，主要学习各种临床诊察方法，学习内外科和其他临床课时，由主治医师、高年级助教指导，主要学习系统的临床基本理论知识和基本技能，巩固所学的理论知识，培养临床思维能力，学习最基本的技术操作，学生写的各种临床记录，只作为学生成绩，不作为正式病历。实习医师主要是锻炼临床各种诊断治疗技术、独立处理病人的能力，巩固和加强临床理论知识，在上级医师指导下，负责 5~10 床，对病人的诊疗工作负有一定的责任。实习医师写的各项临床记录，可以作为正式病历，但须上级医生审阅修改并签名后才有效。为了实习医师在实习期间，能系统观察病情，实行 24 小时负责制。"

该《条例》对附属医院教学工作的各个环节均作出了细致的规定，对于此后搞好附属医院的教学工作有重要指导意义。1964 年，二院首次承担学院三、四、五、六四个年级的临床教学和单科轮回病房实习任务，医院的内、外、妇、儿、眼、耳鼻喉、皮肤、口腔科 8 个医疗科室均有教学任务，在同一单位的时间内，医院除了要承担 100 名实习医生之外，还要承担三、四、五三个年级 250 名学生的见习，任务极为繁重。最终，在医院各方的共同努力之下，通过调整门诊量、保证教师充分备课时间、充实教学设备等系列措施，教学任务才得以顺利完成。①

在多年的教学实践中，中山二院逐渐摸索出一套以国家的教育、卫生工作方针为指导，以中山医学院的路线、方针、政策为基础，结合国情、校情、院情，以教研组、科室为依托，医疗科室与辅助、行政科室相配合，注重科学制定教学规划、注重完善教学制度、注重理论结合实际、注重医教研三结合的医学教育教学方法，为我国医学人才的培养做出了突出贡献。

---

① 《中山二院几年来工作成绩及经验》（手稿），时间不详，中山大学北校区档案馆藏，第 117－118 页。

"文革"爆发后,医院很多好的制度被破坏,很多关键的人物作为"反动学术权威"被批判,整个医院的工作重心开始下移,在如此艰难的条件下,医院的教学工作仍然没有中断,承担着学院医疗系、口腔系、连县分院以及其他40多个基层教学点的教学任务,为国家培养了一批工农兵学员和基层医务工作者。

除了培养本、专科医学生,从1955年开始,医院也招收研究生,为国家培养尖端医学人才。1955年9月,华南医学院首届20名研究生入校,其中病理解剖学5名、寄生虫学3名、人体解剖学3名、生理学2名、微生物学1名、放射科学3名、儿科学2名、眼科学1名。① 这批研究生主要依托教研组来培养,谢志光、陈心陶、陈耀真、钟世藩、林树模等二院多位教研组负责人是学院首批研究生导师。此后,二院优势学科,如内科的陈国桢(1961年)、儿科的叶彼得(1962年)等也都先后开始招收研究生。至1966年,二院共计招收培养研究生140余人。② 这批研究生在当时肩负着二院"向科学进军"的使命,也为二院此后医疗、教学、科研工作的传承留下了火种。

二、医师队伍的培养

"培养一支又红又专的教师、医务人员队伍是医疗、教学、科学技术水平不断提高的根本保证,是医院重要任务之一。"③ 中华人民共和国成立以来,医院在培养医学生的同时,还肩负着沉重的培养年轻医师队伍的重任。中华人民共和国成立时,博济医院有职工244人,其中医生40人。到了1978年改革开放之前,中山二院共有职工836人,其中医生260人,在这260名医生中,教授9人、讲师12人、主治医生43人、住院医生177人。④ 这就意味着在这期间医院承担了大批年轻的主治、住院医师的培养任务,而这批年轻的主治、住院医师的业务水平因时代的不同差别很大。1978年年初二院曾对内、外、妇、儿四科医生的技术水平做过调查,发现其中1947—1960年毕业的医生46人,占29%,这批医生基本掌握了本专业的知识,大多数会一门外语,是当时医院的医、教、研骨干;1961—1963年毕业的医生40人,占25.4%,是医疗骨干,略通一门外语;1964年以后毕业的占44.6%,大多数理论水平和基本功较差,基本不会外语。⑤ 这就给年轻医师的培养增添更大的难度。

从合校至1959年,医院忙于合校、合科、废科建组等具体事务,在老教授们的带领下进行学科建设,奠定医院发展的基础,加之一系列的政治运动,医院无暇顾及其他,学院、医院层面并未过多在制度上安排培养"接班人"。当时,年轻医师培养的任务完全交由各教研组、科室自行安排,他们多采取内部培养加外出进修,以业务、科研带动,以老带新,搞"学徒制"等办法,着手培养新人。最终在这期间,年轻医师当中由讲师升为副教授的有5人,由助教升为讲师的有10人,由住院医师升为主治医师

---

① 《本院第一届研究生开学》,载《华南医学院院刊》1955年第28期。
② 《中山医科大学孙逸仙纪念医院院志(1835—2000)》,2000年内部编制,第64页。
③ 《中山医学院附属医院工作条例》,1963年10月26日,中山大学北校区档案馆藏,第5页。
④ 《中山二院向卫生部城市工作组汇报提纲》,1978年3月,中山二院档案馆藏,第2页。
⑤ 《中山二院向卫生部城市工作组汇报提纲》,1978年3月,中山二院档案馆藏,第7页。

的有 6 人，由住院医师成为助教的有 10 人。同时，医院还注重提高中级技术人员和行政人员的文化水平，鼓励他们参加夜校学习，帮助工友扫盲。①

然而，自 1958 年以来，医院大规模干部下放，当年便下放干部 101 人，约占医院职工总数的 23.7%，这就使得医院原本就人手不足的状况更加严重，大力培养年轻医师便成了当时解决燃眉之急和医院可持续发展的必要手段。1960 年，医院在制订年度规划时便提出在干部培养方面需要"①制定本科室干部培养计划；②帮助各教研组选拔一批新生力量，作为老教授进行科学研究的助手；③有计划地选派一批医护技术人员出外进修或观摩各种专业；④认真安排干部下放体力劳动工作；⑤搞好职工业余文化学习；⑥支持工会举办外文学习班，有计划地大力提高医护人员外文水平，每一个医生、教师应下决心，下苦功争取自己在 2～3 年内能掌握 1～2 门外国语；⑦加强对科室培养干部计划执行情况的检查督促"等七项较为细致的以科室、教研组为单位，整合全院力量培养医护人员的新措施。②

1961 年根据中央卫生部的指示，学院向各临床教研组和附属医院提出了试行"住院医师 24 小时负责制"和"住院总医师制度"。当时，这两项制度的提出是卫生部、学院响应国家号召，"面向工农兵""一切为了病人"服务的宗旨，带有很强的政治性，但在后来执行过程中被证明不仅能更好地服务病人，也对年轻医师的成长起到积极作用，以至今天医院仍在使用。

1962 年 2 月，二院耳鼻喉科首先试点住院总医师制度，4 月眼科试点住院医师 24 小时负责制。1963 年 2 月外科同时试点这两项制度，4 月妇科也同时试点。住院总医师制度是指在主治医师领导下全面负责和安排病房工作，检查和督导住院医生的工作，包括病案质量、医嘱的贯彻、诊断治疗技术、操作质量等。住院医师 24 小时负责制，要求住院医师 24 小时对病人全面系统地负责，在保证医疗质量的基础上，加强和培养住院医师对病人的责任感，严格基本训练，能全面、深入、细致地了解病人的病情变化。通过试点，相关科室表示这两项制度有"五好五快"，即"诊治病人好，干部培养好，工作计划好，医护联系好，科研教学实践保证好"；"急诊快、会诊快、入院检查完成病历快、及时发现病情处理快、调动人力抢救快"。1963 年 7 月 1 日，二院将相关科室试点这两项制度的情况向学院做了汇报。③ 1963 年 12 月 30 日，学院以中山二院的试点情况为基础撰写了《中山医学院附属医院试行住院医师 24 小时负责制的初步体会》，并参加了 1964 年的全国医院卫生工作会议，介绍有关试点的情况，这就使中山二院自 1962 年以来"以点到面"的试点工作具有了全国性影响，并为其他兄弟医院所借鉴。④

为了使得医院干部培养走向制度化、常态化，1963 年学院及时出台了附属医院工作条例，其中对干部培养工作也做出详细说明：

---

① 《十年总结 1949 年 10 月—1959 年 10 月》（手稿），时间不详，中山大学北校区档案馆藏，第 50 页。
② 《中山二院 1960 年工作规划》，1960 年 3 月 10 日，中山二院档案馆藏，第 19 - 20 页。
③ 《中山医学院第二附属医院关于我院实行"住院医师 24 小时负责制"和"住院总医师制"的情况报告》，1963 年 7 月 1 日，中山大学北校区档案馆藏，第 46 - 48 页。
④ 《中山医学院附属医院试行住院医师 24 小时负责制的初步体会》，1963 年 12 月 30 日，中山大学北校区档案馆藏，第 49 - 55 页。

"各科室应根据学院培养干部工作条例采取多种方法，结合日常实际工作，采取普遍提高与重点培养相结合的方法，加强和扩大骨干教师的培养，在培养过程中，要坚持又红又专的方向，及理论与实际相结合的原则，争取培养出一批政治思想进步，能独立进行教学、医疗、科学研究工作的工人阶级教师、医师队伍。……并要求各科室根据发展需要和个人业务水平，制订科室及个人培养计划。

"为了鼓励督促各级干部的业务技术水平和教学医疗质量的不断提高，应建立各级人员晋级考核制度。

"本院医师，暂定为住院医师、主治医师、主任医师三级。同时为了配合中央提出的每年输送一定数量干部的要求，设助理住院医师及总住院医师。后期教师应适当参加临床工作，为统一安排，住院医师可由助教兼任，主治医师可由讲师或同年助教兼任。主任由教师、副教授或高年讲师兼任。

"主治医师，讲师以上应确定专业发展定向，通过科研及专业活动，进行系统深入的学习和研究，同时也可以根据各科情况，有计划地安排一些干部到技术较高的医院进修，以充实缺门补短门。

"对助理住院医师要求通过医疗实践，着重本门学科的基本理论，基本知识，基础操作技术的训练和外文提高，助教或住院医师要求通过医疗教学及少量的科研工作，全面打好基础，全面提高。

"对中级技术人员，也应根据其业务技术水平，结合业务实践，制订培养计划，以提高理论水平，熟练技术操作，对高年资的经验丰富的老护士或技术员，积极组织他们总结实践经验，开展学术活动，进一步提高业务水平。"[1]

该《条例》明确了科室在医师培养中的责任，对不同层级的医师明确了他们的业务定位，主张通过晋级考核的办法来解决医师层次流动的问题。

在多年的摸索实践中，中山二院逐渐形成一套自己的医师培养办法，即：全面安排、重点培养和一般培养相结合的分类培养方式。具体有："对主治医生及部分高年资住院医师采取定向发展，保证专业活动时间的办法来提高""对低年资的医师中实行'导师制'的做法，分配的导师不但要在业务上督促检查其执行规划的情况，而且在政治思想上、生活上给予亲切的关怀""强调在职培养，采取措施使被培养人真正在实践上有所提高，根据低年资医师的具体情况，采取补课的方式弥补他们在医疗基础上的不足""实行住院医师24小时负责制、住院总医师制度"。[2] "文革"中，这些制度和办法曾被废除。

三、进修医生的培养

1949年，中华人民共和国成立，医疗事业百废待兴，当时全国卫生机构3600个，卫生技术人员541240人，其中有中医师50多万，西医师38875人，牙医师300人，药

---

[1] 《中山医学院附属医院工作条例》，1963年10月26日，中山大学北校区档案馆藏，第5-6页。
[2] 《中山二院几年来工作成绩及经验》（手稿），时间不详，中山大学北校区档案馆藏，第124-125页。

剂师484人，而他们却要承担年发病人数达一亿以上的医疗救治工作，显然是杯水车薪。① 为此，新生的人民政府除大力发展医学教育之外，还鼓励基层医疗工作者到正规的大医院进修，以弥补他们在医疗业务能力上的不足。作为中国内地第一家西医院、华南地区最大最强的医学院的附属医院，二院义不容辞地承担了国家交托的重任，接受了广大基层医务工作者、省内外兄弟医院的年轻医师以及中央委派的骨干医师的进修工作，精心安排、科学谋划，为进修医生提供力所能及的帮助。

自合校开始，二院便接受进修医生的培养工作，1954年开始还接受中央委托进修生的培养工作，进修生的培养也被纳入了二院各临床科室的日常教学工作当中。进修生的培养周期一般在半年至一年，各临床教研组是进修医生的第一责任单位；他们负责制订进修计划，安排辅导教师，提供门诊、病房观摩实操的机会，提供病种交流，关心学习思想情况，以及与行政部门合作解决进修生的生活难题。一般情况下，各教研组会安排科室主任、教授亲自担任指导教师，同时指定一位主治医生负责日常联络工作。在制订进修计划时，也会结合教研组培养计划和进修生的个人特质，合理地调整，力争因材施教，让每一位进修生都能从中受益。为了更好地让进修生集中精力学习，各教研组一般不主张用进修生冲抵门诊工作任务。

由于进修医生是在职后脱产学习，他们大多很珍惜在二院进修学习的机会。如有的进修生曾说道："我离开学校已十七年了，能够再来这间有名望的学府学习，感到很激动，很感谢党对我们的关怀，我们过去都在基层工作，都是自己钻研，没有专家和教授指导，来到这里感到肚子很饿，什么都想学，抓不住重点，时间过得很快，转眼又是一个月了，将来我怕什么都学不好。"② 又激动又焦虑，这种看似矛盾、纠结的思想恰恰反映出当时的进修医生对于在二院进修学习的渴望和期待。

从1953年至1957年，二院共计培养进修医生136名，其中放射科67名，眼科34名，年均27.2名。③ 1960—1964年，二院共计培养进修医生245名，其中高级医生156名，年均49名。④ 1969—1973年，共计培养进修医生331名，年均66.2名。⑤ 1978年前后，二院每年培养进修医生100名左右。⑥ 这些进修医生广泛地分布在二院内、外、儿、妇产、眼、耳鼻喉、皮肤、口腔、放射、麻醉各科，甚至生化、细菌、病案等辅助科室，尤其是中华人民共和国成立初至"文革"前二院的传统优势学科，如眼科、放射科更是成为接受培养进修生的大户，谢志光所领导的放射科后来发展成为进修班。

进修医生们对于在二院进修，特别是对他们所在的教研组也多评价有加，眼科一些进修医生曾反映：来到眼科教研组进修"不但是业务学习又是政治学习，学习了眼科严格的科学态度，旺盛了事业心及认真负责的工作作风"。周寿恺院长也曾高度评价眼科和放射科的进修生工作，认为他们安排得比较好，进修生反映不但进修指导计划性强，

---

① 朱潮、张慰丰：《新中国医学教育史》，北京医科大学、中国协和医科大学出版社1990年版，第2页。
② 《中山医学院第二附属医院干部进修工作情况报告》，时间不详，中山大学北校区档案馆藏，第27-29页。
③ 《第二附属医院工作总结1953—1957》（手稿），时间不详，中山大学北校区档案馆藏，第11页。
④ 《中山二院几年来工作成绩及经验》（手稿），时间不详，中山大学北校区档案馆藏，第125页。
⑤ 《中共中山二院委员会工作报告》（手稿），1974年1月30日，中山二院档案馆藏，第9页。
⑥ 《中山二院向卫生部城市工作组汇报提纲》，1978年3月，中山二院档案馆藏，第3页。

而且重在落实。眼科进修医生较多，程度参差不齐，但他们能根据各个不同要求进行科学的安排，将理论提高和临床实践紧密地结合，进修医生比较满意。他们同时觉得医院医护关系、上下关系，特别是与外来进修学习的进修生关系都相处得比较好，不分彼此，好像"在自己家里一样""毫无保留地把自己的知识教给了我们"。① 能够获得进修医生的肯定，显然是二院在进修医生培养上有成效的见证，这些进修医生在进修期满后，回到原单位，基本能独立从事医疗工作，这也是二院为中国医学进步所做的特殊贡献。

从 20 世纪 70 年代后期开始，二院的呼吸内科、口腔外科还承担朝鲜、越南等国的进修生培养任务。

第五节　在爱国卫生运动的热潮中

中华人民共和国成立后，党的卫生工作方针是"面向工农兵，以预防为主，团结中西医，卫生工作与群众运动相结合"②，整个中国医疗卫生工作服从于政治大局，其重心逐渐下移。在这种特殊时代背景之下，为贯彻党的卫生工作精神，中山二院也适时调整了医院工作计划，以实际行动投入到以"爱国卫生运动"为代表的群众性卫生工作中来，为全社会提供医疗卫生服务。

一、爱国卫生运动的兴起

中华人民共和国成立以来，毛泽东等领导同志十分重视我国的卫生、防疫和医疗工作。1951 年 9 月，毛泽东便针对当时中国卫生工作中存在的问题指示各中央局及地方党委："中央认为各级党委对于卫生、防疫和一般医疗工作的缺乏注意是党的工作中的一项重大缺点，必须加以改正。今后必须把卫生、防疫和一般医疗工作看作一项重大的政治任务，极力发展这项工作。"③ 特别是在抗美援朝中，美军的细菌战给中国人民的生命健康安全造成了极大的威胁，毛泽东在 1952 年 3 月 9 日指示成立"中央防疫委员会"，以加强东北、京津地区防疫工作，"并厉行群众性的清洁卫生运动"。④ 同年 3 月 16 日，毛泽东再次指示东北、华北、华东、华南地区的军区组织防疫机构，进行清洁卫生工作。⑤

在这样的背景下，全国各地纷纷成立专门的卫生防疫机构，进行清洁卫生工作，以增强抵抗美军细菌战的能力。1952 年 4 月，广东省、广州市人民政府决定成立"广东

---

① 《进修医生工作情况简单报告》（手稿），1964 年 3 月 2 日，中山大学北校区档案馆藏，第 29 - 31 页。
② 《毛泽东文集》第六卷，人民出版社 1999 年版，第 177 页。
③ 《毛泽东文集》第六卷，人民出版社 1999 年版，第 176 页。
④ 《建国以来毛泽东文稿》第三卷，中央文献出版社 1996 年版，第 328 页。
⑤ 《建国以来毛泽东文稿》第三卷，中央文献出版社 1996 年版，第 339 页。

省广州市防疫委员会"。后来中央人民政府决定将各级防疫委员会一律改称为爱国卫生运动委员会，1952年7月11日，广州市成立了广州市爱国卫生运动委员会。在当年4月和7月，广州全市人民响应党的号召，开展了大规模的爱国卫生运动，以"三灭"（灭蚊、灭蝇、灭鼠）、"四净"（室内外净、厨房厨具净、衣被家具净、厕所沟渠净）的实际行动来抵抗美军的细菌战。在当年年底进行的第二届全国卫生会议中，毛泽东为会议题词："动员起来，讲究卫生，减少疾病，提高健康水平，粉碎敌人的细菌战争。"在这次会议上进行的全国爱国卫生模范评比中，广州市金花街还获得了"模范单位"称号。① 因此，爱国卫生运动是伴随着抗美援朝而开始的。

抗美援朝结束后，爱国卫生运动进入常态化，以除"四害"、讲卫生作为主要内容，成为当时及此后相当一段时间内维护人民身体健康，促进国家生产建设的特殊手段。1956年《全国农业发展纲要》提出消灭"四害"的规划要求，广州市也适时提出两年内消灭本市范围内的老鼠和麻雀，三年消灭苍蝇，四年消灭蚊子的规划，以后每年都开展以除"四害"为中心的爱国卫生运动。1957年12月，毛泽东再次号召"全民动员，讲卫生，除四害，立即动手，分步进行"②。1958年1月，中共中央发出通知"在全国各地开始大举进行以除四害为中心的爱国卫生运动"③。在中央的号召之下，1958年1月广州提出要在三年内把广州市变成"四无"城的目标，同年2月初成立"广州市除四害总指挥部"，后来又提出建设"六无"城，消灭"七害"。④ 一场声势浩大的除害灭病群众运动在南粤大地上演了。

国家、广东省、广州市的爱国卫生运动对医院工作产生了重要影响，二院也以各种形式参与到了这场运动当中。除直接派人员参加抗美援朝医疗队之外，最主要的工作就是发挥医学特长，为卫生防疫、除害灭病提供专业指导。

1958年3月，在全国性除"四害"、讲卫生浪潮中，中山医学院成立了消灭"四害"指挥部，总指挥由柯麟院长担任，王季甫、黄叔筠、许文博、伍汉邦、廖适生任副指挥，他们响应省市政府的号召，制定了详细的巩固"六无"、消灭"七害"工作计划。对于附属医院的工作，"指挥部"提出两个附属医院和护士学校应立刻成立消灭"四害"工作组，与学院总指挥部取得联系，以便开展工作和工作汇报。⑤ 不久，二院成立了以廖适生副院长为首的灭害工作组，指导医院以及"中区"周边的除病灭害工作。

二、"以医院为中心，扩大预防"

随着群众性的爱国卫生运动的兴起，医院也逐步认识到单纯地依靠群众运动进行除

---

① 广州市爱国卫生运动委员会办公室：《广州市爱国卫生运动志（1952—1990）》，1991年，第1、4页。
② 《建国以来毛泽东文稿》第六卷，中央文献出版社1996年版，第666页。
③ 《建国以来毛泽东文稿》第七卷，中央文献出版社1996年版，第4页。
④ 广州市爱国卫生运动委员会办公室：《广州市爱国卫生运动志1952—1990》，1991年，第1页。
⑤ 《中山医学院1958年巩固"六无"消灭"七害"工作计划（草稿）》，载《中山医学院院刊》1958年第146期。

病灭害并不能从根本上改善卫生工作，只有提高基层医疗水平，做好预防工作，将治病与防病结合起来，才能有效缓解我国落后的卫生面貌，也能提高爱国卫生运动的成效。为此，二院寻求"以医院为中心，扩大预防"的工作方针，并与群众性的爱国卫生运动相结合，为之提供医疗技术指导和医务人员培训，为爱国卫生运动的发展提供永续动力。

（一）医院自身的卫生工作

二院作为党领导下的有社会责任感的公立医院，在爱国卫生运动中首先所面临的问题就是如何做好医院自己的卫生工作。为此，二院开展的工作主要有：

（1）环境美化。加强内爱国卫生运动的领导，制定本院的卫生美化及预防保健工作计划，各科室制定本科室及其所负责环境地区的清洁卫生公约和制度，医院定期评比，突出卫生工作的运动性与保持经常化，争取成为广州市"中区"的模范。

（2）消毒隔离。不断加强全院职工以预防为主的思想教育，进一步健全和严格执行各项消毒隔离的制度，达到杜绝院内交叉感染，消灭因消毒隔离不严而造成的医疗事故。认真做好传染病的报告工作，做到及时、不漏、不错，争取成为全省传染病报告的"红旗单位"。

（3）卫生宣教。各科室指定专人负责宣教规划，做到人人动口、动笔，人人能做除害、灭病、讲卫生的宣传员，并定期全院评比。①

（4）送医上门。在医院附近地区内建立了家庭病床，对一些需要住院但有困难，或各种原因不能住院的病人，主动送医上门。1958年全院共建立过家庭病床约114张，获得居民好评。②

（5）支援农业。门诊、急诊室、各科室对来自农村的患者，予以适当的照顾。在门诊工作中根据病情和治疗的需要，确定诊疗措施，在保证医疗质量的同时，力求减轻农民和农村干部在医疗上的经济负担。对农村中的多数病和传染病的防治，如子宫脱垂、闭经、儿童营养不良、麻风、水稻皮炎、砂眼、麻疹等，各科应将其作为科学研究重点之一，并纳入各科的科研工作计划。③

（二）基层卫生工作

为了更好地推动爱国卫生运动的发展，二院在做好自身卫生工作的同时，还鼓励广大医务工作者走出医院大门，到地段、到工厂、到公社、到农村中去为广大劳动人民服务。早在1958年，医院便与广州造纸厂、造船厂、钢铁厂以及番禺沥滘公社医院挂钩，每个星期由二院选派医生、护士前往这些工厂、公社工作，协助工厂保健站、农村公社医院进行医疗预防保健以及除害灭病的工作。④ 1959年年初，医院又与广州市"中区"

---

① 《中山医学院第二附属医院1959年工作规划》，时间不详，中山二院档案馆藏，第6页。
② 《十年总结1949年10月—1959年10月》（手稿），时间不详，中山大学北校区档案馆藏，第28页。
③ 《中山医学院第二附属医院1961年工作计划（草案）》，时间不详，中山二院档案馆藏，第1页。
④ 《十年总结1949年10月—1959年10月》（手稿），时间不详，中山大学北校区档案馆藏，第28页。

卫生行政部门、兄弟医院、基层医疗机构共同协商，挂钩负责做好一个地区的地段工作，包括该地段的除四害讲卫生爱国卫生运动工作；地段所属学校托儿所、公共食堂的卫生工作；居民保健工作；结合科学研究进行各种疾病的普查和治疗；送医上门，适当扩充家庭病床。1959年4—5月，医院与广州"中区"人民工作委员会共同研究确定以太平街为挂钩试点地段，医院先后派出十余名医生、护士，协助太平街卫生所开展了居民健康检查、工人卫生管理、疫情控制等工作，并规范了太平街27所托儿所的卫生管理制度。这些工作，特别是通过二院的名教授、医生下基层诊所，对提高基层卫生单位的业务水平，丰富医疗业务范围，建立健全卫生管理制度等方面起了推动作用。在试点过程中，二院协助太平街建立了7个基层卫生站，并进行了一系列街道的卫生保健工作，这对推动"中区"，特别是太平街的爱国卫生运动发挥了重要作用。[1]

1960年在广东省、广州市卫生部门的组织之下，二院的基层卫生工作进一步加强，当时，二院负责三个工厂、两个公社、四条行政街道的卫生预防指导工作，以及汕头专区六间医院的医疗指导工作。为此，二院重新组织力量，在自身干部下放、人员减损的情况下，派出专人为基层卫生工作服务。

在地段卫生工作方面，医院在总结太平街卫生工作经验的基础上，先以光扬街为重点，组织人力，进行短期突击，并通过大搞群众性爱国卫生运动，把光扬街培养成卫生模范街。同时在光扬街内培养出卫生标兵工厂、托儿所，建立健全光扬街卫生所的卫生管理制度，提高卫生所的医疗技术水平，使卫生所成为有威信的基础卫生机构。然后以光扬街为标杆，带动做好其他三条街道的地段工作。

在工厂卫生方面，医院负责协助广州市钢厂、船厂开展工厂的爱国卫生运动；为工人做健康普查，进行职业病的防治工作；提高工厂保健站的医疗预防水平；建立和健全工厂有关卫生制度；协助培训卫生干部。在国营第十一橡胶厂，以开展女工卫生调查与防治为主，培养保健站妇产科力量，并带动做好工厂的全面卫生工作。

在公社卫生方面，医院与钟落潭、竹料两个公社正式挂钩，协助这两个公社大力开展除害灭病及卫生建设工作，大力培养基层卫生力量，不断提高公社卫生院的医疗技术水平，为公社进一步开展爱国卫生工作打下坚实基础。特别是在钟落潭公社，除了作为本院的挂钩公社，医院还在学院的统一领导下，多次组织医务人员支援钟落潭公社的卫生保健工作，特别是开展以治病防病为中心的群众性卫生运动，尤其以防治浮肿病、妇科病、儿童营养和季节性传染病为重点，成效明显。

对汕头专区医院，医院先后选派内、外科医生各一名到专区医院指导工作，由于距离较远，医院认为直接采取派员工作这种"输血"方式解决不了问题，转而采取的办法是定期组织医疗队，到专区医院进行讲学和各种医疗技术指导，并有计划地接收与做好专区医院卫生干部的培训工作，提升专区医院的"造血"功能。[2]

---

[1] 《1959年工作总结》（手稿），时间不详，中山大学北校区档案馆藏，第5页。
[2] 《中山二院1960年工作规划》（手稿），1960年3月10日，中山二院档案馆藏，第17页。

(三) 巡回医疗工作

如果说前面两种参与爱国卫生运动的方式是医院在一定历史时期较为常态化的行为，那么组织、参与巡回医疗队到地方进行短期医疗服务与指导便是上述两种方式的补充。自爱国卫生运动以来，医院组织、参与过各种各样的巡回医疗队，有广东省委组织的"万人检查团"，有学院、医院组织的巡回医疗队，还有各教研组组织的专门疾病防治班。1957年医院派出了医生、护士随着省委的"万人检查团"前往江门、湛江专区以及番禺、海丰等县协助当地人民公社搞好公社的保健工作，为公社培训人员，建立保健站，开展爱国卫生运动及进行制止麻疹等传染病流行的工作。① 1958年5月至8月，两个附属医院组成巡回医疗队，到江门、新会、番禺、佛山等地做了335次示范手术和20次学术讲座，协助当地医院建立眼科及手术室等。同年9月，两院又组织妇科医疗队到新会，前后4个月进行了1708例农村妇女普查工作，做了56例子宫脱垂纠正手术，为当地农民解除疾苦，也为今后农村妇科病防治积累了一定经验。医疗队受到当地群众的欢迎，有人曾说："这是毛主席派来的好医生。"1958年秋，眼科教研组受省卫生厅的委托，开设了沙眼防治班，并带学员深入汕头等地区开展沙眼普查工作，共计达4万多例，并进行了部分防治工作。此外，皮肤性病教研组与省麻防会配合，大力进行麻风病防治工作，在麻疹流行期间，组织了大批医疗力量，深入农村，与当地医疗卫生人员一起，参加了抢救和预防工作，受到当地党委及群众的好评。② 1961年又选派医务人员加入学院组织的综合性专业巡回医疗队，到海丰、湛江、海南、江门、韶关等市县和专区，采取对口交换的形式，帮助各地提高医疗理论技术水平及培养人才。③

(四) 干部下放与农村卫生工作

值得指出的是，在"反右"期间，党提出了干部下放的号召，认为"医务人员和学医的毕业生，应该下放到工矿、农村基层卫生单位工作，同时参加适当的体力劳动"④。学院也提出："下定决心，精简机构，干部下放。⑤"在此背景下，二院也在学院的统一安排下，进行干部下放工作，首批下放干部于1958年1月前往海康县，后陆续下放至阳江县、流溪河水电站、海丰澎湃纪念医院等。1958—1959年间，二院下放干部人数共101人，占1958年职工人数的23.75%，其中医护技术人员占下放总人数的75.25%。二院要求下放干部要当好公社党委的参谋，并在公社党委领导下，积极开展防病治病、营养卫生、妇幼保健、医院建设、健全基层保健组织与干部培训等方面的工作。二院的下放干部与农民"三同"，同时把二院的医疗文化也带到农村，为农民治病，与学院下放干部一起为当地培养了大批保健员，建立了卫生站、卫生学校、"红

---

① 《十年总结1949年10月—1959年10月》(手稿)，时间不详，中山大学北校区档案馆藏，第28页。
② 《中山医学院第二附属医院1958年工作总结》(手稿)，1959年2月23日，中山大学北校区档案馆藏，第8—9页。
③ 《中山二院1961年工作计划》(手稿)，1961年3月，中山二院档案馆藏，第21页。
④ 中央文献研究室：《建国以来重要文献选编》第十一册，中央文献出版社2011年版，第170页。
⑤ 《下定决心，精简机构，干部下放》，载《中山医学院院刊》1957年第127期。

专"学校等。① 作为一场政治运动，干部下放有它特殊的历史局限性，但二院的干部在下放期间为农村基层医疗卫生所做的工作，所培养的人才，为当时农村地区爱国卫生运动的开展，日后农村基层医疗卫生事业的发展所做出的贡献是不能被抹杀的。

三、"把卫生工作的重点放到农村"

1965年1月，毛泽东指示组织城市卫生人员下乡巡回医疗，并为农村培养卫生人员；同年6月26日，又指示卫生部把卫生工作的重点放到农村。② 毛泽东的指示成了今后中国医疗卫生工作的方向，特别是在"文革"全面爆发后，医院为谁服务，怎样服务的问题，便成为卫生战线上两个阶级、两条路线、两条道路斗争的焦点。中山二院的卫生工作也随之出现较大调整，在延续前期"以医院为中心，扩大预防"的基础上，将卫生工作的重点适度放到农村，同时促进城市卫生工作的"革命化"。

"六二六"指示发出后，中山二院面向基层、面向农村，为工人、农民及广大劳动者服务的方向日益坚定，在响应党的号召将大批医务人员下放农村，解决农村缺医少药问题的同时，医院先后组织了多批医疗队，支援三线建设、云南灾区、海南灾区，以及去到各地农村为广大农民提供医疗卫生服务。而更多的措施是，由各科室组织短期医疗队到周边农村和城市工矿基层开展送医送药上门工作。③

（一）支援灾区和三线建设

1970年，医院组织了10个医疗队共101人支援云南地震灾区、三线建设，为当地工人、农民服务。④ 1973年，医院派人参加了海南灾区的抢救工作。⑤

（二）农村巡回医疗

组织医务人员参加全省统一的农村医疗队、农村卫生革命工作队；组织医院的农村医疗队、农村卫生革命工作队；组织各专门科室前往各地农村公社为当地农民提供医疗卫生服务、培训当地医务人员、健全当地卫生院建设。例如，1970年，二院组织五官科医生前往广州近郊的向阳、永红两个公社，24个生产大队，查治4500名社员，为707人做了手术治疗。组织妇产科医生每周一次到永红公社鹤洞大队办计划生育试点，共办八期计划生育学习班，参加学习的当地农民有500多人次，看病1200人次，做中小手术48台，当年全大队有生育能力的107个妇女中，75人进行了计划生育，使生育率大大下降，由1968年全社新生32人，降至1970年新生15人，同时促进了生产的发

---

① 《十年总结1949年10月—1959年10月》（手稿），时间不详，中山大学北校区档案馆藏，第15页。
② 《卫生部党委关于把卫生工作重点放到农村的报告》，《建国以来重要文献选编》第二十册，中央文献出版社2001年版，第464页。
③ 《中共中山二院委员会工作报告》，1974年1月16日，中山二院档案馆藏，第10页。
④ 《中山二院1970年工作总结》，1970年12月，中山二院档案馆藏，第15页。
⑤ 《中山二院1973年工作总结》，1973年12月，中山二院档案馆藏，第4页。

展。① 1971年，妇产科继续派人到农村公社作宣传，共培训了计划生育专员23人，为76名农民做了节育措施。② 1974年，二院组织医务人员参加全省统一安排的农村医疗队、农村卫生革命工作队，到潮阳、海丰及到石坜基地等农村开展巡回医疗工作。③ 1975—1976年，二院先后组织多个农村医疗队、农村卫生革命工作队，到海丰县田墘公社、连南县寨岗公社等农村，1976年又组织一批19人的防洪医疗队到茂名市郊，宣传党的卫生工作方针政策，宣传防病治病的知识，开展计划生育，协助当地公社卫生院健全各种制度，大力培训当地医务人员和赤脚医生，帮助当地开展中西医结合，使当地合作医疗得到巩固和发展，改变了农村卫生面貌。④

(三) 连县分院

为支援农业生产，多培养农村医生，1975年3月，二院学习借鉴朝阳农学院的经验，把学校分散到农村办，决定筹办连县分院，为当地培养合格的赤脚医生。经过调查组的调查，听取了山区干部和当地农民的建议，坚定了在连县办分院的决心。同年5月初，二院派了38名医务人员到连县筹办分院。在当地有关人员的支持下，连县分院于当年7月30日正式开学，首批招收200名当地赤脚医生进入连县分院学习。⑤

在"把卫生工作的重点放到农村"的同时，二院也继续坚持原有的城市卫生工作，通过在医院设置工农病床，组织医疗小分队到厂矿巡回医疗，开办培训班培养基层卫生工作人员，协助做好城市基层卫生院等多种措施，促进城市卫生工作的"革命化"。

例如，1971年，医院急诊室开设工农简易病床，当年接收住院病人184人次。同年还在石坜新医站、广州西关地区开办外科、妇产科培训班。⑥ 1973年，医院派内、外、妇产科医生下地段，进行巡回医疗会诊、业务讲座，帮助工厂、街道卫生机构提高医疗质量；开办培训班，为基层培养42名检验、药剂、理疗技术人员；定期为基层医生、护士上业务课；许多科室自发组织临时医疗队，下工厂、农村为工农群众服务。⑦ 1974年，医院组织了芳村工业区医疗小分队，建立了旨在方便工人的厂矿预约挂号，疑难病例转诊，早晚连续开诊等制度。许多科室主动走出医院大门，为群众送医送药上门，为基层培训骨干。如放射科除派人外出培训外，还经常派人到钟落潭公社、广钢等单位培训、会诊，甚至修理机器。妇产科经常派人外出"药扎"，复查了300名药扎2年以上者，有效率达95%，1975年妇产科带着这一成果出席了全国计划生育工作汇报会。同时妇产科还为广州造船厂等单位进行妇科普查，共普查2240人。眼科、耳鼻喉、内科等也都派人到工厂去，进行普查和治疗。⑧ 1975年，医院派出4个基层小分队，到工

---

① 《中山二院1970年工作总结》，1970年12月，中山二院档案馆藏，第15页。
② 《中山二院1971年工作总结》，1971年12月，中山二院档案馆藏，第9-11页。
③ 《中山二院1974年工作总结》，1974年12月，中山二院档案馆藏，第7页。
④ 《中山二院1976年工作总结》，1976年12月，中山二院档案馆藏，第6-7页。
⑤ 《中山二院1975年工作总结》，1975年12月，中山二院档案馆藏，第7-11页。
⑥ 《中山二院1971年工作总结》，1971年12月，中山二院档案馆藏，第9-11页。
⑦ 《中山二院1973年工作总结》，1973年12月，中山二院档案馆藏，第4页。
⑧ 《中山二院1974年工作总结》，1974年12月，中山二院档案馆藏，第7页。

厂、街道、机关、学校进行了有关青少年生长发育情况调查；进行肝炎、麻风、肺结核等传染病调查；开展鼻咽癌、宫颈癌普查；就地医疗会诊；培训基层医疗骨干等工作。① 1976年，医院开展了为工矿、街道基层医务人员上业务课；为基层医务人员开办耳鼻喉科、药剂、检验等短训班；各临床科室及辅助科室组织医务人员下厂普查普治，受检查数达1万人次以上；先后派出两个城市卫生革命工作小分队到德成街卫生院和人民街卫生院，协助开展普查普治工作，建立健全三级医疗网。②

这样，在爱国卫生运动的直接推动下，中山二院编织成了一张从院内到院外，从城市到农村，从医疗到预防的庞大公共卫生社会服务网络，组织这张网在当时未必是中山二院的主观意愿，甚至给医院的工作还带来不小的麻烦，但它在客观上推动了中国基层医疗卫生事业，为中华人民共和国卫生事业的整体发展做出了贡献。

第六节 "文革"时期的挫折与坚守

1966—1976年的"文化大革命"给中山二院的工作造成极大的挫折，革委会取代原有党政机构成为医院的领导机构，医院历经几十年甚至百余年建立起来的制度大多被废除，广大医务工作者，特别是知识分子深受其害。在这种极端困难的局面之下，二院的医务工作者仍能从大局出发，坚守岗位，自我调整，灵活应对，利用一切可能的机会尽力维护医院的正常秩序。广大医务工作者充分发扬救死扶伤的人道主义精神，不计个人得失，继续在不同的岗位上为二院的医疗、教学、科研、社会服务工作的维持乃至发展做出新的贡献。

一、"文革"的开始

1966年6月20日，中共广东省委复文批准成立中山医学院文化大革命领导小组，以领导学院的运动工作；7月，学院党委第一书记柯麟和副书记刘志明被撤销党内外职务，停职反省。③ 1967年2月，中山二院的主要党政领导马烈、廖适生等人因为"贯彻了柯、刘路线""贯彻了反革命修正主义干部路线、教育路线"，将中山二院变成"资产阶级大染缸"，而被撤销一切职务。④ 在此背景下，医院一些有名望的专家教授、医护人员受到冲击，被戴上"资产阶级知识分子""反动学术权威""牛鬼蛇神"等帽子，身心受到极大的侮辱与摧残。医院正常秩序被破坏，医疗水平和质量急剧下降，学生停

---

① 《中山二院1975年工作总结》，1975年12月，中山二院档案馆藏，第7-11页。
② 《中山二院1976年工作总结》，1976年12月，中山二院档案馆藏，第6-7页。
③ 《中山大学附属第一医院院史》编委会：《中山大学附属第一医院院史》，天津古籍出版社2010年版，第77页。
④ 《革委会会议记录》，1968年9月30日，中山二院档案馆藏，第6页。

课，科研活动几乎全部停止，医院工作陷入无组织状态，一片混乱。①

1968年8月，工人毛泽东思想宣传队和解放军毛泽东思想宣传队进驻中山医学院，对学院实行军事管制。9月2日，二院成立军管小组，实行军事管制，工人毛泽东思想宣传队进驻。9月28日，广东省革命委员会同意成立中山医学院第二附属医院革命委员会，革委会由15人组成，其中沈超（军代表）任主任，晋修义（军代表）任副主任，其他委员包括刘玉英、周庆明、杜伯诚、马绍棠、何舜旺、廖安邦、邹开祥、陈淑霞、关洁己、钟杏芳、黄应钦、余立群、张佩建等人。② 11月6日，沈超因工作调动，被免去中山二院革委会主任职务，由晋修义接任主任，王枫（军代表）为副主任。③ 革委会成立之后，二院就形成了军管小组、工宣队和革委会"三驾马车"共管的局面，其中核心权力部门是革委会，军管小组、工宣队代表参加革委会的工作，二院原有的党政机构基本被废除或被架空。1969年1月成立新一届中山二院党委，形成了党委、革委会合二为一的"一元化领导"体制，分别由李玉观、王枫出任正副书记、正副主任，这一领导体制一直持续到改革开放初。

革委会成立后不久，即对二院原有的机构、制度、人员进行大规模调整。1968年11月8日，广东省革委会生产组发出《关于印发省卫生厅军管会、革委会〈关于贯彻毛主席"五七"和"六二六"伟大指示，精简机构，下放人员的初步设想方案〉的通知》，方案提出：①按照"拆、减、并、搬"原则精简机构。②下放人员，其办法是：医务人员下放到农村基层卫生机构安家落户；行政人员参加"五七"干校；部分防治、科研等机构在精简人员的基础上，搬到疫区、工矿区去。④ 根据省革委会、卫生厅革委会的精神，二院革委会在此前后进行大规模机构调整，下设政工、生产、办事三个小组，取代原来党总支领导下的各级组织机构。同时，根据"精简机构"的原则，废除了原有的教研组，将二院的相关科室合并调整为：内科、中医、儿科、外科、手术室、麻醉科、妇产科、五官科（眼、耳鼻喉、口腔、皮肤）、检验、药房、病案、放射、理疗、供应室，行政部门五个小组。⑤

二、"文革"中的自我调整

尽管与其他地方一样，"文革"给中山二院的工作造成了极大的挫折，但中山二院从一开始，特别是1969年新一届党委成立之后，就对"文革"保持审慎、灵活、自省的态度，以尽可能维系医院的正常秩序，保护自己的职工免受或少受牵连，并利用各种各样的机会进行自我调整，恢复医院秩序，为受牵连的职工改善条件，争取"戴罪立功"乃至提前平反。

---

① 《中山大学附属第一医院院史》编委会：《中山大学附属第一医院院史》，天津古籍出版社2010年版，第78页。
② 《革委会会议记录》，1968年9月29日，中山二院档案馆藏，第1页。
③ 《广东省革委会生产组文件》，1968年11月6日，中山二院档案馆藏，第1页。
④ 《广东省志·卫生志》，广东人民出版社2003年版，第38页。
⑤ 《革委会会议记录》，1968年10月15日，中山二院档案馆藏，第73页。

二院的自我调整是从强化党的"一元化"领导开始的。1969年1月21日，中山二院新一届党委成立后，提出要"充分发挥党委的集体领导作用"，认为"党委与革委会是领导与被领导的关系""对医院重大问题，由党委讨论，革委会根据党委决议，对医院革命、生产做出具体安排，处理党务以外的日常工作""使党委真正做到'大权独揽，小权分散。党委决定，各方去办'"。① 尽管此后党委与革委会是合二为一的，党委在二院领导体制中并未体现出"领导""大权独揽"的独特角色，但这却是首次在"文革"中明确党委与革委会的关系，革委会不再能够一手遮天，必须服从于党的领导。

不仅党委与革委会的关系得以理顺，党委的组织规模也在发展壮大，1965年"文革"前，医院设立1个党总支、5个党支部，有42名党员、没有专职支部书记；至第一届党委任期结束的1974年，医院在党委领导下，设立7个党支部，有128名党员，全都配备专职党支部书记；1978年"文革"结束后，当时党委下设7个党支部，有党员170名，共有5名专职支部书记。此外，医院还成立分团委，下设6个团支部，共有团员122人。党团组织的发展为二院其他工作的自我调整提供了组织保障。

恢复部分受冲击人员的党组织生活只是第一步，紧接着二院又给部分人员落实工作岗位，逐渐恢复已被严重破坏的人才队伍建设的工作。1971年在党委的领导下，二院给8位教授安排了工作，同时建立了党支部领导下的科主任负责制，对原有的科主任基本上进行了落实，重新担任了这个职务，另外着手恢复主治医生、住院医师制度，以加强医院建设和人才梯队培养。1972年，在"批林整风"运动中，二院进一步落实知识分子政策，按照"政治上给予信任，思想上热情帮助，工作上恰当安排，生活上适当照顾"的原则，先后安排了他们担任革委会副主任1人，科主任8人，护士长2人，区长2人，区护士长5人，提拔主治医生9人，共计27人。后又提拔主治医生27人。② 至1974年，原有的科室主任基本上重新回到原岗位；另共计提拔15名年轻的科室主任，4名科护士长，35名主治医生，10名住院医生，医院的老中青比例更为合理。③ 通过落实工作，恢复人才队伍建设，充分调动院内知识分子建设医院的积极性、主动性，也为二院在"文革"的困难局面之下，医、教、研工作仍能够取得发展打下了基础。

在党组织、人员逐渐恢复的基础上，二院在1972年的工作出现了好转，当年便开设了17个专科门诊。同时，逐步建立健全医院的规章制度，在临床上建立了门诊、急诊工作制度，出入院制度，病历书写制度，三级查房、会诊制度，护士岗位责任制度，基础护理、三级护理制度，病例讨论制度，差错事故登记、报告、讨论制度等；辅助部门也建立了仪器保管、操作规程、值班等制度；后勤部门也建立了物资保管、房产家具管理、财务管理等一系列制度。④ 1973年，中山医学院统一印发各项规章制度和各类人员职责，成为指导二院制度建设的蓝本，二院的制度逐步恢复起来了。

在加强组织建设，落实知识分子政策，恢复相关人员与制度的基础上，1974年二

---

① 《中山二院1972年工作规划》，1972年1月7日，中山二院档案馆藏，第5页。
② 《中山二院1972年工作总结》，1972年12月，中山二院档案馆藏，第9—10页。
③ 《中共中山二院委员会工作报告》，1974年1月30日，中山二院档案馆藏，第5—7页。
④ 《中山二院1972年工作总结》，1972年12月，中山二院档案馆藏，第16页。

院的专科门诊发展到 26 个。1975 年在全面整顿中，二院又恢复了临床教研组。后因"反击右倾翻案风"，有些恢复的措施又回到以前，如专科门诊又减至 24 个，临床教研组因被说成是"凌驾于党委、支部之上"，难以开展活动，名存实亡。这就形成了政治运动持续推进与自我调整不断进行的局面。

总的来说，在"文革"期间，二院通过各种形式，利用各种机会，进行了自我调整，使得二院的整体形势随着"文革"的进程有逐步好转的态势。与二院、二院广大职工，特别是知识分子所遇到的挫折相比，这些自我调整工作显然是不够的，但它却给身处逆境中的人们以希望，为他们能够坚持下来，并最终度过"文革"提供了精神依托。

三、"文革"中的坚守与成果

对于二院来说，"文革"是一场名副其实的"浩劫"，持续了十年之久，给二院工作带来严重困难，但这并不意味着在"文革"期间，二院的工作一无是处，相反，在广大二院新老职工的共同努力之下，二院的医、教、研工作基本维持了下来，在某些领域甚至还做出了一些亮点。

"文革"开始后，二院曾一度减员 1/3，而其病床却一直维持在 500 张左右，这就意味着院内的医务人员要承担比以前更多的工作量，再加上院内还要经历一次又一次的政治运动，人人自危、心力交瘁，因此，在那种情况下，坚守下来意味着需要更大的工作热情和顽强的意志力。后经过自我调整，大力引进新人，至"文革"后期，二院的职工增加至 800 人左右，比"文革"前还有所增加，二院工作的进行跟他们的努力息息相关。

（一）医疗方面

从医疗方面来看，"文革"十年期间，二院的年均住院病人数为 7000~8000 人，最高的 1970 年为 8569 人，尽管与中华人民共和国成立后前 30 年中最多的 1959 年住院病人 9356 人相比减少了不少，但那一年是"大跃进"，就正常平均人数来看，下降并不明显。从门诊病人数量来看，"文革"十年基本保持在日均 2000 多人次，其中 1969 年还是中华人民共和国成立后前 30 年中门诊量最多的一年，当年二院门诊总量 855274 人次，日均 2927 人。若从医疗效率、质量上看，个别指标还有所提高。（见表 5-3）

表 5-3　"文革"前、"文革"中、"文革"后几个关键年份的医疗工作[①]

年份	病床数	日均门诊量	日均急诊量	门诊医生数量	治疗率（％）	死亡率（％）	病床使用率（％）	病床周转率（％）	抢救危重病人数	抢救成功率（％）
1965	500	2243	247	50.5	62.4	2.8	106	19.8	—	—

---

① 《中山二院向卫生部城市医院工作组汇报提纲》，1978 年 3 月，中山二院档案馆藏，第 13 页。

续表 5-3

年份	病床数	日均门诊量	日均急诊量	门诊医生数量	治疗率（%）	死亡率（%）	病床使用率（%）	病床周转率（%）	抢救危重病人数	抢救成功率（%）
1971	557	2503	348	31.4	64	5.5	95.1	14.1	—	—
1972	—	2354	—	—	66.3	4.9	—	14.8	—	—
1973	—	2272	370	—	65.5	3.7	—	13.9	—	—
1974	—	2211	—	—	66.7	3.6	—	—	465	77
1975	—	2080	—	—	70.8	3.4	92.7	16.3	—	—
1976	500	2012	333	32	68.9	4.1	93.3	14.8	545	75
1977	500	2196	361	39.1	70.8	3.7	97.4	15.8	462	77

由表 5-3 可知，与"文革"前的 1965 年相比，"文革"确实给医院的医疗工作带来负面影响，除了门诊、住院病人数量之外，病床使用率、周转率均有下降，但并不明显；死亡率有所上升，但呈现先升后降的态势；特别是在治疗率上，还呈现稳中有升的态势。这些数字显示在"文革"严重困难的局面之下，二院人仍坚守在自己的医疗岗位上，弘扬治病救人、无私奉献的医道美德。

在坚守医院的医疗工作之时，"文革"期间的医疗工作还形成了几个亮点：

（1）面向工农。"面向工农兵"是中华人民共和国成立初期中国卫生工作的基本方针之一，它涉及社会主义医院为谁服务的大是大非问题，在"文革"时期尤为如此。为了避免将二院办成"城市老爷医院"，二院在面向工农的问题上，颇费功夫。在院内，"文革"期间二院建立起专门的工农病区，取消了贫下中农和产业工人的门诊限额，开设了专门的工农诊室，设置工农简易病床，满足工农的门诊要求，并创新手术条件、手段，在门诊开展大、中手术，着力解决工农手术积压的问题。仅在 1970 年，二院内科工农诊室就接诊 6 万人次，占到当年二院门诊量的近 10%；外科、五官科、妇产科在门诊为工农做大、中、小手术 7375 例。① 部分科室还采用预约挂号的方式，方便工农及时看上病。这样，二院基本形成了从挂号、门诊、病区、手术等一套完整的为工农服务的体系。在城市，二院坚持"卫生工作革命化"，并与爱国卫生运动结合起来，"以医院为中心，扩大预防"，定期派人下街道、厂矿，进行巡回医疗，做好地段工作，协助建立完善的基层卫生院。在农村，二院以毛泽东的"六二六"指示为指导，将卫生工作的重点放到农村，通过干部下放农村、农村巡回医疗、建立连县分院等多种方式，义务为农民看病，帮助农村改善医疗卫生条件，建立健全基层卫生院，培养农村赤脚医生，尽力为农村解决缺医少药的基本医疗问题。

（2）走中西医结合的道路。自西医传入中国之后，中医存废之争不绝于耳，中华人民共和国成立后，毛泽东等国家领导人尤其重视中医工作，主张"团结中西医"，

---

① 《中山二院 1970 年工作总结》，1970 年 12 月，中山二院档案馆藏，第 14-16 页。

1958年毛泽东更是进一步指示"中国医药学是一个伟大的宝库,应当努力发掘,加以提高",全国开展了声势浩大的西医学习中医运动,"文革"时期仍在进一步延续。二院主张中西医结合治疗,在"文革"期间,先后派出148人全脱产学习中医,203人半脱产学习中医基本知识,占到全院职工的一半以上,基本形成人人会学、会用针灸疗法的局面,医院开设专门的中医科,开办中药房和中草药加工厂。中西医结合治疗的方式遍及临床各科,涉及大小几十个病种,摸索出小剂量穴位注射、新针治疗中毒性休克、毛冬青治疗冠心病、药物闭塞输卵管绝育等较为有效的合治方法。各临床科室普遍建立了中西医结合病床,中西医结合治疗湿疹、中毒性红斑、慢性活动性肝炎、月经病、小儿慢性肾炎、急腹症等都取得了一定效果。皮肤科、内科一区、儿科病房初步达到了建立中西医结合病区的标准。①

(3) 医疗外事工作。医疗外事工作是展现一所医院医疗水平,提升医院国际影响力的重要渠道,即便在"文革"时期,二院的医疗外事工作也没有完全中断,主要有涉外医疗服务、涉外参观考察、培养外国进修生等内容。1970年10月底,一位参加广交会的香港客商突发心肌梗死,来二院抢救,内科医务人员用毛冬青中西医结合治疗的方法将其治好,消息震动了交易会来宾,香港媒体七报一刊的记者专门来医院采访,向香港市民宣传中山二院的医疗成就。②此后,二院的医疗外事工作发展迅速,1971年,二院共接待外宾56批,涉及41个国家,1030人次;③其中包括1971年8月12日,埃塞俄比亚皇帝海尔·塞拉西一世在周恩来总理、李先念副总理陪同下,参观了中山二院的针刺麻醉手术。④为服务来往于华南沿海的外国海员,1969年二院专门设置海员病区、海员门诊,至1971年海员病区接待77人住院。此外,还有外宾特诊门诊2628人次。⑤1972年,二院接待外宾80批,涉及39个国家,1400人次;其中两次广交会看病9332人次,外宾特诊诊疗3028人次,海员病区住院73人。无论是外宾参观还是诊疗数均有上升。⑥1973年,二院接待外宾、华侨和港澳同胞34批,涉及25个国家,750人次。其中两次广交会看病7709人次,海员就诊3262人次,住院76人。⑦1975年,二院接待10多批外宾,并首次招收了6名越南进修生。⑧

(二) 教学方面

教学工作是附属医院工作的重要内容,"文革"前17年二院圆满地完成了中山医学院布置的教学任务,对医学生的学习、年轻医师的成长、进修医生的培养发挥了至关重要的作用。"文革"开始后,由于从事教学工作的群体受到牵连,附属医院对教学工作

---

① 《中共中山二院委员会工作报告》,1974年1月30日,中山二院档案馆藏,第11-12页。《中山二院向卫生部城市医院工作组汇报提纲》,1978年3月,中山二院档案馆藏,第13-14页。
② 《中山二院1970年工作总结》,1970年12月,中山二院档案馆藏,第3页。
③ 《中山二院1971年工作总结》,1971年12月,中山二院档案馆藏,第9页。
④ 《广东省志·卫生志》,广东人民出版社2003年版,第39页。
⑤ 《中山二院1971年工作总结》,1971年12月,中山二院档案馆藏,第9页。
⑥ 《中山二院1972年工作总结》,1972年12月,中山二院档案馆藏,第2页。
⑦ 《中山二院1973年工作总结》,1973年12月,中山二院档案馆藏,第3页。
⑧ 《中山二院1975年工作总结》,1976年1月,中山二院档案馆藏,第16页。

的热情受到影响，再加上毛泽东提出"学制要缩短、教育要革命""教育必须为无产阶级政治服务，教育必须与生产劳动相结合"，导致中山医学院的办学"越办越大""越办越向下"，一些好的教育制度受到批判，"三基三严""上大课"被取消，包干负责制盛行，附属医院的教学工作负担越来越重，质量大不如前。

"文革"前，二院的教学工作相对单纯，主要是中山医学院的学生以及少量进修生。"文革"后，教学对象大为拓宽，除了中山医学院的学生之外，还有大批工农兵学员、护校生、红医班、医专班、进修生、培训生以及连县分院、农村的赤脚医生。由于教学对象发生了变化，附属医院的教学工作重点也随之调整，医院坚持"开门办学""两条腿走路，多种形式办学"的方针，拓宽教学渠道，教学工作量越来越大，教学的方式方法不断改革。

（1）教学工作量。1970年，二院承担323名学员的教学任务，其中中山医学院学生92人、护校生70人、进修生83人、部队28人、红医班50人。1972年，二院有110多人次下乡教学，在院内完成两个教学大队共计413人（其中工人医院160人）的临床教学任务，培养护士、技术员70名，进修生78名。1973年，在抽调29名教师下乡教学之后，完成院内5批约600人次的教学任务，培养护士、进修生113名。1969—1973年，院内完成1200多名学生的教学任务，培养进修医生331人，工人红医50人，护士、技术员140人；另有151人次，年均24.5人次长年脱产到基层教学。1974年，脱产教学教师34人，承担中山医学院学生359人、护训班48人的教学任务，培养进修医生161人。1975年，完成连县分院、业余医专班工农兵学员1600人，护专班32人，进修生143人的教学任务，脱产教师达到120人次。1976年，除连县分院外，派出脱产教师82人次，承担28个基层教学点的853名工农兵学员的教学任务，在院内举办了20个专业的22期短训班共计857名基层医务人员的培训任务，培养进修生98名。[①]

（2）提高教学效率、改进教学方法。在教学工作量日益增多，教学对象、教学制度发生深刻变化的背景下，在实践中注重改革教学的内容与方法成为当时的普遍做法。二院指定一名常委主抓教学，由党委常委、工宣队员、教师、医教处负责人与工农兵学员代表共同组成"三结合"教育革命小组，负责二院的教学工作，该小组负责制定和修改教学计划，检查落实教学内容，总结交流教学经验。在该小组的领导下，各临床科室主任直接抓教学，事前做好教学计划，定期检查落实情况，定期召开评教会议，不断改进教学工作。在解决了教学领导体制的问题之后，在教学实践中，各课程主张运用启发式、直观式、互动式教学方法，贯彻少而精的原则，力求理论和实际结合、后期和前期结合、中西医结合。为解决时间短、任务重的教学问题，他们采取的是重点突破的方式，集中讲解其中的某个章节、某个问题，并结合临床应用的案例来加深印象。为解决重理论、轻实践的问题，他们把理论与实践学时的比例作调整，通过教材建设、实验室

---

① 1971—1976年中山二院历年工作总结。

建设为理论、实践教学提供依据，并利用一切机会带领学员到基层实践，接受群众的考验。①

（3）开门办学。开门办学是二院教学工作贯彻"六二六"指示的具体体现，也是中山医学院教学工作"越办越向下"的重要内容。"文革"期间，二院一度开办了包括连县分院在内的 40 多个基层教学点，几乎每年都向这些基层教学点派送脱产教师和学生，进行长期或巡回教学工作，协助基层培养卫生工作人员和赤脚医生。总计从 1969 年至 1976 年，二院年均派送脱产教师 48.3 人次前往各地教学点，从事基层教学工作。在院内教学的各科室，也坚持派人轮流到工矿、近郊农村人民公社教学。在当时，这一面向基层的"开门办学"方式被认为是既有利于培养基层卫生工作人员，又有利于医院师生的思想转变的双赢举措。

（4）"两条腿走路，多种形式办学。""文革"期间，为"多快好省"地培养卫生工作人员，解决国家医疗卫生人才缺乏的问题，国家提出了"两条腿走路，多种形式办学"的新思路，即在正常的医学院教育之外，通过开办业余培训班的形式为国家培养更多医务人员。对于二院而言，除完成学院分配给医院的工农兵学员、护专班、进修生的教学任务，以及学院开办的函授教学之外，还要利用医院的力量举办各种各样的短期培训班，以加速培养卫生工作人员。其中，二院内科、妇产科、耳鼻喉科、皮肤科、放射科、理疗科等优势科室都曾举办专业或专科的短训班，如血液班、医疗队外科训练班、赤脚医生班、妇产科计划生育妇幼保健员班、口腔科培训班、药扎班、麻醉班、胃肠道疾病班、西医学习中医班、药剂班、心电图班、冷冻治疗学习班，特别是在 1975 年，二院举办了全国消化专业学习班，并于当年 7 月 9 日开办了医专班，有正式学员 36 人。②

（三）科研与专业建设方面

"文革"后，二院的科研工作一度陷于停滞状态，科学研究的"高、精、尖"被扣上"独立王国"的帽子，专家、教授被认为是"资产阶级反动学术权威"。在此背景下，二院有一段时间的专科建设被取消，专业实验室被改用，仪器设备被调走，实验室技术员被下放，科研工作根本无法进行。③

从 1970 年年初开始，二院在学习贯彻毛泽东关于"中国应当对于人类有较大的贡献"的号召时，明确提出"大搞群众性科研活动是工农兵的需要，是战备的需要，是支援世界革命的需要"，自此，二院掀起了"土法上马，中西医结合，医护结合，老中青结合，从常见病、多发病入手"的群众性科研活动。该活动使得沉寂已久的二院科研工作重现生机，在新针治疗中毒性休克、毛冬青治疗冠心病、小剂量穴位注射、针麻、

---

① 《中山二院 1971 年工作总结》，1971 年 12 月，中山二院档案馆藏，第 10 页；《中山二院 1974 年工作总结》，1974 年 12 月，中山二院档案馆藏，第 6 页；《中山二院 1975 年工作总结》，1976 年 1 月，中山二院档案馆藏，第 6 页。

② 《中山二院 1974 年工作总结》，1974 年 12 月，中山二院档案馆藏，第 5 页；《中山二院 1975 年工作计划》，1975 年 1 月，中山二院档案馆藏，第 6 页；《中山二院 1975 年工作总结》，1976 年 1 月，中山二院档案馆藏，第 9 页。

③ 《中山二院向卫生部城市医院工作组汇报提纲》，1978 年 3 月，中山二院档案馆藏，第 14 页。

中西医结合治疗慢性肝炎、中西医结合治疗胃穿孔、急性胆囊炎、急性胰腺炎、急性阑尾炎、中草药治疗皮肤病、老年性慢性支气管炎、计划生育（药物闭塞输卵管绝育法）、鼻咽癌防治、破伤风、CT 照片的临床应用等常见病、多发病诊疗领域取得进展，同时开展了颅内手术、脑血管造影、输精管结扎术、手指移位术、心脏直视手术、中浅层放射治疗等尖端手术诊疗。[1]

1972 年 8 月，"文革"中首次全国科学技术大会召开，通过了《全国科学技术工作会议纪要》，科技工作迎来了"文革"中短暂的春天。二院适时提出以常见病、多发病为重点，贯彻中西医结合的原则，大搞群众科研运动，把实验室研究和开门办科研结合起来，科研工作和教学、医疗工作结合起来的科研工作思路。[2] 二院的科研工作伴随着群众运动重新开启，至 1976 年"文革"结束，二院的科研工作集中体现在五大领域：

（1）药物闭塞输卵管绝育，即"药扎"。该项目由二院妇产科承担，用苯酚胶浆剂闭塞输卵管的方式绝育，减轻手术绝育的痛苦，从 1970 年开始进入临床应用，6 年间共做 4632 例，平均成功率达到 80% 以上，且副作用少，其中 1976 年一年便做了 850 例，经复查，成功率已达 89.6%。1977 年，该项目获得全国科技成果一等奖，为国家的计划生育工作做出了贡献。

（2）毛冬青治疗冠心病。该项目由二院内科首先应用，在 1970 年成功抢救一例广交会港商急性心梗，引起了香港媒体的关注，后在全国中西医结合会议上引起周恩来总理关注。内科医务人员迅速展开实验室和临床的研究，经过实验室多种指标的测定和临床 106 例的观察，初步证实毛冬青对缓解心绞痛，降低高脂血症患者的胆固醇和甘油三酯，降低高血压患者的血压均有肯定疗效，还能抑制二磷酸腺苷诱导血小板凝集作用。

（3）激光的临床应用。1975 年年底，学院首台医用激光机在二院使用，1976 年发展至三种共 9 台激光机，临床治疗观察 90 多个病种、1300 人、1 万多人次，对有些病种效果显著，开辟了一种新的治疗手段。

（4）脾胃论的临床研究。内科曾有对 52 例胃十二指肠溃疡病的临床治疗效果达到 100%，龛影消失率达 91% 的研究记录；对慢性胃炎和慢性结肠炎的疗效也有所提高。

（5）针麻。至 1976 年，临床针麻占到麻醉手术的一半，成功率 75.5%，优良率 59.1%。口腔科住院病人成人手术常规运用针麻，手术科医务人员还组织一定人力下乡开展胃、上颌窦等部位的针麻手术。

此外，在此期间，人工起搏器的临床应用、冷冻疗法（冷刀）、磁性疗法、人工喉语言重建、新生儿溶血性疾病的诊治、缩窄性心包尖平片诊断等都取得了一定的效果。[3]

为更好地服务于科研工作，二院也重建、改造了实验室、检验室，增加了一些新的实验设备和检验项目，如检验科除开展 RH 因子、HAA（肝炎协同抗原）、胎甲球、三酸甘油酯等检查项目外，还对白蛋白、球蛋白、红血球、血色素、胆固醇等项目的检验

---

[1] 《中山二院 1970 年工作总结》，1970 年 12 月，中山二院档案馆藏，第 17 页。
[2] 《中山二院 1973 年工作计划》，1973 年 1 月，中山二院档案馆藏，第 6 页。
[3] 《中山二院 1976 年工作总结》，1976 年 12 月，中山二院档案馆藏，第 9–10 页。

方法进行改革,并新开展了间接荧光抗体试验、火箭电泳免疫羊血妊娠试验,成功试制出了转移因子,编写成《临床检验操作规程》《临床生化检验学基础》等书。①

在科研工作取得一定进展的同时,二院的专业建设也随之恢复,1972年二院开设17个专科,1973年开设26个专科,至"文革"结束后,二院仍有专科24个。其中,内科的心血管、消化、呼吸、内分泌、血液,外科的胸、骨、泌尿、颅脑、烧伤、神经、普外,儿科的血液、心血管,妇产科的月经病、妇癌、计划生育,皮肤科的真菌,口腔科的整形、镶牙,耳鼻喉科的内中耳手术,眼科的内眼病等专业相继恢复,并形成二院的特色专科群,对改革开放后的专业发展都有影响。

四、"文革"后的初步恢复

1976年10月,"四人帮"倒台后,医院以揭批"四人帮"一手炮制的"两个估计"为突破口,争取早日为知识分子彻底平反,并着手进行医院的整顿、恢复工作,把工作重点转移到"技术革命"上来,让医院走上正常发展的轨道。

对于知识分子问题,"文革"期间,二院在落实知识分子政策过程中,曾做过自我调整,修改了一些结论,恢复了一部分知识分子的党组织生活和原有职务。但是,由于整体上知识分子的状况并未根本改变,仍然戴着"知识越多越反动""知识私有""业务挂帅""白专道路""穿新鞋走老路"等大帽子,"两个估计"就像大山一样压在广大知识分子的头上,知识分子没有出头之日,积极性自然也没有被充分调动起来。"四人帮"倒台后,二院开始安排知识分子参加政治活动,推荐一些老专家、教授出席省人大、省政协、省医药卫生科学工作会议,从政治上关心他们,工作上鼓励他们,生活上适当照顾他们。知识分子的积极性被逐渐调动起来了,1977年陈国桢带病坚持主持全国内科学教材编写会议,积极编写"文革"后首部国家级内科学教材;外科专家何天骐在"文革"中病倒很久,在"四人帮"倒台之后重新站上了手术台;妇产科专家郑惠国参加了1977年的省政协会议和统战会议,决心要把二院的妇产科工作重新搞好,在月经病研究方面做出新贡献,准备编写一本月经病专著;老中医潘静江结合他丰富的中医临床经验,整理出中医临床医案184篇,达15万字。类似的案例还有很多,老教授们干劲十足,正如陈国桢所说的那样"要活到老,学到老,改造到老,革命到老,把有限的时间为党的教育事业作出无限的贡献"。在老专家、老教授的带动之下,二院的中青年知识分子也努力刻苦钻研业务,认真攻读外文,兢兢业业工作,大有把被"文革"耽误的时间夺回来的态势,争取为国家"四化"建设多做贡献。②

"人心齐,泰山移",只有人心被充分调动起来,医院的发展才有可能。1977年,为贯彻中央提出的"抓纲治国、三年大见成效"的方针,在老中青知识分子的积极性被调动起来之后,二院制定了"三年打基础,五年大提高,二十三年赶超国内外先进水

---

① 《中山二院1973年工作总结》,1973年12月,中山二院档案馆藏,第6—7页;《中山二院1976年工作总结》,1976年12月,中山二院档案馆藏,第10页。

② 《中山二院向卫生部城市医院工作组汇报提纲》,1978年3月,中山二院档案馆藏,第6—7页。

平"的全面规划,二院的工作中心转移到以"技术革命"为重点的业务上来了。①

从领导体制上来讲,"四人帮"倒台之后,二院仍然是党委、革委会合二为一的领导体制,党委领导下的院长负责制尚未实行。在二院工作重心转移后,医院也要求党委和各个支部、科室的领导班子,要从思想上进行整顿,以适应新形势,要求各级领导干部都要学习一些业务知识,掌握业务工作和医院管理的规律,不要当外行。当时二院革委会有正副主任6人,在5名副主任(其中一人轮流到连县分院)中,懂医疗业务的已占2人。在领导班子突出"业务"的同时,二院要求行政机关也要以"业务"为中心,行政机关要经常下科室,蹲病区,和医务人员在一起,实行面对面的领导,要实行"三三"制,做到不少于1/3的时间在科室和病区。②

在医院的中心逐渐转移到"业务"上之后,自1977年开始,二院的医、教、研等各方面工作均有明显进展,为二院今后的腾飞打下了基础。

医疗方面:1977年,二院门诊急诊总数达685374人次,平均每天看病2196人次,比上一年增加184人次;出院病人总数7923人次,比上一年增加501人次;治疗率70.8%,比上一年增加1.9%;死亡率3.7%,比上一年减少0.5%;平均病床使用率97.4%,比上一年增加4.1%;平均病床周转率15.8次,比上一年增加1次;抢救危重病人462例,成功率77%,比上一年增加2%;一般医疗差错103件,比上一年减少10件。以上数字,说明二院的医疗业务在1977年已出现全面好转。1978年,二院进一步提出要提高医疗质量,要提高病床使用率、病床周转率和治疗率,减少误诊率和死亡率:全院病床使用率平均要达到95%以上,病床周转率每月1.4次以上,死亡率降到4%以下。为了达到医院的"三率"指标,要求各科室不断提高医疗技术,认真做好"三查三对",开展"百日无差错"评比活动,认真加强基础护理,苦练基本技能,消灭医疗事故,减少差错,认真做好对疑难病例和死亡病例的讨论,积极抢救危重病人,努力攻克"三衰"关,不断提高"三衰"抢救成功率。门诊采取医生诊病一贯制,积极创造条件,重新建立门诊病历,以提高门诊的诊疗质量。③

教学方面:1977年,二院担负了820名本科班学生的教学任务,抽调了51名脱产教师,除院内教学外,还有11个综合实践(毕业实习)教学点。为提高教学质量,各科组织精干教师认真备课,增加了讲授内容,补充了基本理论知识,加强了基本操作训练,恢复了考查和考试制度,调动了同学的学习积极性,学生成绩逐步提高。此外,二院还对110名进修医生、2名朝鲜进修生、4名越南进修生加强了理论辅导和技术指导。当年,全院为基层举办了耳鼻喉、月经病、心电图、生化等10个专业短训班,培养了76人,派出有经验的教师10余人次到新会、佛山、韶关等县市做学术讲座38次,听课者约15200人次。1978年,二院进一步提出要提倡"三基三严",提倡实习医生24小时负责制。为提高教学质量,在教学内容上要着重打好临床基础,改进教学方法,增添

---

① 《中山二院1978年工作规划》,1978年2月,中山二院档案馆藏,第1页。
② 《中山二院1978年工作规划》,1978年2月,中山二院档案馆藏,第2页。
③ 《中山二院1977年工作总结》,1977年12月,中山二院档案馆藏,第6页;《中山二院1978年工作规划》,1978年2月,中山二院档案馆藏,第3页。

教具和器材，建立健全教师备课制度，健全学生考核制度，编写教学辅导材料和实习指导，保质保量完成各科教材编写任务。①

科研方面：1977 年，医院举办 20 多次全院性的学术活动；组织申报项目 121 个，当年完成 104 个；出版学术书籍 3 本（《内科消化实验手册》《儿科讲座资料汇编》《内科消化系统进修班材料汇编》）；撰写论文 121 篇，其中用于市内学术报告或专业会议交流的 43 篇，发表了 36 篇；全院有 33 个专业 40 人次参加了全国或区域性专业会议。其中，国家、广东省分配给二院的几个重点科研项目——药物闭塞输卵管绝育、激光的临床应用、针麻、毛冬青治疗冠心病、脾胃学说、白血病、G6PD 的研究都取得一定的成果。在科研工作取得进展的同时，二院也逐步形成了一支过硬的科研骨干队伍，如儿科的吴梓樑，不但自己刻苦钻研，还在儿科建立一支相对稳定的科研团队，1977 年全科写出科研论文 20 篇，待杂志发表的就有 15 篇；妇产科的陈学煌，七年如一日，专心研究"药扎"，取得较好的成果；耳鼻喉科的麦嘉秉，在冷冻器械"冷刀"改革成功并推广使用后，转向医用激光研究，并取得进展；黄大祥于 1977 年 12 月成功进行广东省内第一例颅内搭桥手术，当时属于国内罕见。1978 年，在全国科学大会的推动下，二院的科研工作进一步推进，当年重点开展的项目有：非手术绝育的研究；针刺麻醉的研究；用现代技术研究脾胃的实质；毛冬青、白鹤灵芝草治疗冠心病的临床和实验室研究；激光在临床上的研究；白血病早期诊断及中西医结合治疗的研究；新生儿 G6PD 的研究；婴幼儿先天性心脏病的手术治疗与瓣膜置换术的实验研究和临床应用；开展显微外科及整形外科研究。为了支持医院科研工作的发展，二院还对放射科、检验科、实验室、药房、病理室、病案室、免疫功能室、动物房、仪器设备、精密电子仪器维修、图书资料等辅助科室的工作进行补充、完善与强化。②

专业建设方面：1977 年，全院开展 24 个专科门诊，仅内分泌专科门诊一年就有 2496 人次。有的专业开展了新的技术，如口腔科的硅橡胶颌面部整形、耳鼻喉科的耳功能重建镫骨手术、外科的断肢再植、0.5% 硝酸银酒精溶液喷洒烧伤创面等都起到较好效果；有的专业实验室已经恢复、充实和加强，新开展了不少检查、检验项目。当年二院建立了免疫实验室，着手筹建内分泌实验室和耳功能室；血液室、肺功能室、同位素室、心血管实验室、妇科形态学实验室和外科动物实验室的工作有所加强；补充了一批仪器设备，有 X 光机、显微镜、电冰箱、膀胱镜、分光光度计、除颤起搏器、小儿人工心肺机、人工肾、超声心动图机、四联心电图机和口腔医疗器械等。大型设备购置费比 1976 年增加 1.5 倍。1978 年，二院筹备成立消化、血液、激光 3 个研究室，同时，对计划生育、心血管、普外、颅脑、内分泌、口外内、耳功能、皮肤等专业进行重点建设，并创造条件建立内科泌尿专业。③

---

① 《中山二院 1977 年工作总结》，1977 年 12 月，中山二院档案馆藏，第 4-5 页；《中山二院 1978 年工作规划》，1978 年 2 月，中山二院档案馆藏，第 3 页。
② 《中山二院 1977 年工作总结》，1977 年 12 月，中山二院档案馆藏，第 10-11 页；《中山二院 1978 年工作规划》，1978 年 2 月，中山二院档案馆藏，第 4-5 页。
③ 《中山二院 1977 年工作总结》，1977 年 12 月，中山二院档案馆藏，第 9 页；《中山二院 1978 年工作规划》，1978 年 2 月，中山二院档案馆藏，第 5 页。

人才培养方面：医院于 1978 年 4 月恢复建立住院总医师和住院医生 24 小时负责制，使年轻医生在毕业后最初的两三年内便打下较牢固的临床基础，同时建立导师制，由年资较高的主治医生担任导师，导师要对辅导的年轻医生全面负责，包括制定计划、指导学习及检查考核等。①

规章制度建设方面：建立以岗位责任制为中心的规章制度，具体包括医院及病区管理制度、值班交接班制度、门诊制度、物资管理制度、质量检查制度、分工负责制度、巡回检查制度、岗位练兵制度、设备维修制度、安全管理制度等。②

从"四人帮"倒台后至党的十一届三中全会召开之前的徘徊期中，尽管二院的各项工作均有恢复和明显的进展，但医院也很清楚当时在医疗、教学，特别是科学研究和师资队伍建设上跟不上全国形势的发展，与国内外先进医院的水平比较还有很大的差距。弥补这种差距是中山二院的目标，更是动力，也为改革开放之后二院的迅速发展提供了空间与可能。

---

① 《中山二院 1978 年工作规划》，1978 年 2 月，中山二院档案馆藏，第 6 页。
② 《中山二院 1978 年工作规划》，1978 年 2 月，中山二院档案馆藏，第 6-7 页。

第六章 改革开放初期的迅速发展（1979—2000）

"文化大革命"十年动乱中，全国整个医疗系统受到严重冲击，正常的医教研管理秩序受到严重的破坏。1976年10月，"文化大革命"结束后，医院根据中央和广东省、学院党委的部署，从1976年年底到1979年年初，深入开展揭批"四人帮"斗争，平反"冤、假、错"案，落实党的干部政策和知识分子政策，逐渐恢复了在"文化大革命"中停止的医疗管理制度，重新制定和建立起医院基本的医疗制度，同时开展了"整党整风"和学雷锋活动、社会主义劳动竞赛、"百日争先"等活动，保证了医院快速从"文革"混乱中恢复到正常的医疗工作秩序。1978年，全国科学大会和全国医药卫生科学大会相继在北京召开，极大地鼓舞了广大医务工作者，特别是老一代的医学知识分子。随着医院政治工作和思想工作的开展，他们老骥伏枥，重新挑起医教研管理的重担，医院的科学研究工作也逐步恢复。进入20世纪八九十年代后，医院紧跟国家医药卫生事业改革的步伐，大力推动医院改革发展，引进外资合作，扩展办医空间，实施后勤服务社会化，大胆改革干部人事制度，推动奖金分配制度改革，建立成本核算制度，健全学科门类，实施专科化管理，狠抓服务管理和建章立制，推动医疗科研创新，取得了良好的成绩，成为广州市首家三甲医院。

从改革开放到2000年这个时期，医院先后经历了几位院长的领导。从改革开放到1980年9月，院长负责制尚未恢复。原革委会主任、党委书记王枫在"文化大革命"结束后，根据上级的指示，致力于拨乱反正，逐步纠正"文化大革命"期间"左"的路线和思想，落实党的知识分子政策，初步恢复了医院的医疗秩序。1980年9月，医院恢复党委领导下的院长制，著名的外科老专家何天骐被任命为院长，严棠、廖适生、缪镇潮、宁玉明、邝健全等担任医院副院长，严棠兼任党委副书记。1981年2月，党委换届，王枫继续担任医院党委书记，李国楠于1982年10月接替严棠担任党委副书记。院长何天骐带领医院职工继续致力于恢复医院的医疗、教学、科研秩序，狠抓基本医疗制度的恢复和落实，落实岗位责任制，推动各科室成立科研实验室，恢复了正常的医教研秩序，同时启动中山楼以及长堤宿舍、竹丝村宿舍的建设，为医院快速发展奠定了基础。在此阶段，党委根据上级的精神，积极配合恢复党委领导下的院长制，支持和尊重行政领导的决定，做好了工作重点转移中的职工政治思想和法制教育。1984年起，缪镇潮担任院长（1984—1985年缪镇潮在美国进修，由邝健全担任代院长），邝健全、张旭明、严棠、罗激等担任副院长。其间，医院举行了隆重的建院150周年庆典暨中山楼落成剪彩，时任卫生部部长陈敏章代表卫生部宣布我院更名为中山大学孙逸仙纪念医院。1987年，张旭明担任医院院长，傅祖植、邝健全、林吉惠、罗激、刘尚礼、朱昌国、张志光等先后担任副院长。1997年，张旭明退休后，由黄洪章担任院长，陈积圣、黄健、黄子通、林仲秋、程桦等担任医院的副院长。

1985年12月后,根据上级指示,医院恢复院长负责制,到1989年5月,党委不设党委书记。1984年9月到1989年5月,刘娴担任医院党委副书记。1989年5月以后,医院重设党委书记。先后由刘娴(1989年5月—1992年9月)、黄洪铮(1992年9月—1995年10月)、刘尚礼(1996年3月—1997年3月)、黄洪章(1997年3月—2000年4月)等担任医院党委书记。王明楚、黄洪铮、张志光、赖亚力、马越、陈启明、黄洪章等先后担任医院党委副书记。医院党委在中山医系统中首先成立医院思想政治工作研究会,在全国卫生思想政治工作领域颇有影响,连续四届(1987年、1989年、1991年、1993年)获得"广东省文明医院"荣誉称号,极大地保障和促进了医院医教研事业的改革和发展。

第一节 百废俱兴

一、拨乱反正,恢复医教研正常秩序

(一)落实知识分子政策

"文革"期间,在林彪、"四人帮"长期干扰破坏下,医院党的知识分子政策遭到践踏,知识分子被污蔑为"臭老九"。许多老专家、教授被扣上"反动学术权威"帽子,把中华人民共和国成立后培养的技术人员说成是"修正主义的苗子""复辟的基础",以阶级斗争为纲,政治运动一个接一个。在清理阶级队伍和"一打三反"运动中,医院被立案审查的共有45人,占全院职工6%,其中教授、正副科主任15人,讲师、主治医生8人,住院医生3人,护士3人,技术员3人,行政干部6人,工人5人,其他职工2人,造成了一批"冤、假、错"案。[①] 由于"四人帮"鼓吹打倒"反动学术权威",批判"专家办院""教授治校",老知识分子成了被冲击的对象,幸免者不多。"文化大革命"结束后,尽管全国政治局势还不够明朗,但是平反"冤、假、错"案,落实党的干部政策和知识分子政策,成为全面拨乱反正中的一项迫切的政治任务。1978年春季,广东省委文教系统在从化召开落实党的干部政策和知识分子政策会议。会后,医院领导按照上级的部署,开始着手在医院内部对"文化大革命"期间的案件进行重新讨论,对"冤、假、错"案进行平反。

为尽快从"文化大革命"动乱中恢复过来,医院根据党的十一届三中全会精神,成立了平反"冤、假、错案"专项工作小组和"落实政策办公室"。医院在1977—1980年全面复查了48人在"文革"中的专案材料,实事求是地对案件开展复查,对案件结

[①] 《中山二院向卫生部城市医院工作组汇报提纲》(内部打印稿),第5页,存于中山大学孙逸仙医院档案室。

论进行重新讨论,"对'文革'期间'冤、假、错'案进行了平反昭雪,全院共平反107人(其中由学院平反29人,医院平反78人,包括已调至外单位的26人),平反后发给平反书的45人,占平反人数的42%,还为在'文革'中被迫害致死的两位同志开了追悼会,进行平反昭雪"[1]。医院还整理了"文革"期间形成的全部材料,将不实的材料予以销毁。同时给平反的107人受株连的亲属所在单位发出了平反清理材料通知书,以消除影响。通过落实政策,平反冤假错案,恢复了一大批在"文革"期间遭受迫害的职工的名誉,进一步巩固和发展了安定的政治局面,改善了党群关系,提高了党的威信。

在集中系统地开展拨乱反正的同时,医院也着手落实知识分子政策,恢复知识分子的经济和政治待遇。"文革"期间,医院人事制度遭到破坏,职称晋升制度被停止。"文革"结束后,医院恢复了职称评审制度。从1976年至1980年,医院通过申报、推荐、讨论,晋升了一大批医、教、研技术骨干。职称晋升制度的恢复,进一步落实了党的知识分子政策,调动了广大知识分子的社会主义建设积极性,推动了医院医、教、研工作的开展。

随着职称制度的恢复,医院也根据学校的通知,对全院职工工资进行了系统调整。1980年,进行了部分职工的工资调整工作,通过半年多自下而上的评议、审定,共调整了448人的工资,占全院888名职工的50%。[2] 1982年,医院又重新调整了751人的工资,占87.5%。[3]"文革"开始后,十多年内职工工资待遇没有进行过调整,经过此次调整,绝大部分职工的工资水平得到了提高,职工的工作积极性也随之提高。更重要的是,根据新职称进行的工资调整逐步能体现出医务工作者的劳动价值和知识价值,改变了"文革"期间医务工作者工资待遇比厨房工人工资待遇还低的状况,也改变了"做也六十一,不做也六十一"的绝对平均主义。

"文化大革命"期间,受到最大影响的是知识分子:老专家、老知识分子被当作资产阶级学术反动权威被打倒,青年知识分子受"四人帮"的"读书无用论""知识越多越反动"等反动思想的影响,无法专心于提高业务。高考制度的停止,频繁的政治运动无法给青年学习专业知识的机会。1980年,医院组织调查内、外、妇、儿四个科的技术力量情况,其中1947—1960年毕业的医生46人,占29%,基本掌握了本专业知识、大多数能看懂一门外文的专业书,是医院骨干;1961—1963年毕业医生40人,占25.4%,约一半在字典帮助下能看懂一门外文的专业书,是医疗骨干;1964年以后毕业的占44.6%,大多数理论水平和基本功较差,一半人不掌握外文。[4] 造成这一局面的

---

[1] 根据中山大学孙逸仙纪念医院档案室藏1980年医院党委大会报告《认真总结经验教训,进一步加强党的建设》。报告中时指出:"原定位敌我矛盾的十人,经复查除一人仍定为敌我矛盾外,其余全部改为人民内部矛盾;原定给予三大处分的六人,经复查,除一人仍维持给予党内警告处分外,其余五人均免于处分。还有的经过复查修改了原结论,修改后属一般政治历史问题的十一人,不需要做结论的十七人,维持一九七五年结论属一般政治历史问题的四人。"

[2] 《中山二院一九八零年工作总结(1980.12.19)》,第11页,存于中山大学孙逸仙纪念医院档案室。

[3] 《中山二院一九八二年工作总结》(内部打印稿),存于中山大学孙逸仙纪念医院档案室。

[4] 《中山二院向卫生部城市医院工作组汇报提纲》(内部打印稿),第7页,存于中山大学孙逸仙医院档案室。

客观原因是"文化大革命"打断了1965届以及后来学生的学习。另外，下乡教学、医疗工作多，医院病床少，进修生多，年轻职工轮转病房机会少。内科住院医生平均一年才一个多月到病房，如当时江国语医生毕业14年，到病房的时间只有两年左右。在这种情况下，"文革"十年的人才培养几近中断，造成"文革"结束不久，医院马上面临人才队伍青黄不接的局面。

值此人才难得之时，发挥老专家、老知识分子的关键作用便显得非常重要。根据中央精神和中山医学院的精神，医院深入落实知识分子政策，恢复了一些老知识分子的领导职务，如何天骐被提拔为外科主任，陈国桢重新出任内科主任。医院也尽力安排一些老教授、老专家参加各项政治活动，推荐他们出席省人大、省政协、省医药卫生科学工作会议，从政治上关心他们，工作上鼓励他们，生活上适当照顾他们。随着医院不断落实国家的知识分子政策，医院老一辈的知识分子尽管不少已到花甲之年，但工作积极性也被逐步调动起来了。内科陈国桢带病坚持教材编写，积极编写内科学教材；外科何天骐病休一年多后重新走上手术台，开始积极工作；妇产科郑惠国开始投入更多精力研究月经病，准备下一本月经病专著；老中医潘静江根据多年临床经验，致力于中医临床医案的撰写。[①] 一些德高望重的老知识分子重新回到医院医教研工作的中心，在医院"文革"结束后的"整顿、调整、巩固、提高"阶段发挥了重要的作用，使医院医教研秩序得到较快恢复。1980年，医院恢复党委领导下的院长制，何天骐被任命为医院院长，某种程度上重新确认了"教授治院""专家治院"的方针，更多的教授走上了医教研的管理岗位，领导医院发展。

（二）健全"党委领导下的院长负责制"

"文革"期间，医院在"极左"思潮影响下，院长负责制被废除，设立了革委会负责医院工作。1980年9月，在学院统一部署下，医院撤销了革委会，恢复了院长制，任命何天骐担任医院院长，严棠、廖适生、缪镇潮、宁玉明等担任医院副院长。革委会时代，医院原有正副主任6人，其中行政干部2人，经过调整后，有正副院长5人，其中正副教授4人、行政干部1人，体现了专业化、知识化的要求，恢复了过去"专家治院""教授治院"的体制。同时，医院也调整了机构，促进了医院及各科室的领导班子工作，使之更好地适应医院"四化"建设的需要。调整后，行政业务在院领导指导下，设立"1个办、1个处、5个科、2个部"的办事机构，业务科室共有15个科、5个室。[②] 在调整之前，原有党支部7个，为适应当前工作重点的转移，根据一般以科室为单位设立的原则和医院各科室党员的实际情况进行了调整。经过调整后，在党委领导下，设有党委办公室、保卫科和党支部13个。除内、外科党支部设有专职支部书记外，其他支部书记均为兼职。医院行政科室也进行了调整。调整前医院行政机构是三处一办，经过调整后，改为1办1处、4个科、2个部，有正副科长及正副主任共13人。临

---

① 《中山二院向卫生部城市医院工作组汇报提纲》（内部打印稿），第6—7页，存于中山大学孙逸仙医院档案室。
② 《中山二院一九八零年工作总结（1980.12.19）》，第12页，存于中山大学孙逸仙纪念医院档案室。

床科室经过调整后,麻醉科、激光科、病理室成为独立的科室,有正副主任31人。① 经过调整,一批懂业务知识、有技术、会管理的内行被提拔到领导岗位上来,实行党政分工,使各级行政业务领导有职、有权、有责,从而加强了医院和各科室的管理,克服了过去党政不分,医院管理体制混乱的情况。医院中层组织更好地实现了专业化管理。1985年后,根据上级的指示,医院开始实行院长负责制,医院的管理体制得到进一步改革和完善,医院党政领导分工更加明确,提高了医院整体运转的效率。在院领导和各层领导干部、全体职工的努力下,医院通过拨乱反正,逐步恢复了医、教、研的正常秩序。

(三) 解放思想,转移工作重心

医院系统地从组织上开展拨乱反正,纠正冤假错案的同时,随着"实践是检验真理的唯一标准"大讨论的开展,特别是党的十一届三中全会的召开,国家意识形态逐渐从"文革"极左思想和"两个凡是"的思想中走出来,重新确立了"实事求是、解放思想"的思想路线,国家在意识形态层面也开始了拨乱反正,要求破除"以阶级斗争"为纲,将工作重心转移到生产上来。根据中央和中山医学院的安排,医院党委有计划地开展思想工作,促进医院职工思想解放,将全院思想统一到医教研工作重心上来。医院通过大会、小会以及各种座谈会批判"四人帮"炮制的"两个估计",批判过去"文化大革命"期间污蔑知识分子的各种谬论,从而促进全院职工思想大解放、大统一。1977年,医院开展了以"加强党的集中统一领导,加强党的民主集中制和发扬党的优良作风为中心内容"的整党整风,开展关于实践是检验真理标准问题的讨论,进一步端正党员思想路线,逐步恢复党的民主集中制。医院组织学习贯彻党的十一届三中全会和第五届人大第三次会议的公报和各项决议,学习邓小平《目前的形势和任务》的报告和叶剑英在国庆三十周年的讲话,通过学习,进一步提高了广大职工对形势和党的方针政策的认识。在中央公审林彪、"四人帮"的时候,医院及时组织职工学习和收听、收看公审这两个反革命集团的实况和有关文章、资料,通过学习,进一步提高大家对这两个反革命集团罪行的认识,肃清其流毒和影响,加强法制观念。1979年,医院通过组织广大党员和群众对《发扬社会主义民主,加强社会主义法制》《关于党内政治生活若干准则》和《党章修改草案》的学习,进一步提高了党员的觉悟,提高了对纠正党内不正之风的认识,健全了党内民主生活。②

1981年2月召开医院党员大会,党委书记王枫结合医院实际,检讨了医院在"文革"期间受"极左"思潮的干扰下,医院所遭遇的重大挫折和损失,对医院"文革"期间的错误观念和思路展开分析和批判,促进了全院职工思想观念解放,从医院发展出发拥护医院工作重心的转移。

---

① 《认真总结经验教训,进一步加强党的建设——在全院党员大会上的报告》,第12页,1981年2月18日,存于中山大学孙逸仙纪念医院档案室。

② 《认真总结经验教训,进一步加强党的建设——在全院党员大会上的报告》,第2页,1981年2月18日,存于中山大学孙逸仙纪念医院档案室。

1981年医院组织全院学习中央一、二号文件和六中全会通过的《关于建国以来党内若干历史问题的决议》，使全院职工对中华人民共和国成立以来的国家历史有了正确的认识，思想认识不断提高，"左"的错误和影响进一步得到清除，大家的思路逐步统一到《决议》上来。[1]

在开展全院全员的思想政治教育的同时，医院也开展针对个别同志的谈心谈话活动，鼓励在"文革"期间批斗过别人的职工正确认识自己的错误，放下思想负担，努力为医院发展做贡献，也劝说在"文革"期间遭遇批斗的职工放下个人恩怨，理解在"极左"思潮中他人的错误。

医院通过面、线、点的工作，促进了全院职工观念大解放，思想大统一，全院形成了团结一致的局面。

（四）重建医教研管理制度

"文革"期间，医院医疗管理制度遭到破坏，医疗秩序受到冲击，许多医疗制度被废除。"文革"结束后，1977年医院立即联系实际，着手医院规章制度的整顿，以1973年中山医学院印发的医院医疗制度为范本，边执行，边修改补充，重点抓好各级人员职责制度、岗位责任制、交接班制度、病区管理制度、物资管理制度、质量检查制度（包括查对制度，以及各种记录书写、差错事故处理、疑难病例会诊、死亡病例讨论、手术审批等制度）。护理工作也开始狠抓技术考试、考核，开展技术练兵、操作示范，加强晨间护理和重病护理。同时，医院恢复了统计、分析和公布医疗质量情况，加强了对医院医疗业务量，特别是对医院治愈率、死亡率、平均病床使用率、抢救垂危病人数、抢救成功率等的统计。通过恢复执行这些基本的医疗制度的，医院的医疗秩序在"文革"结束后迅速得到初步恢复。[2]

1980年恢复院长制度后，医院领导班子进行了重新调整，何天骐担任医院院长，继续贯彻将工作重点转移到业务工作上来的路线。各级领导都重视医疗工作。院长何天骐亲自督促医疗制度建设。1980年各科逐步恢复和健全了科主任（教授）查房、疑难病例会诊、死亡病例讨论和手术审批制度。何院长亲自督促医疗部门组织病理抽查，严棠、缪镇潮副院长亲自督促开设门诊病历，使拖了多年的门诊病案于1981年9月1日重新恢复。[3] 1981年制定了医院《工作人员手册》。1983年，何院长提出手术器械、敷料要单独消毒，减少了感染现象。[4] 院长们一直坚持参加本科室的科内查房和专科门诊，参加大、小手术和抢救危重病人工作，以利于医疗质量的提高。

领导班子调整后，医院注意进一步发挥科主任的作用。医院加强医院周会，科主任都能参加，以了解医院情况、上级的意图，便于更好地安排工作，遇到个别问题时，还同科主任商量，使他们基本上做到有职、有权、有责。科室实行科主任、主治医生、住

---

[1] 《一九八一年党的工作的总结》，第1页，1981年，存于中山大学孙逸仙纪念医院档案室。
[2] 《中山二院向卫生部城市医院工作组汇报提纲》（内部打印稿），第11页，存于中山大学孙逸仙纪念医院档案室。
[3] 《中山二院一九八二年工作总结》，存于中山大学孙逸仙纪念医院档案室。
[4] 《中山二院一九八三年工作总结》，存于中山大学孙逸仙纪念医院档案室。

院医生对病区负责管理制度。相关重大事情经科主任会议研究解决，定出措施，并部署实行。各科一般做到至少每周一次科主任查房，对疑难病例进行会诊，情况特殊的死亡病例讨论，重大手术审批等。放射科加强了主治医生责任制，科主任把好质量关，取得了较好效果。① 1982 年，内科、外科设立了专科主任制，发挥各专科的作用，抓好专科学习，讨论新项目开展，科研及临床工作总结、疑难病例、复杂手术等，提高医疗质量，抓好值班医生日志登记和检查，加强值班医生的责任感。普外科设立专科主任后，每周五下午都进行专科活动。内科从 1982 年开始实行住院总医生制度，对科内的医疗统筹工作和危重病人的抢救工作很有好处。内科不但坚持住院医生天天查房，主治医生也天天重点查房，每周一次专科查房和大科查房，进行疑难病例讨论。放射科坚持高年资医生担任每天总值班指导，解决日常技术复杂的问题。检验科质控工作也从生化扩大到免疫细菌和临床。急诊室重视抓好业务学习和急诊操作规程的训练，在急诊抢救中配合得很好，抢救成功率较高。儿科重新加强了各级人员岗位责任制。药剂科克服了人力紧缺的困难，做了大量工作，制定并实行了八项制度，改变了过去散、乱、脏的状况，受到省卫生厅医院药剂管理工作检查组的好评。内科、皮肤科和耳鼻喉科实行科主任下门诊、查房和各级人员岗位责任制等 5～6 项制度。各检查、检验科室的技术人员也普遍实行岗位责任制，并严格遵守各项操作规程。纤维胃镜、超声波、脑电图机、X 光机等贵重仪器使用、维修、保养制度都比较健全，有问题时能及时发现，随即改进，避免整批检验结果发生错误。1981 年医院检验科四次接受广东省生化质量控制检查，第一次被评为第 17 名，第二次为第 7 名，第三次为第 5 名，省卫生厅还评定医院检验科为广州市 1982 年接受世界卫生组织主持的质控检查的 6 间医院之一。② 1982 年，检验科参加国际质控检查工作，广州有 6 间大医院参加，医院合格率名列第二。③

口腔科健全了器械管理，把牙机、车针、洁牙机车头等落实到人。检验科自行补充了放假条例、奖金发放条例和岗位责任制度，避免了假期积压和混乱，奖金做到奖罚分明，避免平均主义，还制定岗位责任制，使职工工作自觉性增强过去个别同志上班会客多、进出科室多，设立离岗登记表后，带亲属看病要登记，只能快去快回。④

护理工作方面，1983 年医院开始实行护理责任包干制度，在外科二区、内科三区试行包干取得经验后，于 7 月份全面实行，外科一区、外科三区、妇科病房、耳鼻喉科病房表现都较为突出。医院进行护士素质及仪表教育，90% 的人达到要求；狠抓消毒隔离制度，组织消毒隔离科普知识竞赛活动；开展干部培养工作，组织讲座、护理经验交流会，选送 70 年代毕业的 18 位护士到护校短期进修学习，组织护长定期学习，不断提高管理水平。⑤

医院和各科室抓劳动纪律制度，落实责任制，健全医疗管理制度的同时，亦纷纷着手建立诊疗常规，开展新的诊疗技术，安装新医疗设备。如内科二区修订电击复律，心

---

① 《中山二院一九八三年工作总结》，第 7 页，存于中山大学孙逸仙纪念医院档案室。
② 《中山二院一九八一年工作总结》，第 7 页，存于中山大学孙逸仙纪念医院档案室。
③ 《中山二院一九八二年工作总结》，存于中山大学孙逸仙纪念医院档案室。
④ 《中山二院一九八三年工作总结》，存于中山大学孙逸仙纪念医院档案室。
⑤ 《中山二院一九八三年工作总结》，存于中山大学孙逸仙纪念医院档案室。

跳骤停抢救等七项常规。内科消化专业开展了纤维结肠镜高频电凝切套勒息肉期切除术、B型线性超声波显像诊断术。检验科新开展了补体第四成分测定实验，免疫复合物实验等七个新项目。放射科安装和修复了东德TuR-1000 Ⅲ X线机，安装了捷克Chirodus 800 mA带电视X线机，建立了各台机器的技术操作规程和定期检修计划，使机器能保持良好的状态。这些项目的开展，对病人的及时诊断和治疗起了很好的作用。①

（五）关闭"文革"期间举办的各种分院和教学点

在"文革"极左思潮影响下，中山医学院"越办越大""越办越向下"，以招生人数论"革命"，不然就是倒退，一个附属医院要办一所分院，分院一年招200名学生。这导致医院本部砍掉病床办分院，甚至把教研组也分散到5间附属医院和3个分院，形成"八大军区"。由于越办越向下，医院抽调了大批人力、物力和财力，办起了连县分院，还在中山县1976级教学基地搞了一个所谓"半工半读"的试点，学生以公社生产队为基点，吃住在生产社，上午到医院实习，下午参加农业生产，严重破坏了医疗、教学秩序。1975—1976年，医院先后有基层教学点40多个。40多个教学点使当时只有800多人②的医院捉襟见肘、分崩离析，医院本部医疗活动几乎不能正常运转。对此，许多当时的中青年医生在如今的口述历史中曾有所表达，皮肤科许德清回忆，1973年因为皮肤科只剩下他一名主治医生留在医院，因此自己被任命为皮肤科主任；妇产科邝健全回忆，"文革"期间曾经因为医院高年资的医生被"打倒"或下乡，留在本部的只剩下他一名主治医生，因此他被任命为临时代理院长。面对此种情形，"文革"结束后，医院根据"调整、改革、整顿、提高"八字方针，在学院领导下，停办连县分院，顺利完成移交工作，将分院的职工全部撤回，继而先后撤掉了分散各地的教学点，从而使医院医教研的力量重新回归到医院正常的工作中。

"文革"结束后，医院经过批判"林彪集团""四人帮"的错误，促进解放思想，纠正"极左"观念，正确地认识和处理中华人民共和国成立以来的历史问题，认真落实拨乱反正和知识分子政策，理顺医院管理体制，医院医教研各项工作逐渐走上了正轨。

二、医教研工作走上正轨

在拨乱反正的同时，医院开始不断着手加强医疗管理，改善医疗环境，提高服务质量，增加先进医疗设备投入，促使医院的医疗业务迅速增长。与此同时，教学和科研工作也逐渐恢复正常，"文革"期间的科研和医疗技术创新成果受到了重视和表彰，新的科研成果涌现。改革开放后，随着国家招生政策的恢复，医院医学教育迎来了新的

---

① 《中山二院一九八零年工作总结（1980.12.19）》，第3－4页，存于中山大学孙逸仙纪念医院档案室。
② 根据1978年《中山二院向卫生部城市医院工作组汇报提纲》统计：中山二院职工836人（包括学院编制84人），其中医生260人（正副教授9人、讲师12人、主治医生43人、住院医生177人——包括医士4人、护士提医生12人）、护士220人、技术员107人、工人185人、行政64人。

春天。

（一）加强医疗管理，改善医疗环境

"文革"期间，医院规章制度废弛，人心涣散，医院建筑缺乏维护，环境缺乏美化，就医环境不能满足病人的需要。医院通过将内科一病区调到后座二楼，将激光室、超声波室搬入门诊四楼，减少每天进行同位素、超声波检查和激光治疗的一百多名病人进入住院病区大楼。同时对内科一、二区进行大维修，走廊和厕所等铺设瓷片，使其更为清洁雅观。门诊部还组织力量把急诊室的招牌及门诊的路标、指示牌等装修一新。此外，增设了港澳病区，陆续购置空调，改善病房的住院环境。外科一、二病区和内科臭虫较多，医院认真全面地进行了消灭臭虫工作。探访、住院病人制度也有所改进，对此加强了传达室管理，限制了非探访时间探访病人，使病人得到较好静养。①

1981年年底，医院把激光室、超声波室、港澳病区搬迁至门诊大楼，减少病人进入病区，又加强了探访和陪人的管理，使病区的整洁、安静有所改善。为加强护理工作及病区管理，医院成立了护理部，主抓"脏、乱、差"，要求做到"清洁、整齐、舒适、安全、安静"10个字，统一了各项标准及管理制度，提高了护理质量，还定期召开护长会议，进行交叉检查评比，交流经验，形成制度化，这对提高医疗质量起了重要的作用。②

1982年开始，医院每年开展"全民文明礼貌月"活动，大力开展文明礼貌活动，加强宣传，提高对精神文明建设的重要意义的认识，并付诸行动，开展了"视病人如亲人""假如我是一个病人"等活动，通过"优质服务月"及文明礼貌教育月活动后，使医院在服务态度、工作质量方面都有了较明显的改善，涌现许多好人好事。医院每年收到表扬信件100多封，尤其是皮肤科、耳鼻喉科收到表扬信件和病人称赞最多。

1983年，广东省掀起二次计划生育高潮，"药扎室和妇产科门诊加班加点做，有时中午一时才下班。妇产科病房在加床十多张的情况下，他们又主动要求在大礼堂临时开设绝育手术病区，自10月11日至12月2日止，50天的时间，为492个女性施行了绝育手术，为加快床位周转，减少手术者住院时间，他们做到当天入院当天手术，有时一天做二三十人，医生从早上8点多进手术室，一直做到下午三四点钟才下班。小儿科门诊做到敞开挂号，来者不拒，门诊比去年有较大的提高，达到历史最高水平，1—11月份门诊总额74471人次，比去年增加12322人次，平均每天增加36人次。内科消化专科门诊基本上取消限额，基本上克服了看'专科难''排期长'的现象，新开设了肝炎专科门诊"。③

根据现有资料统计，1976—1985年这10年医院门、急诊工作量如表6-1所示。④

---

① 《中山二院一九八零年工作总结（1980.12.19）》，第5-6页，存于中山大学孙逸仙纪念医院档案室。
② 《中山二院一九八二年工作总结》，存于中山大学孙逸仙纪念医院档案室。
③ 《中山二院一九八三年工作总结》，存于中山大学孙逸仙纪念医院档案室。
④ 《1969—1999年门、急诊工作量一览表》，载《中山医科大学孙逸仙纪念医院院志（1835—2000）》，第178页，2000年编，存于中山大学孙逸仙纪念医院档案室。

表6-1　1976—1985年医院门、急诊工作量

年份	门诊人次数	急诊人次数	总计	平均日门诊量
1976	513710	121374	635775	2012
1977	553209	131639	685374	2196
1978	542904	115015	658510	2220
1979	564216	121235	686145	2167
1980	630590	111248	742429	2355
1981	644793	106650	752060	2403
1982	669014	111033	787426	2480
1983	770553	117492	890206	2836
1984	793239	117315	916962	2888
1985	799105	110186	943677	2909

1985年医院总门、急诊量合计为943677人次，比1975年增加了约30万人次，增长率约为50%。其中门诊量799105人次，比1975年增加了近40万人次，增长率约为80%。

（二）加快更新必要的医疗设备

"文革"期间，医院医疗技术力量被分散到各地，医院不能正常发展。因为批判"高、精、尖"技术，医院专科被取消，专业实验室被撤销，医院较为先进的医院设备均被搬走。这导致"文革"结束后，医院医疗设备落后，"连地区医院都不如"。1978年，医院在向上级汇报中直陈医院设备落后现状："老Ⅱ型，各医院已经用作动物实验了。两次还在手术中出故障……医院放射科X光机以四五十年代购买的X光机为主，原有一台1961年购买的东德1000毫安X线机，线管坏了多年，1970申请，至今无货，同时，机件也都损坏，目前还放在市医疗器械修配厂。现在国产400毫安机为主机，既无断层照片，又难做心血管、脑血管造影检查，不但影响科研还影响到日常工作的开展。医院脑外科、内、儿科心血管组都有一定的技术骨干，正准备开展婴幼儿先天心修补术、瓣膜置换术，但X线机成了一个阻力。去年底，日本内窥镜访华团到医院交流经验，要做胆胰管造影表演，就因X光机太差无法进行。"[①] 医院经历"文革"十年，医疗设备几乎从未更新。

百废待兴之时，亟须"粮草先行"。医院为了进一步搞好医疗工作和科研工作，下决心补充一些急需设备。1977年后，医院先后添置了800毫安带电视X光机、B型超声波、眼底照相机、手提式X光机、纤维结肠镜、纤维支气管镜、纤维膀胱镜、子宫腔镜

---

① 《中山二院向卫生部城市医院工作组汇报提纲》（1978年3月20日），第16-17页，存于中山大学孙逸仙纪念医院档案室。

等设备。① 1981年又添置了1000毫安X光机、心血管监护仪、病理切片机、手术显微镜、血液自动分析仪等。② 其中，购置的1000毫安X光机为美国进口机器，上级拨款50万元，医院自筹60万元。这些先进的、大型的医疗设备相继投入使用，保障了医院在"文革"结束后，医疗工作迅速走上快速发展的轨道。大型、先进机器的投入使用，也使得医院中断了十多年的科研和医疗技术创新工作重新得到发展。为提高科研条件，1983年医院添置了一些必要的仪器设备，如四道生理仪、纤维胃镜、r定标器、血气分析仪、酶标准定器等。当年医院经上级批准并有拨款的科研项目有糖尿病防治的研究等8项。

（三）医疗技术创新工作得到了恢复

医院各科室纷纷开始进行新技术的研究和推广，取得了很好的效果。1977年，在外科黄大祥的带领下，医院开展小血管吻合术动物实验，并于同年在广东省进行的第一例显微外科大脑中动脉-颞浅动脉端侧吻合术治疗缺血性脑血管手术中取得成功。一年之内神经外科进行了17例该类手术，并于1979年获得广东省高教局科研成果三等奖。

1977年年底，在广东省召开的医药卫生科学工作会议上，医院小儿科、妇产科、耳鼻喉科和吴梓樑、陈学煌、麦嘉秉同志受到省革委会的表扬。苯酚胶浆剂闭塞输卵管绝育被评为全国科研成果，在全国成立协组，由医院任组长。儿科红细胞-6-磷酸葡萄糖脱氢酶的研究，从1975年开始，已经做了初步总结，并报全国科学大会。③

1980年，医院重点项目"药扎"项目有新的发展，1—11月份做药扎2388人，药扎后复查1387人，设计出药扎导管、双腔管、Y型玻璃接管，并已成批生产，受到省内外医务人员的好评。"药扎"这一科研成果在1980年12月15日至18日在本院召开全国鉴定会议，专家们认为，此法安全、经济、成功率高、易于推广、可广泛地应用于女性绝育。④

1980年，喉癌手术改进后，每个病人的手术时间缩短了两三个小时。口腔科成功修复了一例先天性眼-面-唇裂畸形罕见病例。⑤

1981年，不少科室开展了一些新的检查项目、检验项目、改进了一些手术方法，如检验科新开展的甲状腺球蛋白试验、肌红蛋白试验、酶标试验和DNA检查等。内科的胰胆管造影术、眼科的荧光素眼底造影、外科进行的贲门断流术治疗门脉高压、口腔科进行的全耳再造术、鼻尖垫高术皆取得成功。妇产科应用显微外科技术，使输卵管复通，又开展绒毛膜促性腺激素放免测定，染色体G带检查等。耳鼻喉科在治疗眩晕及前庭功能的研究方面取得了一定的成绩，在全国眩晕座谈会上被介绍，且受到好评。⑥

---

① 《中山二院一九八〇年工作总结》，第5-6页，存于中山大学孙逸仙纪念医院档案室。
② 《中山二院一九八一年工作总结》，第10页，存于中山大学孙逸仙纪念医院档案室。
③ 《中山二院向卫生部城市医院工作组汇报提纲》（1978年3月20日），第15页，存于中山大学孙逸仙纪念医院档案室。
④ 《中山二院一九八〇年工作总结》，第5页，存于中山大学孙逸仙纪念医院档案室。
⑤ 《中山二院一九八〇年工作总结》，第5页，存于中山大学孙逸仙纪念医院档案室。
⑥ 《中山二院一九八一年工作总结》，第10页，存于中山大学孙逸仙纪念医院档案室。

(四）教学秩序得到恢复：恢复教研室工作

"文革"期间，教研室被废止，直到 1975 年方恢复临床教研组，在批判"专"路线的年代，教研组主任不敢召开会议，教研组名存实亡。"文革"结束后，国家形势和气候发生了改变，教研室主任的工作得到了重新恢复。教研组、室主任也进行了重新任命，资深的老专家、老教授重新被任命为科主任、教研室主任。高考制度的恢复使中山医学院迎来了"文革"结束后第一批本科生、研究生。医院负责外科总论、外科各论、系统内科学、诊断学等教学任务。老教授、老专家开始振奋精神，积极编写新教材，加强基础理论的教学，恢复考试制度，调动了学生的积极性。面对医院人才断层的局面，医院各层领导和医务人员都感受到人才培养工作迫在眉睫，对教学工作非常重视。各科领导指定一名有经验的科主任或讲师负责，做到大课以教授、讲师为主，以老带新，中年教师讲课前，都要写好讲稿，经有经验的教师审阅。① 1978 年 4 月，医院面向 1975、1976、1977 届的年轻医生恢复了 24 小时负责制，取消了过去的区长制，实行主治医生负责制，调动了主治医生的积极性。② 医院撤销连州分院以及分散各处的教学点后，改为接收进修医生到医院学习和进修，同时在医院开设学习班。③ 1978 年，医院除完成中山医学院和护校的讲课和实习任务外，还完成了桂林医专 18 位实习生和广州市第二护校实习生的教学任务。1980 年，医院接收了 244 人次的医生进修，其中一年制进修医生 70 人，卫生部委托的肌肉图学习班、药扎班 16 人，省卫生厅委托的皮肤病学习班、放射诊断学习班、药扎班 16 人。另外，还与兄弟医院合作，举办了广东省消化专业学习班、理疗学习班。此外，面向广州市基层单位医务人员参加的学习班有：护士基础理论讲座班、诊断基础学习班、心血管理论讲座班、内科进修讲座班等。医院还派出专业人员协助韶关等地举办各类型的学习班。④ 1981 年，进修生中有全国消化班者 5 人，全国肌电图班 13 人，全国药扎班 6 人，省皮肤班 10 人，省药扎班 21 人，省放射诊断班 16 人，省妇产科内分泌班 4 人，营养技术班 19 人，尚有其他进修医生、护士、技术员等总共 264 人。⑤ 总体而言，"文革"结束后，原来派出医护人员分散各地讲学的方式得到了纠正，医院正常的师资力量和正常的教学秩序得到了保障。

(五）恢复科研工作，科研成果受到重视

改革开放后，医院科研工作逐渐走上了正轨，从数量上呈现逐年上升的势头。

1978 年 3 月，中共中央、国务院在北京隆重召开了全国科学大会，会上时任中共中央副主席、国务院副总理邓小平做了重要讲话，提出了"科学技术是生产力"，号召

---

① 《中山二院一九八〇年工作总结》，第 5 页，存于中山大学孙逸仙纪念医院档案室。
② 《中山二院向卫生部城市医院工作组汇报提纲》（1978 年 3 月 20 日），第 10 - 11 页，存于中山大学孙逸仙纪念医院档案室。
③ 《认真总结经验教训，进一步加强党的建设——在全院党员大会上的报告——报告人：王枫》，第 8 页，1981 年 2 月 18 日。
④ 《中山二院一九八〇年工作总结》，第 4 - 5 页，存于中山大学孙逸仙纪念医院档案室。
⑤ 《中山二院一九八一年工作总结》，第 8 - 9 页，存于中山大学孙逸仙纪念医院档案室。

"树雄心，立大志，向科学技术现代化进军"。全国上下迎来了科学的春天。1977年9月，医院在获悉科学大会召开的通知后，党委号召全院职工奋战一百天，创造新成绩，向科学大会献礼。医院各科申报120个项目，到年底完成了95%的申报项目。①

"文革"期间，医院实验室被撤销，设备被搬移，实验室人员被下放，科研工作中断。接到国家科学大会的通知后，医院立即恢复了"文革"前原有的实验室，同时还新开设了免疫实验室、内分泌实验室和耳功能室。医院于1978—1979年相继建立了消化疾病研究所、血液病研究所和医用激光研究室。医院加大先进医疗设备的购置，为科研工作恢复正常化提供了条件。医院科研工作专职机构、设备、人员得到了初步落实，各科实验室的工作得到加强。

在全国科学大会召开以及医院工作重心转移的形势下，医院大力宣传知识分子的作用，大力表扬积极钻研业务的同志，支持和鼓励知识分子学外文、写论文、搞科研，在全院逐渐恢复钻研业务、开展科研工作的氛围下，全院职工开始致力于英语学习。医院统一举办英语初级班、中级班和日语初级班，职工还自发地组织了日语中级班。参加学习班的不但有党委书记、行政干部，年近花甲的郑惠国、梁绍仁、何天骐等教授，年轻的护士、技术员、进修生，甚至还有一些职工子女。医院还每年举办全员性的学术活动。如1978年全院共举办了20多场学术活动，副院长严棠还亲自主持一个业余英文文献阅读班。同时还选送医生到中山医学院或其他高校进修。1980年，医院先后举办了各类英语学习班，参加学习人数近200人，还选派了30多人参加学院举办的为期4个月的英语脱产学习班，许多科室还自己组织了外语学习，院领导何天琪、严棠等坚持每周用一个晚上给本科医务人员上英语课。为了学习兄弟医院的先进经验，医院还派出20多人到兄弟医院进修学习。②

1981年，医院送出两期医生共33人到医学院脱产学习英语；参加医学院边缘医学和新兴学习班者两批，共55人次。70年代毕业回学院补习文化课者两批，共20人。不少同志参加学院业余外语学习班听课，或考入业余大学学习英语。参加省业余大学者3人，市业余大学英语学习班5人，市业余药专班有任明等。医院还派到院外进修学习共10余人，其中出国学习的2人，出国交流经验的2人。③

医院通过这些措施，迅速在医院掀起刻苦钻研业务，努力科研创新的氛围，使医院各项科研工作逐渐走上了正轨，越来越多的医护人员积极参与科研工作，在"文革"期间的科研成果逐渐得到重视的同时，许多新的科研工作也初出成果。

"文革"期间，医院取消了门诊病历，病案室工作受到了破坏，这导致医疗工作不规范。"文革"结束后，各科主任把科研工作和临床实践结合起来，抓好临床资料的积累和分析研究。自1980年开始，病案室对几十万份资料进行调整、整理，更好地配合医院科研工作，并为开办门诊病案做了大量的准备工作。④ 医院医护人员借出病历用于

---

① 《中山二院向卫生部城市医院工作组汇报提纲》（1978年3月20日），第8-9页，存于中山大学孙逸仙纪念医院档案室。
② 《认真总结经验教训，进一步加强党的建设——在全院党员大会上的报告》，1981年2月18日。
③ 《中山二院一九八一年工作总结》，第11页，存于中山大学孙逸仙纪念医院档案馆。
④ 《中山二院一九八一年工作总结》，第7页，存于中山大学孙逸仙纪念医院档案室。

科研工作的数量大幅度提高。据病案室统计，1980年1—11月份，借出病历15000份，比1979年同期增加65%。①

1980年，内科写了《消化性溃疡住院患者34980例发病情况调查与分析》《三十年风湿性心脏病住院病人统计分析——2207例》《广州地区42789人口的糖尿病患病率调查（协作）》等分量较重的分析文章。全院各科共写论文和文献综述76篇（不完全统计），一部分在全国性专业会议或杂志上发表。在完成上级交给的"百科全书""内科理论与实践"的有关章节撰写的同时，医院还出版了《临床肌电图学》。儿科编写了《新生儿黄疸》一书，共20多万字，并翻译了一本《新生儿血液病》；神经科编写出一本《内科疾病的精神神经障碍》，共22万字；内科心血管组编写了《心脏起搏与电复律》一书，共12万字，并编写了《超声心电图学》讲义。老中医陈少明初步整理出《小儿痉哮论治》《冠心病论治》等病案。②

1981年医院重点的科研项目有糖尿病研究（内分泌专业）、消化道疾病研究（内科消化专业）、药扎的继续研究（妇产科）、白血病及小儿营养性贫血研究（内儿科血液室）和骨巨瘤（外科）研究，完成并写成论文《壁细胞体与十二指肠溃疡的关系》《珍珠层粉治疗溃疡病的研究》《骨巨细胞瘤的临床病例分析》作为科研成果上报。外科完成33篇，皮肤科完成12篇论文。激光室在科研总结经验方面也做了大量工作。口腔科对广州自来水加氟的研究也受到省市有关方面的重视。③

1982年，消化研究室完成有关溃疡病论文3篇；血液研究室完成缺铁性贫血实验室检查的标准化工作；小儿科对染色体的研究在1981年获得省卫生厅的奖励的基础上，完成《25例急性白血病的染色体改变》论文，参加广东省血液会议及全国小儿血液会议的研究交流，妇产科继续进行药扎的研究，1982年完成药扎人数2275人。同年5月受国际邀请，由郑惠国作为代表参加美国芝加哥举行的非手术绝育方法的国际学术会议，并做了药扎工作的学术报告，引起与会者的极大兴趣，并受到热烈欢迎。外科区庆嘉赴美学习回院后，开展了肝静脉在肝外科中的作用的动物实验研究，完成论文2篇，对肝外科手术起积极的作用。外科各专科积极开展新的医疗技术。据统计，外科开展的新技术有13种。据不完全统计，各科通过医教处寄给各医学杂志的文章有35篇，各科报学院参加校庆论文宣读的有40篇。全院参加全国或地区性学术交流会50人次，其中有2篇科研成果论文，儿科的《380例染色体分析研究》、激光室的《氦氖激光照射治疗皮肤溃疡的疗效观察》分别由省、高教局、市科委授予四等奖。④

1983年，外科区庆嘉提出肝静脉在肝外科中作用的新概念，在动物实验成功的基础上，当年为4位肝癌病人做了改进肝癌手术治疗方法的手术，4位病人无一死亡。儿科缺铁性贫血的研究，在完成实验室标准化的基础上，已编写出讲义，并举办了全国学习班。口腔科为全市停止自来水中加氟问题，做了大量的调查研究，并提出了可靠的科

---

① 《中山二院一九八〇年工作总结》，第5页，存于中山大学孙逸仙纪念医院档案室。
② 《中山二院一九八〇年工作总结》，第5页，存于中山大学孙逸仙纪念医院档案室。
③ 《中山二院一九八一年工作总结》，第9页，存于中山大学孙逸仙纪念医院档案室。
④ 《中山二院一九八二年工作总结》，存于中山大学孙逸仙纪念医院档案馆。

学数据,最终引起市政府重视,决定1983年10月1日起全市停止在自来水中加氟,为人民健康做出了贡献。妇产科创新的"苯酚胶浆"闭塞卵管绝育术,自1982年郑惠国在国际卫生组织做了学术报告介绍后,引起了各国卫生组织的高度重视,都公认是世界目前较好的一种女性绝育法,吸引美国、印度、泰国等国家和地区的学者纷纷来信来函要求来院参观学习和进修。

1983年,医院职工共发表论文132篇,其中在杂志上发表40篇,校庆论文92篇。朱纯石等编著的《人工心脏起搏与电复律》、许德清等编的《全身红斑狼疮》分别由广东科技出版社和中国医药科技出版社出版。另外,皮肤科还有3本著作和译本已完成,将要出版。潘永林与兄弟医院合作的《广东省肝肠学科概说及展望》一文,获得中华全国中医学会广州分会著作四等奖。此外,医院当年已申报科研成果五项。①

1984年,外科区庆嘉的科研论文《肝静脉在肝外科中的作用的新概念》发表在美国外科杂志上,并应中华医学会邀请,到北京做学术报告,获得广东省医学卫生科研成果二等奖。妇产科论文《药物闭塞输卵管绝育》,由郑惠国代表到印度尼西亚参加国际学术会议,受到代表们的好评,并得到印度尼西亚总理苏哈托的接见。郑国柱应日本的邀请,出席了日本第63届整形外科学年会,并做了《肩关节风湿病变的远期观察》一文的报告,受到全场热烈鼓掌,会议主席亲自上台祝贺。1984年,医院职工在各种杂志上共发表论文60篇,在各种专业会议上宣读论文49篇。②

1985年,医院召开了科研工作会议,提高了各科室对科研工作的重视。该年主管部门拨款的科研项目有11项,其中"苯酚胶浆闭塞输卵管流行病学调查"项目,在全国计划生育科技攻关题目验收评审会上,被评定为国内首列、国内先进,获国家三等奖。1985年医院申报科技成果评议论文37篇,是这几年来上报率最高的一年。据不完全统计,1985年医院出版著作2部,发表论文87篇,其中全国性杂志32篇,地方性杂志53篇。③

三、深化改革,推进医院发展事业

改革开放后,医院各项事业百废待兴,随着财政拨款不断减少,全院面临医院事业亟待发展和财力缺乏之间的矛盾。全院在院长何天骐带领下,放下了"文革"期间的个人恩怨,在深化医院经济管理,加大改革力度方面取得了共识。

---

① 《中山二院一九八三年工作总结》,存于中山大学孙逸仙纪念医院档案室。
② 《中山二院一九八四年工作总结》,存于中山大学孙逸仙纪念医院档案室。
③ 《中山二院一九八五年工作总结》,第3—4页,存于中山大学孙逸仙纪念医院档案室。

(一) 加强和改革医院经济管理

1. 建立临床定额管理

为了打破一直以来吃大锅饭的绝对平均主义，医院启动了定额制的试点改革。以临床科室为单位，在完成医院规定的医疗业务量和业务收入后，超额完成的部分，科室得以在超额业务收入中分成。这样把科室的工作量和工作强度与医务人员的收入进行了挂钩，极大地提高了医务人员的积极性，促使医务人员不断加强医疗质量管理，自觉遵守劳动纪律，通过加班、提高工作效率增加业务量和业务收入。首先医院以口腔科为试点进行了定额制管理，取得了很好的成果。1983年口腔科开始实施定额管理后，门诊量比1982年同期增加了2350人次。其他尚未实施定额管理的科室也制定了放假条例、奖金发放条例和岗位责任制度，避免了假期积压和混乱，奖金的发放开始注意奖罚分明，避免平均主义。随着定额制管理探索取得成功和经验的积累，医院逐步扩大了定额制实施的范围。[①] 1987年，医院在1986年小部分科室实行定额管理的基础上，逐步全面广泛地推行定额管理。不能实行定额管理的医技科室也将部分工作进行定额管理。定额制管理对医院打破平均主义，调动医护人员的积极性，激活医院活力起到了至关重要的作用。[②] 根据统计，1987年医院门诊病人人数超过100万，业务收入比1985年增加了90%。[③] 定额制的管理还为医院改革和完善奖金制度和以后实施成本核算制度打下了基础。

2. 改革和完善奖金制度

1980年4月，医院开始了奖金制度改革，规定生产指标评定奖级和超产计奖制度。[④] 1981年，医院在原来设置的一、二、三等奖的基础上，又增加了出勤奖一项。实行之前，每月职工全休、半休两周以上者高达13%～15%，实施出勤奖之后，每月职工全休、半休两周以上者降低到7%，医院职工劳动积极性得到了提高。[⑤] 1984年，医院成立了医院奖金委员会，取消了干部一贯制，实行了职位津贴，改变了奖金发放方式，明确了干部职责，加强了岗位责任制，调动了干部和群众的积极性。随着定额管理制度和奖金发放制度的改革，各科室利用假期加班成为风气，为医院增加了15万元收入。[⑥] 医院充分发挥奖金委员会的作用，充分做到奖金合理、科学、民主分配，在保证奖金调动劳动积极性的积极作用的同时，也充分听取民意，保护一些经济收入低的科室。

3. 引进外资合作，增加副业收入

改革开放以后，国家确定了以经济建设为中心的基本国策，对卫生事业的直接财政拨款逐年减少。根据国家20世纪八九十年代公立医院改革的方向，当时国家政策是

[①]《中山二院一九八三年工作总结》，存于中山大学孙逸仙纪念医院档案室。
[②]《一九八七年医院工作小结（孙逸仙纪念医院）》，第3-4页，存于中山大学孙逸仙纪念医院档案室。
[③]《一九八七年医院工作小结（孙逸仙纪念医院）》，第1页，存于中山大学孙逸仙纪念医院档案室。
[④]《中山二院一九八〇年工作总结》，第2-3页，存于中山大学孙逸仙纪念医院档案室。
[⑤]《中山二院一九八一年工作总结》，第6页，存于中山大学孙逸仙纪念医院档案室。
[⑥]《中山二院一九八四年工作总结》，存于中山大学孙逸仙纪念医院档案室。

"医院的发展主要是依靠医院自身的业务收入",从 80 年代开始,医院获得国家的常规性拨款逐年减少,到 1989 年,财政拨款占医院支出费用 6.6%,1990 年主管部门拨款为 233 万元,全院职工人数 1168 人计算,每人每月仅分得 166 元,连职工的工资发放都不能满足。① 面对当时的医改的宏观政策,医院决定加强经济管理,提供经济效益,保障医院的医疗事业的发展壮大。医院抓住改革机遇,借助外力增强医院发展,争取到外资赞助折合人民币 800 多万元,与中外合资添兴公司兴办"添美食"公司,争取外资合作兴建 26 层综合大楼。② 医院通过吸引外资,共同发展副业,储蓄了一大批外汇,为医院购买国外进口的医疗设备提供了极大的便利。

4. 实行成本核算的酬金分配方案

1997 年,新院长黄洪章上任后,为了实现医院管理的制度化、科学化,推进专科化管理,实施专科主任负责制,大力推进医院科室成本核算,为医院建立了更加精细的成本控制和经济管理制度。计算机在医院管理中的运用为医院实施成本核算制度提供便利,大大减低了复杂繁琐的成本核算工作量。1998 年 1 月 1 日,医院正式启动成本核算管理。与成本核算制度相配套推行的是加强专科管理职能,实行以专科为单位的医疗质量管理责任制,是为了加强专科建设,提高医疗质量和工作效率,减少医疗纠纷及差错事故的发生。医疗管理模式上,减少大科的中间环节,以各专科为医疗工作的基本单位,责、权、利都下放到专科一级,专科主任直接向医务科及医院负责,大科主任起协调管理作用。在经济管理上,实行成本核算的酬金分配方案后,大科以专科为核算主体,医院只把奖金分配到每个核算主体,而不是每个职工,各科可根据本科的情况制定核算主体内的酬金分配方案。各科实行专科主任负责制,由专科主任代表专科和医院签订责任状,内容包括经济指标、质量指标、效率指标,定出具体的奖罚措施,每月由医务科负责监督执行。③ 成本核算的酬金制度不仅有利于激发科室的积极性,也有利于在全院职工中增强成本意识,促进医院开源节流。

(二)加强基础建设,拓展办医空间

1. 中山楼建设

改革开放后,随着医院拨乱反正和知识分子政策的落实,以及工作重心的转移,医院医教研秩序得到迅速恢复,医教研事业走上了正轨,进入了快速发展期。医院原有的医疗用房主体博济楼是 1935 年建成投入使用的,已历经 45 年时间,显然不能满足改革开放后医疗业务需求。其次,改革开放初,医院所在地为广州市商业最为繁华之处,人流量大,且医院在改革开放前即设有港澳病区、华侨病区、海员病区,承担着许多国家外事医疗保健工作。医院原有的医疗用房空间和医疗环境已经远远不能满足医疗业务所需。医疗用房成为制约医院改革开放后进一步发展的瓶颈。广东省计划委员会鉴于当时

---

① 《一九九一年医院工作分析与计划》,第 28 页,存于中山大学孙逸仙纪念医院档案室。
② 《申报省先进集体事迹简介》(1994 年 1 月 28 日),第 2 页,存于中山大学孙逸仙纪念医院档案室。
③ 《更新观念,加强内涵建设,扩大对外宣传 加快医疗工作发展》,副院长黄健在 1998 年医院从化干部会议上的发言。

广东省老干部多，干部病房缺乏，决定同意审批并部分投资医院建设新的住院大楼。1980年，医院开始在潮音街进行新的住院大楼场地平整和打桩工作，1984年完成了大楼封顶。1985年，医院举行建院150周年庆典活动，举行了20层综合病房落成剪彩活动，同时为了纪念孙中山先生120周年诞辰，新大楼正式命名为中山楼。中山楼由广东建筑设计研究院设计，广州市第三建筑工程公司承建。中山楼楼高72米，外墙用马赛克装饰，浅橙红色和白间灰线条之间安装铝合金窗，色调明朗、线条分明，力求体现现代建筑风格。中山楼设有速诊及外国海员、港澳华侨、台湾同胞门诊部，图书馆，中心实验室，第11至18层为住院病区，病区设有单人和双人病房，拥有床位100多张，每个病房带卫生间，部分病房安装空调、彩色电视，力求为病员提供一个较好的医疗环境。同时，中山楼在第19层设有病人营养餐厅，第20层有露台和室内休息室，当时可以鸟瞰广州中心市区。① 1985年开业时，医院鉴于财力有限，第一批仅开放使用4层综合病房，之后逐步开放。随着医院医疗用房情况的发展，中山楼不再设置营养餐厅，全部改为医疗用房和行政办公用房。中山楼建成后缓解了医院办医用房的紧张，为病人提供了更加现代化、更加舒适的就医环境。

2. 学生宿舍综合楼建设

1987年5月份开始建造9层4000平方米建筑面积的学生宿舍综合楼，1988年上半年学生宿舍综合楼改善了实习、进修生的居住条件和学习条件，并为电教化的进一步开展创造了环境。② 该学生宿舍综合楼现在仍是医院教学课室和学生宿舍。

3. 岭南楼建设

中山楼的建设在一段时间内缓解了医院医疗业务用房的紧张。进入20世纪90年代后，随着医院医教研事业进一步发展，医院领导前瞻性地看到中山楼尽管楼层较高，但是每层面积仍较小，中山楼总面积仍不能长期满足医院医教研用房需求的增长，因此1990年，医院决定筹备新医教大楼的建设。1991年，医院宣布新大楼的计划，仅基础工程的投资约需600万元，加上地下室工程，约需1000万元。整个大楼的费用估计超过3500万元。③ 根据邝健全、朱昌国等的口述材料，最初新医教大楼的建设计划宏大，规划建设地下三层停车场，包括目前博济楼前医院大院地下均规划为地下停车场。施工过程计划先搬迁"孙逸仙博士学医及革命策源地"纪念碑到他处，建好地下停车场后再将纪念碑迁回原址。然而新大楼建设计划，因银行不审批贷款申请（医院为公立事业单位，按照当时国家政策，公立事业单位不能申请贷款）而终止。在贷款计划落空后，医院班子将目光投向了争取社会资本的支持。医院先后与多家企业进行洽谈，最终争取到香港丽欣集团主席兼董事长林百欣先生的支持，并与其建立合作关系。根据合作协议，丽欣集团资助医院部分建设资金。医院将新大楼的第1—7层租借给丽欣集团作为非饮食类商场运营场所。新大楼在1992年2月开始地下连续墙、桩基础工程施工并建成；1994年，医院为建设"岭南楼"成立了"医教大楼筹建组"，组长由院长担任，副

---

① 《中山楼小记》，第1页，存于中山大学孙逸仙纪念医院档案室。
② 《一九八七年医院工作总结（孙逸仙纪念医院）》，第7页，存于中山大学孙逸仙纪念医院档案室。
③ 《一九九一年医院工作分析与计划》，第31页，存于中山大学孙逸仙纪念医院档案室。

组长由主管后勤副院长和基建科长担任,成员由纪检、监察、财务、审计等科室负责人组成,主管科室为基建科。同年6月6日,医院职代会上通过了自筹资金建设大楼上盖工程招、议标方案;10月23日大楼开始上盖工程动工;1995年11月11日大楼土建封顶,转入内部结构和机械设备等施工。① 岭南楼的建设是个充满艰辛曲折的过程,除了资金不足,施工的难度也十分巨大。其中,地基的建设是新医教大楼建设中最大的难题。因医院地处珠江岸边,地基属于沙地,渗水严重,最终通过建设地下连体墙的方式解决了问题,为新大楼的建设奠定了牢固的基础。当然这也极大地增加了新医教大楼建设的资金压力,但以张旭明为核心的医院领导班子带领全院职工咬紧牙关,勒紧裤腰带,克服了无数的困难,终于使新医教大楼顺利于1997年建成,完成了几乎不可能完成的任务。② 在建院162年的庆典上,医院举行了岭南楼建成仪式,将其正式命名为岭南楼。1998年,高26层的医疗综合大楼岭南楼正式投入使用后,医院面积由6.4万平方米增至9.2万平方米,医院病床数发展为800~900张,确保重点专科床位需要,门诊量扩大至约4000人次/天,极大地扩大了医院的医疗规模。③ 岭南楼的内部采用当时国内先进的设计,内设有中央送气系统、发电机系统、消音除尘系统、大楼保安监视系统、公共天线系统、电子计算机网络系统、电教系统、空调供暖使用热交流系统、大楼内线电话、太阳能热水系统、送风系统、排水工程、消防系统、绿化工程,这些设计方案在国内医疗大楼中属于较为先进的设计。④ 岭南楼各科室配备了示教室以及多媒体系统,极大地改善了医院的教学条件。岭南楼第26层还建设了林百欣医学中心,成为医院对外学术交流的重要平台。同时,岭南楼的建设,为科研实验平台的建设提供了更多空间,促进了医院学科建设和科研工作快速提上新水平。

1998年5月,位于岭南楼第24层和第25层的手术室启用,岭南楼的手术室在当时是国内条件最好的手术室之一,共有14个手术间,全部为空气层流净化手术室,其中百级2间,千级12间,有3间手术室装有闭路电视系统,接到各病区电教室,供教学录像等使用,手术间墙壁为钢板结构,外涂进口防菌涂料,地面采用进口防静电地板胶,各种气体如氧气、二氧化碳、氩气及负压吸引等全部由中心管道输入,手术室的装备也达到国内一流,有无影灯、手术床、高频电刀、电钻、C臂机、超声刀、氩气刀、快速灭菌炉、各种内窥镜等。⑤ 新手术室的启用,为医院手术科室业务和技术的开展提供了很好的支持平台。岭南楼建成后一两年时间里,先后接受了20多批兄弟医院考察团来访观摩,其中手术室是考察团考察的重点项目。

4. 医院职工宿舍楼的建设

改革开放后,医院百业待举,医教研各项秩序逐步恢复,大量医务人员和工作人员

---

① 《中山医科大学孙逸仙纪念医院院志(1835—2000)》,2000年内部编制,第8页,存于中山大学孙逸仙纪念医院档案室。
② 朱昌国、邝建全、林吉惠等口述材料,见2015年"中山大学孙逸仙纪念医院口述史"项目文集。
③ 《中山医科大学孙逸仙纪念医院发展规划概要(1993—2005)》,第2页,存于中山大学孙逸仙纪念医院档案室。
④ 《1997年基建科年度总结》,《1997年职能科室总结》,第57页,存于中山大学孙逸仙纪念医院档案室。
⑤ 《中山医科大学孙逸仙纪念医院院志(1835—2000)》,2000年内部编制,第118页,存于中山大学孙逸仙纪念医院档案室。

从下乡医疗队伍和教学点回到了医院工作。20世纪八九十年代，医院各项事业进入了快速发展时期，随着新的大学毕业生分配到医院工作，为医院事业发展补充了新鲜的血液，同时医院职工对住房的需求越来越大，职工的福利观念也越来越强。为了满足医院职工对住房的需求，改善职工的生活条件，根据当时的政策，八九十年代医院先后投入了大量的资金和精力建设医院职工宿舍。

1980年，医院新建竹丝村职工宿舍2596.5平方米，共56套。后座激光室天面加层工程90平方米也已完工。第二宿舍加增243.4平方米，以及新锅炉房（间）改建职工临时宿舍工程180平方米均安排住户。①

1981年，竹丝村新建宿舍完工后，进行了一次全院性的新旧房子总调配，受益的职工共93户，其中主治以上的34房安排在竹丝村的新宿舍。②

1982年，医院建成了长堤宿舍，长堤宿舍高9层，面积4000平方米。长堤宿舍安装了电梯，为广州第一栋安装电梯的职工宿舍。③ 长堤宿舍建成后，优先安排医院高职称的职工入住，配合当时职称评定政策的恢复和国家落实知识分子政策，体现了医院善待老专家的党的知识分子政策，充分调动了一批在"文革"中遭受打击的知识分子的工作积极性，他们重新投入到医院医教研事业中，为医院快速恢复各项事业正常发展带来了信心和保障。

1986年，医院计划建设上九路八甫水脚宿舍工程，医院投资50万元，按规划设计3层共27套。1987年医院宿舍完成工程建设。④

1988年，医院建成了河南晓港职工宿舍。该宿舍地块在1986年签订协议获批建设，可建4栋9层，除首层外，可建176套单元住房，总投资608.4万元，面积11700平方米，争取到省计委总投资150万元，另增拨大楼开办费10万元。1987年医院基本完成4栋工程建设。⑤

1993年，医院根据当时的国家政策和上级主管部门的有关规定，结合医院实际情况，决定对政策允许出售的新、旧职工住房分批出售。为了加快医院住院制度改革步伐，加快医院职工住院建设，医院于1993年7月制定了房改的《实施方案》，于10月中旬成立了房改小组和房改办公室。在短时间内，医院领取了河南晓港东1～8号宿舍，执信南路126、136号宿舍，上九路八甫水脚宿舍13号宿舍，荣南华75号宿舍，竹丝村28～31号宿舍，长堤大马路374号宿舍，仁济路14号宿舍，共294套房的房地产证，完成了房改工作的第一步——售房起步及提租，为医院职工宿舍房改做好了准备，有利于医院更好地优化职工宿舍资源配置。⑥

1994年，医院投入110万元对单身职工宿舍进行大改造，完成后，床位有140张，改善了新分配大学生职工的宿舍居住条件。同年，泰沙路职工宿舍建成，面积达5600

---

① 《中山二院一九八〇年工作总结》，第13-14页，存于中山大学孙逸仙纪念医院档案室。
② 《中山二院一九八一年工作总结》，第13页，存于中山大学孙逸仙纪念医院档案室。
③ 《中山二院一九八二年工作总结》，存于中山大学孙逸仙纪念医院档案室。
④ 《一九八六年医院工作总结》，存于中山大学孙逸仙纪念医院档案室。
⑤ 《中山医科大学孙逸仙纪念医院1988年度医院工作总结》，第2页，存于中山大学孙逸仙纪念医院档案室。
⑥ 《一九九三年医院工作总结》，第3页，存于中山大学孙逸仙纪念医院档案室。

平方米。同时，医院还投入 10 万元扩建了单车棚，投入 25 万元装修了卡拉 OK 厅，投入 23 万元改善职工膳食和拨款 25 万元改建中山楼 19 楼餐厅。①

1992 年，广州市政府行政规划用地，拨出瑞宝地块共 17000 平方米，供医院建分院和职工宿舍使用。经过数年努力，1995 年医院完成了所在地块征迁工作以及"三通一平"工作。1998 年医院完成了建楼招标工作，1999 年 1 月开始职工宿舍 A、C 两栋宿舍的建设，2000 年 3 月动工建设分院门诊大楼。该项工程全部完成后，A、B、C 三幢职工宿舍面积达 40000 平方米，分院面积达 22300 平方米，大大改善了医院职工的宿舍条件。② 同时，瑞宝分院的建设为医院在突破本部狭小的发展空间提供了新的战略平台，逐渐发展为医院医教研重要院区。

改革开放后到 21 世纪初，医院根据国家各个时期的政策，先后新建了约 7 万平方米职工住房，在这个过程中国家政策经历了由福利分房和低租金公房制度逐步向住房商品化、市场化、社会化的重大转变过程。医院将大量资金投入到职工宿舍建设，在那个低工资、低货币收入的年代，极大地保障了职工的福利，提高了职工的职业认同感和荣誉感，同时也增加了医院的固定资产。

5. 促进后勤服务社会化改革

为了适应社会主义市场经济的改革，减少医院编制，医院从 20 世纪 90 年代后期开始，实行后勤服务社会化改革，通过积极参与社会大分工提高医院的运行效率。早在 1988 年，医院成立综合服务公司，经营医院职工和病人日常用品售卖，以及开展陪人床的租赁业务。③ 1995 年全院的清洁工作全部承包给社会上的专业清洁公司，减少了医院的人力投资，走社会化的道路。④ 1997 年，医院开始对司机班、洗衣组推行内部管理制和定额管理制，有效地提高了这两个部门的工作效率。同年，医院成立了临时工管理办公室，把全院的临工统一由临工办来管理；成立服务大队，随时响应各科室的服务要求；成立采购中心，授权采购全院日用消耗品和仪器设备。⑤

第二节　创建"三甲"和广东省文明医院

医院分级管理是 20 世纪 90 年代国家医疗卫生体制改革的一项重大改革。通过医院评审，促进医院管理的科学化、规范化，促进医、教、研工作得到充分合理的发展，促进医德医风建设，提高职工的政治和业务素质。

1989 年 11 月 29 日，卫生部下发《关于实施"医院分级管理办法（试行）"的通

---

① 《1994 年年度工作总结》，存于中山大学孙逸仙纪念档案室。
② 《中山医科大学孙逸仙纪念医院院志（1835—2000）》，2000 年内部编制，第 8 页，存于中山大学孙逸仙纪念医院档案室。
③ 《关于申请成立医院综合服务公司的报告》，1988 年 6 月 24 日，存于中山大学孙逸仙纪念医院综合服务公司。
④ 《孙逸仙纪念医院一九九六年工作总结》，第 3 页，存于中山大学孙逸仙纪念医院档案室。
⑤ 《1996—1998 年我院改革的情况》，第 1-2 页，存于中山大学孙逸仙纪念医院档案室。

知》〔卫医字（89）第 25 号〕，通知要求积极稳妥、有计划、有步骤地搞好医院分级管理工作，并且规定"医院收费与医院级别挂钩问题，已征求国家物价局意见。各地可根据国家价格改革的统一部署，结合本地区情况，按医院级别，在近一两年内可先试行对门诊挂号、住院床位收费适当拉开档次"①。通知中还颁布了《医院分级管理办法（试行草案）》，在《医院分级管理办法（试行草案）》中，医院按照功能划分为三级，其中三级医院是"向几个地区提供高水平专科性医疗卫生服务和执行高等教学、科研任务的区域性以上的医院"。按照医院分级管理标准确定为甲、乙、丙三等，三级医院增设特等，共三级十等。三级特等医院需通过三级甲等医院的评审，然后再申报三级特等医院评审。随后卫生部出台了三甲医院的评审标准，广东省卫生厅出台了《广东省医院分级管理实施办法》，拉开了医院分级管理的改革大幕。医院结合医院分级管理的精神和医院的实际情况，于 1991 年开展了创建三级甲等医院的筹备工作，至 1993 年 8 月评审结束，本院顺利通过了评审，被确定为三级甲等医院。

一、组织宣传动员

1991 年医院工作研讨会在顺德召开，会议集中提出了"紧紧围绕医院工作中心，坚持'二个文明'一起抓，按照'三级甲等'及'文明医院'"的要求，组织各科室开始学习和讨论。

顺德会议后，医院组织了干部外出学习，并在全院进行医院分级管理知识的宣传和学习，使院内所有职工都提高了对三甲医院评审重要性的认识。10 月广东省卫生厅召开佛山会议，全面推广医院分级管理试点的经验，根据上级有关精神，医院制定了迎接三级甲等医院评审的达标方案。根据方案，医院成立了三甲办，开展了全面的动员和宣传、组织工作。

实施医院分级管理是医院管理体制的一项重大改革。一开始，创"三甲"活动在群众中引起了不同的反响，有人担心创"三甲"难度大、任务重，显得信心不足，也有人认为这只是医院和科室领导的事，与己无关。针对这些情况，医院领导先后通过组织中层骨干学习班、到外院参观、职代会讨论等，以取得共识，提出了以"讲求实效、严格要求""三甲达标，从我做起"作为全院职工的行动口号和指针，制定了达标建设的总体目标和要求，将"与己无关"转变为"从我做起"，明确了"我与达标"的关系。同时针对群众认识上的不一致，为了让职工深入学习医院分级管理知识，还印了"三甲"知识小册子，掀起学习"三甲"知识的热潮。

二、建立达标建设目标责任制

1990 年，为了建立一套强有力的具有权威性的"创三甲"实施机构，负责全盘工作安排和实施，使达标工作落到实处，医院领导从院办、党办、医务科、护理部等管理

---

① 卫生部下发《关于实施"医院分级管理办法（试行）"的通知》〔卫医字（89）第 25 号〕。

部门抽调骨干，组成医院创三甲办公室，并赋予贯彻、协调、监督全院达标建设的实际权力，从组织上保障了达标工作"有人抓、有人管"，从而形成了医院领导决策指挥，"三甲办"协调监控，科室贯彻落实畅通无阻的统一体系。

科室是达标建设的基本单位，广泛开展创三甲科室活动，实施科室达标目标责任制是创"三甲"的重要措施。医院领导把科室达标工作的指挥权交给由科室行政与党支部主要负责人参与的创"三甲"领导小组。通过召开全院达标工作研讨会，确定主攻方向，然后层层分解项目指标，做到"项项有措施、条条有落实"。科室既明确了自身职责"科自为战"，又能以大局为重，相互协作，相互支持，形成"个人保科室，科室保医院"的格局。

随后组织了各科室集中汇报三级甲等医院评审工作计划和意见建议，各科室对照三级甲等医院评审的标准检查，罗列了需要改进的问题，制定了改进方案，并开启了以评促改，以评促建的工作。

医院层面也在卫生部分级管理方案颁发以后，根据三级甲等医院的要求，在组织结构层面进行调整充实，相继成立了医院感染委员会、病案委员会、药师管理委员会、信息科、爱国卫生委员会、输血委员会，使医院行政机构更加健全。[①]

1989年12月，医院成立医院感染委员会，主任由分管医疗的副院长担任，副主任由预防保健科主任、护理部主任担任，委员由医务科、门诊办公室、临床主要科室、检验科、药剂科、消毒供应室、手术室、设备科、信息科及后勤等科室负责人组成。预防保健科（内设医院感染管理办公室）为主办科室。医院感染委员会负责制定全院控制医院感染的规划及各项管理制度，并组织实施；对医院感染的重大问题及时进行讨论和决策；根据国家规定及预防医院感染和卫生学标准，对医院的改建、扩建和新建，提出审定意见，对医院感染管理办公室工作进行审定和考证；定期召开医院感染委员会会议，研究、协调和解决有关医院感染管理方面的重大事项，如遇有紧急事项，随时召开会议，商讨对策，并组织实施。

1990年7月，医院成立了病案委员会，委员会主任由主管医疗业务的副院长担任，副主任由信息科主任和护理部主任担任，委员由医务科、外科、内科、妇产科、儿科、眼科、耳鼻喉科、口腔科、皮肤科、中医科、神经科、肿瘤科、康复科负责人组成。信息科为主办科室。病案委员会负责讨论决定全院病案管理的规章制度，根据病案室提出病案管理及医院实际工作给予病案管理的技术指导，每年定期组织安全质量检查及评价工作，定期审查病案质量和管理工作，研究全院病案管理改进措施，向全院通报病案质量检查结果及提出改进要求。

1990年7月，医院成立药事管理委员会，主任委员由主管医疗的副院长担任，副主任委员由药剂科主任担任，委员由医务科、纪委书记及内、外、妇、儿、皮肤、中医和耳鼻喉等临床、医技科室主任组成，秘书由药剂科副主任担任。药剂科为主办科室。药事管理委员会的任务是审定本院的用药计划；负责制定和定期修订本院的基本用药目

---

① 下文中对于医院管理委员会介绍均参考《中山医科大学孙逸仙纪念医院院志（1835—2000）》，2000年内部编制，第11-12页。

录和处方手册；审核本院新制剂；组织评价新老药物的临床疗效与不良反应；提出淘汰药品品种的意见；监督检查本院贯彻执行药政法规的情况。药事管理委员会的成立使临床各科室有机会参与药品用药计划、合理使用等方面，也使药剂科能够积极参与和指导临床合理用药，及时了解临床药物需求和动态，形成全方位的医药协调管理的新格局。

1991年11月18日，医院成立信息科，其由统计室、病案室和电脑室组成，初期主要负责统计和病案管理工作。自信息科成立以来，制定了各项工作和各类人员的工作职责和协助医院成立病案委员会，在提高病案的书写质量、贯彻三级甲等医院的评审要求方面，做了大量的工作。这为医院三级甲等医院评审工作的开展提供了基础的评审数据。

1993年4月，医院成立爱国卫生运动委员会（简称"爱卫会"），爱卫会主任由主管后勤的副院长担任，副主任由总务科科长、院长办公室主任担任，委员由预防保健科、护理部、工会、各有关临床、医技科室负责人组成。总务科为主办科室。爱卫会负责检查全院院容院貌、卫生，开展环境综合治理和"除四害"达标巩固工作，积极开展无吸烟区活动，定期检查落实全院各科的卫生执行情况。建立有关岗位责任和相应的工作制度。积极配合社区爱卫会工作，落实分管责任区。

1995年5月，医院成立临床输血管理委员会，主任委员由主管医疗的副院长担任，副主任委员由医务科科长和输血科主任担任，委员由内科、外科、妇产科、小儿科、麻醉科及检验科等科分管业务的副主任组成。医务科为主办科室。临床输血管理委员会负责监督、检查医院及各科室贯彻执行《中华人民共和国献血法》及《广东省医院输血技术规范》情况；指导并监督临床各科开展成分输血工作，从而做到合理用血、科学用血和安全用血。

以上这些机构的成立健全了医院管理职能，提高了医院行政管理的能力。医院对照三级甲等医院评审标准实施精细化管理，将各项管理职能落实到具体科室和人员。各类委员会的成立打破了科室界限，发挥了临床科室和临床专家的作用，形成了全院动员、全院行动的局面。这些新成立的科室和委员会是因应三级甲等医院的评审要求和准备需要成立的，对应对三级甲等医院评审起到了重要作用，也促进了医院精细化和现代化管理水平。为了迎接三级甲等医院的评审，医院在1990年至1993年年中，做了大量的工作，以评促建，大幅度地提高了医院管理水平。

三、创建"三甲"医院达标建设[①]

1990年，医院创建三甲办以后，医院进入了达标建设阶段。在狠抓"三基"（基础素质、基础建设、基础质量）的前提下，重点放在待达标项目和薄弱环节的建设上。医院领导反复强调从科室、医院的实际出发，制定短期和远期达标（指跨越本次评审期限）项目计划；同时，对一些难度大，而又关系医院长远发展需要的项目，给予重点扶

---

① 对于医院三甲评审实施过程均引自《以务实求进取，群策群力创"三甲"——孙逸仙纪念医院创建"三级甲等医院"工作总结》，存于中山大学孙逸仙纪念医院档案馆。

持；个别因涉及问题多，短期内难以达标，又不至于影响全院工作的项目，则暂时放缓。集中有限的人力、财力、物力，投入到争取达标的项目上。

达标建设初期，医院创"三甲"办就科室自查自评工作做了总体安排；定期组织科室开展自查自评。创"三甲"办及时分析全院动态，及时发现和解决问题。譬如经自查发现，某些待达标项目的达标困难较大，进展较慢；少数群众出现厌倦烦躁情绪，个别已达标出现回落等。为此，医院重新修订了总体方案，积极抓宣教、抓基础、抓难点、促提高，查漏补缺，保障了医院总体规划的落实。

为及时总结交流经验，医院召开了创"三甲"经验交流会，各科相互借鉴，取长补短，从而协调和促进了达标建设进度。根据"三甲"要求和针对达标建设带共性的问题，医院制定了"科室达标状况综合评估方案"，以百分制做评估，提高了科室间达标工作质量的可比性。通过全院两次大规模的检查、评比，评出了一批先进科室，给予表彰鼓励。科室间相互学习，相互促进，从而进一步统一达标建设的步伐。根据1993年3月与5月两次自查自评结果，医院已达到三级甲等医院的标准。

在医院管理方面，修订健全了原有规章制度，补充了一些有利于加强管理的制度，如首诊医师负责制、总住院医师职责、病案管理工作职责、院内感染控制实施方案等制度，并将400多项制度汇编成孙逸仙纪念医院《工作制度与工作人员职责》和《思想政治工作与医德医风建设管理制度》。对科室常用的20种记录本实行统一规范。医院管理组织亦更趋充实，新增设了师资培训科、信息科、监察科，同时还调整加强了医疗质量、病案、统计、院内感染管理及医德监控等组织，并举办了院、科、班组长以上干部参加的医院管理学习班，摘要向群众传达，提高干部的管理素质和职工科学管理意识。在健全制度，充实组织，提高管理素质和意识基础上，组织全院群众再次学习规章制度，医德规范，进一步对照检查落实，使医院管理向制度化、科学化迈进一步。

在基础质量方面，医院努力向医疗质量标准化、技术操作规范化前进；建立了《医疗质量标准和考核标准》《医疗质量控制标准》《病案书写和质检规定》；健全了《技术操作规程（常规）》，修改补充了《疾病诊断治疗常规》《护理常规》《护理质量管理》并分别汇编成册。医院组织医务人员反复学习，考核"三基"合格率达100%；一级护理合格率也达100%。为提高病案质量，成立了院、科两级病案质量检查组，落实病案质检工作。通过每周的院长查房、护理查房，每年2～3次的医疗质量总结分析，每年的病案、处方展览和包括医护质量效益（含缺陷扣分）的综合质量效益评分计奖等，加强对医疗质量的管理和监控，使医疗质量逐步提高，1992年（35件）医疗护理差错发生数比1991年减少了42.6%。岭南医学院的教学质量也随达标建设而获得提高，如实习生、护生、进修生的病案书写更规范，操作更严格，对学生的考核更周密完善。1991年内科教研室被卫生部评为临床教学先进集体，3名教师被评为优秀教师。1992年年初在卫生部组织的对外科临床实习技能的考核中，本院获最好成绩。同年内科、外科、妇产科课程被评为中山医科大学优秀课程。

结合创建"三甲"医院达标的要求和建设重点科学的需要，医院对全院各学科进行了综合评估，确定了内分泌、心血管、口腔、皮肤科等8个专业和学科作为医院重点学科，通过加强对重点学科的建设，带动全院各专科的发展。医院建立了院级科研基金资助制度，每年拨出 10 万元作为科研基金。1993 年，全院进行科研课题 127 项，其中国家级 7 项，部、省、市级 20 项，院级 65 项。申报科研课题的人数特别是中青年技术骨干申报人数逐年明显增多，其中 1992—1993 年度申报的国家级课题比上一年度增加了一倍多，达 13 项。骨外科的"小儿股骨头无菌性坏死的机理研究"获国家教委科技进步一等奖，并被推荐，获国家自然科学二等奖。妇科"胎盘移植特性研究"获得国家科研基金资助。1992 年医院发表论文 193 篇，其中在中华系列刊物发表论文 24 篇，发表在国外杂志及国际性交流会议的论文 19 篇，获部级科研成果奖 2 项，省厅级 6 项。

在医德医风方面，医院主动争取社会、群众监督，聘请了特约医疗单位的 12 名业务监督员。医院和科室设置了群众举报箱、意见簿、评议卡，院领导接待来访群众，对出院病人追踪调查，征询对医院医疗质量、医德、医风等意见。各党支部充分发挥战斗堡垒作用，如外科党支部开展"转换角色"自我教育、妇产科与皮肤科等拒收红包，都收到良好效果。《广州日报》《羊城晚报》等曾发表了专题报道和评述文章，如《医院巧妙拒红包》《病人（已病故）家属的谢意》《请看两种截然不同的医德》等十余篇，对医院的医德医风和服务态度给予了充分的肯定。"一切为病人"逐步体现为全体职工的具体行动，廉洁行医已蔚然成风。住院病人的满意度达 95% 以上。1987 年、1989 年、1991 年医院连续三届被评为"广东省文明医院"。1992 年，医院被卫生部评选为"全国卫生系统先进集体"。

在达标建设中，医院积极发展适宜技术。首先集中一切力量发展适宜技术和增添适宜设备。在创三甲筹备期，医院先后装备了高压氧舱、彩色多普勒超声、ECT、MRI 等大型医疗设备，成功地开展了肾移植、晚期肿瘤内照射、心脏导管消融治疗心律失常、骨外科脊柱侧弯 Co 棒矫形等项目。为健全医院功能，医院先后设立了康复医学科、小儿外科、整形外科及分子生物实验室。

医院还借助外力增强医院发展活力，不断改善医院医疗服务环境，1993 年共争取到外资赞助项目，折合人民币 800 多万元。医院还先后与外商兴办了中外合资的添美食食品有限公司，在兴建医院 26 层综合大楼合作项目中，外资投资折合人民币 6500 万元。此外，医院还着力改善老医院的院容院貌，在财力紧张的情况下，仍努力改造旧病房、旧门诊，努力改善医院工作条件和设施，美化住院环境，力保"三下"（下收、下送、下修）、"三通"（通水、通电、通蒸汽），这些改善措施都受到病人的好评。医院职工对院领导工作的满意度达 90% 以上。

1993 年 7 月，医院正式申请三级甲等医院评审。8 月份通过了广州市医院评审委员会基本标准资格审核。同月，广东省医院评审委员会对医院进行了为期一周的现场评审。最终，功夫不负有心人，医院以 949.25 分通过了广东省医院评审委员会的评审。1993 年 8 月 19 日，医院正式被批准为三级甲等医院，成为广州市第一家三级甲等医院。

四、巩固创建"三甲"成果

1993 年 8 月，医院被正式确定为三级甲等医院以后，巩固三甲成果成为医院管理改革的主题。三级甲等医院评审是动态管理的过程，广东省医院评审委员会仍每年继续对三甲医院进行复审。1993年年底，医院在总结"三甲"评审的基础上，明确了"创三甲难，巩固三甲成果更难"的思想，要求将"巩固发展三甲成果"作为长期的、艰巨的任务，严防"三甲"项目滑坡。1994年后，医院制定印发了"我院三甲评审主要未达标项目要况表"，要求对未达标项目订出达标计划，9月份制定及印发"科室自查考核表""个人考核表""重点专科自查表"，将发展三甲成果落实到科室、个人。10月份，医院召开医院评委会，按照三甲评审前的成员，分成医疗组，医技组，科研、教学组，信息组，护理组，后勤组，行政管理组七大检查组，对全院开展全员三甲大检查。1994年11月，医院自查自评分数为950.2分，比1993年三甲评审时分数增加了约1分，同时新开发近百项医疗技术和服务，比前一年取得较大进步。结合医院发展三甲成果开展的"优质服务月"活动，受到了广东省电视台以及广州市电视台的报道和好评。医院门诊大厅设置值班主任的做法，也受到媒体关注，1994年11月，《南方日报》刊出《孙逸仙纪念医院做足服务工作，门诊大厅设置值班主任》报道。①

1995年，医院对照三甲标准开展自评自查，基本保持1993年"三甲"评审时的水平，达标项目较原来有所增加，1995年解决原弱项共22项，其中护理项目明显提高了达标率，自评总得分951.45分，比1993年省评时得分多2.2分。

1997年，医院开展迎接第二周期"三甲"评审工作，再次开展迎检工作。医院在全院范围内进行动员，要求查找"三甲"医院的功能、任务与不足之处，采取措施，完善整体功能。具体措施：①加强重点学科建设，使医院重点科室设置更加齐全、完善；②尽可能完善结构合理、层次清晰的人才梯队；③尽快提高医院的管理水平、医疗技术水平和医护管理质量。第二周期评审活动中规定的47项统计指标是在第一周期43项指标的基础上删去8项，再新增12项。新的三甲标准比第一周期标准有了较大的提高。医院要求各科进行对照检查，开展以评促建工作。同时，第二周期评审标准实行医德医风一票否决，患者对医院的综合满意度要在85%以上，收受红包数在调查总表中不得超过1%，如发现任何一项不达标，则一票否决。

在创建"三甲"医院和复审工作中，院领导指导全院各科室按照每周的院务会用专题研究创"三甲"动态和进度。对一些"难点"与"难题"，各位院领导亲自分工负责落实，促进了"难点""难题"的解决，同时，医院充分提高群众的参与意识和发挥骨干主导作用，并将两者相结合，动员全院职工不断纠正错误观点与旧的不合理的管理制度、习惯，不断强化改革思想、确立科学管理、深化医德教育，使迎检过程中解决的问题不反弹，使形成的好制度、好做法留了下来。医院把达标重点放在待达标项目上，其中许多是医院分级管理提出的新要求，创建"三甲"医院的过程中，加快医院现代化进程，特别是随着标准的不断提高，医院对自身的要求也不断提高，使医院的管理跟随三甲医院动态评审得到不断进步和提高。

---

① 医院档案室藏《我院"三甲"评审后自查自评汇报材料》，1995年1月17日。

第三节　医疗事业发展与医疗特色

"文革"结束后，医院拨乱反正工作和秩序重建工作不断显现成效，正常的医疗秩序得到逐渐恢复，医疗制度得到不断健全，医疗事业逐渐步入了正轨，进入了上升的通道。医院深化改革，理顺了人事制度和报酬分配制度，大大提升了广大职工的积极性，医疗业务量大幅提升，医院规模得到了扩大，医院管理水平在创建"三甲"医院和巩固"三甲"医院成果中得到了大幅提升，医疗事业不断发展，医疗特色日益凸显。

一、医疗规模不断扩大

随着1985年中山楼以及1997年岭南楼的建成并相继投入使用，医院的医疗用房得到了大幅度的扩大，病床数和业务量均取得了快速的发展。根据文献资料统计，整理1986—1999年共15年的门诊、急诊工作量如表6-2所示。

表6-2　1986—1999年门诊、急诊工作量一览[①]

年份	门诊人次数	急诊人次数	总计	平均日门诊
1986	839312	106152	1039453	3292
1987	974707	112604	1096321	3489
1988	1015050	113514	1138133	3600
1989	1071273	109253	1188149	3788
1990	1101518	111463	1220685	3882
1991	1119958	107343	1235382	3930
1992	1112156	91727	1211357	3874
1993	1037527	77519	1115046	3257.5
1994	1061230	79960	1141190	3456.8
1995	1154475	91681	1246156	3887.1
1996	1177543	93641	1271184	4175.7
1997	1129494	80370	1209864	4012.4
1998	1098170	87015	1185185	3908.1
1999	1003444	76453	1079897	3981.9

自1986年起，医院门、急诊总量进入了百万级的规模。随着广州经济的发展，城

[①]《中山医科大学孙逸仙纪念医院院志（1835—2000）》，2000年内部编制，第178页。

市中心在八九十年代逐渐发生了变化，人口聚居地也随着广州城市中心的变化发生了迁移。从八九十年代开始，医院所在地由原来的商业繁华地带逐渐成了老城区，医院所在的区域（越秀区和荔湾区）人口出现了多个年份的负增长，[①] 但经过全院职工的努力，医院医疗规模仍处于平稳上升的阶段，保持着百万级的门、急诊总量规模。随着医院规模的迅速壮大和医院鼓励医疗技术创新政策的落实，各科相继开展了一批先进的医疗技术，形成了独特的医疗技术特色和亮点。同时，学科内专科化水平逐渐提高，形成了一批在国内处于领先地位的专科，且专科特色日益凸显，甚至专科之下的亚专科也逐渐形成固定的医疗团队。

二、推进医疗事业管理的现代化

改革开放以后，随着国家城市医院管理体制的改革，国家对医院的财政投入逐渐减少，同时推行城市医院分级管理，鼓励城市医院推进管理现代化和精细化。本院抓住改革开放的南风，在全国首先解放思想，树立了医疗市场竞争观念，促进了医院服务优化，医疗事业管理现代化。

（一）开展特色医疗服务，多途径拓展医疗业务

1. 便民门诊和开设家庭病床

改革开放后，随着医院工作的正常化，医院开始探索建立各种便民措施。1985年开始，医院开始建立直落门诊、教授专家挂号门诊，增加专科门诊，开设夜诊，建立家庭病床等，既提高社会效益，又增加医院经济效益。特别是家庭病床的开设是医院大胆的改革创举，得到了社会媒体的广泛关注和上级行政管理部门的肯定。医院从1985年6月24日开始开设夜诊，从1985年7月开始开设家庭病床。为了提高医院的社会效益和经济效益，除了开设夜间门诊和家庭病床外，医院还鼓励医务人员利用节假日加班和外出进行体检普查、业余加班小手术、检查治疗等。根据不完全统计，1987年夜诊总人数135885人次，比1986年增加46518人次；教授、专家门诊人数87059人次，比1986年增加7029人次；家庭病床增加至158张，比1986年增加88张。这相当于在不增加人员、编制的情况下，医院新增了4个病区。1987年，职工利用加班时间为医院创造经济收入达146.94万元，取得了良好的经济效益。[②] 到1991年，医院夜诊人数143057人次，教授专家门诊87059人次，开设家庭病床339张。[③] 更重要的是，医院通过开设夜诊、专家门诊、专科门诊，便利了群众就诊，及时解决一些紧急的病情。医院开设家庭病床，医务人员上门为群众看病，解决了出行不便的群众到医院看病的特殊困难。医院还逐渐增加了家庭病床的诊疗项目，如增加了家庭透析、家庭氧疗等项目。另外，家

[①] 根据周春山、边艳等统计，1986—2004年越秀区人口年均递增分别为0.49%，荔湾区人口年均递增为0.23%。其中，荔湾区在1989—1993年、1997—2000年人口出现负增长；越秀区1990—1992年、1993—1994年人口出现负增长，根据《1982—2010年广州市人口增长与空间分布演变研究》，载《地理科学》2014年第9期。

[②] 中山大学孙逸仙纪念医院档案室藏《一九八七年医院工作总结》。

[③] 《孙逸仙纪念医院在发展中》，第3页，存于中山大学孙逸仙纪念医院档案室。

庭病床收费低，有助于减轻家庭经济困难的患病群众的负担，因此家庭病床深受群众的欢迎。医院家庭病床工作最初由急诊科负责，后来医院为了做好医疗病床的管理，在医院门诊办成立了家庭医疗管理中心，把发展家庭病床作为医院工作的一个重点，对家庭病床的医疗业务进行规范化管理。20世纪80年代中期至90年代中期，在医院医疗用房紧张的时期，医疗病床有助于解决医疗用房不足的问题。90年代初，国家的三甲医院评审把家庭病床的设置作为评分标准，医院在家庭病床方面的工作最终得到了评审小组的充分肯定。

20世纪90年代中期以后，随着广州市城市中心的转移，医院周边居民人口减少，家庭病床设置床位数逐年下滑。1996年，医院召开家庭病床年度总结会，会议资料显示，当年医务人员投入24人，减少14人；护士27人，减少10人；全年床位数636张，减少232张；病人一共2131人次，减少770人次；护士1739人次，减少4091人次。会议分析认为是家庭病床医疗服务收费标准太低，不能体现医务人员的劳动价值，影响了医务人员的积极性。1997年岭南楼建成后，医院病床紧张的局面暂时得到了缓解，最终医院决定取消家庭病床服务项目。

2. 开展特诊医疗

医院从20世纪70年代就陆续接收国际海员。"文革"结束后，港澳同胞回内地探亲人数增多，1981年医院成立了港澳病区，吸引了很多港澳病人慕名而来。1986年，医院中山楼建成后，为了整合医院特诊医疗资源，医院将原海员病区、港澳病区和病房合并成立综合病区。20世纪八九十年代，医院综合病区主要负责高干高知、国际海员、港澳同胞等人士的医疗保健工作，同时为了更好地鼓励专家教授参加门诊工作，发挥著名专家教授的作用，医院开设了博济医疗保健中心，将其作为特种医疗部门，专门为国内外各界人士提供全面的特需医疗服务，实施与普通门诊差别化收费标准，以适应不同群体的医疗需求。

3. 横向医疗拓展

医院积极支援基层医院建设，通过提供各种类型的进修学习、医疗技术培训和指导、查房带教、专题讲座、会诊、病例讨论等，帮助基层医院提高医疗技术水平，以医疗技术的优势支援基层医院的发展，同时在支援中树立医院的形象，宣传医院的品牌，拓展医院的病源。1990年5月—1995年5月，5年的时间里，医院大力支援顺德市桂洲医院的发展，一共派出了医疗队伍90批，医务人员344人次，其中正高15人次，副高100人次，中级214人次，初级15人次。医院通过长期的技术支持，帮助顺德市桂洲医院达到了二级乙等医院的水平。

1991年8月—1993年12月，2年时间里，医院一共派出了15批，共43人次的医疗队伍援助韶关乐昌县人民医院。1996年7月—1999年6月医院派出了36批，共87人次的医疗队伍援助韶关市仁化县人民医院，并赠送了价值8.9万元的医疗设备、医疗器械等物资。20世纪90年代，医院不定期地援助梅州市五华县人民医院、韶关乳源县人民医院、清远县洲心公社卫生院、中山小榄镇卫生院、中山市石岐人民医院、宝安县人民医院、佛山市人民医院、佛山市中医院、东莞太平医院等基层医院。1988年5月，医院与宝安县人民医院合作成立皮肤病诊治与整容协作中心，开始开展横向协作关系。

医院在20世纪八九十年代，先后通过协议技术合作的方式，与其他兄弟医院建立横向医疗联系。

（二）加强医疗信息化管理，促进医院现代化管理

从20世纪80年代中期到90年代中后期的十几年时间里，医院通过参加文明医院和三甲医院的评审活动，以评促建，以建促评，促进医疗事业管理的现代化和科学化，医疗事业管理达到了国内先进的水平。通过参加三甲医院的评审活动，医院在医德建设、医院感染、病案质量、医疗安全和质量、护理质量、病患满意度等方面进行了持续的反思和改进，并掌握了现代的管理理念和标准，医院管理和服务水平迈上了新的台阶。

从1990年年初开始，医院大力推动电脑和互联网在医疗管理中的运用，促进医院迈入了计算机化管理时代，为医院实施精细化管理提供了基础。1994年，医院病案室在电脑室与省医学情报研究所工程师的协助下，经过反复多次的改进，开始探索开展病案计算机管理，1994年5月份开始输入病案，逐渐实现了病案管理计算机化。1997年，岭南楼建成后，医院着手在大楼内安装电子计算机网络系统和电教系统，为医院医教研管理工作实现计算机化提供了条件。1997年9月底，医院与北京卫生部医院管理研究所众邦慧智计算机集成有限公司签订了网络设备及布线的合同，为门诊和岭南楼铺设网线，为医院的门诊建立计价收费系统，为医院信息系统的建设迈出了第一步。该年，医院正式开始了软件的本地化工作，完成了从收费项目字典数据库到药品名、药品库字典的建立和多次反复修改，基本完成了所必需的各类字典数据库，使医院的门诊管理实现了计算机管理。为了使全院职工适应现代的计算机化管理，医院于12月29日建成了计算机房。同时，医院还建立了医院物资管理系统局域网并已交付使用。

1998年，岭南楼投入使用后，医院完成了包括全院的网络布线及病房医嘱、出入院管理系统、临床检验信息处理系统、药品管理、财务管理、人事工资、器材管理、后勤物资、医疗统计、病案管理、综合查询与辅助决策支持等系统的安装工作。这些软件系统是卫生部开发的当时国内最完善的院内信息管理系统，投入使用后，促进了医院医疗、行政、后勤的全方位电脑管理。在建成全院的电脑网络管理系统后，为了增加医院的对外联系，增加医院的知名度，医院还用DDN专线与校园网连接及建立远程会诊系统。通过实行计算机化管理，医院的管理跃上一个新的台阶。

三、医疗技术的创新和专科特色凸显

随着医疗业务量的提升和医院对医疗创新的鼓励，各临床科室涌现出一批医疗技术创新成果，医疗特色更加凸显，新开展了许多新的医疗项目。专科化建设水平日益明显，原来一批专业组逐渐成立专科，专科之下也逐渐发展为若干亚专科。

（一）内科

1. 消化内科

1979 年，消化内科就开展了十二指肠逆行胰胆管造影检查。1980 年，重建了消化疾病研究室。1981 年，陈国桢、刘世强招收了第一位内科医学博士。20 世纪 80 年代初，袁世珍开始对胰腺癌单克隆抗体等相关方面进行研究，其科研成果对胰腺癌血清学及定位诊断和导向治疗均具有重要意义。1995 年，医院成立了消化疾病研究中心。到 90 年代末，消化内科拥有病床 44 张，同时下设消化内镜室、分子生物实验室、生化室、细胞培养及免疫室、胃肠功能检查室、病理室等部门。内镜项目包括十二指肠乳头肌切开胆道取石术、食管静脉曲张出血硬化剂和套扎疗法、贲门狭窄气囊扩张术、食管狭窄支架放置术、消化道出血的内镜下止血术、内镜下胃造瘘术及色素内镜等，处于广东省先进水平。[1] 实验室在 90 年代新开展了核仁嗜银蛋白形成区检测鉴别恶性胸腹水、粪便及血清肿瘤标记物检测、AFU（α-L-岩藻糖苷酶）检测、幽门螺杆菌培养、^{14}C 尿素呼吸实验等。[2]

2. 内分泌内科

改革开放后，医院成立内分泌生化实验室，从开展血糖、VMA（香草扁桃酸）等内分泌常用临床生化检验项目开始，逐步提高临床内分泌疾病诊治水平。1983 年，医院建立放射免疫实验室，开展甲状腺激素、肾上腺皮质激素等激素的检测，并加强与国内外内分泌学界的联系和交流，引进和建立新实验技术。1984 年，医院成立卫生部中山医学院内分泌研究室，开始进行以糖尿病及其并发症的发生机制及防治为主要方向的科研工作。1985 年医院开始开展醛固酮、肾素活性、ATII（血管紧张素Ⅱ）、各种性激素及垂体前叶激素的检测。1988 年医院建立高效液相色谱检测系统，进行药物浓度监测。进入 20 世纪 90 年代，医院运用了酶免疫测定方法，建立起临床检验全自动免疫分析系统，明显提高了工作效率，并为患者带来方便。内分泌内科有关 1 型、2 型糖尿病、肥胖症遗传学及发病机理的实验研究处于国内领先或先进水平。依托于科研成果，内分泌内科成为国内糖尿病诊疗的知名科室。1996 年，医院成立"糖尿病病友之家"，配备糖尿病专职护士，照顾糖尿病病人及开展长期教育和监测。[3]

3. 心血管内科

改革开放后，1982 年，张旭明在广州最早开展经食道心房调搏心脏电生理研究。1983 年，心血管内科在广东省内安置了第一台双腔心脏起搏器。1985 年，心内科建立心电生理室。1990 年，医院开展了侵入性心脏电生理检查。1991 年，朱纯石在国内较早开展了射频消蚀治疗室上性心律失常。1992 年先后研制成功经皮穿刺钢丝钩状心内

---

[1] 《中山医科大学孙逸仙纪念医院院志（1835—2000）》，2000 年内部编制，第 72 页，存于中山大学孙逸仙纪念医院档案室。

[2] 《医院重点学科申报材料》之《消化内科学科建设情况汇报》，1999 年 1 月 20 日，存于中山大学孙逸仙纪念医院档案室。

[3] 《中山医科大学孙逸仙纪念医院院志（1835—2000）》，2000 年内部编制，第 74 页，存于中山大学孙逸仙纪念医院档案室。

膜和心肌起搏电极、带有指引钢丝的经静脉临时心内膜起搏电极，分别获中国国家使用新型专利。该项目于 1995 年被卫生部列入医药卫生适宜技术"十年百项成果推广计划"。1997 年，"新型紧急心脏起搏装置的改进"被列入卫生部直属医疗机构临床学科重点项目。20 世纪八九十年代，心内科开展心脏起搏器植入手术近 600 台，其中生理性心脏起搏器（DDD、DDDR）的植入比例达到 70%，达到国内先进水平。20 世纪 90 年代初，心内科已经开展了冠状动脉造影术、经皮穿刺二尖瓣囊扩张术。正式启用单球管 C 臂数字减影 X 线心血管造影设备后，冠心病的介入性治疗迅速发展，全面开展了经皮冠状动脉成形术（PTCA）、冠状动脉内支架术。

4. 血液内科

1998 年 12 月，医院引进李志雄博士开展骨髓移植及基因诊断等先进诊断及治疗技术。到 2000 年，血液内科下设血液细胞室、血液生化室、血栓病实验室、基因诊断室，开展白血病、淋巴瘤、多发性骨髓瘤、各种原因引起贫血、出血性疾病、血栓性疾病等方面治疗工作。

5. 肾内科

1986 年 8 月，内科建立肾脏专业，开始进行腹膜透析治疗和临床方法创新。"家庭腹膜透析系列装置研究"于 1995 年通过省科委成果鉴定，"一次性医用输液袋及其连接装置""改进的手术插管套针"均获得国家专利局实用新型专利。1993 年年初，肾内科开展了肾脏移植技术。

6. 呼吸内科

1979 年，呼吸内科在广东地区较早引进纤维支气管镜并开展支气管哮喘免疫治疗。1985 年呼吸内科在广东省首先引进体积描记肺功能仪，开展肺总量、残气量、气道阻力、肺和胸部顺应性、肺弥散功能等检查。1995 年呼吸内科引进美国法玛西亚变应原检测系统，可在体外准确测定 30 余种过敏原，为研究过敏性疾病提供了有效的方法。呼吸内科在治疗咳嗽方面形成了一套独特的治疗方案，达到了疗程短、见效快的效果，解除了许多久治不愈的咳嗽患者的疾苦，呼吸专科也因此成为具有一定知名度的"咳嗽专科"。

（二）外科

20 世纪八九十年代后，外科规模发展越来越大，专科化水平越来越高。为了适应医疗事业发展的需要，外科在 1991 年设立了小儿外科，1993 年设立整形外科，到 2000 年外科建有 7 个专科：普外科、骨外科、胸外科、泌尿外科、神经外科、小儿外科、整形外科。经过专科化的发展，各专科的医教研等行政事务逐渐从外科中独立，人事管理权相对集中于专科。在医院实行成本核算改革中，各专科逐渐成为经济核算的实体，专科的独立性更加明显。随着专科的发展，专业的医疗规模也逐渐扩大，为了进一步凸显专科特色和发展重点，各专科纷纷根据学科发展路径，设立亚专科，亚专科的发展特色也逐渐呈现。

1. 普通外科

改革开放前，外科分为普通外科、骨外科、泌尿外科 3 个专业，全科分为 3 个病区，每个病区内均有普通外科。从 1986 年起，普通外科分为肝脏外科、胃肠外科、乳腺外科、甲状腺及血管外科等专科，但仍属普通外科统一管理。先后由区庆嘉（20 世纪 70 年代末到 1997 年）、陈积圣任普通外科主任。1982 年区庆嘉根据实验研究成果，在国内开展非规则性肝切除术，使一大批原来被认为不能切除的肝癌患者获得手术切除的机会。普通外科于 1986 年在广东省率先开展肝癌的介入治疗，使部分患者获得了二期切除。此外，区庆嘉在广东地区首先开展腹主动脉瘤及布加氏综合征的手术。到 2000 年，普通外科施行腹主动脉瘤 20 多例，手术全部成功，连续实行布加氏综合征右心房—门静脉分流术 6 例，无死亡。20 世纪 90 年代，普通外科肝癌的治疗水平已在全国处于领先水平，大肝癌手术切除率超过 40%，不能做切除手术的肝癌患者经综合治疗后约 25% 可获手术切除。

陈积圣致力于门脉高压症、脾外科及肝细胞移植的研究，其中在全国最早开展门奇断流、吻合器食道下段横断吻合术 + 带蒂自体脾移植术治疗门静脉高压症，其实施例数最多，随访时间最长，再出血率低。[①]

随着普通外科的发展，专业化水平越来越高，到 20 世纪 90 年代后期，肝脏外科、胃肠外科、乳腺外科、甲状腺及血管外科等专科独立性越来越强，逐渐成为医院的专科。

2. 骨外科

20 世纪八九十年代，骨外科相继添置了骨密度仪、万能手术床、关节镜、手术显微镜、诱发电位仪、C 臂 X 关机等医疗设备。

骨外科选择性肌支神经转位的解剖及临床应用研究获 1991 年国家教委二等奖，应用新技术治疗脊柱侧凸的临床应用和推广获 1998 年广东省医药卫生科技进步二等奖、广东省科技进步三等奖。人工腰椎间盘的设计获得国家使用新型专利，并在国内率先开展多项脊柱外科新技术，如 CD、TSRH 器械矫治各类脊柱畸形，人工腰椎间盘置换术，MED 椎间盘镜术等。在 20 世纪八九十年代，医院骨外科在脊柱侧弯的治疗、人工椎间盘的研究和应用、椎间盘镜的应用方面处于国内领先地位，骨外科与普通外科均为医院 20 世纪 90 年代重点发展的学科。[②]

3. 心胸外科

20 世纪 70 年代起，缪镇潮、黄洪铮积极开展体外循环下先天性心脏病如房间隔缺损、室间隔缺损、法乐三联症的矫正术，以及法乐四联症等复杂型先天性心脏病的矫治术和心瓣膜置换术。20 世纪 90 年代初，在肺和食管外科领域，开展了支气管袖状切除术、隆突切除重建术以及喉咽颈段食管联合切除后的胃咽吻合术。1998 年熊利华等开展了冠状动脉搭桥术和电视胸腔手术，成功地施行了我省首例电视胸腔镜下未闭动脉导管结扎术和医院首例冠状动脉搭桥术，并在短短一年内完成了 15 例冠状动脉搭桥术和

[①]《中山医科大学孙逸仙纪念医院院志（1835—2000）》，2000 年内部编制，第 83 - 84 页，存于中山大学孙逸仙纪念医院档案室。

[②]《中山医科大学孙逸仙纪念医院院志（1835—2000）》，2000 年内部编制，第 85 页，存于中山大学孙逸仙纪念医院档案室。

20多例胸腔术。2000年7月10日又成功施行本院首例二尖瓣置换加冠状动脉搭桥术。①

4. 神经外科

1977年，在外科黄大祥的带领下，神经外科开展小血管吻合术动物实验，同年在我省进行第一例显微外科大脑中动脉－颞浅动脉端侧吻合术治疗缺血性脑血管，取得成功。一年之内神经外科进行了17例该类手术，并于1979年获得广东省高教局科研成果三等奖。

1982年神经外科正式成立，黄大祥任主任。1983年春，CT在广州地区应用于临床以及1993年广州市第一台MR在医院的投入对医院神经外科发展起到促进作用。②

5. 泌尿外科

自20世纪80年代开始，泌尿外科得到了快速发展。80年代泌尿外科开展膀胱液电碎石和输尿管镜下弹道碎石，并开展输尿管镜下手术治疗，如取石、碎石、钳石、弹道碎石、输尿管狭窄处切开、输尿管扩张、息肉切除、异物取出等。1983年泌尿外科开始经尿道电切治疗前列腺增生、膀胱肿瘤等，1988年开展水槽式体外震波碎石。1987年起泌尿外科开展可控性膀胱术及回肠新膀胱术，采用经脐平坦式造口或原位尿道排尿。1992年起泌尿外科开展同种异体肾移植，成功率接近国内先进水平。1995年泌尿外科开展经腹膜后腹腔镜治疗肾上腺、肾、输尿管疾病，腹腔镜下睾丸下降固定，腔静脉后输尿管治疗，两性畸形治疗等，在微创手术方面进行了大胆的尝试，取得了良好的疗效。20世纪90年代后期开展了保留勃起神经的前列腺癌根治手术，取得良好的效果，在省内推广学习。1998年泌尿外科购入Donier双定位碎石机。1999年泌尿外科购入美国顺康公司气化电切镜，明显减少了开放手术，促进了微创手术大力开展。③

6. 整形外科

1993年整形外科设立整形外科专业组。1995年，中国协和医科大学毕业的整形外科博士张金明分配到医院，开展整形外科工作。1997年7月正式成立整形外科专科，张金明任专科副主任，床位7张。1997年整形外科正式成立后，开展了美容外科、再造整形外科及显微修复外科，开展乳腺癌切除一期乳房重建，糖尿病足的血管重建及显微外科修复，应用游离皮瓣移植和尿道下裂修复等手术。

7. 小儿外科

1991年建立小儿外科，主任为区庆嘉。专科成立后，开展了新生儿胃破裂、胆道闭锁、环状胰腺、先天性幽门肥厚狭窄等手术治疗。

20世纪八九十年代，医院外科得到了较快发展，整形外科、小儿外科的相继成立，使外科的学科门类更加齐全。医院普通外科和骨外科作为医院基础科室后，技术力量雄厚的专科在八九十年代得到了平稳、较快的发展，并且是医院重点发展的专科，取得了

---

① 《中山医科大学孙逸仙纪念医院院志（1835—2000）》，2000年内部编制，第85-86页，存于中山大学孙逸仙纪念医院档案室。

② 《中山医科大学孙逸仙纪念医院院志（1835—2000）》，2000年内部编制，第86页，存于中山大学孙逸仙纪念医院档案室。

③ 《中山医科大学孙逸仙纪念医院院志（1835—2000）》，2000年内部编制，第87页，存于中山大学孙逸仙纪念医院档案室。

许多在全国领先的医疗技术创新。普通外科的发展逐渐孵化出肝脏外科、胃肠外科、乳腺外科、甲状腺及血管外科,进一步凸显医疗特色。泌尿外科在 20 世纪八九十年代艰苦创业,得到了快速发展,取得了令人惊叹的成绩。

(三) 妇产科

改革开放后,妇产科计划生育专业组在郑惠国、陈学煌等教授的带领下在国内进行的苯酚胶浆黏堵输卵管绝育术的研究成果,受到国内外同行的重视,并获得全国科学大会一等奖及卫生部科技成果一等奖。内分泌组在郑惠国、邝健全、吕超等的带领下,在妇产内分泌临床和实验室工作方面,都取得了显著成绩。20 世纪 70 年代后期,妇产科成立了围产专业,由何秀琼教授负责主持工作。肿瘤专业组由潘国权教授负责主持工作。改革开放后,妇产科开始开展宫腔镜在临床中的应用和临床研究工作,并在省内最早开办全国宫腔镜应用学习班,使 20 世纪八九十年代妇产科的宫腔镜检查和宫腔镜手术在全国处于先进水平。

20 世纪 80 年代后期,邝健全任妇产科主任。其间的输卵管药物(苯酚胶浆)黏堵绝育术研究获得医院"七五"科技进步三等奖。同时,邝健全等人对输卵管药物(苯酚胶浆)粘堵绝育术的可逆性问题进行了深入研究,创造改良式卵管宫角植入术,取得复孕率达 76% 的好成绩,该研究成果获得广东省科技进步二等奖。1985 年为了配合生殖生理的研究,开展了雌、孕激素受体测定,洗精,精液冷冻,抗精抗体检测,建立动物实验室等,并开展卵巢移植工作。1995 年妇产科开始改用酶免方法进行各项内分泌测定。20 世纪 90 年代,妇产科开展了输卵管宫角植入术和宫腔镜手术,手术水平处于国内领先地位。[①]

随着妇产科的发展,妇产科的计划生育、内分泌、肿瘤三个专业组逐渐发展为计划生育与内分泌专科、妇产科肿瘤专科,专科特色更加明显。

(四) 儿科

改革开放后,1978 年设置儿科神经专业,随后设置了儿科血液专科病房及新生儿专科病房。1990 年起逐渐建立了危重病监护室、新生儿病室和层流账室,逐渐形成了血液、神经、心脏、呼吸、肾病、新生儿等专业,学科门类更加齐全,同时儿科综合实力也得到了逐渐提升。每日门诊量达 600~800 人次。1998 年 4 月搬迁岭南楼后,儿科拥有两层楼,设综合区、血液区和新生儿区,并单独设新生儿重症监护室,儿科的医疗分工和管理更加专业化。

1. 儿科血液专业

改革开放后,叶彼得、黄绍良开展对广州地区小儿遗传性血液,以及造血干祖细胞尤其是脐带血的基础和临床研究,取得了显著成绩,并在此基础上成功开发了具有突破性的临床技术。1998 年 1 月在国内首次采用脐带血移植治疗重型 β 地中海贫血(后文

[①] 《医院重点学科申报材料》之《妇产科计划生育内分泌专科》,1999 年 1 月 20 日,存于中山大学孙逸仙纪念医院档案室。

简称地贫）并获得成功。到 2000 年，儿科血液专业已采用脐带血移植治疗重症 β 地中海贫血 9 例，采用外周血干细胞移植治疗重症 β 地中海贫血 3 例。另外，还建立了"岭南脐血库"，投入运作。急性淋巴细胞性白血病化疗 5 年治愈率达到 80% 以上，达到国际水平。儿科血液专业常年收治白血病、淋巴瘤、地中海贫血、G6PD 缺陷症等，并建立了造血干祖细胞移植中心，还配备了小儿血液病研究室，包括小儿染色体检查室、血细胞形态室、生化室、医学实验研究中心等。对遗传性溶血性贫血，尤其是 G6PD 缺陷症、地贫、异常血红蛋白病的研究处于国内先进水平。[1]

2. 儿科心血管专业

改革开放后，心血管专业开展了心导管检查心脏电击法、安装小儿起搏器等医疗技术，并开设了儿科心脏专科门诊，建立了儿科心电图室。

3. 儿科神经专业

1978 年成立了儿科神经专业，开展了小儿癫痫、多动症、多发性抽动、脑瘫、中枢神经系统感染及小儿智能落后等研究。

4. 新生儿专科

新生儿专科建立于 1985 年，设有新生儿室、光疗室及重症监护室，开设新生儿门诊。在 20 世纪八九十年代，新生儿专科开展了换血术、光疗管理、早产儿管理、呼吸机管理、肠道外静脉营养等。

5. 儿科呼吸专业

1989 年创建，开展哮喘疾病方面的临床防治工作。

6. 儿科肾病专业

1993 年创建，后开展肾穿刺技术，对难治性肾病进行研究，提高了儿科肾病的治疗水平。

（五）中医科

1987 年 10 月正式建立中医病区，设床位 12 张，以收治消化系溃疡病、心脑血管病患者为主，主要着力于胃脾病研究，继"补脾活血药治疗消化性溃疡的治疗观察和实验研究"后进一步深入开展，以临床为基础和实验相结合，进一步推动临床工作，不断提高医疗质量。1998 年，中医病区改名为中西医结合病区，床位 18 张，年均收治病人 230 多人。

20 世纪 90 年代以来，中医科逐步开设了中医专科门诊，有脾胃、肝炎、心血管、不育症、中医妇科、小儿病科以及针灸定位敷贴、男病专科，骨关节痛等专科门诊。[2]

（六）眼科

20 世纪 80 年代中期，眼科开展了眼底血管荧光造影检查，逐步恢复和完善了视功

---

[1] 《中山医科大学孙逸仙纪念医院院志（1835—2000）》，2000 年内部编制，第 91 页，存于中山大学孙逸仙纪念医院档案室。

[2] 《中山医科大学孙逸仙纪念医院院志（1835—2000）》，2000 年内部编制，第 93 页，存于中山大学孙逸仙纪念医院档案室。

能检查室的功能。1991年，眼科先后设立了青光眼、眼角膜、白内障、眼肌病、眼底病、眼保健和泪器病等专科门诊，同时还先后开展了二氧化碳激光、氦氖激光和YAG激光等治疗眼病。1991年，在中山医科大学系统内，眼科科室继眼科医院之后开展了眼科显微手术，并迅速普及了"现代白内障囊外摘除术"等眼科显微手术。1992年眼科开展了"现代白内障囊外摘除+后房型人工晶体植入术"，成效显著。在此基础上，1997年眼科又开展了"小切口白内障超声乳化摘除+后房型人工晶体植入术"。20世纪八九十年代，眼科还开展了现代抗青光眼手术、眼眶内容挖出术和各种眼矫形手术。眼科采用"派出去、请进来"的形式，陆续开展了视网膜脱离复位术和前段玻璃体切割术，Ⅰ、Ⅱ期义眼座植入等先进的治疗技术。1995年眼科增加了"视觉电生理"和"计算机自动视野检测"等先进的检查技术，使医院眼科在技术基础和技术水平等方面跟上国内先进水平。①

（七）耳鼻喉科

改革开放后，耳鼻喉科开展了大量耳鼻咽喉外科新手术、新业务，部分达到国内先进水平，如腔内支架技术治疗喉、气管和食道狭窄；游离皮瓣修复头颈肿瘤切除术后缺损；头颈肿瘤（喉癌、鼻咽癌、鼻窦肿瘤、喉咽和颈段食管癌）根治性手术和多种方法修复、重建上消化道和上呼吸道；数字减影血管造影在耳鼻喉科中的应用；颅面联合进路、经颞骨进路切除侵犯前、中颅窝肿瘤；阻碍性睡眠呼吸暂停综合征诊断和治疗等。②

（八）口腔科③

1981年，口腔科请美国Swazts教授开展全国首例正颌手术，由任材年做第一助手。之后口腔科开展颞下颌关节疾病临床研究。1986年任材年开展正颌手术包括与鼾症相关的正颌手术。同时口腔内科已开始做大量的牙髓病治疗，更注重保留患牙。口腔粘膜病的治疗也在实践中探讨、改进，牙周病的预防和治疗已初步开展。自20世纪80年代中期起，口腔科购入超声波洁牙机、光固化机等，牙周病的治疗有了初步的发展，可做清洁、刮治、牙髓翻瓣术等；光固化的应用使牙体充填（尤其前牙）上了一个新台阶。修复的正畸专科也发展起来，1986年已可开展固定正畸。20世纪80年代末由陈光晔主持，在广州率先开展颌面整形及美容外科，如双眼皮成形术、垫高鼻梁术、面部磨皮术、小疤痕切除术和抽脂术，也有如全鼻、全耳再造术等难度较大的美容手术。1986年，口腔科引进颞下颌关节内窥镜开展关节镜诊治颞颌关节病，在全国较早开展内窥镜诊治颌面外科疾病。1989年起，开展牙周病全口翻瓣刮治等手术，取得良好的疗效，处于省内领先地位。20世纪80年代末期，珊瑚人工骨的应用在全国领先，口腔癌根治

---

① 《中山医科大学孙逸仙纪念医院院志（1835—2000）》，2000年内部编制，第96页，存于中山大学孙逸仙纪念医院档案室。
② 《中山医科大学孙逸仙纪念医院院志（1835—2000）》，2000年内部编制，第97页，存于中山大学孙逸仙纪念医院档案室。
③ 关于"口腔科"介绍主要参考《中山医科大学孙逸仙纪念医院院志》。

术进一步成熟,并有冷冻瘤骨再植、煮沸瘤骨再植。

1998年年初,口内开设牙体牙髓病、牙周病、粘膜病、前牙美容、四环素牙漂白、小儿牙病等多个专科。口腔科在后牙根管治疗、牙周手术、修复、正畸、种植等方面均运用了许多新技术,病例数逐年增加,全省乃至东南亚、港澳地区都有大量外科病者前来就医。

20世纪90年代中后期,开展口腔癌功能性颈淋巴清扫、舌癌缺损颈阔肌皮瓣或前臂皮瓣修复,获良好生理功能,提高患者生存质量;开展游离带血管蒂腓骨修复下颌骨缺损;婴幼儿期面部巨大血管瘤切除+修复;颅颌面外科在20世纪90年代成功为10例侵犯颅底颌面肿瘤患者做颅面切除术。20世纪90年代末,口腔颌面外科对婴幼儿期唇腭裂修复术做系统追踪探讨,开展唇腭裂序列治疗,复杂陈旧性颅颌面骨折治疗,规范口腔癌手术、整复、化疗、放射综合治疗。

(九) 皮肤科

改革开放后,皮肤科开设了红斑狼疮、性病、真菌病、荨麻疹、手部皮肤病、痤疮、银屑病等多个专科门诊,还开展了冷冻、电灼、激光、微波治疗及小手术、医学美容等各种治疗方法。20世纪90年代,皮肤科主要收治红斑性狼疮、皮肌炎等结缔组织病,此外,收治湿疹皮炎、银屑病、大疱病等各种病人。患者来自广东省内外、港澳及东南亚地区,皮肤科救治了大批急、危、重病者。

皮肤科下设一个专业中心,两个实验室。真菌病研究中心于1990年成立,专门从事真菌病因学、免疫学等高水平科研工作。病理、免疫实验室开展皮肤病组织病理、免疫病理及多项结缔组织病免疫学检查,开展以红斑狼疮为代表的结缔组织病系列实验、研究工作。真菌性病实验负责全院真菌的诊断及流行病学监测工作,从事真菌镜检、培养、鉴定、菌种保存、动物实验、药敏实验及性病检查、监测和科研工作。

1997年,皮肤科从国外购进最先进的脉冲染料激光机,是广州市最早应用同类型激光的单位之一,主治鲜红斑痣、血管瘤、太田痣、皮肤赘生物等,取得很好疗效。

(十) 神经科

1980年,神经科引进日本产NIHON KONDEN14导脑电图。从1991年年底起,邢诒刚开创床边经皮钻颅颅内血肿抽吸术,并获得广东省卫生厅科学技术基金资助,治疗颅内血肿病人,进一步提高重症脑出血的治愈率和生存质量。1995年,神经科开展经颅多普勒脑血管显像(TCD)的检查,同时,增加脑电地形图,引进TRANS – LINK – 9900经颅多普勒,开展TCD检查。1996年,神经科引进DANTEC肌电图仪;1997年,神经科增添床边脑电图。自1997年后,神经科先后开设老年病、帕金森病教授门诊、癫痫专科门诊、脑血管病专科门诊。医生们均做了大量的临床和实验工作,大大提高了医疗质量。

1998年年底,神经内科从内科独立出来成立二级临床科室。1999年年中,神经内科从内科门诊分离出来,独立开设神经科门诊。

（十一）康复医学

20世纪80年代以后，理疗科逐渐开展了包括低频、中频、高频电疗、光疗、热疗、磁疗、超声治疗、仿生治疗等各种物理因子治疗，以及运动治疗、作业治疗、言语治疗和简单的矫形支具制作。1991年，医院成立康复医学科，成为广州地区综合性医院最早成立康复医学科的医院之一，收治由于神经系统疾病、心血管系统疾病、呼吸系统疾病、骨关节疾病及其他各种急慢性病所致功能障碍的患者，以求改善患者的功能状况。

康复医学科成立以后，运用各种评估量表和现代的康复仪器设备对病人进行康复评估，制定明确的康复训练计划，为病人提供包括运动治疗、作业治疗、心理治疗、语言治疗以及药物和整体护理等治疗与护理。从1994年起，康复科开设心理咨询门诊，为各种心理障碍患者提供心理辅导与治疗。

1997年，医院理疗科与康复医学科合并为康复医学科。配有物理、高压氧等治疗室，能够对神经、骨关节疾病的急性期、恢复期及后遗症期病人，尤其是脑血管病急性期、恢复早期病人进行临床治疗和康复训练。

（十二）肿瘤科

1998年7月，医院成立肿瘤科。肿瘤科设置化疗、放疗两个二级学科，拥有化疗、放疗、热疗等治疗手段。肿瘤科成立后，开展对各种恶性肿瘤的正规化疗、时辰化疗、大剂量氨甲蝶呤与亚叶酸钙解救（HD-MTX-CF-R）疗法。层流病房于2000年1月投入使用，并成功开展大剂量或超大剂量化疗。

20世纪90年代末，医院先后购置Primus直线加速器、LX-40A放射治疗专用模拟定位机、三维立体定向放射治疗计划系统（TPS）、低熔点铅制作系统以及各种体位固定装置等先进设备，开展对鼻咽癌、脑部肿瘤、口腔颌面部肿瘤、食道癌等的放疗，取得较高的近期疗效。[1]

（十三）急诊科

1984年，医院在急诊室基础上成立急诊科，隶属于内科管理，并分设内、外、妇、儿、眼、耳鼻喉、口腔和皮肤科，1987年正式独立为综合性一级临床科室，设抢救室、急诊观察病房、危重症监护室，配备救护车、电击除颤起搏仪、多功能呼吸机、多功能生理监护仪、洗胃机等先进的急救仪器设备。1990年，广州市急救医疗指挥中心成立，开通了120急救电话，急诊科成为中心急救站。20世纪90年代，急诊科开展紧急床边心脏起搏术、开胸心肺复苏术、胸腔膜造影术、侧脑室引流术、双泵新式复苏术等，获

---

[1] 《中山医科大学孙逸仙纪念医院院志（1835—2000）》，2000年内部编制，第105-106页，存于中山大学孙逸仙纪念医院档案室。

医疗成果奖 6 项。①

（十四）放射科

20 世纪 80 年代，放射科引进美国 GE 公司 1000 mA X 光机及荷兰 Philips C 形臂数字减影（DSA）X 光机，在此基础上，放射科开展了介入放射学的新业务，陆续开展各部位选择性血管造影及介入治疗。1987 年放射科安装了日本东芝 500 mA 遥控胃肠机，1989 年放射科安装了美国 GE 公司 8800 全身 CT 机。1993 年引进了华南地区首台超导磁共振成像设备荷兰 Philips 0.5T MR 机，以及德国 Siemens Somaton ART 全身 CT 机。

1998 年放射科引进荷兰 PhilipsV3000 数字减影血管造影装置（DSA），成立介入导管室，先后开展介入导管治疗，包括原发性肝癌、消化道出血、鼻出血及鼻咽癌，开展全脑血管造影并颅内血管瘤的介入治疗，肺穿刺活检并介入治疗，骨肿瘤穿刺活检与介入治疗，盆腔肿瘤的介入治疗，CT 定向脑穿刺活检，心脏 DSA 检查及冠心病放置支架，食道贲门失弛缓症球囊扩张术，椎间盘脱出切割术等。1999 年引进了德国 Siemens 直线加速器、东芝模拟定位机、医科达三维立体治疗计划系统（3-DTPS）用于放射治疗。②

（十五）麻醉科

改革开放后，在麻醉新药的临床应用、麻醉中的监护技术方面得到了快速发展。1981 年，光电多功能生理监测仪应用于临床，能开展危重、疑难病人的手术，如嗜铬细胞瘤、肾下型主动脉瘤切除人造血管移植术，体外循环下各种先天、后天复杂心脏病以矫治、瓣膜置换术、巨大脑瘤切除、脑血管畸形等手术，并开展 Swan-Ganz 导管肺毛压的测定。1985 年麻醉科配备了血气分析机，可在手术过程中随时监测重症病人的血气情况，1987 年陆续购置了肌肉松弛监测仪、气管纤维镜、全能麻醉剂、全自动血压计。1992 年后麻醉科购置了 Ohmeda 210 全能麻醉机、Drager 2B 型全能麻醉机、多功能监测仪（HP）、Datex 呼吸功能监测仪、输液泵、注射泵，还陆续添置了 ETCO2 监测仪、便携式 spo2 监测仪等大批麻醉监测器械，并先后购置 ohmeda 全能麻醉机、麻醉深度监测仪（双频谱指数监测）、自体血液回收仪。

20 世纪 90 年代中后期，麻醉科相继开展了经硬外腔注药及经静脉注药手术后镇痛术及病人自控镇痛（PCIA）技术（1994 年）、硬外阻滞与气管内联合麻醉新技术（1995 年）、腰硬联合阻滞麻醉新技术（1997 年）、持续腰麻新技术（2000 年），技术不断成熟，取得很好的医疗效果。③

---

① 《中山医科大学孙逸仙纪念医院院志（1835—2000）》，2000 年内部编制，第 70 页，存于中山大学孙逸仙纪念医院档案室。
② 《中山医科大学孙逸仙纪念医院院志（1835—2000）》，2000 年内部编制，第 107 页，存于中山大学孙逸仙纪念医院档案室。
③ 《中山医科大学孙逸仙纪念医院院志（1835—2000）》，2000 年内部编制，第 109 页，存于中山大学孙逸仙纪念医院档案室。

（十六）病理科

20世纪八九十年代，病理科购置了较大型的设备，如BM-Ⅱ浴式生物组织包埋机、平推、轮转式切片机、IEICA CM 1800和SHANDON冷冻恒温切片机、LITADEL 2000全自动脱水机、全自动染片机、全自动免疫组化机、PCR仪、原位杂交仪、荧光显微镜、十人共览等多头显微镜、病理图文系统等。病理科拥有组织病理学、细胞病理学、分子病理学、组织样本库四个分支学科。到20世纪90年代末，病理科每年活检12000例（包括会诊病例），除常规HE染色外，还进行各种特殊染色和免疫组化染色数十项以协助诊断。1992年医院购进恒温冷冻切片机，制片质量大大提高。

（十七）核医学科

1979年，核医学科前身同位素室引进彩色扫描仪、肾图仪、γ心功能仪，新开展了有甲状腺扫描、肝扫描、肾图、心功能测定等项目。1988年核医学科引进伽玛照相机，并配置当时较先进的西门子计算机系统，开展几乎所有项目显像（除断层显像外），包括肾功能测定、甲状腺扫描、肝功能测定及肝扫描等；1991年核医学科购置SOPHA Medical型SPECT机一台；1995年核医学科购置HOLOGIC骨密度仪。20世纪90年代后期，新开展新型核素内照射治疗多发性骨转移瘤、稳定性核素99锝治疗类风湿性关节炎、核素注射法治疗皮肤较大血管瘤、乏氧组织显像研究等项目，其中，32磷敷贴治疗皮肤病（如局限性血管瘤等）每年的治疗患者达3000多人次。

（十八）超声科

超声科先后开展了A型、B型、彩色多普勒超声和介入超声的应用，在超声医学临床应用及科研方面处于广东省先进行列。超声科在20世纪90年代已经开展的业务范围较为广泛，除腹部脏器、妇产科、眼科、外周小器官、腹部大血管和四肢血管的B型超声和彩色多普勒检测外，还先后开展了多种项目的介入性超声（包括腔内超声和术中超声），如超声引导下穿刺活检（肝、肾活检等）；囊肿、脓肿的穿刺引流、注药；实性占位病变如肝癌、肝血管瘤等的注药治疗和超声引导下门静脉或肝胆管置管；等等。其中，多项新技术获得中山医科大学成果奖和广东省卫生厅科技进步奖项。[1]

（十九）激光科

20世纪80年代初激光科在国内率先开展氮激光治疗皮肤病。1999年8月，激光科联合召开全国激光医学学术交流会，朱桂芳是大会主席团成员、大会主持人，并在大会宣读论文。[2]

---

[1] 《中山医科大学孙逸仙纪念医院院志（1835—2000）》，2000年内部编制，第119页，存于中山大学孙逸仙纪念医院档案室。

[2] 《中山医科大学孙逸仙纪念医院院志（1835—2000）》，2000年内部编制，第121页，存于中山大学孙逸仙纪念医院档案室。

第四节 学术研究的开展

"文革"结束后的几年时间里,医院在老专家、院领导何天骐、严棠等的领导下,医院科研工作逐步得到了发展。随着国家科学资助体系的逐步完善、资助力度不断加大,医生职称评定政策对科研成果的鼓励,以及医院不断加强科研管理,20世纪80年代中期到90年代后期,医院的科研工作得到了平稳的发展,取得了不俗的成绩,特别是20世纪90年代后期,院长黄洪章提出了"深化改革,加快发展,大打一场学科建设翻身仗",狠抓科研工作,大力内引外培,促进了我院迎头赶上国内科研先进医院。

一、科研管理制度的建设

1985年以前,科研工作由医院医教处负责统一管理。1986年,医教处分为医务科、教学科、科研科3个科。1986年以来,科研科在学校和医院的领导下,在科研管理的实践工作中,逐步制定和健全了各项科研管理制度,建立起医院的科研管理和服务机制,促进了医院的全面发展。

在制度建设方面,医院首先制定了《关于加强孙逸仙纪念医院科研工作的意见》,要求各级党政领导要深刻认识到"科技是第一生产力",增强科技意识,把科研工作纳入医院议事日程;并在加强医院科研工作的宏观管理方面,制定医院攻关战略,部署、重视人才和改善科研支撑条件等具体规定。

(1)制定《医院科技奖励办法》,该办法不仅通过评选表彰、宣传先进等方式从精神上给予鼓励,而且主要从物质上,如在晋职、晋薪、分房上给予鼓励,对承担课题者实行津贴、论文、专著奖励,科技成果双奖制,对科技开发、临床药物验证等实行提成。

(2)制定医院《科研工作管理条例》,从总的科研管理方面加强,包括科研机构、科研基金、科研成果、学术活动、科研资源等。

(3)制定医院《科研基金管理办法》《科研基金使用管理规定》和《课题年度执行情况或总结报告》3个课题计划的管理条例。

(4)制定医院《实验室、科研仪器、实验动物管理制度》,使医院原有的2个动物实验室和1个动物饲养室为全院共有,由科研科协调。

(5)制定医院《科技人员外出参加学术会议管理条例》,从1987年起,医院拨款按科室人数及职称进行分配,由教研室主任掌握使用,另外还设立了正高职称人员专款,使全院职工都有机会参加各种学术会议。

(6)1995年后,在抓学科建设中,又制定了医院《研究中心和研究室(实验室)管理条例》《重点学科管理条例》和《学术骨干培养实施办法》,这3个文件对本院的学科建设起到了很大的作用。

从 1986 年起，医院设立了科研启动基金，每年 30 万～40 万元。同时，医院为改善科研支撑条件，1993 年以来，每年均投入 100 多万元改造实验室和增加实验设备，1998 年投入巨资成立了医学研究中心。①

二、科研机构的建立

改革开放后，随着医院各项医教研正常秩序的恢复，医院开始着手建立研究室和实验室。

1986—1988 年相继建立了 10 个研究机构，6 个为中山医科大学依托医院科室建立，其中中山医科大学内分泌研究室隶属于卫生部。（见表 6-3）

表 6-3　1986—1988 年相继建立的研究机构②

名　　称	负责人	隶属关系
中山医科大学内分泌研究室	余斌杰、傅祖植	卫生部
中山医科大学消化疾病研究室	余道智、袁世珍	学校
中山医科大学计划生育研究室	邝建全、陈学煌	学校
中山医科大学心血管疾病研究室	缪镇潮、梅伯英	学校
中山医科大学儿科血液疾病研究室	郑念时、刘俊范	学校
中山医科大学中医理论研究室	侯灿、罗慕仪	学校
孙逸仙纪念医院肝胆脾研究室	区庆嘉、陈积圣	医院
孙逸仙纪念医院骨病研究室	何天骐、林道贤、刘尚礼	医院
孙逸仙纪念医院胶原病研究室	许德清、钟幸福	医院
孙逸仙纪念医院内科血液研究室	张惠宜、徐立卓	医院

1986 年医院筹建了一个医院实验动物饲养室、两个动物实验室，为全院共用。随着学科的发展，20 世纪 90 年代医院逐步建立了研究中心或实验室，为医院科研工作提供了良好的条件。尤其在 1997 年医院投入了上千万资金成立了林百欣医学研究中心，由引进人才黄志明博士筹建并担任中心主任，林百欣医学研究中心配置了大批高级科研仪器、设备，下设分子生物学研究室、蛋白质工程和生物治疗研究室、临床药理研究室、动物实验研究室和放射免疫研究室，为医院总体科研水平和学科建设起到了很大的促进作用。随着各学科的发展和学科带头人的更换，各科室机构也有很大的变化。

到 20 世纪 90 年代后期，医院形成了 13 个科研机构，分别承担了各级科研课题，取得了不俗的科研成果，并培养了大批研究生、进修生，为本院的科研工作和学科建设

---

① 《中山医科大学孙逸仙纪念医院院志（1835—2000）》，2000 年内部编制，第 55 页，存于中山大学孙逸仙纪念医院档案室。
② 《中山医科大学孙逸仙纪念医院院志（1835—2000）》，2000 年内部编制，第 56 页，存于中山大学孙逸仙纪念医院档案室。

起到了重要作用。(见表6-4)

表6-4　20世纪90年代末科研机构概况①

学科	名称	建立时间	负责人	主要研究方向
全院性	医学研究中心	1998年	黄志明	病毒性肝炎
跨学科	消化疾病研究中心	1995年	陈国桢、区庆嘉	消化系肿瘤
内科	省糖尿病防治研究中心	1995年	傅祖植	糖尿病
内科	心脏起搏和心电生理中心	1995年	张旭明	心脏起搏、心电生理
内科	血液病研究室	1988年	徐立卓	白血病、血栓病
外科	肝胆脾研究中心	1988年	区庆嘉	肝胆脾肿瘤
外科	脊椎研究中心	1997年	刘尚礼	脊柱病
妇科	计划生育研究室	1986年	邝健全、陈学煌	计划生育
儿科	造血干细胞移植中心	1997年	黄绍良	血液病
中医科	中西医结合研究室	1988年	李庆明	消化系统病等
皮肤病	真菌研究室	1995年	曾凡钦	真菌病
皮肤科	自身免疫病研究室	1986年	许德清	红斑狼疮
口腔科	颅颌面外科中心	1999年	黄洪章	口腔颌面肿瘤、唇腭裂

三、学科建设与科研成果

改革开放后,全国上下都重视知识、重视科研,全国各级都逐步建立了科研基金,同时,科研基金从政策拨款改变为投标竞争、自由申请。党中央要求落实知识分子政策,提倡"科技是第一生产力",从职称评定和科研资金等方面支持科研工作。20世纪八九十年代,科研成果在职称评定政策中所占比重越来越凸显,客观上鼓励了科研工作的发展。

1985年,医院召开了科研工作专题会议,使各科对科研工作比较重视。医院获得上级拨款的科研项目有11项,其中,苯酚胶浆闭塞输卵管流行病学调查项目,在1985年8月全国计划生育科技攻关题目验收评审会上,被评定为国内首例、国内先进,获国家三等奖;申报科技成果评议论文37篇。据不完全统计,1985年出版著作两部,发表论文87篇,其中,全国性杂志32篇,地方性杂志53篇。②经过改革开放初期的调整阶段,医院科研工作进入了稳步发展的阶段。

随着对科研工作的重视,1986年医院先后建立了11个科研机构。为了促进医院的

---

① 《中山医科大学孙逸仙纪念医院院志(1835—2000)》,2000年内部编制,第56页,存于中山大学孙逸仙纪念医院档案室。

② 中山大学孙逸仙纪念医院档案室藏《一九八五年医院工作总结》,第3-4页,存于中山大学孙逸仙纪念医院档案室。

科研工作突破发展瓶颈，拉近与国内一流医院的距离，医院在1993年制定的《中山医科大学孙逸仙纪念医院发展规划概要（1993—2005）》中结合医院发展的战略目标，对未来十年的学科发展和科研工作进行了科学规划。规划指出，医院的发展方向和总体目标是在建成"三甲"医院基础上不断提高，稳步发展，2000年前建成国家级医院（三级特等），致力于提高技术水平，加强重点学科建设，将医院建成专科特色明显，医疗、教学、科研处于国内先进水平，部分为国际先进水平的高层次、高水准的社会主义医科大学附属医院。根据这一发展目标，医院对科研工作进行了战略部署，要求在1995年前通过"三甲"医院评审的基础上，加强学科建设：初期（1993—1995年）目标是向医科大学选拔推荐5个校级重点学科（妇科内分泌计划生育、骨外科、肝胆外科、内分泌内科、消化内科），争取1～2个获准通过，建成国内一流水平专业，乃至迈向国际先进行业；不断提高医院级重点学科（心血管内科、口腔科、儿科血液、皮肤科）水平，迈向国内先进行列；医院每年拨款30万元建立学科发展基金，作为对医院重点学科的项目资助；医院同时筹建扩大分子生物学实验室，力争增加1个博士点。中期（1996—2000年）目标是新增校级重点学科2个，争取建成国家级重点学科1个；新增博士点1～2个；建成与完善医院中心实验室，开展跨学科间的科研合作，争取国家自主科研课题，扩大国内外学术交流。远期（2001—2005年）目标是争取新增国家级重点学科1个；争取新增博士点2～3个；建设部级重点实验室1个；设想将医院建成和医学中心功能不同，但密切相关、相互促进的实体，主办一些国际性学术交流活动。①

1994年，为了促进医院科研工作和学科建设，医院专门成立了学科建设评估小组，开始对各专科进行量化评估，制定了量化评估表，对内科消化、心血管、内分泌、血液、外科肝胆脾、骨、妇产、生殖内分泌、儿科血液、口腔外科共10个学科进行了评估，每个专科均给了评分，从评估中可以看出各个学科存在的不足和问题。

同时为了促进人员外出参加学术交流的积极性，医院大幅度加大了外出学术交流活动资助力度，1993年比前年经费支持力度提高了80%，外出参加学术交流的人次大幅增加，1993年参加全国和地方学术会议交流的论文159篇，比前年的89篇增加了79%。

同时，为了提高医院职工的积极性，医院科研科1994年组织了6次学术报告，改变了以往院内科室自报题目、轮流主讲的办法，而是结合医院实际情况，有目的地请学校的专家教授到医院来，做了两个系列的专题讲座。讲座包括：①PCR技术在临床诊断和治疗的应用；②申请校外科研基金的途径办法及注意事项和科研课题设计。讲座收到了较好的效果，鼓励了职工搞科研的积极性，1995年的校外基金申请者明显比以往多。同时为了加大科研成果奖励力度，医院修订了科技奖励办法。分子生物室开始开展科研和医疗工作。医院对实验动物室做了论证，提出了改建方案。科研科与团委一起举办了医院青年论文评选活动，收到了36篇论文，评选出一、二、三等奖，并给予奖励。

1996年，医院评定了医院的重点学科，制定了学术骨干的培养实施办法，成立了

---

① 《中山医科大学孙逸仙纪念医院发展规划概要（1993—2005）》，第1-2页，存于中山大学孙逸仙纪念医院档案室。

"消化疾病研究所"与"广东省糖尿病科研中心",改建了动物实验室。该年为了迎接中山医科大学"211工程"部门预审,学科建设与科研工作均有了进一步发展。同时,医院的消化内科、心血管内科、内分泌内科、骨外科、妇科内分泌与计划生育等5个专科被成功评选为广东省"五个一"科教兴医工程重点专科,儿科黄绍良的《脐血造血干细胞代替骨髓移植的临床和实验研究》、妇产科张清学的《绝经期后骨质疏松的防治》被评选为重点项目,共获资助金额91万元。1996年,医院获得国家自然科学基金等20项校外科研资助78.4万元,其中学校中青年基金14.8万元,比中山一院还多。获省、部级科研成果奖3项、省厅级奖3项。1996年一年内获资助金额比"七五"和"八五"期综合起来的还要多。

同时,为了促进学科发展,医院成立了医院级的两个研究中心:心律失常与心脏起搏研究中心和造血干细胞移植中心。中山医科大学为了配合"211工程",投入80万元,装修了消化、内分泌、妇科、肝胆等实验室,装修了图书馆、成立了读者检索室,购买了5台电脑,从原来的单机医学光盘检索扩张为多用户的网络检索系统,并建立了互联网终端,不断加大科研投入,改善科研工作支撑条件。从1996年开始,医院开始重视人才引进工作,改建住房用于招收医院自筹经费的博士后。

但是由于医院用房有限、缺乏先进的实验设备以及实验平台建设滞后,20世纪80年代后期至90年代,医院的科研成果数量与兄弟医院相比仍存在不足,具体表现在:学术整体水平在国内未能占有一席之地,与国内一流医院相比相差较大。"八五"期间科研仍处于较低层次,局限于个体型,没有形成联合攻关的局面,很难承担高级别的大型科研项目。其中,省、部级重点学科:0;"211"学科立项:0;"九五"攻关项目:0;国家自然科学基金重点项目:0;国家级科研成果:0。20世纪90年代后期,医院科研落后的问题摆在了全院职工面前,亟待解决。

医院在科研工作上落后于国内科研先进医院,除了场地和实验平台建设滞后等客观原因外,主观上仍存在认识上的差距:一是把医疗与科研、学科建设对立起来,医、教、研在一定程度上的发展也不尽协调,把重点大学的附属医院降格为一般市级医院。二是个别科室有"武大郎开店"现象,或人际关系紧张,内耗严重,无法形成优势互补、联合攻关的良好局面。部分学科没有稳定的、连续的、相对先进的科研方向,故很难取得成果;部分学科缺乏学科带头人,缺乏技术骨干和人才。学科建设投入不够,科研支撑条件差。

不过,从另一方面来看,医院的发展也逐渐为快速提升科研水平创造了非常有利的条件。1997年岭南楼建成后正式投入使用,改善了医院的医疗用房,壮大了医疗规模,为科研提供了医疗数据基础。同时,岭南楼的建设为医院科研平台的建设提供了空间和场地。岭南楼的建成,使医院度过了经济上最紧张的时期,更有利于医院在科研平台建设、科研人才的培养和引进方面提供更多的资源投入。

1997年,黄洪章担任院长职务后,以"如何搞好学科建设"为专题召开座谈会,邀请老教授和博士研究生导师、中青年骨干、科主任和专科主任参与讨论。医院领导还就"在新的市场经济形势下,面临卫生体制改革,如何找好立足点,找准方向,建设有特色的专科"分别召开了医院6个重点学科的论证会。各专科主任分析了目前本专科的现状，国内、省内所处的位置、优势，目前研究方向，存在的问题，目前急需解决的困难，提出了今后主攻方向和发展目标。会后，修订了医院科技奖励办法，调整了医院学术委员。医院注重与科研相关能力的培养，组织参加了"广州市科技英语大赛"，获得了亚军的好成绩；组织举办了"162周年院庆英语口语大赛"和"院庆学术交流会"，同时组织召开了全院研究生毕业人员座谈会，号召他们为改变科研落后面貌而努力。学校领导与科研处处长也就如何开展科研、申请科研基金做了指导，为1998年申报科研基金工作打下了良好基础。1999年，医院在广州从化召开干部会议，围绕《关于加快医院改革和发展若干问题的意见》，全院干部开展了热烈讨论，纷纷为医院的学科建设建言献策。新的领导班子提出了"打赢学科翻身仗"的口号，将科研工作和学科建设提升到了前所未有的高度，全院职工对学科建设和科研工作的重视度极大地提高，参加科研工作的积极性空前高涨。

（一）建设医学研究中心

1997年医院岭南楼建成后，医院决定投入上千万元筹建医学研究中心，旨在建立一个高水平、综合性的医学科研基地，为院内外在读硕士、博士研究生及博士后等研究人员提供实验条件和技术平台，因得到丽新集团董事长林百欣的资助，因此将其命名为林百欣医学研究中心。医学研究中心地址位于博济楼后座五楼，整层面积约800平方米。1999年1月28日，医学研究中心正式成立并对外开放。医学研究中心最初设有分子生物学研究室、细胞生物学研究室、移植排斥研究室、生物治疗研究室、动物实验室、流式细胞室、细胞培养室、层流室等，面积约500平方米，配置了流式细胞仪、超声细胞破碎仪、倒置和解剖显微镜、液相色谱仪、二氧化碳浮箱、扩增仪、低温和超低温冰箱、一次性成像照相机、干胶系统等先进进口设备，可进行基因、蛋白工程，流式细胞术，细胞培养，细胞形式结构、动物实验、免疫学等方面的实验。订购 Nature 等国外、国内多种专业期刊，配置了互联网，方便科研人员查阅最快最新的科技信息。林百欣医学研究中心是硕士研究生、博士研究生、留学生完成学位论文和博士后研究人员完成科研任务的科研基地。医学研究中心建立以后，服务于科研和临床，为医院提供了统一的科研平台，为引进专职的科研人员创造了支撑条件。医学研究中心作为本院对外交流的一个窗口，已先后接待多批国内、国外有关医学人员莅临参观和指导，并得到了高度评价，促进了医院与国内外领先的科研人员的学术交流。

（二）"外引内外培"科研人才

为了促进医院科研水平的发展，新领导班子开始将眼光投向国外，希望在全世界引进专职的科研人才。1998年，医院引进了黄志明博士，由其负责医学研究中心筹建工作。1999年年初，医学研究中心建成后，由黄志明担任主任，邓庆丽任副主任。同时，医院引进留学回国人员周晓东任专职研究员，并聘请了留学回国的博士李志雄、邹和群，本校培养的博士后闵军、博士刘晓平兼任研究人员。医院每年派3～5名医生前往德国杜伊斯堡-埃森大学进修，2～3名前往美国佐治亚大学医学部进修。选派业务骨干前往德国、美国、澳大利亚、日本、法国及我国香港等地进修学习，1998—2001年累计达 50 多人次。①

（三）增加对学科建设的资助力度

通过打擂台方式，选拔重点扶持专科，3 年拨出 1000 万元扶持 4 个专科的建设；力争在 2～3 年的时间内，实现省部级重点专科零的突破；实行院内 9 个重点专科的"院外基金院内等额资助"制度。加强学科群建设，进行学科的重组、整合，形成新的学科群，建立了心血管医学部、骨科医学部、微创外科中心和颅颌外科中心等。为了推动干细胞的研究和临床应用，医院成立了干细胞研究中心。② 医院从 1998 年起增设了回国人员科研启动基金（每人 10 万元）、重大项目启动基金和科技著作出版基金（每项 2 万元），1998 年用于课题资助的基金达 100 多万元。

（四）加强科研管理工作

1998 年年初，科研科召开了 1998 年科研基金申报工作动员会，院长亲自动员，要求具有研究生学历的人员都要申报一个项目，提出"先要数量、后讲质量"的口号。1998 年医院科研基金申报数突破了记录，申报厅级以上基金的有 265 项，申报学校基金 38 项，申报院级 89 项，申报数比前三年（1995—1997 年）总和还要多。获资助的项目数比前三年（1995—1997 年）总和还要多。1998 年医院还制定了医院科研启动基金管理暂行条例。本条例改变了过去医院基金基本上是研究生以导师的名义，或副高以上职称的人员申请，受资助的也主要是副高以上职称人员和研究生的情况。新条例取消了副高以上职称人员申请的限制规定，放宽了对参加科研项目的人员的准入门槛，鼓励年轻员工和学生加入科研大军。

医院人员主编专著 5 部，参与编写 8 部；在各种科技期刊上发表专著数共 300 篇，其中论著摘要、病例报道、综述等共 78 篇，论文发表数量比 1997 年多 100 篇。1998 年，医院科研工作打赢了第一年的战役，提振了全体职工的科研信心，拉开了学科建设翻身仗的大幕。在这次战役中，研究生表现尤其突出。1998 年研究生共发表综述 10 篇、论文 14 篇，博士研究生陈伟强、陈涛、李焱、于雪梅等人的论文在全国专业学术会议上获得了三等奖以上的奖励。在 1998 年医院获得的校级以上课题中，有近半数课题的研究生直接参与了课题的实验工作，其中以课题负责人获得资助的项目有：心血管内科博士陈筱潮获默沙东基金（卫生部）1 项；普外博士生宋尔卫获省科委重点攻关项目 1 项；另外，在卫生部课题中排名第二的有 2 项，总资助金额达 20 余万元。在医院科研成果中，在职博士生黄东生参与的课题获省卫生厅科技进步二等奖和省科委科技进步三等奖（分别排名第二和第三）。研究生在科研方面的突出表现，为医院科研工作不断取得新成果提供了持续的动力。

---

① 《抓机遇　促发展　创效益　上台阶——中山大学附属第二医院行政领导班子述职报告》，第 12 页，存于中山大学孙逸仙纪念医院档案室。
② 《抓机遇　促发展　创效益　上台阶——中山大学附属第二医院行政领导班子述职报告》，第 11 页，存于中山大学孙逸仙纪念医院档案室。

据统计,1998—2001 年,医院获得省厅级以上科研项目共 186 项,其中国家自然科学基金 8 项,并实现了国家级重大研究项目零的突破(见表 6-5)。医院获得院外基金总额 688.7 万元,获得省厅级以上科研成果 13 项,发表论文 1735 篇,出版专著 10 部。在全院职工的努力下,在世纪之交时,医院的学术研究逐渐展开,打赢了第一场学科建设翻身仗,迎头赶上了先进兄弟医院,为新世纪学科建设的突飞猛进打开了大好局面。

表 6-5 1982 年以来获省级以上科研基金资助情况(万元)[①]

年份	国家自然科学		卫生部		国家教委		省科委		省卫生厅		合计	
	项数	金额	项数	金额	项数	金额	项数	金额	项数	金额	项数	金额
1982	—	—	—	—	2	9.4	—	—	—	—	2	9.4
1983			1	0.5			1	0.5	1	0.4	3	1.4
1984	3	13	—	—	2	7	1	3	—	—	6	23
1985	1	4					2	3			3	7
1986	1	2			1	0.9					2	2.9
1987					1	2	1	1			2	3
1988	1	3.5	1	5	1	2.5					4	12.26
	1	1.26("七五"攻关)			—							
1989	1	0.13("七五"攻关)			1	2.5	1	1.3			3	3.93
1990	—	—	1	1.2	2	3.6	1	1.6	1	0.5	5	6.9
1991	1	3.6	3	6	1	0.4	1	1.3 计生委	2	1.3	8	12.6
1992	—	—	2	1	1	2.3	1	1.6 计生委	1	1	5	5.9
1993	1	6	2	42	1	3			3	2.7	7	53.7
1994	—	—	3	3.3	—	—	1	5	1	0.7	5	9
1995	1	8					7	36	4	2.6	12	46.6
1996	2	20			2	5	7	47	7	3.9	19	78.9
	—						1	3(省计生委)				
1997	1	10	2	80	2	9	18	75.5	13	11.8	36	186.3
1998	1	8	6	27.9	—	—	42	102.5	20	16.1	73	158.5
					(省博士后) 4	4						
1999	6	63	1	3	4	21	13	79	18	15.8	42	181.8
合计	21	142.49	22	169.9	21	68.6	98	361.3	75	60.9	237	803.09
另外,美国中华医学基金会 25 万美元												

[①]《中山医科大学孙逸仙纪念医院院志(1835—2000)》,2000 年内部编制,第 57 页,存于中山大学孙逸仙纪念医院档案室。

从表6-5看出,从1982年开始,医院共获得省厅以上基金资助课题共237项,金额803.09万元;另外,获美国中华医学基金会资助1项,金额25万美元,折合人民币约200万元;共计获资助金额1000多万元。20世纪的最后几年,医院获科研基金资助项目和金额增加较快,发展趋势良好,高级别的课题也逐步增多。

四、重要的科研成果

(一) 内科

改革开放后,"文革"中停办的内科各实验室得到恢复,相继设立了消化研究室、消化内窥镜室、内分泌实验室、心电图室、肾病实验室、血透中心等。内分泌内科、消化内科、心内科被评为广东省科教兴医重点专科。

1979年,全国著名的消化内科专家陈国桢组织了广东省消化溃疡病研究协作组,曾调查1959—1979年20年的全省消化性溃疡,共34906例,为国内报告最多的一组。继而成立中华医学会广东消化学会,定期开展全省消化内科学术活动。陈国桢担任第一届中华医学会消化系病学会主任委员并兼任第一届广东省消化系统学会主任委员。1980年,医院重建了消化疾病研究室。1981年,消化内科陈国桢与刘世强联合招收了我国第一位消化内科博士研究生。1985年,陈国桢再次主编出版了全国高等医药院校教材《内科学》第2版;我国第一个消化内科博士在消化内科毕业;同年,消化内科被卫生部药政局(现为国家食品药品管理局)批准为消化道药物临床研究基地。1989年,陈国桢等主持的"消化性溃疡病因、发病机理和治疗学的研究"获国家教委科技进步奖二等奖。1991年,陈国桢等主编的《中国医学百科全书消化病学》获国家教委科技进步奖二等奖。在此基础上,1982年,袁世珍领导的团队开始从事胰腺癌单克隆抗体研究,为国内外最早开始胰腺癌单克隆抗体研究的学者之一,发现了新的胰腺癌相关抗原。1986年,袁世珍教授等研究的课题"克隆病血循环淋巴细胞亚群的研究"获得广东省高教局、卫生厅联合科技进步奖三等奖。1992年,消化内科获卫生部临床重点学科基金资助。1997年,袁世珍教授等"抗人胰腺癌单克隆抗体的实验和临床的系列研究"获国家教委科技进步奖二等奖。①

改革开放后,内分泌内科先后成立内分泌生化实验室和放射免疫实验室,开展甲状腺激素、肾上腺皮质激素等激素的检测,并加强与国内外内分泌学界的联系和交流,引进和建立新的实验技术,成为我国首批拥有内分泌专业博士授予权的单位。1984年,内分泌内科成立卫生部中山医学院内分泌研究室,开始进行以糖尿病及其并发症的发生机制及防治为主要方向的科研工作。1985年,内分泌内科已开展醛固酮、肾素活性、ATⅡ、各种性激素及垂体前叶激素的检测,科研水平得到极大提高,除临床研究外,还成功自制了高效价的胰岛素抗体,进行了外周血白细胞胰岛素受体测定等高水平科研课

---

① 《中山医科大学孙逸仙纪念医院院志(1835—2000)》,2000年内部编制,第71-72页,存于中山大学孙逸仙纪念医院档案室。

题。1988年，内分泌内科建立高效液相色谱检测系统，开始承担如"变异胰岛素的研究""磺脲类药物作用机制研究"等国家自然科学基金、国家教委博士点基金的课题研究。1992年，内分泌内科开始从事分子生物学方法应用于糖尿病及其并发症的发生机制及遗传学特征的研究，承担了国家教委博士点资助的课题"糖尿病大鼠肾组织肾素——血管紧张素系统改变的动态观察"及广东省科委重点攻关课题"糖尿病病因及发病研究"。1995年，经省科委批准，医院依托中山医科大学成立了"广东省糖尿病防治科研中心"，为内分泌内科的建设及联合广东省有关单位进行糖尿病及其并发症的防治和研究创造了有利条件。1996年，内分泌内科被列为广东省卫生厅"五个一科技兴医工程"重点专科。20世纪90年代，医院内分泌内科有关2型糖尿病临床特征及其治疗的临床研究，1型、2型糖尿病及其肥胖症遗传学的实验研究均处于国内领先水平。在省卫生厅领导下，内分泌内科牵头完成1996—1997年、1997—1998年广东省糖尿病流行病学调查工作，牵头进行1990—1999年广州地区儿童及青春期糖尿病并发率调查，并在广州、深圳、珠海建立儿童及青春期糖尿病登记。"1999中国糖尿病教育项目年会"于1999年12月8—13日在本院举行，并定位为"世界健康基金会中国糖尿病教育项目基地"之一。[①]

心血管内科于1982年即在广州最早开展经食道心房调搏心脏电生理研究。1983年，朱纯石教授主编了国内最早的人工心脏起搏专著《人工心脏起搏和电复律》。1985年，建立心电生理室。1992年，心血管内科作为组长单位首次承担心血管临床试验。1996年，心血管内科首次参与国际大型多中心临床试验。1997年，心血管内科承担卫生部直属医疗机构临床学科重点项目，并被卫生部批准为心血管药物临床药理基地。[②]

呼吸内科于1982年进行哮喘患者血清IgE和特异性IgE的研究，进一步探讨哮喘的病因和发病机理，在重症哮喘的研究领域，首先报道广泛的细支气管粘液栓形成是重症哮喘的一个重要致死因素。1984年呼吸内科开展支气管哮喘气道反应性的研究，在国内首先开展蒸馏水激发试验及其机制的研究，从另一途径探讨哮喘的病因和发病机理。1985年开展野苋菜聚合抗原的研究，同年，开展前列腺素在支气管哮喘发病机制中的作用研究。20世纪90年代，呼吸内科开始开展支气管哮喘与H受体关系的研究以及哮喘与胃食管返流的研究。随后呼吸内科将分子生物学方法引进支气管哮喘的研究，在细胞、分子水平探索哮喘的病因和发病机制。[③]

其他如血液内科在贫血、出血性疾病、血栓性疾病的发病机理方面均开展了研究，承担了卫生部临床重点学科建设项目"肿瘤过继免疫治疗"课题。肾内科编写的《临床肾脏移植学》（人民卫生出版社1996年版）赢得了国内专家的好评。

[①]《中山医科大学孙逸仙纪念医院院志（1835—2000）》，2000年内部编制，第74页，存于中山大学孙逸仙纪念医院档案室。

[②]《中山医科大学孙逸仙纪念医院院志（1835—2000）》，2000年内部编制，第77页，存于中山大学孙逸仙纪念医院档案室。

[③]《中山医科大学孙逸仙纪念医院院志（1835—2000）》，2000年内部编制，第82页，存于中山大学孙逸仙纪念医院档案室。

（二）外科

"文革"结束后，外科获得长足发展。20世纪90年代，普外科和骨外科成为医院重点学科。普外科于1999年被评为中山医科大学"211"工程重点建设学科。1980年，区庆嘉赴美国麻省总医院进修，在 Surgery 杂志上发表了有关肝外科中静脉地位的论文。他的实验研究表明：一个肝段或肝叶的肝静脉结扎后，其相应肝组织不会萎缩，而是由肝窦或相邻的肝静脉等代偿。这纠正了数十年来国内外认为的肝静脉结扎后其相应回流的肝组织不能保留的观念，为非规则性肝切除奠定了实验基础。1982年在国内开展非规则性肝切除术，使大批原来被认为不能切除的肝癌患者获得手术切除的机会。课题"肝癌外科治疗实验和临床研究"获1997年度广东省科委科技进步三等奖及广东省卫生厅科技进步二等奖。1987年起，陈积圣教授致力于门脉高压症、脾外科及肝细胞移植的研究。1990年，其论文被收入意大利世界外科大会论文集，受到外国同行的重视。陈积圣教授有关脾功能及肝细胞移植的研究处于全国领先水平，并担任全国脾外科学组副组长。

1998年，医院与中山一院、肿瘤医院联合申报的"肝癌外科治疗的临床和基础研究"获得国家教育部科技进步二等奖。[①] "十二指肠胃反流量与肠胃黏膜异形增生及细胞核 DNA 含量关系"获得1997年广州市医药卫生科技进步三等奖。[②] 陈积圣等主编了《外科学词典》，区庆嘉等主编了《肝癌治疗学》。普外科还在肝细胞移植的基础和临床研究方面形成了较强的优势。

1988年，骨外科刘尚礼的"骨肿瘤临床病理研究"获得国家教委二等奖；"小儿股骨头坏死机理研究"获国家教委科技进步一等奖。"选择性肌支神经转位的解剖及临床应用研究"获1991年国家教委二等奖，应用新技术治疗脊柱侧凸的临床应用和推广获1998年广东省医药卫生科技进步二等奖，广东省科技进步三等奖。[③]

泌尿外科于80年代起开始可控膀胱吸收功能及其形态学研究，1995年起开展腹腔镜手术方法研究，1993年起开始膀胱基因治疗研究。1998年起，泌尿外科开始肾移植慢性排斥反应动物实验研究。1995年，沈昌理出版专著《临床肾移植》。[④]

胸外科参加了全国高等医学外科教材及"实用心脏起搏与电复率""现代肺气管病诊治进展""紧急床边心脏起搏术"等多部专业论著的编写工作。神经外科在1997年开展广东省第一例显微镜外科大脑中动脉－颞浅动脉端侧吻合术治疗缺血性脑血管病取得成功，获得广东省高教局科研成果三等奖。

[①]《医院重点学科申报材料》之《普外科现状及学科发展规划》，存于中山大学孙逸仙纪念医院档案室。
[②]《医院重点学科申报材料》之《普外科现状及学科发展规划》，存于中山大学孙逸仙纪念医院档案室。
[③]《中山医科大学孙逸仙纪念医院院志（1835—2000）》，2000年内部编制，第85页，存于中山大学孙逸仙纪念医院档案室。
[④]《中山医科大学孙逸仙纪念医院院志（1835—2000）》，2000年内部编制，第87页，存于中山大学孙逸仙纪念医院档案室。

（三）妇产科

改革开放后，郑惠国、陈学煌的苯酚胶浆粘堵输卵管绝育术研究获得了全国科学大会一等奖及卫生部科技成果一等奖。20世纪80年代，邝健全等对输卵管药物（苯酚胶浆）粘堵绝育术的可逆性问题进行了深入研究，获得了广东省科技进步二等奖。1982年"口服避孕药的实验研究"获得广东省高教局二等奖，1983年妇产科计划生育内分泌实验室被评为广东省先进实验室。① 90年代，妇产科还在女性性腺功能退化的生理、病理机制以及女性生殖生理方面进行了深入的实验研究，取得了非常大的成果。妇产科参与主编、编写公开出版专著14本。②

（四）儿科

改革开放后，作为研究协作单位之一，儿科参加了中山医学院遗传教研室首位对G6PD缺陷的"七五"攻关项目研究。在叶彼得的指导下，儿科对广州地区小儿遗传性血液病进行了长期而深入的临床与实验研究，并取得了显著成绩。1989年《广州地区小儿遗传性溶血性疾病的临床与实验研究》获得国家教委科技进步二等奖。20世纪80年代后期和90年代，黄绍良等致力于造血干祖细胞尤其是脐带血的基础和临床研究。1989年，儿科率先在国内开展脐血细胞移植特性的研究，获得美国中华医学基金会基金1项，国家自然科学基金3项，广东省科委重点攻关项目1项，广东省卫生厅"五个一工程"重点项目1项，省卫生厅基金4项，共发表了论文20多篇，主编著作4部。儿科血液专业与中山医科大学病理生理教研室合作，探索胚胎干细胞的培养分离方法以及开展将胚胎干细胞诱导为造血细胞的研究，并已达到世界先进水平。儿科建立了造血干祖细胞移植中心，还配备了小儿血液病研究室，对遗传性溶血性贫血，尤其是G6PD缺陷症、地中海贫血、异常血红蛋白病的研究处于国内先进水平。③ 黄绍良主编的《小儿血液病临床手册》获得广东省科技进步奖三等奖（1991年），并于1999年重版；黄绍良参与主编的《HLA不全相合造血干细胞移植的研究》获1996年中国人民解放军科技进步二等奖。④

（五）皮肤科

改革开放后，皮肤科在许德清、钟幸福、曾凡钦带领下，将红斑狼疮作为重点研究项目，从病因学、临床免疫学、诊断学等方面进行了大量实验及临床研究工作。皮肤科

---

① 《医院重点学科申报材料》之《妇产科计划生育内分泌专科情况简介》，1999年1月20日，存于中山大学孙逸仙纪念医院档案室。
② 《中山医科大学孙逸仙纪念医院院志（1835—2000）》，2000年内部编制，第87页，存于中山大学孙逸仙纪念医院档案室。
③ 《中山医科大学孙逸仙纪念医院院志（1835—2000）》，2000年内部编制，第90-91页，存于中山大学孙逸仙纪念医院档案室。
④ 《小儿血液答辩资料》，第1页，《医院重点学科申报材料》，1999年1月20日，存于中山大学孙逸仙纪念医院档案室。

在国内首先报道分离SLE病者皮肤作狼疮带实验，在广东省内首先分离皮肤免疫荧光检查技术。① 20世纪八九十年代，皮肤科曾获得国家自然科学基金课题两项。1982年，许德清主编的《全身性红斑性狼疮》成为国内最早出版的该方面专著。到20世纪90年代末，该项研究已进入了基因分子生物学水平，处于国内先进行列。红斑狼疮的临床与实验研究曾获国家教委科技进步二等奖1项，广东省卫生厅医药科技进步奖三等奖1项。② 20世纪90年代末，皮肤科先后参加第18届世界皮肤科大会、第5届亚洲皮肤科大会、第7届欧洲皮肤科大会，并在大会上进行学术交流。③

（六）口腔科

郭媛珠等在20世纪80年代对广州市自来水加氟的防龋效果及其出现氟斑症的不良后果进行了调查，认为加氟弊大于利，其研究成果得到广州市政府支持，最后停止了对自来水加氟，避免了氟斑症的进一步流行。20世纪90年代，口腔科借助动物模型和PCR检测等方法，进行如唇腭裂发病机理的研究，从分子水平探讨口腔癌与预后研究。④ 1996年，黄洪章的《腭成形术对人工腭裂大白鼠上颌骨及其牙列发育影响的研究》获得省教科委三等奖。

（七）急诊科

急诊科编著的《急诊建设与管理》获广东省医学卫生科技进步二等奖，同时获广东省科技进步三等奖。1995年，急诊科《XDJ-I型电话——心电监测系统的研制与临床应用》于1999年通过省级科技成果鉴定并获得广东省医学卫生科技进步三等奖，经国家科技部批准为2000年国家级科技成果推广项目。

第五节 教育事业的稳步推进

一、教学改革和教育发展概况

改革开放后，随着1977年国家高考制度的恢复，以及研究生招生制度的恢复，医院便承担起学校的博士研究生、硕士研究生、七年制、本科、大专以及中专的临床教学

---

① 《皮肤科学科建设情况汇报》，《医院重点学科申报材料》，1999年1月20日，存于中山大学孙逸仙纪念医院档案室。

② 《中山医科大学孙逸仙纪念医院院志（1835—2000）》，2000年内部编制，第102页，存于中山大学孙逸仙纪念医院档案室。

③ 《皮肤科学科建设情况汇报》，《医院重点学科申报材料》，1999年1月20日，存于中山大学孙逸仙纪念医院档案室。

④ 《中山医科大学孙逸仙纪念医院院志（1835—2000）》，2000年内部编制，第100页，存于中山大学孙逸仙纪念医院档案室。

工作和博士后培养。如1980年，医院完成了中山医学院1976级近百名学生的教学任务和1977级外科总论各论、系统内科学的教学任务，1978级的诊断学教学任务及244名进修生的培养。[①] 同时，作为一所多层次、多学科的临床教学医院，每年均有见习生、实习生、硕士研究生、博士研究生和护士生等来院学习。到20世纪90年代末，每年有各种学生500多人（以1999—2000年为例，包括进修生170人、博士研究生40人、硕士研究生107人、七年制硕士研究生16人、本科生241人、大专生10人、护士生80人）来院学习。

改革开放后，医学教学条件得到了极大改善。1987年医院开始建设9层4000平方米的学生宿舍综合楼，改善了学生的住宿和学习环境，并为电化教学的进一步开展创造了条件。[②] 20世纪80年代，医院的临床理论大课基本上应用挂图、投影、幻灯片和黑板书写。20世纪90年代，逐步开展以电子计算机多媒体辅助教学。2000年4月，在中山医科大学多媒体教学评比中，医院获评为2000年多媒体辅助教学竞赛先进集体。[③] 2000年，医院将配置了30台终端服务器的计算机培训室改造成为多媒体电化教学自学室，供学生自学使用。此外，医院已在手术室安装摄像枪，可通过院内信息系统网络将手术的全过程转送到各示教室，并在示教室安装有线电视教学系统及多媒体教学工具，供临床教学使用。

改革开放后，医院的教学设备也得到了改善。医院临床教学的理论大课，从过去的黑板、粉笔、挂图、投影、幻灯片等简单教学用具，到20世纪90年代末以录像、VCD光盘、计算机为主的多媒体综合教学。原来临床外科教学时，学生在手术室间围着病人观看手术，岭南楼建成后，设置了示教室，安装了示教系统，学生可以在示教室荧屏上清晰地观摩到每一个手术的步骤与环节，并且老师可以讲解清楚而又不影响医生做手术，同时，许多季节性的疾病，以及产妇生产的每个产程，过去在教学中都难以看到，而现在能在计算机多媒体教学的课件中学到。一些高级设备，实习生在实习过程中也可以接触和了解，如B超、核医学、多普勒彩超、CT、MR、直线加速器等；在教学过程中，学生均能掌握其检查操作和结果，指导治疗。

二、本科教学

（一）学制与课时

1978年恢复高考后，本科学制5年，其后恢复6年制，至1988年，又改为5年制。其课程分配：总学时为3935学时，平均每周27.3学时；其中公共基础课8门，共计1165学时；专业基础课14门，共计1240学时；专业课14门，共计1530学时。医院除

[①] 《认真总结经验教训，进一步加强党的建设——在全院党员大会上的报告——报告人：王枫》（手写稿），存于中山大学孙逸仙纪念医院档案室。

[②] 《一九八七年医院工作总结》，存于中山大学孙逸仙纪念医院档案室。

[③] 《中山医科大学孙逸仙纪念医院院志（1835—2000）》，2000年内部编制，第62页，存于中山大学孙逸仙纪念医院档案室。

负责讲授专业理论大课外，还承担临床见习教学 30 周，实习 48 周。毕业实习安排：内、外各 12 周；妇产科、儿科各 6 周；神经科、传染病科各 2 周；选修和预防医学实习 8 周；在实习期间，不安排暑假。按国家教育委员会于 1988 年下达《关于试办 7 年制高等医学教育的有关通知》，根据社会发展，针对不同层次高级医学专业人才的需要，决定将我国高等医学教育的学制逐步规范化，修业 3 年的大专，不授予学位，修业 5 年为本科，授予学士学位，修业 7 年，授予医学硕士学位，研究生教育维持原制不变，教委决定在全国 131 所高等医药院校中选择 15 间有医学教育经验且专业比较齐全，教学质量较高的院校，试办 7 年制高等医学教育，每间学校分配名额 30 名，中山医科大学的 30 名学生中，第一年在本院就读 7 年制的学生有 11 人。到 2000 年，本院已有 6 届 7 年制学生毕业，共 57 人。

（二）教学医疗与实习基地的管理

医院还承担着临床教学医院的教学任务。20 世纪 90 年代，医院管辖的临床教学医院有佛山市第一人民医院、东莞市人民医院、宝安区人民医院、顺德市人民医院、中山市人民医院、广州市红十字会医院、汕头市中心医院、韶关市粤北人民医院、广州市南华西街联合医院（主要是实习预防医学）等，这都是三级甲等医院。按照学校教学基地的实习生临床教学管理与临床学院管理相接轨的思路，统一教学要求和教学方法，本院定期派教师到上述教学点，进行教学查房、病例讨论，举办学术讲座，以及转科考试示范。教学部门经常到这些教学点了解教学情况、学生的实习组织纪律、生活作息等情况，促使教学基地能教与学相长。

（三）"岭南特色的临床教学管理模式"

中山医科大学在 1997 年开展教学思想大讨论，本院也相应创建"岭南"特色的临床教学管理模式，以严谨的院风和教学优良传统，通过"优秀本科教学评估"，贯彻"以评促改，以评促建，评建结合，重在建设"的原则，为我校创建"优秀本科教育学校"做贡献。

根据医院提出的创建"岭南特色的临床教学管理模式"，明确办学指导思想，改善办学条件，加强教学基本建设，深化教学改革，提高教学质量和教学管理水平，逐步建立和完善自我发展、自我约束的机制，达到提高教学质量和教学效果，更好地为社会主义现代化建设服务。医院并以提高学生思想政治素质为切入点，严格规范教学管理，培养学生的科学业务素质和基本操作技能。为培养学生良好的身心素质，医院有计划地进行院史教育、孙中山先生爱国思想教育、医学前辈的高尚医德医风教育，从政治思想及素质教育、专业技术教育、教学基地教学管理和硬件建设等四个方面入手，深化改革，提高人才培养质量，成为本院的教学特色。

医院在教学上具有优良的传统。改革开放后，医院领导继承"岭南医学院"教学传统和"三基三严"的教学理念，涌现了许多教学名师和优秀课程。

1989—1999 年，教学获得省级以上嘉奖和校级以上优秀课程者如下[①]：

1989 年，严棠被评为"广东省优秀教师"；

1991 年，内科学被评为"卫生部临床教学先进集体"；

1991 年，方建培、温明、翁书和被评为"卫生部表彰优秀教师"；

1993 年，内科学、外科学、妇产科被评为"中山医科大学校级重点课程"；

1993 年，邱宝明被评为"南粤教坛新秀"；

1994 年，儿科学被评为"中山医科大学校级重点课程"；

1996 年，朱昌国被评为"卫生部部属学校'三育人'先进个人"；

1998 年，崔辉被评为"卫生部部属学校德育先进个人"；

1998 年，黄东生被评为"南粤优秀研究生"；

1998 年，张帝开被评为"南粤教坛新秀"；

1998 年，妇产科学被评为"省级重点课程"，放射科被评为"校级重点课程"；

1999 年，皮肤科学、神经科学、核医学、中医学、诊断学被评为"校级优秀课程"。

三、研究生培养

（一）研究生培养的情况

医院从 1955 至 1966 年共招收研究生 140 余人，1978 年恢复研究生教育后，医院研究生教学工作主要由医院医教处负责，1986 年后由科研科、研究生科负责。研究生管理工作主要为：组织制定并实施医院研究生教育发展规划、年度招生计划；组织制定有关规章制度；安排课程教学；审核学位申请和组织学位论文答辩等。改革开放后，医院各科室先后被评为硕士、博士授予点。到 2000 年，医院有博士学位授权点 15 个，博士研究生导师 20 人；有硕士学位授权点 24 个，硕士研究生导师 93 人。（见表 6-6）

表 6-6 医院博士点、硕士点设置情况

学科专业	学位授权点		学科专业	学位授权点	
内科学（消化系病）	硕士点	博士点	外科学（普外）	硕士点	博士点
内科学（内分泌与代谢病）	硕士点	博士点	外科学（骨外）	硕士点	博士点
内科学（心血管病）	硕士点	博士点	外科学（泌外）	硕士点	博士点
内科学（肾病）	硕士点	博士点	外科学（胸心外）	硕士点	博士点
内科学（血液病）	硕士点	—	外科学（神经外）	硕士点	—
内科学（呼吸系统病）	硕士点	—	康复医学	硕士点	
儿科学	硕士点	博士点	急诊医学	硕士点	—

[①] 《中山医科大学孙逸仙纪念医院院志（1835—2000）》，2000 年内部编制，第 131 页，存于中山大学孙逸仙纪念医院档案室。

续表 6-6

学科专业	学位授权点		学科专业	学位授权点	
神经病学	硕士点	博士点	口腔临床学	硕士点	—
妇产科学	硕士点	博士点	麻醉学	硕士点	—
耳鼻喉科学	硕士点	博士点	中西医结合临床	硕士点	—
眼科学	硕士点	博士点	肿瘤学	硕士点	博士点
影像医学与核医学	硕士点	博士点	皮肤病与性病学	硕士点	—

自 1978 年恢复研究生招生制度后，本院即开始招收硕士研究生，1982 年开始招收博士研究生，1999 年年底共招收硕士研究生 409 人，招收博士研究生 80 人。其中已毕业硕士研究生 279 人，博士研究生 38 人。医院在为社会培养科技人才的同时，也为医院培养和造就了一大批高层次人才。截至 1999 年，毕业留院及在职（定向）培养的博士研究生已达 20 人，硕士研究生已达 107 人。他们为医院的医疗、科研、教学工作的发展，做出了很大的贡献。

（二）临床医学博士后研究

中山医科大学于 1991 年设立基础医学博士后工作站，1995 年设立临床医学博士后工作站。本院从 1995 年至 1999 年共招生 13 人，其中期满出站的有 6 人，留院工作 4 人。（见表 6-7）医院领导充分认识到招收高层次人才对医院科研工作发展的重要性，于 1997 年开始，通过自筹经费以及招收企业博士后等途径，使博士后招生人数呈大幅度的增长。到目前为止，博士后承担的研究课题有国家自然科学基金 2 项；中国博士后基金 3 项；省自然科学基金 1 项；省博士后科学基金 4 项；省卫生厅基金 2 项。

表 6-7 1995—1999 年博士后研究情况一览

进站时间	学科	姓名	毕业学校	合作导师	出站时间
1995 年 9 月	妇产科	梁正东	重庆医科大学	邝健全	1997 年 9 月
1996 年 9 月	普外科	闵军	同济医科大学	陈积圣	1998 年 9 月
1997 年 9 月	儿科	徐令	华西医科大学	黄绍良	1999 年 9 月
1997 年 8 月	中西医结合	余谦	成都中医药大学	吴伟康 李庆明	1999 年 8 月
1997 年 12 月	口腔科	杨斌	上海第二医科大学	黄洪章	1999 年 10 月
1999 年 8 月	危重医学	张斌	同济医科大学	陈积圣	1999 年 9 月
1998 年 7 月	消化内科	徐克强	第一军医大学	袁世珍	2001 年 11 月
1998 年 7 月	口腔科	王建广	湖北医科大学	黄洪章	2000 年 9 月
1998 年 8 月	内科内分泌	傅茂	华西医科大学	傅祖植	2000 年 8 月
1999 年 5 月	医研中心	全欣鑫	湖北医科大学	黄志明	1999 年

续表 6-7

进站时间	学科	姓名	毕业学校	合作导师	出站时间
1999 年 8 月	骨外科	宋卫东	同济医科大学	刘尚礼	2001 年 8 月
1999 年 9 月	普外科	顾岩	上海医科大学	陈积圣	2001 年 9 月
1999 年 11 月	儿科	吴新伟	华西医科大学	黄绍良	—

四、继续教育

1991 年 10 月,医院成立培训科,有 1 名教授兼职任科长及 1 名专职副科长。1998 年 7 月 11 日,培训科改为继续教育科,由 1 名副院长兼管,2 名专职干部主管该项工作。

(一) 住院医师培训

1980 年后,医院实行晋升导师积分学习制。1991 年起,开展住院医师规范化培训,至 2000 年止,共有 172 人参加住院医师规范化培训,为了更好地落实该项工作,医院成立了由正、副院长领导的继续教育领导小组,科室及教研室成立了继续教育领导小组,从而使培训工作在组织上得到了保障,在管理上得到了指导,在经费上得到了保证。每位参加培训的住院医师人手一份培训手册和导师制定的培训计划,严格执行了《广东省临床医师规范化培训》。

医院还制定了《住院医师规范化培训实施办法》《住院医师规范化培训考核评分暂行办法》《住院医师规范化培训评估暂行办法》,进修生招生、教育及管理制度等。

经过 10 年的住院医师规范化培训,各项培训工作的效果都进一步提升。

(二) 医护技术人员再教育

医护技术人员再教育情况见表 6-8、表 6-9、表 6-10、表 6-11。

表 6-8 1998 年前外出参加(含公、自费出国)继教人数

职 称	高级	中级	初级	合计
医师	10	46	5	61
护理	2	10	57	69
技术员(含行政)	1	6	24	31
合计	13	62	86	161

表6-9　1998年参加院级学术讲座

职　　称	高级	中级	初级	合计
医师	70	154	114	338
护理	9	63	19	91
技术员（含行政）	21	141	838	1000
合计	100	358	971	1429

表6-10　1999年外出参加（含公、自费出国）继教人数

职　　称	高级	中级	初级	合计
医师	18	34	15	67
护理	3	21	86	110
技术员（含行政）	4	24	34	62
合计	52	79	135	239

表6-11　1981—1989年进修生人数统计

年份	人数	年份	人数
1981	291	1991	212
1982	273	1992	121
1983	323	1993	144
1984	367	1994	131
1985	235	1995	121
1986	240	1996	176
1987	180	1997	217
1988	204	1998	210
1989	179	1999	288
1990	181	—	—
合计	2473	—	1620

（三）继续医学教育成果

医院继续医学教育成果如表6-12所示。

表6-12 继续医学教育成果一览

期限	国家级继续医学教育项目	省级继续医学教育项目
1997年	梁碧玲——骨骼软组织病变MRI影像诊断进展 袁世珍——消化系肿瘤诊断与治疗新进展	—
1998年	梁碧玲——骨骼软组织病变MRI影像诊断进展 黄子通——急救新技术培训班 刘尚礼——小儿股骨坏死的研究进展	欧庆嘉——肝癌外科综合治疗进展 邝建全——输卵管宫角植入术 张小霞——糖尿病护理现代化进展
1999年	王景峰——紧急床边心脏起搏术推广应用 黄洪章——口腔种植术和修腹技术新进展	陈洁珠——耳咽喉—头颈外科新进展 陈湘云——宫腔镜技术进展 陈双——无张力疝修补 许德清——结缔组织病护理新知识 朱兆华——消化内镜诊疗技术新进展
2000年	陈双——营养支持理论进展与临床操作研修班 程桦——内科内分泌新进展 李志雄——血液肿瘤诊断与治疗的新进展 邹和群——移植肾慢性排斥反应理论和临床学 邢诒刚——老年人脑退行性疾病的基础和临床进展 梁碧玲——骨骼软组织病变的基础和临床进展 袁世珍——消化系肿瘤诊断及治疗进展	陈双——营养支持理论进展与临床操作研修班 陈伟良——口腔颌面肿瘤学研修班 余妙贞——Norplont皮下埋植避孕法 蒋宁一——核素治疗新技术推广应用学习班

第七章　迈向更高的境界（2000—2020）

时光荏苒、岁月峥嵘，历史的车轮迈入了崭新的21世纪。20年间，在几任领导班子的带领下，这家曾经堪称全国面积最小的三甲医院，突破空间限制、扩大规模、重医精研、育德育才，逐渐从院本部占地面积仅19亩、许多医疗用房楼龄均在70年以上的窘迫现状拓展成多院区错位发展的良性格局。依托强大的综合实力和全体职工的团结协作，这所中国最古老的西医医院实现了新时期医疗事业的跨越式发展，医疗、科研、教学等各项事业连续20年持续增长。

第一节　新时期的发展战略

迈入新千年，医院既面临着机遇，也面临着挑战。经过20年的砥砺奋斗，医院的社会服务能力不断扩大增强，"医院品牌"逐渐彰显，"学科建设为龙头"策略已见成效，在"人才强院、科教兴院、外引内培、造就精英"方针的指引下，医院建成了一支由高素质的临床医学家、医学教育家和行政管理专家组成的队伍，为把医院建设成为世界一流的综合性研究型医院奠定了坚实的基础。

一、布战略谋规划

在医疗卫生体制改革的大背景下，医院根据自身实际条件，制定了符合内部情况和外部环境的发展战略，相继制定了"十五"规划及《中山大学附属第二医院第十一个五年发展规划和中长期发展规划纲要》《中山大学孙逸仙纪念医院"十二五"发展规划》《中山大学孙逸仙纪念医院"十三五"发展规划》《中山大学孙逸仙纪念医院"2011—2020年"事业发展规划》。在这20年里，医院党政班子对医院事业发展形势的把握更加理性、全面，发展思路更加清晰、稳定，全院广大干部职工在对科学发展的治院方略方面达成了共识。

20年来，医院坚持创新发展战略不动摇，不断寻求方法，突破医院发展空间局限，解决一个又一个"卡脖子"问题，推进人才倍增、办医空间倍增计划，取得了显著的成效。特别是"十三五"期间，在宋尔卫院长、王景峰书记的带领下，医院迈上了新的发展台阶，开创了新的发展格局。

"十三五"期间，在省委省政府、中山大学的正确指导下，在广东省高水平医院建设项目支持下，医院整体实力迅速提升，在人才培养和医、教、研等各项事业中取得了突出的成绩，实现了发展新跨越。

（一）人才工作历史性突破

培养医院首位院士。2019 年 11 月，医院院长宋尔卫教授被增选为中国科学院院士，是中山大学医科近 14 年来首位本土培养的院士，也是近 10 年来广东医疗界新增的唯一一位院士。他带领团队对肿瘤微环境和免疫治疗开展了系统、深入的研究，提出了肿瘤生态学说的理论，推动了恶性肿瘤及重大疾病的免疫治疗进展。其相关研究成果曾获国家自然科学二等奖、全国创新争先奖等奖项，并于 2018 年第二次入选中国高校十大科技进展。

人才发展格局从高峰到高原。"十三五"期间，医院坚决贯彻落实学校"五个五"工程学科师才培养举措，出台并实施医院"高层次人才特别支持计划"，领军人才培养成效显著，新增"国家杰青"3 名、"国家优青"2 名、长江学者 2 名、"万人计划"1 名，新增享受国务院政府特殊津贴专家 3 名，各级人才培育项目入选人数较 2015 年净增 122 人；推荐入选国家级海外高层次人才计划 6 名、广东省珠江人才计划引进青年拔尖人才 3 名，获批中山大学百人计划引进人才 62 名，新增博士后近 200 名，人才队伍迅速壮大。目前，医院共拥有中科院院士、"国家杰青"、"国家优青"、长江学者、"万人计划"等各类国家级人才 30 位，出任国家三大学会/协会主委 4 人、副主委 27 人。

（二）科研、学科建设硕果累累

学科实力显著攀升，入选全球百强研究型医院。近 5 年来，医院年度科研经费由 0.9 亿元增至 2.29 亿元；2019 年国家自然立项 76 项，位列全国医院第 16 名；国家自然科学基金立项数连续 4 年居全国医院前 20 名；近 5 年来，在 *Nature*、*Cell*、*Cancer Cell*、*Journal of Clinical Oncology* 等国际著名学术期刊累计发表高水平论文 55 篇。在国际上用以评价研究型医院学术水平的自然指数（Nature Index）最新排行榜中，医院排名全国第 4 名、全球第 67 名，连续 5 年入围国内前十，位居省内综合医院第一。

"三大建设"成效显著，高水平科研成果不断涌现。医院瞄准临床问题，布局"大平台"，现拥有"长非编码 RNA 与重大疾病"国家国际科技合作基地、国家重大新药创制专项"靶向肿瘤及其微环境创新药物临床研究评价技术平台"，并被纳入国家疑难病症诊治能力提升工程、国家健康医疗大数据分级协同诊疗创新体系建设，同时拥有广东省恶性肿瘤表观遗传与基因调控重点实验室等省部、厅局级平台 16 个。2020 年年初—2020 年 11 月，医院共有 5 项重要研究成果在国际顶尖学术期刊 *Cell* 及 *Nature* 上发表：宋尔卫院士团队揭示肿瘤器官特异性转移的新机制，林天歆团队研发出新冠肺炎快速诊断与预后预测平台，苏士成团队揭示化疗诱导抗肿瘤免疫的新机制，黄炳培团队揭示肿瘤血管调控肿瘤生长转移的新机制。

（三）医疗服务"量、质、效"同步提升

医疗质量大幅提升。近年来，医院大力发展医疗技术，取得肝、肾、心、肺器官移植资质，心脏移植数量居全国前十；创造性使用药物西罗莫司救治2018年广东省首例H5N6禽流感（死亡率达73%）病例，患者顺利痊愈出院。2020年，医院建设了集预防、诊断、治疗、随访于一体的国内首家公立乳腺专科医院，为乳腺病患者提供更高质量的医疗服务。

医疗体量大幅提高。2019年，医院年总诊疗302万人次，出院11.5万人次，在床位相对紧张的情况下，年手术量在全国位居前列，省内名列前茅。

医疗成效显著。2018年，医院入选了国家疑难病症诊治能力提升工程项目储备单位（肿瘤方向），同时获评广东省高水平重点建设医院。2018年度全国三级公立医院绩效考核中，医院在全国2398家三级综合医院中排42名，列省内第三。2018年，医院在艾力彼"中国医院竞争力排行榜"排名第27，"复旦医院排行榜"排名第43。

（四）临床医学教育稳步提升

打破传统医学教学，建立VR（虚拟现实）教学体系。医院充分利用VR技术的虚拟仿真、沉浸式交互等特点，创新性地构建了基于VR技术的医学教学体系；创立"联合导师制"（即科研型导师和临床型导师共同培养博士生），实现临床与科研互促共进；推行基础临床融合式教学改革，联合中山医学院组建"基础与临床融合师资团队"，多次荣获宝钢优秀教师奖。

教学成果硕果累累。医院高度重视住院医师规范化培训，27个专业获批成为国家第一批住院医师规范化培训专业基地，4个专业获批成为国家第二批专科医师规范化培训制度试点专科培训基地。2018年，医院获国家优秀教学成果二等奖1项，闫振文副教授获评全国住院医师规范化培训"优秀带教老师"；获省级教学成果奖二等奖1项，"儿科学"课程团队获省级优秀教学团队奖。2019年，VR教学这一成果荣获广东省教育教学成果奖一等奖。

（五）党建引领促发展

一院两代表，彰显鲜明政治底色。医院院长宋尔卫院士为全国人大代表，党委副书记、副院长许可慰为党的十九大代表。一院两代表，集中体现党管人才的显著成效，彰显医院鲜明的政治底色。

"双培养"工程成效突出。医院注重实施"双培养"工程，2019年新发展党员27名，其中15名高职称、高学历人才青年新发展入党，连续2年位列全校二级单位之首，为组织输送新鲜血液，大大提高党支部和党员的"领跑能力"。

党旗飘扬，在抗疫最前线践行初心。新冠肺炎疫情期间，医院派出两批医疗队驰援武汉，并于第一时间把党组织设置在抗疫最前线的作战连队上，发挥党组织战斗堡垒作用。党建引领，151名队员不顾安危、不辱使命，夜以继日、连续作战，圆满完成了党和人民交付的重任。

近年来，医院党委创新工作机制，取得显著成效，连续四年荣获"中山大学先进党委"荣誉称号，入选"中山大学党建标杆培育单位""广东机关和事业单位党建十佳创新案例奖"等。

（六）勇担社会责任，诠释人间大爱

精准施策、科学防治新冠肺炎疫情。在新冠肺炎疫情期间，医院坚持"三线作战"：①派出两批医疗队151人支援武汉，在前方建立起"逸仙ICU"，在后方组建多学科专家组远程支持，救治工作获得患者、同行及国家卫健委高度评价。②在广州大本营，医院组织开展群防群控、联防联控工作，发挥科技战疫力量，江山平教授率先提出氯喹治疗新冠肺炎方案，进入国家第六、七版治疗规范，林天歆教授开发人工智能辅助诊断系统，对新冠肺炎进行快速诊断，为隔离、治疗争取时间，在全国得到推广。以上两项研究均入选了广东省抗击疫情中的工作亮点。③积极指导佛山、珠海、阳江、深圳、湛江、惠州等地医院的新冠肺炎危重症病例救治工作，为百姓筑起了健康高墙。

积极投身于脱贫攻坚战一线。对口支援新疆、西藏、陕西富平等地14家医院，与省内69家基层医院建立帮扶协作关系，积极推动优质医疗资源下沉基层，助力群众摆脱"因病致贫""因病返贫"。其中，在海拔4800米的西藏仲巴培养人才队伍，创下世界海拔最高剖宫产记录，帮助仲巴县卫生服务中心通过了二乙医院评审；林天歆副院长赴新疆喀地一院任党委副书记、院长，成为新疆地区首位"杰青"院长；许可慰副书记、副院长发起"结石宝宝"项目，免费救治100多位家庭贫困、低龄的结石宝宝；协助陕西省富平县医院通过二甲医院复审，建立了放疗中心和盆底肌治疗中心，获颁陕西省医疗帮扶贡献奖。

二、规模发展创新局

在市场经济的今天，建于老城区的院本部一直受到老建筑属于保护文物、面积狭小、业务用房不足等因素的制约。为了满足人民群众日益增长的医疗卫生需求，更好地迎接竞争，医院选择突围，另建分院区，扩大规模寻求发展。而申请用地、规划方案、院区筹建处处不易，这20年来，医院领导班子四处奔走，遭遇的艰辛与苦楚鲜为人知。在他们的带领下，医院终于突破限制，先后兴建南院区、接管中山大学南校区门诊部、接收增城市人民医院，目前正在筹建花都院区、深汕中心医院、海珠新院区。医院规模的发展凝聚着领导班子和全体职工的心血，更寄托着几代博济人的殷殷期盼。

（一）兴建南院区

1992年经市规划局、国土局批准，医院征得海珠区瑞宝乡南洲路北、西滘村北侧地段共17000平方米土地，作为医院宿舍用地，并配套建设医疗机构，为当地乃至华南地区人民群众提供医疗卫生服务。2000年3月，瑞宝分院（后称南院区）破土动工，历时2年，南院区门诊楼建成。2002年1月18日，"中山大学附属第二医院南院"正式开张启用，开业之初病床数仅为90张。2003年在原有主楼的基础上，医院加建附楼，与主楼连成一体，并于2004年竣工。经过20年发展，南院区已经成为医院医教研的重要组成部分。2002年1月21日，心内科刘品明教授收入南院区第一位住院患者，同月30日治愈出院。2002年2月27日，南院区手术室正式启用。骨外科沈慧勇教授作

为第一例手术的主刀医生，为 14 岁少年成功实施了锁骨骨髓炎手术。2003 年 7 月，南院区月手术例数首次突破 100 台。2005 年，南院区年业务收入突破 1 亿元。2014 年，南院区业务收入 4.95 亿，门急诊人次近 63 万，出院人次逾 1.7 万，住院手术例数逾 9700 例，实现了业务指标和经济指标的持续快速增长。从第一位患者、第一张处方、第一台手术开始，南院区以"大专科、小综合"为战略定位，以"肝胆""乳腺"等专科为特色，通过不断的学科规划和资源整合，业务指标、经济指标持续快速增长，发展势头强劲，辐射影响力、品牌穿透力不断增强。其中，乳腺肿瘤医学部在学科带头人宋尔卫教授、专科主任苏逢锡教授的带领下，成为国内多学科团队配置最完整、相互联系最紧密的乳腺中心，也是"百万妇女乳腺普查工程"广东省首家定点单位。普外科在王捷主任的带领下，成为国家临床重点专科建设项目，并成功实施了"国内最小活体供肝移植手术"、医院"首例肝移植手术和首例腹腔镜下胃癌全胃切除术"等。这一系列医疗技术的突破，极大地推动了南院区的建设和发展。

伴随着医院专科实力的不断增强，南院区业务用房面积逐渐已不能满足医疗服务需求。为此，在广东省人民政府、广州市人民政府各级有关部门关心支持下，在医院领导班子及各职能部门的努力协作下，广州市将病房综合楼现有地块无偿划拨给医院。2005 年 9 月、11 月，医院分别与地块前业主东山区人民政府、广州市旅游局签订前期投入补偿协议（补偿金额 1084 万元），正式获得此地块产权。2006 年 8 月，孙逸仙纪念医院《医院总体发展建设规划》获国家卫生和计划生育委员会（原卫生部）批准。2007 年 6—9 月，完成设计方案；2007—2008 年，完成环评、规划设计、建筑方案、施工监理、人防设计、建设工程规划许可证、基坑方案审查、施工许可、用水、用电、施工招标等各项前期准备工作；2010 年 3 月 26 日，医院举行南院区病房综合楼奠基典礼；2010 年 5 月，项目正式动工。在历时 3 年的主体结构建设过程中，医院克服了亚运停工、分包工程队更换等重重困难，积极推动项目进程。2013 年 3 月 28 日，大楼顺利封顶。2015 年 5 月 18 日，南院区病房综合楼正式启动搬迁工作，再次引领医院实现新的跨越式发展。病房综合楼被命名为"逸仙楼"，总建筑面积 91000 余平方米；共 22 层（地上 18 层，地下室 4 层）；停车位近 500 个，电梯 18 台。大楼病床设置 986 张，届时医院总床位数将逾 2200 张。病房大楼内部功能齐全、设施先进、环境优雅，配置国内一流的净化系统，含 17 间手术室，其中百级手术室 5 间，千级手术室 7 间，万级手术 5 间，配有正负压转换手术室、一体化杂交手术室。同时配有制氧机系统、医护对讲系统、空气源热泵采暖系统、医疗气体系统、弱电智能化系统等，其均处于国内领先水平。综合楼同时配有 PET-CT、MR、CT、直线加速等高精尖设备。为方便教学及科研学术交流活动，学术报告厅、示教室通过光纤无损传送全高清视音频。[①] 2016 年 9 月 5 日，医院"精准肿瘤外科治疗中心"在南院区揭牌。2020 年 9 月 11 日，逸仙乳腺肿瘤医院在南院区正式挂牌，这是国内首个公立乳腺专科医院，整合肿瘤心血管、内分泌康复、妇科生殖及精神心理等多个临床学科，为乳腺癌患者提供全方位、全周期、一站式的整合型医疗服务。

---

① 资料来源于医院南院区宣传片。

（二）接管中山大学南校区门诊部

随着中山大学和中山医科大学顺利合并，2002年5月，原中山大学南校区医院由医院接管，正式更名为中山大学附属第二医院南校区门诊部。2010年门诊部随医院更名为中山大学孙逸仙纪念医院南校区门诊部。南校区门诊部是中山大学孙逸仙纪念医院的延伸机构，位于中山大学南校区校园内，主要为中山大学南校区师生、员工和家属提供优质便捷的临床医疗保健体检服务，此番接管是中山大学进一步深化改革、整合的一个部分，有利于满足南校区师生、员工的医疗保健需求，有利于原中大南校区医院医务人员医疗技术水平的提高。

（三）接管增城市人民医院，成立增城院区

2008年10月13日，在医院的发展历程上可谓具有里程碑意义的一年。二院开拓性地接收了增城市人民医院（后改为"增城区人民医院"），医院多院区的发展格局逐步形成，掀开了医院发展历程上崭新的一页。正式整体接管增城区人民医院后，医院通过派遣常驻专家及管理干部等形式，着力提高当地的诊疗技术及管理水平。据不完全统计，自接管增城区人民医院以来，医院先后派出了内外妇儿各科专家近330名。11年如一日，专家们克服重重困难，不辞辛苦，来回奔波于越秀、增城两地，全面支持增城区人民医院的发展。输出专家和技术的同时，还输出管理制度。接管增城院区以来，不断将先进的管理理念、制度、经验因地制宜地"移植"到增城院区，使得该院品牌形象、声誉度、美誉度逐步树立，员工福利待遇也有了明显增长。在我院的大力支持下，增城区人民医院从二级综合医院成长为增城第一家三级综合医院，于2020年1月，增城院区回归增城区政府管理。

1. 学科门类更加齐全、专业

胃肠外科专科、肝胆外科专科、泌尿外科、甲状腺血管外科、关节外科专科、脊柱外科专科和创伤骨科专科等先后成立。2018年7月，增城区人民医院甲状腺疾病MDT（多学科协作）门诊正式开诊；2018年9月，不孕不育生殖专科门诊和乳腺外科门诊正式开诊。

2. 填补技术空白

11年来，增城区人民医院发生了翻天覆地的变化，由二级综合医院成长为增城第一家三级综合医院，一项项新技术开展，一个个新科室创建，一个个空白被填补，其中很多是达到了国内乃至国际先进水平的高难度复杂手术。2014年，该院胸痛中心挂牌，组建起增城急性心肌梗死救治网络，确保患者在1个小时之内送至增城区人民医院进行救治，2020年6月28日，该中心顺利获得国家级"综合卒中中心"认证。如今，该院胸痛中心能完成冠脉造影术、支架植入术及起搏器安装等各类手术，全年急诊PCI手术（经皮冠状动脉介入治疗）总量达300余例。心血管危急重症救治水平的提升，是增城区人民医院医疗实力持续增强的有力证明。

3. 人才培养上新台阶

增城院区"出经费""给时间"，鼓励重点学科青年专业人才外读研究生或从事研

究工作，经常派青年医务人员到院本部等高水平医院进修学习。以泌尿外科为例，所有的主治医师及以上级别都到院本部进修1年或更长时间。如今，增城区人民医院已经实现省级、国家级CME（即"临床继续医学教育"）项目立项零的突破。

4. **科研工作取得显著进步**

2016年，在院本部的牵头帮扶下，唐万春急危重症实验室在增城医院落成，现已完成15个课题的基础研究；2017年，增城区人民医院还成立博济临床医学研究所。截至2019年11月，增城区人民医院发表中文期刊论文859篇，以增城区人民医院为第一作者单位的SCI收录论文35篇，实现了SCI论文零的突破（总影响因子：81.614）；共获各级科研立项84项，其中省级34项、市级44项（包括增城区6项）、其他6项，共获科研立项资助经费566.1万元。

5. **医院规模取得快速发展**

11年来，增城区人民医院年诊疗人次增长率为232.95%、开放床位增长率为103.02%、出院人次增长率为131.21%、日均门急诊量增长了251%、手术例数增长了236.80%。据统计，2008年医院总收入为1.36亿元，2018年高至6.86亿元，整整提高了403.61%。医院做大做强的同时，2018年职工人均年收入较2008年增长318.46%，2018年合同工人均年收入较2008年增长583.33%。

6. **社会影响力扩大**

中山大学孙逸仙纪念医院的优质医疗资源也以增城区人民医院为枢纽，辐射到了增城地区广大的乡镇基层医院。2017年8月，广州市增城区的"1+1+N"医疗联合体正式运行。该医联体以中山大学孙逸仙纪念医院为网顶，增城区人民医院为中心枢纽，增城区14家基层机构为网底，基本形成了一体化管理模式。

（四）筹建花都院区

2013年，花都区人民政府与中山大学孙逸仙纪念医院签订合作协议，共建一所集医疗、预防、保健、康复、教学、科研于一体的国内一流综合性三级甲等医院。院区选址在花都区新雅街镜湖大道以东、雅瑶东路以南，坐落于广州花都空港经济区内。

花都院区坐落在广州市的北大门——花都区。花都区素称"省城之屏障，南北粤咽喉"，是珠江三角洲通往全国的大门，拥有发达的水、陆、空立体交通网络。广州新白云国际机场及广州火车北站均坐落于此。"十三五"期间，花都区将以空港为核心，通过临空功能（总部、商务、展贸等）集聚与辐射，推进空港与花都区的功能（商业、商贸、文化休闲等）相互融合，建设"国际空铁枢纽、高端产业基地、休闲旅游绿港、幸福美丽花都"，成为世界级空港大都市。

在花都区人民政府的大力支持下，中山大学孙逸仙纪念医院花都院区已于2017年7月正式动工。院区按照三级甲等综合医院标准建设，建设用地125亩，建筑面积17万平方米，设置床位1000张，预计2021年启用。花都院区将由中山大学孙逸仙纪念医院运营管理，纳入中山大学体系，按照中山大学附属医院标准规范化管理。根据发展规划，院区将建设成一所国内一流的三级甲等大型综合性医院，并于10～20年内打造成国际领先的区域医疗实体，同时建成医学教育中心、医学研究中心。突出优势学科群特色，院区将建立代谢免疫疾病学科群、肿瘤学科群及小儿血液肿瘤学群，发展多学科协作制度，高度信息化管理，让优质医疗服务辐射整个粤北地区，乃至全省、华南整个区域。

花都院区占地 125 亩，第一期建设建筑面积 17 万平方米，设置床位 1000 床，主要建筑包括门诊医技楼、住院楼、行政办公楼、员工宿舍楼，各项设施齐备，按照一流三级甲等大型综合性医院标准建设。花都院区将以优势学科群为主体进行医院整体布局及建设。内分泌科、肿瘤科、地方病科（儿科血液专科）等国家临床重点专科将进驻院区，建立以代谢免疫疾病学科群、肿瘤学科群及小儿血液肿瘤学群为代表的学科群体。同时，发展多学科协作制度，建设高度信息化的现代化医院。计划在 10～20 年内将花都院区建设成国际领先的区域医疗实体。

（五）筹建深汕中心院区

深汕中心医院距汕尾高铁站约 500 米，位于汕尾市城区高铁站中央商务区汕可路西侧、站前横路以南地块。项目占地 200 亩，总投资 16 亿元，总建筑面积 16.65 万平方米，医院建设规模 800 张床位，包含报告厅、宿舍楼、行政科研楼、门急诊医技楼、住院楼 5 个主体。采用"深圳建设，整体移交"模式，由深圳市承担建设。项目计划 3 年半建成，建成后将由汕尾市政府全面委托中山大学孙逸仙纪念医院运营管理。

深汕中心医院是为实现全面建成小康社会的奋斗目标，深圳市根据广东省委省政府的部署而在汕尾市援建的一座三级综合医院。该医院是深圳建市以来对外援建的最大单体项目之一。项目的建设得到了深圳市、汕尾市、中山大学孙逸仙纪念医院等参建各方的大力支持，项目推进有条不紊。

总承包单位于 2018 年 8 月 29 日进场施工，桩基础工程 2018 年 12 月 26 日完成、土石方工程 2019 年 4 月 30 日完成、基坑支护工程 2019 年 5 月 7 日完成、地下室结构 2019 年 8 月 20 日完成，2019 年 10 月 29 日所有地上主体结构完成封顶。计划 2020 年 12 月 31 日竣工验收，2021 年 6 月 30 日试营业。2020 年年初，新冠疫情肆虐，对项目进度造成了较大的影响，但项目筹建小组仍努力争取以最快的速度完成项目建设。

深汕中心医院将于全面运营 3～5 年后成为一所省部级水平的三级甲等大型综合性医院，并于 8～10 年内成为粤东地区的区域医疗中心，同时成为医学教育中心、医学研究中心。在建设中突出优势学科群特色，医院将建立妇儿中心、肿瘤中心、心肺疾病及移植学科群、代谢免疫疾病学科群及神经脊柱康复学科群，发展多学科协作制度、高度信息智慧化管理，让优质医疗服务辐射整个粤东地区。

为达到上述目标、贯彻实施健康中国战略、健康广东战略，根据深汕中心医院建设规划，在汕尾市政府的支持下，目前已开始二期建设准备工作。二期目标瞄准重大疾病、重大突发事件及全生命周期健康服务，打造精准肿瘤中心、区域创伤及重大灾难医学应急中心、体检与康养中心、5G 网络医院等四大中心。在不远的将来，深汕中心医院将成为粤东地区乃至整个广东省规模最大、最为全面的三级甲等综合医疗系统，切实做到从以治病为中心转变为以人民健康为中心，为人民群众提供全方位全周期健康服务。

（六）筹建海珠新院区

1. 新院区地址

新院区位于广东省广州市海珠区海珠湾片区范围内（海珠区 AH1018 规划管理单元），广州大道东侧、海珠儿童公园南部。用地范围西至洛溪大桥、南至沥滘振兴大街，北侧、东侧为规划道路，总用地面积为 73255 平方米（其中净用地面积 46996 平方米，道路面积 11048 平方米，绿化面积 12058 平方米，供应设施用地面积 3153 平方米），拟新建建筑面积约 354000 平方米。

新院区用地周边主要交通道路有环城高速、广州大道南、环岛路等，地铁 2 号线、地铁 3 号线和广佛线二期（在建）经过基地周边，其中在建的规划站点距离基地大约 200 米；主要人流来自基地北侧，但进入基地主要依靠基地南侧的环岛路。

2. 总体发展目标

5 年内，将依托粤港澳大湾区协同合作背景，加强学科群建设。在进一步完善既有医联体模式的基础上，积极参与和推进医疗联盟共建工作，发挥该地区政治、经济、文化、地域，以及医疗的优势，通过资源整合、深度合作，实现共赢，使医院在华南地区的重要影响力得以进一步提升，并始终坚持以民为本的原则，提供优质、高效的医疗服务；同时，引进及创建国际先进技术，深度优化特色医疗技术，在此基础上建立有效的医疗质量安全保障体系，并积极响应国家医疗卫生政策，积极落实和参与国家医疗卫生体制改革的具体工作。到 2025 年，力争把医院建设成为一所具有 3~5 个国际一流水平、10 个以上国内领先水平的专科，集医疗、教学、科研为一体的综合性、现代化、研究型医院。

3. 新院区未来规划

海珠新院区规划床位 1500 张，总建筑面积 354000 平方米，计划分两期建设。

一期建设工程拟先行对项目总体土建工程，总体室外配套设施工程，总体外立面装饰，总体架空层、机房、地下车库及设备用房装饰，900 床规模的医疗、教学、科研用房装饰等进行建设。开放床位 900 床，开放建筑面积 254400 平方米。

二期建设工程拟对 600 床规模的医疗、教学、科研用房进行装饰，同时完善相关配套设施，开放床位 600 床，开放建筑面积 99600 平方米。

4. 目前项目进度

截至 2020 年 6 月，项目已取得选址意见书、取得用地审查意见、完成土地征地补偿和地面建筑物拆迁补偿；已完成地块上苗圃迁移，目前地块为空地，已经完成围蔽。

医院总体发展建设规划已上报国家卫生健康委员会（以下简称"卫健委"），等待国家卫健委择期召开评审会。

目前正在推进土地结案工作，地块的岩土工程初步勘探与项目可行性研究报告编制。

第二节　医疗事业的跃升

医院始终坚持"以病人为中心",积极围绕国家医疗卫生新方针、新政策,贯彻落实国务院关于医疗卫生体制改革的方案,坚持以"质量、安全、创新"为主题,开展各项医疗管理工作,持续提高医疗服务能力和医疗技术水平。经过 20 年的辛勤耕耘,医院的医疗整体水平不断提高,专科设置更加完善,专科建设成绩显著,截至 2020 年,共有 9 个专科获评国家临床重点专科,广东省排名第四,共有 23 个专科获评广东省临床重点专科,共有 16 个专科获评广东省临床高水平专科。医疗技术不断创新,多项手术取得突破,各项医疗业务数据不断攀升。

一、专科(学科)的完善与发展

(一)发展概况

专科(学科)建设一直以来都是医院建设和发展的主线。近年来,医院大力加强学科内涵建设,学科机构不断优化,学科体系不断完善,学科特色不断增强,科研工作持续突破,学科建设工作取得了可喜的成绩。进入"十三五"时期,医院积极响应中山大学提出的"建设有广泛国际影响的世界一流大学"及"进入国内高校第一方阵"的号召,抓住机遇,趁势发展,并配合学校充分利用自身优势,全力建设世界一流医学中心。在此背景下,以宋尔卫院士为代表的医院领导班子,秉承历史重任,结合医院发展实际,提出了"建设有学科特色的研究型医院"的发展目标。这一目标的提出,进一步强调了学科建设在医院发展中的关键作用,同时也对医院走有特色的发展道路提出了明确要求。

为更好地实现这一目标,2016 年 2 月至 12 月,由宋尔卫院长带队,班子成员、学术委员会委员及相关职能科室负责人共同参与,对全院 41 个专科逐个开展学科调研工作,目的在于系统掌握各学科发展现状、梳理存在问题并提出完善和发展专科的举措。此次调研是医院历年来首次大规模的学科建设工作,充分体现了医院对学科建设的高度重视。结合调研时提出的发展建议及全院"十三五"规划,医院与各学科商定学科"十三"规划,使其明确在人才、平台及科研等方面的发展层次、阶段和目标,从而实现学科规划与全院规划的对接。所有学科规划已编制成册,作为"十三五"期末对各学科考评的依据,督促各学科按计划执行任务。在广泛开展学科调研的基础上,医院将关联学科集成,取长补短,突出特色优势,建立"6+1"大学科群,分别是肿瘤学科群、泛血管学科群、头颈学科群、妇儿学科群、骨神经康复学科群和免疫代谢学科群。在学科群中产生多个临床专科高峰,通过优势学科群的带动,推动学科的整体发展。

"十三五"期间,医院学科水平稳步提升,作为中山大学"临床医学"学科重要组成部分,进入 ESI 全球排名前 1‰,入选我国临床医学"双一流"学科(华南唯一)。医院拥有 7 个重点学科、9 个国家临床重点专科、16 个广东省高水平临床重点专科、23 个广东省临床重点专科,同时还是中山大学 7 个国家重点学科的重要组成部分。(见表 7-1)重大慢病防诊治国内领先,并续写我国西医史多个第一:首创在一定条件下结扎肝静脉可保留所属肝段新概念和术式、首次提出变异胰岛素论述和疗法、首创自体脾移植及食管横断吻合术、首次应用脐血造血干细胞移植治疗儿科血液病、国内首例腹腔镜膀胱根治性切除-原位新膀胱术;"海拔最高"剖宫产手术、全麻腹腔镜手术、珠三角首例 ECMO 空中救援;RNA 干扰技术获全球十大科技突破、中国高校十大科技进展等殊荣;恶性肿瘤诊治拥有综合医院多学科协作处理疑难危重肿瘤患者优势,承担国家疑难病症诊治能力提升工程(肿瘤方向)。

表 7-1 医院省部级(含)以上重点建设学科/专科

类别	个数	学科/专科清单
国家重点学科	7	内科学(肾病)、外科学(普外)、神经病学、肿瘤学、耳鼻咽喉学、内科学(内分泌与代谢病)、眼科学
国家临床重点专科	9	内分泌科、泌尿外科、妇科、急诊科、口腔颌面外科、骨外科、普通外科、地方病科(儿科血液)、肿瘤科
广东省高水平临床重点专科	16	消化内科、心血管内科、风湿免疫科、运动医学科、产科、耳鼻喉科、临床药学、内分泌科、普通外科、泌尿外科、骨科、妇科、口腔科、肿瘤科、急诊医学科、地方病
广东省临床重点专科	23	呼吸内科、心内科、内分泌科、肾内科、消化内科、骨外科、普外科、胸外科、泌尿外科、肿瘤科、产科、妇科、儿科、口腔科、皮肤科、康复科、神经科、耳鼻喉科、重症医学科、急诊科、麻醉科、医学影像科、临床护理

(二)重点专科(学科)建设情况

重点专科(学科)是医院医疗技术水平的综合反映,也是医院核心竞争力的重要标志。"十三五"期间,医院坚持以重点专科(学科)建设为抓手,规范科室管理,加强人才培养,实现了人才与学科齐头并进,诊疗水平和核心竞争力的全面提升。

1. 乳腺肿瘤中心

医院乳腺肿瘤中心是中国医师协会、中国抗癌协会、中国临床肿瘤学会的乳腺专业分会的副主委单位,也是广东省医学会、广东省医师学会的乳腺病主委单位。中心是全国乳腺专科中亚专科设置最齐全的乳腺中心,下设有乳腺外科、乳腺肿瘤内科、乳腺整形修复外科、乳腺放疗科、乳腺诊断科、树华乳腺癌研究中心及临床研究办公室,是国内单中心下的"大综合强专科"的典范,为乳腺肿瘤病人提供一站式、规范化服务。

苏逢锡教授、宋尔卫教授在国内首先开展乳腺癌保乳术及疑难病例整形修复术,是我国保乳率最高(>57%)、生存率最高(乳腺癌五年生存率>90%)的单位,达到了欧美发达国家水平。在乳腺癌疑难、关键诊疗问题上的优势：①局部晚期乳腺癌病灶切除及胸壁缺损修复。目前，省内乳腺专科具有游离皮瓣修复、胸骨切除重建胸廓维持呼吸功能仅有我院专科，这类患者多数转由我院手术治疗；②早期乳腺癌的精准治疗。结合临床和分子病理等因素，可以预知患者5年、10年乃至15年的复发风险并相应精准治疗；③早期临床不可触及肿块的钙化灶的手术活检。国内最早应用定位导丝准确的穿刺定位技术引导外科活检，避免了漏切、假阴性等问题，定位及首次切除准确率高达95%；④晚期乳腺癌个体化治疗。晚期乳腺癌患者的病情差别较大、对治疗反应不一，对患者的诊断及治疗需要内科、外科、诊断科、放射科、整形修复、放疗科、病理共同参与，这样才能为患者选择最适合的方案，延长生存，保证生活质量。

乳腺肿瘤中心是国内顶级乳腺肿瘤研究机构，在乳腺肿瘤的科技研发中处于国内领跑、国际知名地位。早在2003年，宋尔卫教授成功地将RNA基因干扰技术应用于疾病动物模型，为该技术应用于人类疾病奠定了基础，被评为"2003年度世界十大科技突破"第四位。随后宋尔卫教授带领团队，在肿瘤微环境和非编码RNA对肿瘤发生发展展开深入研究，先后承担"973""863"国家重点研发计划、国家自然创新研究群体、国家自然重大项目等一批国家重大重点研究任务，在国际顶级期刊CNS及其子刊持续发表原创性论著，成果获国家自然科学二等奖、广东省自然科学一等奖等。研究成果转化突出，共获专利授权8项，针对医院全球首次鉴定的PITPNM3单克隆抗体治疗乳腺癌的转化，以及前期发现的一批因子，比如miRNA、循环肿瘤细胞等，在筛查、预后判断等方面，将转化出新的乳腺癌治疗新方法、检测试剂盒及新药。

2. 泌尿外科

医院泌尿外科历史悠久，开展了我国第一例泌尿外科手术（膀胱切开取石），经过100多年的努力，已经发展成为集医教研为一体的一流学科，是我国泌尿外科重要培训基地及疑难病诊疗中心，是国家临床重点专科（在"2016年复旦中国医院最佳专科声誉排行榜"中居全国第五，华南第一）；研究成果为EU、CUA指南引用；获得教育部及广东省科技进步一等奖各一项。

在学术带头人黄健教授（全国泌尿外科候补主委，获得荣誉：吴阶平奖、世界华人泌尿外科突出贡献奖等）带领下，泌尿肿瘤专科牵头成立了由全国60多家三甲医院组成的中国膀胱癌联盟，并开展了多项全国多中心研究，提高了我国膀胱癌的诊疗水平；牵头制定中国膀胱癌诊疗指南，规范我国膀胱癌诊疗；创建了中华医学会泌尿外科学分会华南微创技术培训中心，并成为国际泌尿外科学会（SIU）培训基地和卫生部内镜培训基地，为全国培养了数千位泌尿外科微创技术人才。

专科在国内率先、国际同步开展腹腔镜/机器人膀胱根治性切除、后入路前列腺癌根治等高难度手术，并建立了保留患者性功能与控尿功能术式。在国内率先开展荧光膀胱镜技术、膀胱肿瘤整块切成、肾肿瘤剜除等技术，提高肿瘤根治效果。首创斜仰卧位经皮肾镜技术，采用斜仰卧位－截石位处理上尿路结石，提出泌尿系结石整体治疗策略，提高了复杂性结石疗效，减低了手术风险。

2015至2019年间，泌尿外科获国家重点研发计划、国家自然科学基金等科研项目资助逾7000万元，先后在 *European Urology*、*J Clin Invest*、*Nature Communications*、*Clini-*

cal Cancer Research 等杂志发表论文百余篇。科室副主任林天歆教授于2018年获国家杰出青年科学基金资助，2019年入选国家"万人计划-科技创新领军人才"。2019年，泌尿外科获批为"广东省泌尿系统疾病临床医学研究中心"，成为首批全省七个中心之一。

3. 内分泌科

医院内分泌科是我国医学院最早建立的内分泌专科之一，是国家临床重点专科，中华医学会内分泌分会副主委单位及广东省医师协会内分泌科医师分会主委单位，具有丰富的临床资源和多中心临床研究经验，临床研究平台完善，研究团队力量强大、梯队合理，在临床研究成果转化及技术推广方面成效显著，具有丰富的产学研结合创新成果。

专科对内分泌系统常见病和多发病的临床诊疗达国内先进、省内领先水平，在少见、罕见病或疑难内分泌疾病的诊治方面处于国内领先水平。在国内最早开展系列的糖尿病足的综合防治研究，建立了华南地区最具影响力的糖尿病足防治中心，综合实力达国内领先水平。2019年，内分泌科获批"广东省代谢性疾病（糖尿病）临床医学研究中心"。

近年来，专科共获科研基金40项，包括教育部国家重点学科建设基金、国家自然科学基金、省部级科研基金等，曾获教育部科技进步奖一等奖、广东省科技进步一等奖等奖项。

学科带头人严励教授是中华医学会内分泌学分会副主任委员、广东省医学会内分泌学分会副主委，对糖尿病发病机制及胰岛B细胞功能在2型糖尿病发病机制中的作用有深入研究，主持开展了多中心、大样本、前瞻性、多层次的早期糖尿病足的干预研究，成为国内糖尿病足研究的主要带头人之一。

4. 心血管学科

医院心血管学科是以心血管内科为核心，联合心内科、心外科、脑血管专科、肺血管、肾血管、外周血管（大血管、糖尿病血管）、介入科等多个专科，围绕心肺脑重要脏器和全身血管病变，构建有机结合的学科群。心血管学科汇聚了一批临床和专职科学家，包括中国医师协会心律学专业委员会副主委、心血管内科医师分会心律失常专业委员会副主委、中华医学会心电生理和起搏分会心力衰竭器械治疗工作委员会副主委王景峰教授，中国卫生部第一批认证的具有心脏移植资质的也是国内少数同时获得心脏移植资质和肺移植资质的医师之一郑俊猛教授，瑞典及欧共体心胸外科专科医师杨艳旗教授等。

其中，心血管内科创建于1958年，是中国最早成立心血管内科的单位之一。它是国家卫计委心律失常和冠心病介入诊疗培训基地、心血管专科医师培训基地、心血管内科药物临床试验基地、广东省心电生理和心律失常重点实验室。年门诊量12万余人次，年收治病人6000余人次，年心脏介入量5000余台次。该学科开展所有心血管疾病及急危重病的诊治和心血管介入手术，手术成功率高、疗效好、并发症少，居于国内先进水平。在心律失常及心脏器械置入的基础研究和临床应用方面，心血管内科取得了丰硕成果，居国内领先水平。心血管内科主持并参与国内外多项多中心临床研究项目，建立了首家广东省心电生理和心律失常重点实验室和广东省心律失常与心脏性猝死预警平台。

心血管内科近 5 年获得国家自然基金 23 项（其中重大研究计划培育项目 1 项、优秀青年基金项目 1 项），发表 SCI 论文 140 余篇，获省部级科技进步奖 3 项，在广东省名列前茅。心血管内科连续举办十二届"逸仙国际心血管病论坛（CVF）"，广邀海内外心血管领域领军人物和知名专家学者做专题报告，已逐渐成为华南地区有影响力的心血管领域学术会议交流平台。

心胸外科创建于 1957 年，是广州地区最早开展心胸外科手术的单位之一，该学科在常规的心脏体外循环手术，如先天性心脏病、各种风湿瓣膜病手术，冠心病外科治疗，多种重症大血管病的手术治疗等方面具有丰富的临床经验，效果优良。2016 年，心胸外科引进国内心脏移植著名专家郑俊猛教授。郑教授从事心脏移植 14 年，是第一批具有国家资质的心脏移植医师，也是中国多中心心脏移植联盟轮值副主席。在郑教授的指导和带领下，医院弥补了心脏移植的短板。心胸外科也与心内科配合，形成了心脏及大血管疾病从早期预警、中期控制、心衰诊疗到终末期移植治疗"一站式"的诊疗模式。

未来几年，心血管学科将以海珠新院区为主体，重点打造"泛血管疾病研究中心"，拟通过以下几步来推进中心的建设：①整合中山大学孙逸仙纪念医院乃至中山大学的内部优势学科互补；②进一步结合医院医工融合平台和基础，建设泛血管工程协同创新中心；③联合海外知名血管源性研究机构，对接粤港澳大湾区国际科创中心建设项目，为粤港澳大湾区打造具有全球影响力的国际科技创新中心贡献一份力量。

5. 神经科学

医院神经内科是国家级重点学科组成部分，专科下设脑血管病专科、老年神经变性疾病专科、精神心理科三个亚专科。对神经系统各种常见病和多发病的临床诊疗达国内先进、华南地区领先水平，在少见、罕见病或疑难神经系统疾病的诊治方面处于国内先进水平。脑血管病的诊治、理化因素致脑损伤的防治、颅内外肿瘤放化疗后并发症的综合治疗是神经科特色之一，如放射性脑病、酒精中毒性脑病、阿片类药物中毒性脑病的研究和临床诊治以及神经胶质瘤的生物治疗，处于国内领先水平和国际先进水平。

2015 至 2019 年，神经科获国家或省部级专项资金投入超过 1000 万元，包括国家重点研发计划"重大慢性非传染性疾病防控研究"专项研究一项、国家自然科学基金重点国际（地区）合作项目一项。近 3 年在 *J Clin Oncol*、*Acta Neuropathol*（IF 15.8）、*Neuro Offncol* 等杂志发表 SCI 论文 80 多篇，其中 IF 大于 5 分 26 篇。唐亚梅教授获 2016 年国家优秀青年科学基金、2019 年国家杰出青年科学基金资助。

现阶段，神经科正在国家神经系统疾病临床医学研究中心主任赵继宗院士的指导下，全力打造国内一流脑科学研究中心，中心将凝聚神经内科、神经外科、神经放射、神经康复、神经急诊、神经麻醉、神经病理、老年病科、医学研究中心（神经科学）、心理学等多学科的力量进行广泛协作，聚焦脑血管病、神经系统肿瘤、神经退行性疾病、癫痫、神经创伤等神经系统重大疾病，以解决临床问题为导向，开展脑疾病的早期诊断、精准治疗和发病机制研究，打造脑疾病的临床诊疗和科创研究中心，积极参与即将启动的"中国脑计划"，全面提升医院脑疾病相关学科在国内的影响力。

6. 妇产科

医院妇产科由生殖内分泌专科、妇科肿瘤专科、普通妇科和围产医学专科及超声专科组成，为国家临床重点学科、广东省临床重点专科，是中国医师协会生殖医学分会副主委、广东省医师协会妇产科医师分会主委单位。亚专科生殖内分泌中心是国内首批获得卫生部批准实施辅助生殖技术的生殖医学中心。先后开展了多项新技术的实验和临床研究，曾获教育部科技成果奖二等奖、广东省科技成果奖二等奖和华夏医学奖二等奖等。先后获得国家自然科学基金、广东省自然科学基金、广州市科技计划等80余项。近5年来在国内外学术刊物发表学术论文近400篇，其中SCI论文70余篇，主编及参编了30余部学术著作。

现阶段，妇产科在清华大学孟安明院士的牵头和指导下，联合儿童遗传代谢及内分泌疾病专科、儿科血液专科、儿科新生儿及儿童重症专科、细胞分子诊断中心及辅助科室和研究平台，倾力打造国内一流、国际知名的"生殖遗传与医学研究中心"，建立包括生殖遗传学、生殖医学及相关交叉学科研究的综合平台和分工明确的团队及管理体制，外引内培和统筹协调各方科研资源，保持医院在生殖医学研究的优势，并进一步加强对联合高通量测序技术、现代分子遗传学、组织胚胎学、肿瘤学等多学科的研究，由此带动并促进生殖健康和遗传疾病的研究。与此同时，该中心通过为医院生殖遗传相关学科培养一批中青年科研骨干，从而促进医院相关学科的学科建设，推动建设妇产科学国家区域医疗中心、广东省或教育部生殖遗传与医学重点实验室。

7. 肿瘤相关学科

在现阶段我国肿瘤学科"专科医院走向综合，综合医院日趋专业"的发展背景下，医院创造性地布局了"肿瘤诊治学科群"：将肿瘤各专科及相关支撑学科集中在医院"南院区"，在南院区打造"精准肿瘤外科诊治中心"。学科群拥有18个肿瘤亚专科，在常见恶性肿瘤防控及规范化诊治上，既具备专科医院的专业性，又在综合医院体系中得到了非肿瘤专科的综合支持，具备处理复杂疑难危重肿瘤的综合能力。同时，肿瘤学科群具备强大的科研能力，无论在平台建设、人才培养，还是在科学研究、成果转化方面，都在广东省乃至全国名列前茅，强大的研发能力带动了肿瘤的预防、诊断、治疗、预后并辐射至周边各大省市，还吸引了广大海内外学者来院学习交流和开展合作。2018年，医院入选国家疑难病症诊治能力提升工程（肿瘤方向），获得中央1.5亿元建设资金。

8. 其他学科

作为大型综合性医院，医院对所有学科的发展都给予高度重视，给予了人、财、物的大力支持，部分学科的建设也日显成效，在国内主流医院排行榜中获得了不错的名次。

二、医疗管理体制的进一步完善

在中国医疗制度变革史上，"博济"这所综合性西医院的出现，具有革命性意义。医疗空间从医家到医院的转换，医院制度的逐步完善，新型医患关系的建立，新型医疗制度所体现的人道主义精神，对于中国传统医疗体系是一种革新，对于现代医疗体系的建立则是酝酿和开端。一直以来，医院秉承制度创新的理念，坚持科学管理和可持续发展。近年来，在国家医改和探索现代医院治理模式的大背景下，医院不断完善管理科室的设置，加强制度建设，改进管理措施，实现了现代医院医疗管理的制度化、专业化和精细化。

（一）完善医疗管理科室

随着医疗事业的发展和医疗业务的增多，医院为加强医疗管理，明确职责分工，逐步完善了相关科室设置：2001年成立医保办公室，2002年成立了医院质量控制科，2003年成立医院感染管理办公室，2010年成立医患关系办公室（挂靠医务科），2012年成立医疗拓展办公室（挂靠医务科），2014年成立放射防护办公室（挂靠医务科），同时医院质量控制科更名为质量评估中心；2017年质量评估中心增设评价办公室和病案统计科，撤销信息科，原科室职能归入质量评估中心，对外交流与拓展办公室更名为对外交流办公室，原科室承担的医疗拓展职能归入医务科，医患关系办公室挂靠医务科，医疗拓展办公室更名为分级诊疗中心（挂靠医务科）。2018年，为进一步提升行政后勤的工作效率，成立医务部，由质量评估中心、医务科、医院感染管理办公室、医疗保险办公室、门诊办公室和预防保健科组成。2019年，医务科构架调整，分级诊疗中心独立建制，同时医院也成立器官移植中心办公室，分级诊疗中心和器官移植中心办公室并入医务部管理。

目前，医院医疗管理工作主要由医务部统筹，分别由医务科、质量评估中心、医院感染管理办公室、医疗保险办公室、门诊办公室、预防保健科、分级诊疗中心和器官移植中心办公室具体负责。

（二）完善各类医疗管理制度，提升各条块医疗管理水平

医院建院历史悠久，在不断总结工作的过程中建立、健全了各项医疗制度。从2000年起，医院按照各条块修订、新增了一系列医疗管理制度。与此同时，医院不断改进各项医疗业务管理措施，大力提升各条块医疗管理水平，在医务、门诊、医保、院感、病案等的管理方面取得了长足进步。

1. 医务管理方面

医院根据实际情况制定和修订了一系列医疗核心制度、医疗技术管理制度、规范医疗行为相关制度、规范药物使用相关制度等。同时，按照上级要求或自身管理实际开展了各类医疗专项活动，以提升管理水平：2005—2006年，根据中山大学"医院管理年"活动方案及总体部署，医院开展"以病人为中心，以提高医疗服务质量为主题"的医院管理年活动。从2008年起，医院开展"利用质量管理工具，全面缩短平均住院日"的专项活动。通过此次专项活动，医院平均住院日从2008年的12～24天逐年缩短至2014年的8～9天，促进了医院的医疗管理水平，也显著提升了医院的医疗质量。2009年，医院开展以病人为中心的"医疗安全百日专项检查"活动。2010年，在总结2009年"医疗安全百日专项检查"活动经验的基础上，根据卫生部《2010年"医疗质量万

里行"活动方案》，医院开展以"持续改进质量，保障医疗安全"为主题的"医疗质量万里行"活动。2010年，为进一步规范临床诊疗行为，根据《卫生部关于开展临床路径管理试点工作的通知》，医院开展了临床路径管理工作，制定了《临床路径试点工作实施方案》。2011年5月，根据试点工作经验，医院制定了《中山大学孙逸仙纪念医院全面铺开实施临床路径管理工作方案》，在所有专科开展临床路径管理工作。2011年，为巩固2010年创建全国百姓放心示范医院的成果，医院开展"以全国百姓放心示范医院为抓手，提供安全、有效、方便、低廉的服务"的专项活动。

为了提升医疗救治绿色通道和一体化综合救治服务能力，医院于2014年开始建设胸痛中心、卒中中心和房颤中心，其中2018年卒中中心获得中国卒中学会、中国卒中中心联盟授予的"综合卒中中心"认证，房颤中心获评中国房颤中心第一批次认证单位和房颤中心示范基地，2019年胸痛中心顺利通过广东省胸痛中心和国家胸痛中心的认证。

结合2010—2014年临床路径试点工作的经验教训，2015年，医院修订了《中山大学孙逸仙纪念医院全面铺开实施临床路径管理工作方案》。2018年，通过增加临床路径病种、调整临床路径奖励等多种方式，进一步加强临床路径管理。2016年6月，为推广和规范多学科协作诊疗，医院印发了《多学科协作诊疗MDT管理制度》。2017年10月，为进一步规范院内外会诊管理，医院组建了医院会诊中心。2018年11月，医院入选国家卫健委第一批肿瘤（消化系统）多学科诊疗试点医院。2019年参加国家卫健委医政医管局2019年改善医疗服务行动全国医院擂台赛，医院多学科协作诊疗服务案例从中南赛区560个案例中脱颖而出，获得最具价值案例奖。

2017年，医院顺利通过人类辅助生殖技术检查，正式获得植入前胚胎遗传学诊断技术（即第三代辅助生殖技术）资质。同时获评"广东省医用辐射安全放心示范单位"。

2019年，医院成功申报互联网医疗服务资质，获广东省首批互联网医院牌照，同时入选全国第一批罕见病诊疗协作网成员医院，以及全国儿童血液病定点医院和实体肿瘤诊疗协作组。

2. 门诊管理方面

院本部的岭南楼兴建于1989年，1998年5月岭南楼正式投入使用。大楼建成后由于资金限制，1—7楼一直外租作为商业用房。随着医疗业务量的不断增长，医疗用房不足成为限制医院发展的因素，为了满足医疗服务需求，2001年2月21日，医院召开第五届职代会第三次会议，投票通过了斥资数千万元提前赎回岭南楼1—7层的决议。4月27日下午，医院在白天鹅宾馆举行赎回岭南楼1—7层签字仪式，黄洪章院长和香港丽新集团董事长林百欣先生分别在协议书上签字。岭南楼1—7层提前归属医院，并规划作为新门诊使用。2004年2月18日上午，新门诊正式投入使用，面积7000平方米，与旧门诊比较扩大了两倍，大大改善了医院的门诊就医环境，促进了医院的持续发展。2002年医院南院区落成后，门诊形成了两院区齐头并进的格局。

经过近20年的建设，院本部及南院区门急诊业务用房建筑面积25886平方米（含南院发热门诊已建成部分面积），诊室258间，开设专科门诊和专病门诊种类齐全，

2018年增设全科医学门诊，2019年增设麻醉门诊。两院区平均每天有近400位医生出门诊。门急诊量逐年提高，2019年全年全院门急诊量已达284万人次。

门诊办公室是门诊管理的主要部门，隶属医务部，分院区分别下设办公室和门诊服务中心，除了做好各项日常工作，保障门诊平稳运行外，不断优化门诊流程，改善患者就医环境和体验，加强门急诊医疗和服务质量是门诊管理的重中之重。

（1）优化诊区设置布局，改善门诊就医环境，提升患者满意度。建设门诊一站式服务台。为了降低患者折返率，充分调配有限的人力资源，2014年年初重新整合各功能区位置和人员，通过提供门诊咨询、检验、检查报告发放、检查预约、预约挂号咨询；医保大、小点的选点；为初诊患者进行实名等服务，不仅有利于患者查找和咨询，也使得人员安排更加合理高效，极大地提升了医院的服务形象。

加强门诊区域装修改造。院本部门诊A区洗手间改造、B区天棚漏水改造以及两院区门诊候诊区墙面粉刷；候诊区域加装空调、风帘机、风扇等，及时申购补充和更换各专科门诊叫号屏、候诊椅、饮水机等便民服务设备；营造温馨就诊环境。

调整院本部及南院区门诊布局。增加南院区博爱楼后座2—3层用地，扩大南院区门诊区域，对部分科室门诊诊室进行调整和扩大。在院本部及南院区儿科门诊增设母婴哺乳室。2020年，南院区门诊进行了重新改造。

（2）推动门诊信息化建设，优化门诊流程，改善患者就医体验。推动门诊电子化，开展多种线上缴费模式。2011年开始，开展"便捷门诊"项目，开发了第一代门诊自助"一卡通"服务系统于2012年正式上线，并于2019年年底进行更新换代。2014年，开展"手机门诊"项目，陆续将检查单、治疗单进行电子化，全面取消门诊各类手工单，开展多种移动支付模式：微信、支付宝线上缴费服务；医保业务线上支付，为医保患者提供线上个账支付的服务；挂号、缴费窗口扫码支付服务。

全面实施线上线下预约诊疗，全流程服务。2005年，医院首次开通了电话人工预约和网上预约挂号服务。2011年，开展"便捷门诊"项目，2013年，医院开展门诊"一卡通"项目，提供自助（预约）挂号、自助缴费、自助打印检验报告等便捷服务。2014年1月，医院加入了广州市卫生局集约式预约平台，并开放医院所有的预约号源。此外，为进一步推动移动互联网与医疗的结合，2015年7月，门诊引入了"手机门诊"项目，提供微信预约挂号、缴费、报告查询、出诊查询、住院一日清单查询、病案复印等服务。2016年，门诊全面实行实名制预约，进一步完善了预约患者的信息管理。截至2020年5月，医院共有6种预约挂号模式：手机（包括微信和App）预约、自助挂号机预约、诊间预约、广州市集约式预约、手术复诊预约和第三方预约。截至2019年年底，全院专家预约挂号率已达58%，口腔、产前检查复诊预约率平均为95%以上。为进一步提高预约挂号率，85%以上的号源提供预约，并全面实施分时段预约，合理安排预约患者就诊、检查时间，缩短患者在院时间。同时患者可以在微信、支付宝、其他手机App等各渠道完成在线建档、出诊查询、挂号、缴费、报告查询、医患交流、出院带药及病案复印等功能。为进一步打击号贩子，2018年，医院开始实行线上建档和预约挂号引入人脸识别功能。

坚持实行实名制挂号。为保证门诊病人信息的正确性，医院从2016年起实行门诊患者实名预约制度，通过识别患者身份证的唯一性，确认患者身份，为患者提供更安全的医疗服务，改善挂号体验，减少医疗差错，遏制倒卖号源现象。

稳步推动门诊信息化建设。自 2014 年起，门诊依次将手写验单、手写处方、手写检查单和手写治疗单改为电子模式。2019 年，为提高患者的就医体验，门诊更换自助系统，同期引进了门诊叫号系统，配合医院检查预约中心、互联网医院 App 的建设。

（3）抓好门诊医疗质量，保证患者医疗安全。加强门诊医师出停诊管理，规范门诊秩序。2005 年制定了《中山二院专家门诊管理规定》。此后于 2007 年、2012 年、2013 年多次补充、修订门诊出、停诊管理规定。在建章立制的同时，门诊办加强管理的执行和监督力度，如不定期巡查门诊，严格按照规定对医师进行奖惩等，从而对医生出停诊的行为进行规范和管理。将出勤率、出停诊率纳入质控考核指标，2017 年出台规范医院非医师系列人员出诊管理规定。

加强门诊输液管理，缓解急诊输液的压力。2016 年实施了《关于合理控制门、急诊静脉输液的通知》第一、二阶段方案，对门诊输液进行严格管理，对于在实施过程中出现的问题采取相应措施，以控制医院辅助药物和抗生素的使用。

创新诊疗模式，开展多种模式医疗服务。为提高医院疾病诊断和治疗的及时性和准确率，减少患者往返多科室就诊的情况，针对多次在不同专科就诊或在同一专科多次就诊仍未获得明确诊断或治疗方案的患者，医院决定进行医疗服务模式改革，开展团队门诊、联合门诊和疑难病会诊服务，为患者提供最佳的治疗方案。

开设"中大名医"特诊、周末特诊、夜间特诊。2016 年，在博济特诊中心开设"中大名医"特诊；随着儿科患者的不断增加与儿科医生长期紧缺的矛盾日益凸显，在儿科疾病季节性高峰时期，儿科患者等候时间长，为了给患儿提供更加优质服务，解决患儿家长反映的焦点问题，医院开设了儿科周末特诊和夜间特诊，提高儿科医师出诊积极性，极大地缓解了急诊儿科患者的就诊困难。2019 年将周末普通门诊模式调整为周末特诊模式。

（4）积极做好门诊宣传工作，提升医院美誉度。引入新媒体硬件，加大宣传力度。2015 年增设院本部门诊大厅、博济中心、急诊科和南院区门诊大厅的液晶显示屏，设置广告机，及时对门诊信息和专家简介、物价等信息进行更新和公告，提升医院和专家形象。统一改造门诊 A/B 区的标识牌、宣传栏，定期对门诊大厅的标识进行统一改造和维护，2014 年把传统的指示牌改成亮灯式指示牌，强化了指示功能，统一更换了各专科宣传栏，美化门诊环境。出台门诊张贴规范，规范门诊张贴流程。2016 年出台了《门诊范围内宣传制品管理细则》。门诊所有的标识、告示、提示、指示、宣传单等按照固定规格、指定位置进行规范张贴，门诊宣传环境得到了极大改善。积极开展义诊和志愿者服务。每年门诊联合各专科开展义诊服务。与党办、团委、离退休办公室等部门招募志愿者，在门诊区域为患者提供咨询等便民利民服务。

（5）2017 年下半年顺利配合医院完成广东公立医院改革一系列工作。

1）预约挂号系统顺利切换。公立医院改革涉及门诊多项服务价格的调整，其中，门急诊诊查费改革对医院门诊影响最大。为了严格按照广东省医改的时间要求，同时不影响广大患者预约挂号，门诊办反复与网络中心进行商讨，决定通过每天调整预约号源的方式，确保医改后诊查费费用无误，同时也保证医改前患者预约挂号不受影响。

2）大力宣传医改新政，为患者提供多渠道咨询服务。为了让广大患者充分了解医改的政策，门诊办在各门诊区域张贴多张海报；在各广告屏、电子显示屏等宣传医改新政；招募志愿者为广大患者提供咨询服务；设置专门的医改咨询员和医改咨询处，力争为患者提供最全面的、最详细的政策解读服务。

3）取消简易门诊、调整周末和节假日门诊方案、联合有关部门强调门诊规范用药和严格执行诊疗常规等举措，进一步推进医改方案的实施，提高门诊诊疗效率。

4）为配合分级诊疗，合理规划门诊量。为响应医改相关政策，同时确保医疗质量与安全，2018年1月起，医院采取主动分流病人的举措，对各专科门诊进行门诊量指导，将常见病、病情稳定的慢性病等病人逐步分流至社区。

（6）门诊在新型冠状病毒肺炎疫情防控工作方面所做的努力。2020年年初，新型冠状病毒肺炎在全球肆虐，为配合疫情防控工作，保证医患双方的健康安全，门诊采取了严格的人流管控和预检分诊措施，如查看来院人员的疫情防控行程卡和健康码，填写流行病学调查表，监测体温，限制陪人数量等，对有发热或者有流行病学史的患者，经发热门诊筛查后进入专科门诊就诊，力争最大限度地筛查出高危人群。

3. 护理管理方面

护理工作是卫生健康事业的重要组成部分，为了将护理服务工作做得更好，医院从护理制度管理、护理质量、护士培训与护理教学、护理科研、护理信息化建设、延续护理及护理人文等方面都进行了积极的探索。经过多年的辛勤耕耘，医院护理团队在重大公共卫生事件救治任务中、社会服务中、各类竞赛上均有突出表现，获得了多项荣誉。2013年荣获"全国三八红旗集体"和广东省"巾帼文明岗"称号。目前，医院临床护理是广东省临床重点专科。

此外，医院积极发展专科护理，已培养专科护士94人，涵盖24个临床专科护理领域；同时拥有26个省级专科护士培训基地，并独立承办乳腺专科护士培训班；开设8个专科护理门诊，年门诊量超过1万人次。其中，2001年医院开设首个专科护理门诊：慢性伤口、造口专科护理门诊，创新性地开展伤口和造口处理工作，2010年开展简易式密闭吸引术，经过不断的改良和发展，现广泛应用于各类难愈伤口且疗效显著，达到国内先进水平。静脉治疗专科在2012年成功开展B超引导下PICC置管，目前已全部采用B超引导进行PICC置管，全院年平均置管约2000例次。

同时，医院已建立了完善的护士规范化培训体系，护理队伍不断壮大，学历水平和职称水平不断提高。截至2019年12月底，全院护士1853人。其中，硕士研究生23人，主任护师6人、副主任护师42人、主管护理师436人、护理师969、护士400人。目前有37人次在省级以上学术团体中担任副主任委员以上职务，在学术领域上具有较大影响力。

4. 药事管理方面

药学部承担着医院药事管理、药品供应调配、医院制剂、临床药学、临床药物试验、科研与教学等多方面的职责和任务。近年来，药学部以全面提升药学服务能力为导向，坚持"以患者为中心"，以促进临床合理用药为目标，不忘初心、砥砺前行。2019

年，医院药学部入选广东省2019年高水平临床重点专科，并被评为全国"药学服务高影响力单位"。

（1）药事信息化建设。药品自动化建设：2019年3月全面实行药品自动化管理，通过门诊自动发药机、中心药房自动包药机、核对机、静配中心分拣机等自动化设备，使药房工作模式发生了明显变化。优化了患者取药流程，缩短了患者的候药时间，提高了调剂准确率和工作效率，使药师从机械的劳动中解放出来，更致力于临床用药的指导。

药学合理用药监控系统：为提高处方合理率，提升医院合理用药的管理水平，医院引进合理用药监控系统，包括门诊处方前置审核及住院医嘱审核，分别从适应症、用法用量、禁忌症等方面对处方进行审核、干预及点评。医院不断加强药品使用管理，促进合理用药。一方面，开展阳光用药制度，加强处方权监管，严格落实药品用量动态监测和超常预警制度。加强临床用药干预，如2013—2014年开展"合理用药大家谈"专家点评专项活动，合计组织四场专家点评会，抽查住院病历300份，门诊处方5000张，医师对疑似不合理用药问题向专家现场解释汇报，进一步提高了医护人员合理用药意识。另一方面，认真落实处方点评工作：除日常的每月门急诊处方点评、病区医嘱处方点评、监测网处方点评、用量异常药品处方点评工作外，还开展了专项处方点评，针对部分重点专科（急诊科、儿科、术科）、重点项目（Ⅰ类切口）、重点药物（激素类药物、抗肿瘤药物、辅助用药、血液制品）累计筛查住院病历、门急诊处方。

互联网医院处方流转平台建设：医院于2020年2月正式搭建处方流转平台，在医生、药师和患者之间实现了处方和药品信息互联互通，完成医师的电子处方开具、药师在线审核、药店调配核对和药品配送、药学咨询、随访等步骤，为患者提供互联网药学全链条服务，最大限度保障患者的用药安全。

（2）静脉用药集中调配。医院静配中心于2015年10月正式运行，其建立充分发挥了药师专业技术特长，增强了职业防护，减少了药品的浪费，节省了人力资源，并且保证了静脉用药的调配质量和安全。

（3）医院制剂中心建设。药学部依托医院自制制剂的优良传统，建设2000平方米现代化的医院制剂生产中心，将医院特色制剂产业化，并结合临床需求进一步加强开展纳米靶向制剂开发研究，力求在关键纳米技术的创新和推广应用、新药研发等方面，取得重大成果。

（4）学科建设。近年来，药学部励精图治谋发展，在医院的大力支持下全面进行学科建设，全力打造"一个基地，两大平台，一个中心"，提升逸仙药学竞争力，不断扩大影响辐射力。

精准用药平台建设。我科药学实验室，引进高效液相色谱仪、液相色谱-质谱联用仪、全自动生化分析仪（血药浓度检测仪）、分子诊断仪等先进仪器，可开展血药浓度监测和药物基因组学研究，为临床药物应用的安全性、有效性提供保障，实现个体化精准用药。2017年获批成为国家重点研发计划精准医疗集成应用示范体系示范单位。基于遗传药理学的药物监测平台建设，目前已开展了糖皮质激素、卡培他滨等药物基因组学监测，以及环孢素A、他克莫司、万古霉素、美罗培南等药物的血药浓度监测将近

50项。

循证药学平台建设。药学部用循证评价的方法编写了《万古霉素个体化给药临床药师指引》《围术期血糖管理专家共识》等7个专家共识。连续5年创新性完成药品超说明书用法循证评价，编制了我国《超药品说明书用药目录》（2015版、2016版、2017版、2018版、2019版）。相关研究成果成功发表于 BMJ（IF = 27.604）、Lancet Oncology（IF = 35.386）、Lancet Diabetes & Endocrinology（IF = 24.54）等国内外高水平期刊。建立药物超说明书评价体系，对医院历年来500多项临床超说明书用药进行管控和循证药学评价，保障临床用药安全。

合理用药工作。药学部以提升临床合理用药为目标，开展了一系列工作，包括处方点评、抗菌药物专项整治、药物不良反应（ADR）监测、超说明书用药评价、精准用药（TDM、基因检测）、开设药师门诊等，确保临床用药安全有效。无论是处方点评还是抗菌药物专项整治工作，我们坚持跟踪反馈制度，对临床用药情况不理想的科室定期通报临床用药情况，积极跟进整改工作。同时，从医嘱审核、医保控费和药品不良反应的报告中分析临床用药存在的问题，整理资料形成用药指引在全院发布，以点到面促进临床合理用药。药学部先后与风湿免疫内科、肾内科、心胸外科、肿瘤科等合作，开设医药联合门诊，把对患者的药学监护从院内延伸到院外，实现全程化药学服务。

（5）药学教学与科研。国家临床药师规范化培训基地建设：药学在教学实践中积极探索高水平有特色的临床药师培养模式，每年承办国家级继续教育培训班，近3年更是与广东省药学会、澳大利亚昆士兰大学药学院成功举办了两届"中澳临床药学论坛"，影响深远。2019年举办了首届全国"审方药师"培训班。

科研成果：近5年来，医院药学部获得23项课题基金，其中3项国家自然科学基金、6项广东省科技项目、3项广东省自然科学基金以及多项省、市级科研课题立项资助，总资助金额近189万元。出版专业论著两部，发表SCI 22篇，论文230余篇，总影响因子达120，单篇论文最高影响因子33.9。

5. 院感管理方面

1989年医院成立医院感染管理委员会，此后院感管理人员逐渐从兼职转变为专职。2003年医院正式设立独立的医院感染管理办公室（院感办），医院感染管理实行医院感染管理委员会、医院感染管理办公室、各临床医技科室三级管理。院感办独立开展工作以后，成立了"重大传染病防控领导小组"和"重大传染病救治小组"，逐步建立和完善各项医院感染管理和传染病管理的规章制度及工作流程，并与时俱进，不断细化流程，为医院院感防控工作提供组织和制度的保障。

院感办对医院感染及其相关危险因素尤其是医院感染重点环节、重点人群进行监测、分析及反馈，针对问题提出控制措施并指导实施、监督整改。同时，加强过程监管，严格质量考评：2011年首创院感护理联合查房模式，由院感办主任、护理部主任带队每周一次进行联合检查；2014年制定《医院感染管理质量评价指标》，并在其后不断修订完善，逐步建立院感防控的科学质量评价体系，院感专职人员按照评价标准定期到各病区查房，对检查中存在问题及时反馈，提出整改意见、追踪整改情况；2020年，建立兼职院感监督员队伍，参与全院感染防控的监测与管理工作。

医院坚持与时俱进,实现院感信息化管理。2009年,与网络中心和软件公司共同开发了门诊传染病电子报卡系统;2014年启用医院感染监测与上报系统,方便临床科室上报医院感染病例和传染病病例,节省填报和输送的时间和人力,不仅提升了医院感染管理与控制工作效率,也使监测数据更加真实、可靠;2019年对医院感染电子监测系统进行升级改造,对重点科室进行个性化监测,实时监测病例空间分布,使医院既能够及时掌握散发医院感染病例分布情况以及医院感染暴发苗头,又能够围绕重点人群和重点环节开展针对性防控工作。

医院充分运用管理工具,将当年工作中的突出问题作为典型案例进行持续改进:2013年组织召开手术部位感染的预防与控制的RCA分析会;2014年协同重症医学科运用PDCA循环法进行"降低患者呼吸机相关肺炎发生率"的持续改进;2015年,提高保洁人员对医院感染知识及个人防护知识的知晓率;2016—2017年,利用PDCA持续改进成人重症监护病房多重耐药菌管理;2018年,提高医护人员手卫生依从率和正确率;2019年,利用PDCA循环优化改造医疗废物管理流程。

院感办积极应对重大传染病疫情及突发公共卫生事件。从2009年甲流暴发、2013年登革热流行、近年来散发的人感染高致病性禽流感,到2019年新生儿肠道病毒流行、2019年年末暴发的新冠肺炎疫情,院感办均在第一时间制定、指导、监督落实各项防控措施,对疑似医院感染暴发事件进行报告和调查分析,提出控制措施并协调、组织有关部门进行处理,严防传染病的院内传播和院感暴发。尤其是2019年12月30日武汉宣布出现不明原因肺炎疫情后,次日院感办迅速制定不明原因肺炎病例处置流程和监测方案、诊疗流程,使全院各部门尤其是急诊、发热门诊等重点部门在疫情初期即得到科学的防控指引,能有序、安全地开展诊疗活动。疫情期间院感办共制定、修订各类防控指引、诊疗流程100版次,内容涉及诊疗流程、医务人员防护、患者隔离、环境消毒、医疗废物处理等各方面,并不断根据国家最新指引、指南、诊疗方案调整、修订适合医院的流程和指引。

疫情期间,院感办分批次、分岗位对全院医务人员(重点是发热门诊、隔离病区、呼吸、ICU、检验科等)、援鄂医疗队员以及后勤人员(包括保洁员、输送员、护工、配餐员、保安、洗衣服员工等)进行新冠防控相关知识以及防护用品选择、穿脱现场培训,重点岗位人员要求现场一对一考核过关,共计现场培训48场次,3142人次接受培训,一对一现场考核350人次;与继教科联合组织网络培训考核8场次,近2万人次参加考核。在疫情期间,院感办每日(包括整个春节及复工复产前假期)均到各科室督查,发现问题、及时协调理顺流程,现场指导临床科室落实防控措施。通过制定科学指引、多元化培训、细致督导检查,院感办为医院抗击新冠疫情提供有力保障。

医院院感办队伍正在逐渐壮大,目前工作人员共9名,全部为专职人员,专业涵盖医疗、护理、公共卫生。一直以来,在"依法管理、科学防控"理念的指导下,医院认真执行国家有关法律法规,以制度化、规范化、流程化管理为目标,强化环节质量管理和全员医院感染知识培训,进行医院感染全面监测和目标性监测,严格质量考评。通过全面采取各种措施将医院感染率控制在较低水平,器械灭菌合格率100%,没有出现严重医院感染暴发等恶性感染事件,有效地控制了院内感染的发生,降低了医院感染率,确保了医疗安全。

6. 医保管理方面

从2001年12月1日起,广州市社会医疗保险工作正式启动。医院于2001年12月18日正式成立了医保办公室专门负责此项工作。近年来,医院医保管理工作一直走在行业前列。医院认真执行医保政策,不断加强医保管理,竭力构建医、保、患三方和谐关系。通过加大信息系统投入、制作医保门诊专用病历、推行专窗专人办理选点业务、组织医保系统故障应急演练、拓展联网结算范围、延伸院区管理等措施,医院屡创医保管理佳绩:2008年9月医院实施居民医保政策工作突出,被选为广州市"实施居民医保政策示范医院",先后接待了80多家医院和300多名同行的观摩学习,受到了同行的一致好评。2009年12月,医院顺利被评为广州市医疗保险定点医疗机构信用等级AAA单位。2011年,作为广东省唯一一家医院,被授予2011年度全国医院医保管理先进单位荣誉称号,这是广州市医疗保险定点医疗机构的最高荣誉。

7. 医患关系管理方面

近年来,随着医患矛盾频发,医疗纠纷处理逐渐成为一项专业化工作。自2010年成立医患关系办公室以来,医院建章立制,坚持依法管理。2012年组织成立了医疗事件院内鉴定专家组,明确了医疗纠纷的院内定性程序;2014年组织成立了医院医疗事件责任认定委员会,进一步细化了特殊情况下的医疗纠纷的责任认定程序;2009—2014年期间,先后制定了《医疗投诉管理办法》《医患沟通制度及指南》《医患纠纷应急处理预案(试行)》《南院区重大医疗纠纷应对指引》《医疗纠纷处罚条例》,为医疗纠纷的预防和处理提供了组织和制度保障。此外,通过购买医疗责任保险、发挥第三方的调解功能、联合保卫科制定打击医闹的专项措施等措施,建立长效机制,确保为医院提供安稳的医疗环境。

2014—2020年期间,医院积极配合政府"三调解一保险"制度,连续6年购买医责险,逐步完善与医责险衔接机制,促进发挥第三方的调解功能,加强医院医护人员的职业安全保障。同时每年不定期举办各类培训,邀请司法鉴定中心主任、医调委主任、法律顾问、法院法官等专业人士来院进行关于人文、法律、纠纷、沟通技能等方面的授课,加强年轻医师医学人文培训,提高全院医务人员风险防范能力和法律意识。另外,一方面通过定期核心制度检查、早交班夜查房、参与疑难病例、死亡病例讨论、上级部门督导检查等多种方式加强纠纷预防,从日常临床实际工作出发,指导临床规范行医,规避医疗纠纷的发生,做到警钟长鸣,纠纷预防意识长存心中。另一方面通过案例巡讲、短信预警、院内网推送预警信息等多种渠道,提前主动介入,积极调动临床一线对医疗纠纷的预防和认知,发掘潜在的纠纷问题,将纠纷预防工作落实到位。此外,在海珠区政府、医院的大力推动下,医院南院区被列为平安医院建设示范点,为了更好配合平安医院的建设,医院积极协调海珠区卫生局、瑞宝街综治办、派出所、司法所等部门,经多次召开协调会议,最终制定了《南院区平安医院建设医疗事件应急事件处置实施方案》。实施方案中将具体事务明确到具体部门或个人,构建起了南院区和上级相关部门沟通、协调的通畅桥梁,为平安医院的创建奠定了坚实的基础。通过系列工作,医院目前就医疗风险的应对和承担能力都逐步得到加强。

8. 信息管理方面

在信息化建设大潮的今天，医院改变了原来工作方式单一、信息孤岛、业务科室信息系统各自为政的状况，逐步建设成为一家初具规模的数字化大型三甲医院。医院成立了信息管理委员会，定期就信息化规划和发展做出决策部署，网络中心为实施单位。医院信息系统建设齐备，有18大类30多个系统，基本覆盖所有临床、医技、行政后勤工作，此外，已与国家卫健委建立的各项系统进行对接，进行相应的数据上传，是广州市首批基本实现所有检验检查系统全院联网的大型三甲医院之一。除了检验、住院检查、手术等技诊申请单电子直送技诊科室之外，还实现了标本状态的跟踪、检验放射等结果的数字签名、多个移动平台（移动查房、虚拟桌面、掌上医院平台、远程会诊平台、胸痛中心等）的建设。远程会诊平台已和青海、新疆等省区内多个县市医院实现远程会诊联网，在软件系统和数字签名的支持下，基本实现跨院区的远程诊断。胸痛中心的建立为救治危急病人提供了一条绿色通道。同时，医院还实现了输血、药品、材料、设备等人、财、物的严格规范管理，尤其是通过完善药品的多级库存管理和药品供物链管理实现了药品的实物库存管理，从采购、入库、领用到配发药的整个过程实现了条码化、自动化严格控制。医院还通过建设临床医疗质量监测与管理系统，建成了一套基于数据自动采集与分析、大数据挖掘运用、临床医疗质量监测与评价工具，实现了临床行为管理的精细化，该系统目前已经在乳腺肿瘤医学部使用。

9. 质量管理与控制

（1）建立质控体系。为适应医院工作的需要，医院于2002年3月成立了医院质量控制科（以下简称"质控科"），由原医院门诊办公室主任调任科室负责人负责创立并启动工作。

质控科建立了院科三级质控网络，制定科学合理、操作性强的管理制度和质控标准，质控范围覆盖了全院每个工作环节，包括临床、医技科室、行政职能部门等。制定并实施临床专科工作质量综合评价体系，修订临床综合评价方法，制定药品使用比例、平均住院日指标，通过系列措施，使各科室质量意识、管理意识得到不断提高，临床医疗行为不断规范，合理诊疗、合理用药得到较有效的监控，也注重了对各种核心制度的落实。

通过成立院内质量督导专家组并定期开展督导工作，并在院内组织多次病历书写规范培训，病案质量不断提高，特别是运行病历的规范化书写在客观性、真实性、准确性、及时性和完整性方面基本达到要求。

（2）贯彻全员、全程质量控制的"大质控"理念。2014年2月，经医院决议，质量控制科更名为质量评估中心，负责医院全面质量管理评价工作。制定了医院质量评价相关规章制度、评价标准和指标体系；建立和健全医院质量管理体系，维护体系正常运行，制定各项质量管理方案和考核细则并推进实施。

从2014年4月起，根据《三级综合医院评审标准》，完善医院质量与安全评价体系，制定临床科室、医技科室、行政后勤科室质量考核标准、考核指标、实施方案和奖励方案，为医院全面质量管理的开展打下坚实的制度基础。9月，为及时发现和消除医疗安全隐患、防范医疗事故、提高医疗质量、保障患者安全、维护医学发展和保护患者利益，进一步完善医疗安全（不良）事件上报工作，医院新建的"医疗安全（不良）事件报告系统"开始投入使用。2014年12月，首届PDCA（计划、执行、检查、处理）案例展示竞赛在岭南楼26楼海珠厅进行，此次竞赛作为医院质量管理培训的重点工作，提高了行政职能科室持续改进质量的意识，促进了质量工作的改善。

2015年3月，为推进医院全面质量管理体系的建立及落实，加强质控队伍的建设，经医院党政联席会议讨论通过，设立科室质控医生岗位，发布了《中山大学孙逸仙纪念医院质控医师管理办法》，并举办了首次质控医师培训讲座。4月，为迎接卫计委大型医院巡查，我中心积极响应医院号召，以此次巡查为契机，切实开展查漏补缺，对负责的条款进行了资料整理，数据分析并协同相关部门认真做好各项准备工作，举办了全院非计划再次手术持续改进分析会，通过对非计划再次手术发生原因的讨论分析，有效地解决了问题，减少了非计划再次手术的发生，提高医院的医疗质量，顺利通过了这次巡查。

2016年3月，举办第二届PDCA案例展示竞赛，全院职工共同参与"全面医院质量管理"，将PDCA循环法促进持续改进工作的方式推广到临床工作中去，增强职工的凝聚力，营造质量改进的氛围，建设医院质量持续改进文化，全面提高医院服务质量及医院管理水平。PDCA案例展示竞赛成为医院每年一度的比赛项目。9月，根据医院决议筹建随访中心，负责病种科研随访工作，增加病人就诊的依从性，提高医院声誉和社会效益；补充和规范患者资料，提供基础数据，为临床提供科研服务；了解病人的满意度评价，促进医院质量持续改进，提高医院管理水平。12月，组织召开提高手术室工作效率会议，针对提高手术室工作效率整改措施的落实情况，进行统计分析，对存在着系统性的原因，需要从整体上解决；对提高手术室工作效率再次提出了整改措施，并将对各项整改追踪、督办，保障医院医疗工作高效、高质、持续发展。

2017年2月，对行政后勤科室开始实行绩效考核，提高行政后勤工作效率，提高医院管理水平，降低医院运营成本；达到全员、全程质量控制的"大质控"目的。

2018年多次召开了不良事件质量分析会，组织调查了警讯事件29例，通过不良事件案例分析，以系统改进为目的，分析医院管理问题，提出改进措施，并落实整改，从而消除各种安全隐患，保障医疗质量与安全。

2019年3月，牵头开展三级公立医院绩效考核工作，完成绩效数据上报工作，进一步深化公立医院改革，推进现代医院管理制度建设，改进医院医疗服务质量，向群众提供安全、有效、方便、价廉的医疗卫生服务。3月起，医院继续开展进一步改善医疗服务行动工作，成效显著：4个案例获得全国医院擂台赛最具价值案例，获得全国改善医疗服务宣传活动"改善医疗服务群众满意的医疗机构"和"改善医疗服务群众满意的医疗科室"称号，获得广东省2019年改善医疗服务行动计划示范医院擂台赛第3名。6月起，开展患者安全十大目标系列活动，营造患者安全文化。

10. 医疗病案管理

医院坚持病案管理及统计工作的与时俱进，逐步实现了服务人性化、管理电子化。从1949年开始保存的第一份出院病历，到现在累计110多万份病历的科学保管及使用体现了医院病案管理学科的不断进步。2002年9月，按卫生部文件要求，对外开展归档的出院病历复印服务,为患者及公检法、医疗保险等单位部门提供服务。2011年6月,医院与上海联众网络信息有限公司签订合同,将约3700万份纸质病案扫描数字化和缩微,节省了病历存放空间,并且在临床安装了联众数字化病案浏览器,方便了临床对病历的调阅使用和研究。2014年7月,医院开展广东省首家出院病历复印快递服务,简化了病历复印办理流程,减少了患者来回病区与病案室之间排队等候的时间,同时大大减少了临床工作人员带领出院病人办理病历复印的工作量。2015年3月,为更好地为临床和患者服务,进一步简化复印流程,在开展快递业务的基础上,率先开展微信预约申请快递复印病案的业务,为患者开辟了一条方便、快捷的绿色通道。2016年12月,为缓解医院病案保管用房紧张的状况,与深圳数美达有限公司签订合同,把医院历史住院病历托管到数美达病案仓库,2018年4月与数美达公司签订住院病案综合外包服务招标项目合同,由公司负责日常病案回收和复印工作。2018年3月,与上海今创信息技术有限公司签订病案数字化管理加工服务合同,由其负责医院出院病历扫描工作。2019年8月,医院检验、放射系统与今创数字化病案系统数据对接,归档的检验放射报告可以直接接收到今创数字化病案系统,实现病案无纸化第一步,不重复打印检验放射报告,减少纸质资源的浪费以及人工送报告单的流程。2019年9月,为了提高出院病历及时归档率,推进出院病历3天归档工作,医院采取了多种措施,修订《出院病历归档及完善制度》《病历质量控制方案(试行)》,多方位、多渠道、高频率地提醒临床科室做好病历归档工作,把全院3、5、7个工作日归档率分别从22.30%、48.12%和68.54%提升到了68.90%、90.07%和96.21%。从2018年开始,为了进一步提高病案首页质量,医院不断完善临床诊断编码库(三库合一),统一医院内部编码;并深入临床一线,到各临床科室开展个性化的病案首页规范化填写培训,截至2019年年底,已开展了13次深入临床科室的个性化培训,1次全院质控医生的统一培训,培训范围覆盖全院各科室。

三、各项医疗业务数据的攀升

(一)门急诊量

自2000年以来,医院门急诊量逐年升高,自全面贯彻执行国家"分级诊疗"政策后,门诊量稳步呈现下降趋势。(见图7-1)

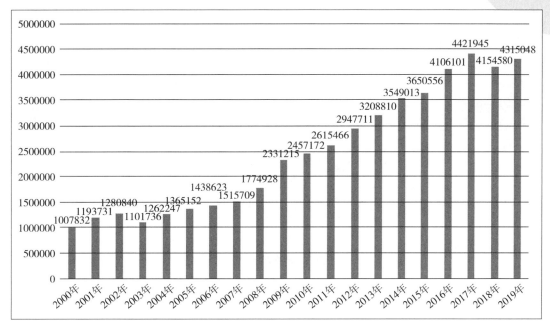

图 7-1　2000—2019 年全院总诊疗人次（单位：人）

（二）出院人数

自 2000 年以来，随着医院业务总量的提升，以及病床使用率提高等效率指标的改善，医院出院人数基本呈现逐年上升趋势。（见图 7-2）

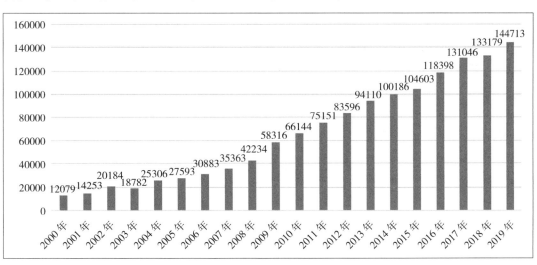

图 7-2　2000—2019 年全院出院人数（单位：人）

（三）手术人数

自 2000 年以来，随着医院业务总量的提升，医院手术人数总体呈现上升趋势。（见

图7-3）。

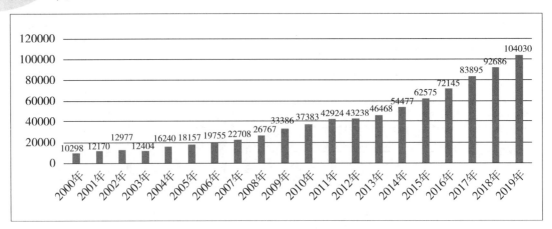

图7-3　2000—2019年全院手术人数（单位：人）

（四）床位使用率和平均住院日

自2000年以来，随着医院业务总量的提升，医院病床使用率逐年提高，床位供不应求，2015年医院南院区逸仙楼宣告启用，床位使用超负荷运行的情况有所缓解，而后呈现平稳趋势。同时，伴随着医疗技术的进步以及诊疗效率的提高，平均住院日逐年降低，平均住院日长度从2000年的14.1天降为2020年的7.28天。（见图7-4）

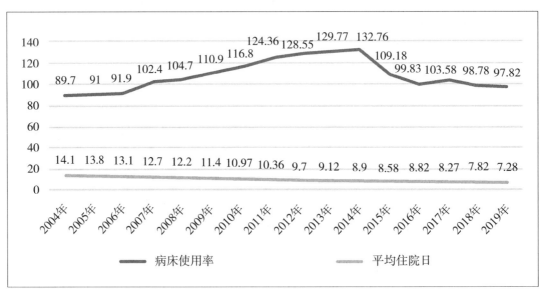

图7-4　2004—2019年院本部、南院区病床使用率（%）与平均住院日（天）

（五）业务收入

自2000年以来，随着医院业务总量的提升，业务收入逐年增长。（见图7-5）

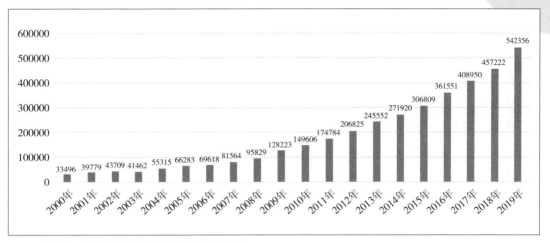

（备注：数据含院本部、南院区、增城院区）

图7-5 2000—2019年医院业务收入（单位：万元）

（六）医院历年床位总数列表

2000—2019年医院床位总数见表7-2。

表7-2 2000—2019年医院床位总数（单位：张）

年 份	院本部				南院区			增城院区	
	总数	固定床位	抢救床位	固定加床	总数	固定床位	抢救床位	编制床位	实际开放床位
2000	698	—	—	—	—	—	—	未接收	未接收
2001	712	—	—	—	—	—	—	未接收	未接收
2002	979	—	—	—	90	—	—	未接收	未接收
2003	960	—	—	—	90	—	—	未接收	未接收
2004	1031	885	32	114	288			未接收	未接收
2005	1080	937	26	117	311	289	22	未接收	未接收
2006	1117	965	27	125	311	289	22	未接收	未接收
2007	1143	962	30	151	311	289	22	未接收	未接收
2008	1158	968	29	161	311	289	22	400	364
2009	1158	968	29	161	311	289	22	700	660
2010	1169	975	31	163	311	289	22	700	660
2011	1169	975	31	163	311	289	22	700	660
2012	1177	983	31	163	326	304	22	700	660
2013	1170	994	28	148	326	304	22	700	660
2014	1182	1003	28	151	326	304	22	700	660

续表 7-2

年份	院本部				南院区			增城院区	
	总数	固定床位	抢救床位	固定加床	总数	固定床位	抢救床位	编制床位	实际开放床位
2015	1183	1004	28	151	326	304	22	700	725
2016	1151	1006	29	116	1013	991	22	700	739
2017	1151	1042	29	80	1053	1031	22	700	739
2018	1162	1084	31	38	1199	1164	35	700	739
2019	1172	1099	31	42	1240	1202	38	840	881

（七）技术队伍的发展

为满足医院服务业务拓展以及日益增长的业务总量要求，医院总体职工分布自2000年以来呈现逐年增加趋势。（见表7-3）

表 7-3 2000—2020 年技术队伍的发展

年份	总职工数	医师				护士				医疗技术员				行政人员	非卫生技术员	其他
		合计	高级	中级	初级	合计	高级	中级	初级	合计	高级	中级	初级	—	—	—
2000	1264	393	105	177	111	444	5	46	393	199	6	43	150	38	37	153
2005	2127	553	205	227	120	798	8	121	669	288	13	102	173	57	52	380
2010	3596	895	298	327	270	1367	19	242	1106	432	22	126	284	107	117	678
2015	5032	1268	369	358	541	2016	40	324	1652	579	38	130	411	215	121	834
2020	6158	1646	463	488	695	2480	49	456	1975	706	43	155	508	254	254	818

（备注：数据含院本部、南院区、增城院区。）

四、医疗技术持续创新

科技创新是医院发展的基石，医院是医学科技创新的发明者、使用者和推广者，同时也是受益者。医院要想在快速发展的知识经济时代实现可持续发展，就必须进行科技创新，从而提高医疗技术水平和医院竞争力。

一直以来，医院积极营造创新气氛，提供支持条件，制定奖励措施。根据医疗技术的发展趋势和市场需求，各临床科室勇于探索，开展了很多新技术和新项目，取得了较好的成绩。从2012年开始，为了加强医院内涵建设，鼓励医疗技术创新，提高医院知名度和核心竞争力，医院开展了"医疗新技术评优"工作，并对获奖科室给予奖励。2014年医院专家被广东省医学会评为省首批医疗技术审核优秀个人，其中儿科方建培教授获评为"首批医疗技术临床应用能力审核申报优秀技术负责人",介入科许林锋教授、儿科方建培教授、康复科谭杰文副主任技师被评为"首批医疗技术临床应用能力审核优秀审核专家"。

医院贯彻落实国家及省卫生健康行政部门关于医疗技术管理的相关规定,积极开展医疗技术备案制,于2017年完成12项国家级限制临床应用医疗技术、7项省级限制临床应用医疗技术备案工作。医院鼓励临床科室勇攀技术高峰,于2014年、2016年、2017年分别开展新技术评优活动。

2019年,医院获得肝脏移植、肾脏移植、心脏移植与肺脏移植执业资格。时隔12年,"逸仙人"再圆移植梦。

2020年,新型冠状病毒肺炎期间,检验科积极开通新型冠状病毒核酸检测及病毒IgG和IgM抗体检测通道,"早发现、早诊断",为延缓肺炎的传播争取了宝贵的时间。

2000—2020年,医院重要的技术进步见表7-4。

表7-4 重要的技术进步一览[①]

年份	科室	医疗技术
2000	儿科	为一委内瑞拉籍的华人地中海贫血小孩成功进行了非亲属脐血移植,这是继1998年成功进行国内首例亲属间脐血移植治疗地中海贫血后的又一国际领先成果
2000	骨外科	成功实施国内首例球囊扩张椎体成形术
2001	普外科	成功为65岁患者实施肝脏移植手术,创下当时国内肝移植年龄最高纪录
2002	骨外科	成功施行了国内首次人工髓核置换术
2002	生殖中心	开展了第一、第二代试管婴儿技术,4月医院生殖中心首例试管婴儿顺利诞生
2003	整形外科	在国内外首先应用腹直肌-后鞘-腹膜复合瓣再造肿瘤术后舌缺损
2004	妇产科	开展的宫颈广泛切除术及盆底功能重建术,其中一例达到孕周最长及新生儿出生体重最重的世界领先水平
2005	普外科	成功完成国内最小年龄患者活体供肝移植手术,填补了广州地区活体供肝移植技术空白
2008	骨外科	南院区对一名四旬的颈椎病患者成功施行了华南首例Prodisc-C人工颈椎间盘置换手术
2009	骨外科	成功实施世界首创的腹腔镜下人工腰椎间盘置换手术
2010	骨外科	成功完成广东省首例微创内窥镜下腰椎结核病灶清除
2010	骨外科	开展世界首例单孔腔镜下腰椎前外侧手术治疗腰椎结核
2010	耳鼻喉科	成功施行华南首例奥地利PULSARCI100人工耳蜗植入术

---

① 根据《简报》《博济人》以及医院医疗动态网页刊载统计。

续表 7-4

年份	科室	医疗技术
2010	肝胆外科	成功为一位患胆囊结石并肝囊肿的 30 岁女性患者施行了经脐单孔腹腔镜下胆囊切除＋肝囊肿开窗术。此例经脐单孔腹腔镜技术同时完成肝胆两种病变手术为华南地区首例，标志着医院腹腔镜应用技术的又一次飞跃
2010	耳鼻咽喉科	成功完成广东省首例内镜无注气腋下入路切除早期甲状腺乳头状癌术
2011	心脏外科	成功为一位 92 岁高龄老人施行心脏不停跳冠脉搭桥手术，第三次刷新该科曾在 2005 年和 2010 年创造的为 86 岁高龄老太和 87 岁高龄老伯施行心脏不停跳冠脉搭桥术的国内最高龄纪录
2011	骨外科	建立了骨科数字化工作站及 3D 模型打印系统
2012	普外科	完成亚洲首例腹腔镜辅助肝脏离断联合门静脉结扎的分阶段巨大肝癌切除（Lap-ALPPS），确立了医院华南肝胆医院的核心地位
2013	口腔颌面外科	以陈伟良教授为项目负责人的"口腔颌面部肿瘤颅颌联合根治术"和"颅颌面畸形颅面外科矫治术"获得卫生部第三类医疗技术认证，成为广东地区唯一获得以上项目认证的单位
2013	泌尿外科	成功开展了 3D 高清腹腔镜下各种高难度手术，医院腹腔镜手术进入 3D 时代
2013	骨外科	成功完成华南区首例脊柱骨盆肿瘤患者术中放疗新技术
2014	胸外科与麻醉科	采用特殊肺隔离技术成功为喉癌术后气管切开患者实施单肺通气行胸腔镜下右上肺叶切除术。这种特殊的肺隔离技术目前在全球尚未见文献报道
2014	心血管内科	率先在省内成功开展冷冻球囊消融房颤手术。术后患者病情均稳定，情况良好，已顺利出院。该手术由医院专家独立完成，目前国内仅有极少数医院开展此手术，医院是省内率先开展单位之一
2014	口腔颌面外科	应用计算机辅助设计和 3D 打印技术精确修复颌骨缺损
2014	内分泌内科	成功为 97 岁老人行下肢血管介入手术
2014	骨外科创伤骨科专科	为一名平足症患者成功施行了华南地区首例平足症微创矫形手术
2014	心脏内科与心脏外科	合作为一例罕见血管畸形患者通过电视胸腔镜植入起搏电极，这种起搏电极植入技术目前在全球尚未见文献报道
2015	胆胰外科	国内首例"胰腺肿瘤的纳米刀治疗"技术在医院顺利实施
2015	肝胆外科	开展广东省首例完全腹腔镜下保留脾和幽门的全胰腺切除术
2016	泌尿外科	成功完成医院首例机器人辅助腹腔镜根治性前列腺切除术，该例手术也是医院首例达·芬奇机器人手术
2016	心胸外科	成功开展首例剑突下入路胸腔镜胸腺扩大切除术，微创胸外科技术迈向新台阶优势
2016	胃肠外科	开展广东省内首例达·芬奇机器人远端胃癌根治手术，使胃肠肿瘤的手术完成了从开放到 3D 腔镜，再到"达·芬奇机器人"的微创化和精细化

续表 7-4

年份	科室	医疗技术
2016	心血管内科	成功为Ⅲ度房室传导阻滞高龄患者（近百岁）成功植入双腔起搏器
2016	胆胰外科	开展广东省内首例"达·芬奇"机器人下胰十二指肠切除术
2016	肝胆外科	世界上首次成功实施腹腔镜保留十二指肠的全胰头切除术（LpDPTPHR）
2016	骨外科	我国首例达·芬奇机器人为脊柱感染的患者施行手术在医院顺利完成
2016	心胸外科	成功实施"胸腔镜下肺癌根治+支气管袖状切除重建术"高难度操作，目前国内仅有个别专家开展和少数成功病例
2016	呼吸内科	顺利开展医院首例全肺灌洗术
2016	神经外科+麻醉科	成功实施医院首例"术中唤醒"手术，国内仅有几家大医院能完成这种手术
2016	耳鼻喉科	率先在华南地区开展无注气腋下入路机器人甲状腺手术
2016	心胸外科	首例中瑞合作主动脉狭窄支架治疗，国际医疗合作交流下的一次大胆尝试
2016	心胸外科	成功完成首例心脏移植手术
2017	口腔颌面外科	成功完成"双侧下颌骨升支放射性骨坏死切除术及同期单侧腓骨游离瓣修复双侧下颌骨缺损"手术。目前，国内外仅有一篇相关文献报道过一例类似病例的报道
2017	消化科	院内实施首例经超声内镜穿刺活检诊断淋巴瘤技术
2017	肝胆外科	推出腹腔镜右半肝切除的标准化手术方案
2018	甲状腺外科	完成首例经口腔前庭腔镜下甲状腺癌根治术
2018	放疗专科	成功为首批（两例）颅脑转移瘤患者开展立体定向放射治疗，标志着医院放疗专科进入了立体定向放疗的超精准放疗时代
2018	口腔科	完成了广东省首例 Bio-HPP 三层冠义齿
2018	儿科	国内首创"两指法"
2019	心血管内科	70岁老伯经导管主动脉瓣置入术取得圆满成功，全国仅少数大型心脏中心可以独立开展，医院心血管内科在结构性心脏病领域的实力居国内领先水平
2019	心血管内科	心律失常团队独立完成首例左心耳封堵术，标志着医院房颤治疗和高危脑卒中风险的预防工作进入了全新的阶段
2019	肾内科	完成医院重获肾移植执业资格后首例移植肾活检术
2019	心血管内科	成功完成全国首批、华南地区首例 Micra 无导线起搏器植入，标志着该院心血管内科的心脏器械植入水平迈入国际先进水平
2020	呼吸内科	江山平教授首创"磷酸氯喹治疗新型冠状肺炎"方案，被推荐纳入国家新版新冠肺炎诊疗指南

五、医疗设备情况

工欲善其事，必先利其器。为了满足日益增长的医疗服务需求，使医疗技术水平得到持续发展和提高，医院积极投入资金，长期致力于医疗设备的改进和功能的不断完善。截至2020年5月，医院医疗设备固定资产总值167224.7万元，总共24077台（套）设备，其中10万元以上的设备1803台（套），资金142539.4万元。20年来，医疗设备累计投入15.7亿元，平均每年投入1.04亿元。目前医院拥有PET-CT、手术机器人、3.0T MR、1.5T MR、高档CT、64层螺旋CT、SPECT-CT、直线加速器、O臂X光机、医用术中放疗仪、血管造影X射线系统、4K高清腹腔镜、荧光腹腔镜、高通量测序仪等大型先进设备。医院医疗设备的不断更新增加，有效增强了医疗服务能力，保证了诊疗水平。

2013年，医院购置了广东省首台"O臂X光机"。它是目前世界上最新的骨科术中影像设备，通过与导航系统无缝连接，医生可以从三维角度实时监控整个骨科手术过程，通过获取术中影像，医生术中就可以对手术结果做出精确判断。与二维C形臂、G型臂、三维C型臂相比，它的引进可以实时获取更清晰的术中三维图像，同时，由于手术过程有无菌单覆盖，从而使整个手术过程处于无菌状态，缩短手术时间，使手术更直观、更快、更准确。相应地，病人麻醉时间被缩短，减少了手术麻醉的风险，减少了医疗事故的发生。

2015年，医院购入外科手术机器人系统（内窥镜手术器械控制系统）。外科手术机器人系统是当今外科领域最先进的高科技产品。它不仅具备传统微创外科手术的所有优点，同时还拥有更多优势：如直视三维立体视野；与开放手术完全相同的操作习惯，术者可以随心所欲地完成全部操作；拥有7个自由度的可转腕手术器械，完全重现人手的动作，并超越了人手的活动范围，使精细手术变得更加简单和安全。外科手术机器人的投入使用，将满足医院医、教、研工作需要，又符合当今世界医学机器人手术时代发展的需求。目前，医院外科整体实力处在全国的前列，尤其是微创外科代表着华南地区乃至全国的先进水平，掌握这一当今外科领域最先进的高科技产品，将促进医院外科再攀登微创外科高峰，提升华南地区外科整体水平。

术中放疗是近距离放射治疗和手术结合应用的一种综合治疗手段。在手术中对暴露的肿瘤或肿瘤床进行近距离放疗，与传统的体外放疗相比，具有定位准确、剂量精确，既能增加肿瘤照射的剂量又能降低对周围组织损伤的特点。移动式术中放射治疗仪作为新型术中放射治疗设备，开创了应用X射线进行近距离治疗的新方法，这是一种在手术中能够直接进行放射治疗的小型化设备。2016年，医院购入移动式术中放射治疗仪。该设备的引进可以提高放疗的准确性和有效性，减少对正常组织的副损伤，明显节约时间成本，提高病人的满意度。此外，能够促进医院肿瘤学科（如妇科、肝胆外科、胃肠外科等）治疗的融合，进一步提高医院肿瘤综合治疗的水平和效果，为医院乳腺外科、骨外科、放射科等专科创造很好的发展机遇。

第三节 学科建设与科研成就

学科建设曾是孙逸仙纪念医院人的一块心病,没有科学研究,医疗技术的创新就成为无源之水,医院的发展后劲就不足。1998年,医院提出"深化改革、加快发展、大打科学翻身仗"的口号,实施了一系列重大举措,包括在人才引进、学科支撑条件建设、人才培养、重点学科建设等方面给予了空前的重视与投入。经过20多年的艰苦奋斗,以及医院持续加大对学科建设的投入。医院学科建设以及科研工作取得了巨大的成绩。

一、科研管理

(一)管理理念和管理机构

20年来,医院坚持"以凝练学科方向为核心,以实验室平台和临床研究基地建设为基础,以引进人才和青年人才培养为根本,以对外交流合作为外延"的指导方针,强化全员科研意识、营造院内学术氛围,完善科研管理制度,加大科研、学科建设投入,不断改善科研支撑条件,实施有效的人才队伍建设战略,实现了学科建设的持续性发展。目前,医院负责科研管理的机构是学科发展规划部。

(二)科研管理制度的建立健全

1. 科研项目实行全过程管理

在项目管理上,医院重视全程管理,从申报、中期、结题均有一套规范化制度。从2011年开始,医院在项目申报前期,通过开展"申报帮扶计划"及"国家级重大重点项目选题会",邀请院内外专家对项目的申报进行指导、点评,从而更好地凝练科学问题,制定合理的研究方案,提高申报书质量。2012年11月,医院制定了《中山大学孙逸仙纪念医院科研项目配套经费发放的规定》,并于2015年予以修订,对项目的执行效果进行有效监管:项目配套经费需通过项目中期检查或发表一定影响因子的SCI文章才予以发放规定比例的配套经费,促进了项目的中期执行;未通过中期检查的项目在结题2年内若能达到一定成果目标,仍能获得配套经费支持,促进了项目良好结题。以上举措的实施不仅显著提高了医院的科研产出,也规范了科研项目经费的使用,更消除了个别科技人员"重申报、轻研究"的不良现象。

2. 青年人才培育制度日益健全

医院历来重视对青年人才的培育,要求青年医生艰苦奋斗、勤奋学习、勇于创新,同时也为青年人才学术成长提供各种良好的发展机会。医院从2008年开始相继实施"逸仙优秀青年医学人才培养计划"和"博济交流计划",分别资助35岁以下和35~

45岁的中青年优秀职工以开展科研工作或出国学习、深造。2013年5月，医院制定了《逸仙优秀青年医学人才培养计划管理办法》，进一步加强对医院人才培养计划的管理工作。2014年8月，制定并实施《中山大学孙逸仙纪念医院国家"杰青""优青"人才奖励规定》，为有能力冲击国家高水平人才计划的青年人才提供培育经费。通过具体的贯彻落实，医院青年人才培育政策已见成效，于近年取得重大突破。

3. 科研经费规范化管理

在科研经费管理方面，医院认真学习和对照上级部门关于科研经费的各项新规，制定和修订了一套适合医院的管理制度：2012年11月制定了《中山大学孙逸仙纪念医院科研项目配套经费发放的规定》、2013年9月制定了《中山大学孙逸仙纪念医院科研经费管理办法》、2015年4月制定了《中山大学孙逸仙纪念医院科研项目结题结账及结余经费管理办法》、2015年9月制定了《中山大学孙逸仙纪念医院科研经费管理办法》等，严格规范各项科研经费支出的审批流程，保证科研经费使用的合规性、合理性和有效性。另外，结合医院的实际情况，医院还在科研试剂出入库管理方面进行了深度探索，2017年3月出台并实施了《中山大学孙逸仙纪念医院研究用试剂出入库管理办法》，严格要求购买的科研试剂、耗材均办理好齐备的出入库手续方能到给予报账。此外，医院科研经费使用的自查自纠也已成为常规工作，形式包括课题组自查、依托审计科审查、聘请会记事务所审查等，通过自查自纠发现问题并及时给予纠正。

4. 加强学（专）科建设

2013年4月，医院制定了《进一步加强医院重点学科（专科）建设的若干措施》，以建立健全医院各学科（专科）建设管理机制，促进医院学科建设稳步发展。政策资源配置有效引导了医院的人力、物力、财力对重点学科和重点专科的培育。从2009年开始，医院对优势学科方向进行遴选并重点支持。数年来，曾获支持的6个医院重点学科（泌尿外科、骨外科、心血管内科、乳腺外科、妇科内分泌专科、皮肤科）发展迅速，各项学科建设指标提升较为明显，主要体现在：各学科在2017年教育部学科评估中，为中山大学临床医学学科评估做出突出贡献；有4个专科获评为卫生部国家临床重点专科建设项目（或项目的主体专科）；泌尿外科在复旦医院管理研究所的中国最佳医院排行榜中排名全国第5位，骨外科、普通外科、妇产科均被列为提名专科；心血管内科入选为广东省高水平临床重点专科。

5. 创建一流学科

进入"十三五"时期（2016—2020年），医院继续大力加强学科内涵建设，学科机构不断优化，学科体系不断完善，学科特色不断增强，科研工作持续突破，学科建设工作取得了可喜的成绩。医院积极响应中山大学提出的"建设有广泛国际影响的世界一流大学"及"进入国内高校第一方阵"的号召，抓住机遇，趁势发展，并配合学校充分利用自身优势，全力建设世界一流医学中心。在此背景下，以宋尔卫教授为代表的医院领导班子，秉承历史重任，结合医院发展实际，提出了建设一流研究型医院的发展目标。这一目标的提出，进一步强调了学科建设在医院发展中的关键作用，同时也对医院走有特色的发展道路做出了明确要求。

为更好地实现这一目标，2016年2月至12月，由院长宋尔卫带队，班子成员、学术委员会委员及相关职能科室负责人共同参与，对全院 41 个专科逐个开展学科调研工作，目的在于系统掌握各学科发展现状、梳理存在问题并提出完善和发展专科的举措。此次调研是医院历年来首次大规模的学科建设工作，充分体现了医院对学科建设的高度重视。结合调研时提出的发展建议及全院"十三五"规划，医院与各学科商定学科"十三"规划，使其明确在人才、平台及科研等方面发展的层次、阶段和目标，从而实现学科规划与全院规划的对接。所有学科规划已编制成册，作为"十三五"期末对各学科考评的依据，督促各学科按计划执行任务。在广泛开展学科调研的基础上，医院将关联学科集成，取长补短，突出特色优势，建立了六大学科群，分别是肿瘤学科群、泛血管学科群、头颈学科群、妇儿学科群、骨神经康复学科群和免疫代谢学科群。在学科群中产生多个临床专科高峰，通过优势学科群的带动，推动学科的整体发展。

二、平台打造

"十三五"期间，医院以三大建设为抓手，尤其重视"大平台"建设。通过与地方政府合租、租赁的方式，突破院区狭小瓶颈，从原来 1000 平方米的实验场地，拓展到 15000 平方米，其中包括基础研究、临床研究、转化研究、医工融合等全链条研究平台。（见表 7-5）

表 7-5 医院获得科研平台一览

级别	名称	年份
国家级	国家重大新药创制专项"靶向肿瘤及其微环境创新药物临床研究评价技术平台"	2019
	国家疑难病症诊治能力提升工程（肿瘤方向）	2017
	国家健康医疗大数据分级协同诊疗创新体系建设（核心单位）	2017
	长非编码 RNA 与重大疾病国际科技合作基地	2016
省部级	教育部"生物医学大数据工程研究中心"	2020
	广东省发改委"生物医学大数据工程实验室"	2019
	广东省代谢性疾病（糖尿病）临床医学研究中心	2019
	广东省泌尿系统疾病临床医学研究中心	2018
	广东省生物医学大数据建设单位	2017
	广东省口腔颌面头颈数字化精准修复重建工程技术研究中心	2017
	广东省恶性肿瘤表遗传与基因调控重点实验室（连续两次获评优秀）	2016
	广东省乳腺肿瘤精准诊断和治疗工程技术研究中心	2016
	广东省康复与养老工程技术研究中心	2016
	广东省医疗大数据工程技术研究中心	2016
	恶性肿瘤表观遗传与基因调控国际合作研究平台	2015
	广东省强直性脊柱炎综合诊治工程技术研究中心	2015

续表 7-5

级别	名称	年份
厅局市级	广州市强直性脊柱炎临床医学研究与转化中心	2015
	广州市乳腺癌临床医学研究与转化中心	2014
	广州市恶性肿瘤分子机理与转化研究重点实验室	2013
	广东高校强直性脊柱炎综合诊治工程技术研究中心	2013
	广东省"心电生理与心律失常"医学重点实验室	2012
	恶性肿瘤基因调控与靶向治疗广东普通高校重点实验室	2009

基础研究方面，依托院本部医学研究中心、生物岛实验室，围绕 RNA 医学、肿瘤微环境、医学免疫和重大慢病等方向，开展疾病发生发展机制和疾病防控靶点的前沿基础研究。基于该平台，医院获评为"长非编码 RNA 与重大疾病国际科技合作基地"和广东省恶性肿瘤表观遗传与基因调控重点实验室，其中，省重点实验室连续两次获评优秀，同时培育新增 1 位中科院院士、3 位"国家杰青"、3 位"国家优青"。现阶段，全院正倾力培育"RNA 医学国家重点实验室"，并联合港澳高校和科研机构申报"粤港澳 RNA 医学联合实验室"。

临床研究方面，依托 30 个 GCP 基地、Ⅰ期临床研究中心和随访中心等，开展肿瘤学新药临床试验、微创保功能术式研究、泌尿疾病、代谢疾病、脑神经保护、干细胞在骨科和儿科血液病等方面研究。基于该平台，医院获评为国家新药创制科技重大专项"靶向肿瘤及其微环境创新药物临床研究评价技术平台"、广东省泌尿系统疾病和代谢性疾病（糖尿病）临床医学研究中心。

转化研究方面，依托南海精准免疫创新转化医学中心，通过开展细胞免疫治疗、院内制剂研制、前沿检测、模式动物等转化研究，进行新药及新试剂研发。医院拥有 5 个广东省工程技术研究中心（广东省口腔颌面头颈数字化精准修复重建工程技术研究中心、广东省乳腺肿瘤精准诊断和治疗工程技术研究中心、广东省康复与养老工程技术研究中心、广东省医疗大数据工程技术研究中心、广东省强直性脊柱炎综合诊治工程技术研究中心），数量位居广东省内医院首位。

医工融合研究方面，与"广州再生医学与健康"广东省实验室联合共建，充分利用临床大数据资源，开展医疗设备、医学人工智能、医用材料和 3D 打印相关研发工作。医院是国家健康医疗大数据分级协同诊疗创新体系建设的核心单位，同时成立了医工融合中心（包括医疗设备研发部和生物材料与 3D 打印部）。已开展的医工融合项目有宋尔卫教授牵头的"乳腺癌术前化疗敏感性试剂盒开发"，王景峰教授牵头的"智能化穿戴式心肺信号检测仪的研发"，林天歆教授牵头的"AI 诊断新冠肺炎"，以及丁悦教授牵头的"便携式人工智能超声骨密度仪的研发"。

此外，医院还承担了国家疑难病症诊治能力提升工程（肿瘤方向），是广东省"高水平医院"重点建设医院。医院也在加大力度完善科研平台条件，"筑巢引凤"，吸引更多海内外高端科研力量进驻，推动研究型医院建设。

三、科研人才培养

医院以科技创新能力培养为核心,搭建人才培育金字塔,努力打造结构科学、素质优良的人才队伍。对资历较浅的青年职工实施"逸仙优秀青年医学人才培养计划"筑牢其临床科研基础,对有一定研究基础的中青年职工给予"博济交流计划"的机会,对已取得一定成绩的青年骨干开展"优青培育计划""杰青培育计划"进而加强其内涵发展,"高层次人才特别支持计划"则为顶尖人才发展服务的配套措施。医院还大力鼓励和指导各级人才项目申报,助力人才影响力提升。(见表7-6)

"十三五"期间,医院人才培育取得显著成效:2019年,院长宋尔卫教授增选为中国科学院生命科学和医学部院士,这是医院培养和在医院成长起来的首位中国科学院院士,也是广东医疗战线时隔10年再添的一位院士,充分体现了宋尔卫教授及其团队在乳腺肿瘤的临床治疗及其应用基础和转化研究领域所取得的巨大成果得到了业界高度认可,也是医院学科建设和高层次人才队伍建设取得的重大突破。林天歆教授2018年获得国家杰出青年科学基金资助,并于2019年入选为国家"万人计划-科技创新领军人才"。唐亚梅教授于2016年和2019年分别获得国家优秀青年科学基金和国家杰出青年科学基金资助。此外,严励教授当选为中华医学会内分泌分会副主任委员,林仲秋教授当选为中国抗癌协会妇科肿瘤专业委员会副主任委员,医院现有国家级学会、协会正副主委77人次,省级学会/协会主任委员332人次。

表7-6 历年获得人才项目一览

人才类别	级别	人数	姓　名
中国科学院院士	国家级	1	宋尔卫
"万人计划"	国家级	2	科技创新领军人才:宋尔卫、林天歆
"国家杰青"	国家级	4	宋尔卫、李建明、林天歆、唐亚梅
"国家优青"	国家级	3	唐亚梅、苏士成、黄　辉
国家重大人才工程	部级	2	特聘教授:宋尔卫 青年学者:苏士成
宝钢优秀教师	部级	3	林仲秋、燕铁斌、严　励
"973"计划/"863"计划/国家重点研发计划项目负责人	部级	5	宋尔卫、苏士成、彭　英、林天歆、任　萌
科技部创新人才推进计划——中青年科技创新领军人才	部级	2	宋尔卫、林天歆
教育部新世纪优秀人才支持计划	部级	9	宋尔卫、王亮春、于凤燕、林天歆、石忠松、沈　君、龚　畅、唐亚梅、陈样新

续表 7-6

人才类别	级别	人数	姓名
广东省"珠江人才计划"	省级	4	引进领军人才：唐万春 引进青年拔尖人才：许小丁、周一鸣、李 璐
"广东特支计划"	省级	9	杰出人才（南粤百杰）：宋尔卫 领军人才：林天歆 青年拔尖人才：龚 畅、姚婷婷、任 萌、廖建友、唐亚梅、苏士成、罗曼莉
珠江学者	省级	4	特聘教授：林天歆、沈 君、胡 海 青年学者：苏士成
"广东杰青"	省级	7	于风燕、龚 畅、苏士成、吴 华、潘 越、赵晓苗、张正政
珠江科技新星	市级	12	黄 辉、龚 畅、唐亚梅、余 涛、杨淞然、任 萌、李 轶、廖建友、许磊波、陈茵婷、苏士成、王 博

四、科学研究

医院瞄准临床科学问题，围绕疾病发生发展机制及防诊治技术规范突破，开展应用基础、转化医学的全链条研究，承担各级研究任务的能力突出，2019年科研经费逾2.29亿元，国家自然科学基金年立项数连续四年保持在全国医院前20名，已获批的标志性项目有"973"计划、"863"计划、国家科技重大专项、国家重点研发计划、国家自然创新研究群体、国家自然重大项目等。（见表7-7、图7-6、表7-8）

表7-7 2010—2019年医院科研基金项目立项情况

年份	经费（万元）	立项数	重大重点项目数
2019	22873	369	23
2018	16382	318	30
2017	14186	295	32
2016	12658	268	19
2015	9053	226	26
2014	5752	261	6
2013	4093	154	10
2012	3892	155	6
2011	3314	192	2
2010	3030	186	7

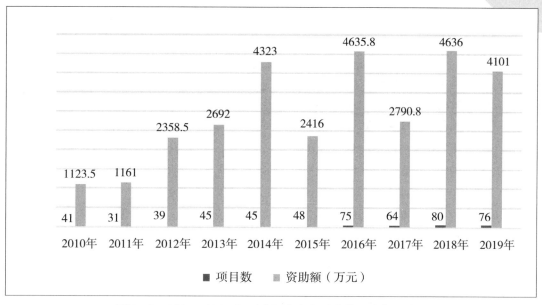

图 7-6 2010—2019 年医院国家自然科学基金获资助情况

表 7-8 医院获得国家级重大重点项目情况

年份	负责人	课题来源	批准经费（万元）
2019	林天歆	国家重点研发计划项目	2914
	姚和瑞	国家科技重大专项项目	440
	黄 健	国家自然科学基金国际（地区）合作与交流项目——组织间合作研究［NSFC-NIH 项目（中美）］	300
	宋尔卫	国家自然科学基金重点项目	282
	苏士成	国家自然科学基金重大研究计划集成项目（组织器官区域免疫特性与疾病）	250
	黄炳培	国家自然科学基金国际（地区）合作与交流项目	248
2018	彭 英	国家重点研发计划项目	972
	林天歆	国家自然杰出青年科学基金项目	350
	唐亚梅	国家自然科学基金国际（地区）合作与交流项目	242
	李建明	国家自然—广东联合基金项目	300
	沈 君	国家自然—广东联合基金集成项目分课题	242

续表 7-8

年份	负责人	课题来源	批准经费（万元）
2017	苏士成	国家重点研发计划青年项目	573
	龚 畅	国家重点研发计划课题	255
	唐亚梅	国家重点研发计划课题	300
	胡 海	国家自然科学基金重点项目	290
	宋尔卫	国家自然科学基金重点国际（地区）合作与交流项目	232
	石忠松	国家自然科学基金重点国际（地区）合作与交流项目	234
2016	宋尔卫	国家重点研发计划项目	986
	严 励	国家重点研发计划课题	330
	宋尔卫	国家自然科学基金创新研究群体项目	1050
	刘 强	国家自然科学基金重点项目	277
	姚和瑞	国家自然科学基金—广东联合基金项目	240
	唐亚梅	国家自然科学基金优秀青年科学基金项目	130
	苏士成	国家自然科学基金优秀青年科学基金项目	130
2015	刘 强	科技部"973"计划课题	383
	任 萌	"863"计划青年科学家专题	116
2014	宋尔卫	国家自然科学基金重大项目	1800
	尹 东	国家自然科学基金重点国际（地区）合作研究项目	300
2013	沈慧勇	国家自然科学基金—广东联合基金	260
	林天歆	国家自然科学基金—广东联合基金	260
2012	宋尔卫	国家自然科学基金重点项目	300
2009	宋尔卫	国家"973"计划项目	2536
	宋尔卫	国家自然基金项目（重大国际合作项目）	200
	席丽艳	国家自然科学基金—广东联合基金	160
2008	宋尔卫	国家自然科学基金重点项目	180

在 2020 年抗击新型冠状病毒肺炎疫情当中，医院秉持创新精神，开展科研攻关，为抗疫工作贡献了智慧和力量。疫情发展之初，医院已在后方迅速集结学科力量，开展科研攻关助力抗疫。江山平教授率先提出了"磷酸氯喹治疗新型冠状病毒肺炎"的治疗方案，取得了良好的临床治疗成效。磷酸氯喹作为科技部提出的"三药三方案"药物和临床救治研究当中的首选药物，被纳入国家卫健委《新型冠状病毒肺炎诊疗方案》第六版和第七版。这项研究成果也被世界多个国家医疗及研究机构参照，获得众多国际专家的高度评价。林天歆教授牵头使用 50 万份临床影像学大数据，开发了基于胸片和胸部 CT 的新型冠状病毒肺炎 AI 筛查和辅助诊断系统，对新型冠状病毒肺炎进行快速诊

断,判定分级和严重程度,协助医疗机构加速辨别感染者,为快速隔离、诊断、治疗争取时间。该系统已在国内外部署使用。

五、硕果累累

从2016年开始,"自然指数"(nature index)针对在医学前沿科技成果产出情况,对全球研究型医院进行排名,是目前国际较通用的研究型医院评价体系。医院在自然指数医院排名中表现不俗,近年来居于国内医院前十。(见表7-9、图7-7)在最新的自然指数排行榜中,医院居全国医院第四,并位列全球医院第83名,3年内,两次进入全球前100名。据统计,从2016年至2020年,我国进入全球前100名的医疗机构仅有9家:华西医院、仁济医院、中山大学肿瘤防治中心、中山大学孙逸仙纪念医院、复旦大学中山医院、湘雅医院、上海市第九人民医院、浙江大学附属第一医院和浙江大学附属第二医院。在这9家医院中,中山大学附属医院占有2家,这与中山大学的正确领导和重大支持密不可分。

表7-9 2018—2020年9月医院发表高水平论文情况

序号	通讯作者/第一作者	杂志名称	IF(2019)
1	宋尔卫/陈雪曼	*Nature Reviews Drug Discovery*	64.8
2	宋尔卫、苏士成/杨林槟	*Nature*	42.8
3	宋尔卫、刘强/苏士成、赵菁华、邢悦	*Cell*	38.6
4	宋尔卫/苏士成、陈嘉宁、姚和瑞	*Cell*	38.6
5	苏士成/陆艺文、赵绮毅、廖建友	*Cell*	38.6
6	黄炳培等	*Cell*	38.6
7	林天歆等	*Cell*	38.6
8	唐亚梅/姜静茹、李艺、沈庆煜、容小明	*Journal of Clinical Oncology*	33
9	伍俊妍/朱建红	*Lancet Diabetes & Endocrinology*	25.3
10	陈思凡等	*Cell Metabolism*	21.6
11	宋尔卫、苏士成/黄迪	*Nature Immunology*	20.5
12	宋尔卫、苏士成/陈菲、陈嘉宁、杨林槟	*Nature Cell Biology*	20
13	沈君等/段小慧等	*Advanced Functional Materials*	16.8
14	刘超等/吴文睿等	*Advanced Functional Materials*	16.8
15	沈君/卢烈静	*Advanced Functional Materials*	16.8
16	潘越等	*Nano Energy*	16.6
17	孙浩等	*Annals of the Rheumatic Diseases*	16.1
18	陈超刚等/林刁珠	*Diabetes Care*	16

续表7-9

序号	通讯作者/第一作者	杂志名称	IF (2019)
19	沈君等/于梦、段小慧	Advanced Science	15.8
20	姚和瑞、许小丁/毕卓菲	Advanced Science	15.8
21	姚和瑞、许小丁/毕卓菲、李青剑、丁林潇潇	Advanced Science	15.8
22	黄健、林天歆/陈旭	Molecular Cancer	15.3
23	黄健、林天歆/董伟	Molecular Cancer	15.3
24	李建明/倪雯，姚溯，周云侠	Molecular Cancer	15.3
25	王铭辉、林月华/胡学廷	Molecular Cancer	15.3
26	李建明/吴华	Hepatology	14.7
27	姚燕丹等/李铨等	ACS Nano	14.6
28	黄东生等/吴紫钊、邱贤健、高博	Journal of Pineal Research	14.5
29	唐亚梅等/程锦萍等	Acta Neuropathologica	14.3
30	司瑜等	Science Immunology	13.4
31	林天歆/陈长昊、何旺、黄健	Nature Communications	12.1
32	宋尔卫、苏士成/刘江、陈嘉宁等	Nature Communications	12.1
33	刘强/朱英华	Nature Communications	12.1
34	沈君等	Nature Communications	12.1
35	李璐等	Nature Communications	12.1
36	陈汝福等	Nature Communications	12.1
37	马超等/张速博、林素妍、柳萌、刘翠翠	Nature Communications	12.1
38	林伟杰等	Nature Communications	12.1
39	林天歆/陈长昊	Journal of Clinical Investigation	11.9
40	林天歆/何旺、钟广正、江宁	Journal of Clinical Investigation	11.9
41	林天歆、黄健、陈汝福/陈长昊、罗宇明、何旺	Journal of Clinical Investigation	11.9
42	黄健、林天歆/陈旭、张景桐、黄铭	Journal of Clinical Investigation	11.9
43	赵萌等/蒋琳加等	Journal of Experimental Medicine	11.7
44	宋尔卫/罗曼莉	Journal of the National Cancer Institute	11.6
45	尹东等/林乐航等	Nucleic Acids Research	11.5
46	尹东、廖建友等/廖建友、杨兵、张玉婵	Nucleic Acids Research	11.5
47	潘越等	Journal of Materials Chemistry A	11.3
48	许小丁/蔡佩娥	Nano Letters	11.2

续表 7-9

序号	通讯作者/第一作者	杂志名称	IF（2019）
49	刘安民/何洁华	*Molecular Cancer*	10.7
50	许小丁、张磊/李森林	*Biomaterials*	10.3
51	姚燕丹、王育才/李铨等	*Biomaterials*	10.3
52	唐亚梅/蔡锦华	*Clinical Cancer Research*	10.1
53	林天歆、黄健/陈旭、谢锐辉、顾鹏	*Clinical Cancer Research*	10.1
54	苏士成/汪颖、陈嘉宁等	*Clinical Cancer Research*	10.1
55	李建明/吴华	*Autophagy*	9.8
56	戴冽等/林建子、梁锦坚	*Journal of Cachexia Sarcopenia and Muscle*	9.8

一直以来，医院重视高水平研究成果的产出，也重视该成果的落地应用，从而回归临床解决实际问题，服务临床诊疗、服务人民群众健康。这其中，多项目成果意义重大。

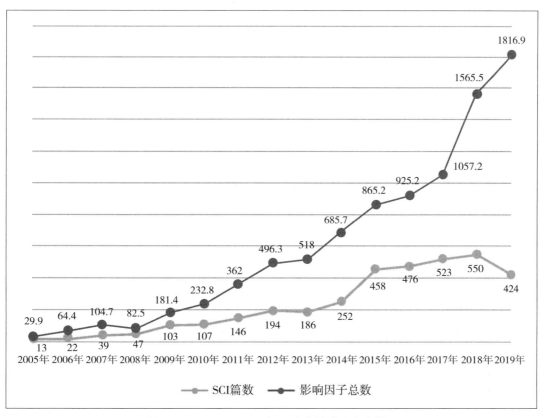

图 7-7 2005—2019 年医院 SCI 论文发表情况

（一）开创 siRNA 应用于疾病治疗先河

2003 年，医院宋尔卫教授与哈佛大学合作，在全球首次将 siRNA（小分子干扰 RNA）成功地应用到保护小鼠爆发性肝炎的模型中。成果发表在 *Nature Medicine* 上，引起国际的极大关注，使各国科学家看到了该技术应用于人类疾病的曙光，掀起了全球 siRNA 药物研发热潮。该成果入选 *Science* 杂志评选的"2003 年度全球十大科技突破"。近年来，团队继续深入研究，通过单链抗体偶联实现了 siRNA 靶向给药，克服了 RNA 药物应用的瓶颈问题，系列研究催生了 siRNA 相关药物的获批上市。

（二）开辟新型精准肿瘤外科领域

针对传统肿瘤外科"一刀切"、个体化不强等问题，在国内外较早开展保乳、保腋窝的乳腺癌手术、保留性功能、控尿功能的膀胱癌手术、腹腔镜肝胆肿瘤微创手术等术式，在综合医院支撑下的肿瘤外科实力国内领先，入选肿瘤学国家疑难病症诊疗能力提升工程。近年来，宋尔卫院士团队发现了肿瘤免疫微环境对肿瘤发生发展的系列机制，成果发表在 *Cell* 等顶级期刊，并获全国高校十大科技进展。系列成果很快也被应用到肿瘤外科领域，提出了以"病灶清除、器官保护、诱导抗肿瘤免疫微环境"为特色的新型精准肿瘤外科理念。在这一理论指导下，在多种实体肿瘤的精准外科治疗上国内领先，其中保乳治疗的乳腺癌患者 10 年肿瘤特异生存率为 91%，达到世界领先水平。

（三）全球首次提出磷酸氯喹治疗新冠肺炎

医院在肿瘤研究团队发现了中性粒细胞胞外捕获网（NETs）诱导肿瘤转移和器官损伤，同时也留意到在病毒感染性疾病中，NETs 可诱导各种免疫细胞分泌大量的细胞因子，进而引起脏器损伤。在新冠疫情之初，医院便迅速组织多学科联合攻关，从新型冠状病毒也是导致大量免疫细胞因子分泌进而引起肺损害的病理特征，再结合既往研究报道磷酸氯喹可以抑制中性粒细胞产生 NET，由呼吸内科江山平教授在全球最早提出磷酸氯喹救治新冠肺炎的设想，并最终形成临床救治方案。该方案被列入国家卫健委公布的新型冠状病毒肺炎诊疗方案第六版、第七版中，全球多个国家和地区也参考了该方案。

（四）医工融合不断取得新突破

医院的医工融合中心汇集各学科人才，旨在多学科联合研发具有自主知识产权的医疗设备、诊断试剂、新药、3D 打印、人工智能等产品，近年来在心源性猝死预警设备、糖尿病足敷料、乳腺癌诊断试剂、3D 打印、医学人工智能等方面取得多项突破。在 2020 年新型冠状病毒肺炎疫情中，由林天歆教授牵头研发的"基于胸部 CT 新型冠状病毒肺炎 AI 辅助诊断模型"，诊断准确率超过 90%，各种诊断指标全球领先，受到国家和省市的高度认可与推荐应用。产品在国内多家医院应用推广，并通过中国科学院国家心云平台线上部署，供全球推广应用，为全球抗击新型冠状病毒肺炎疫情提供"逸仙智慧"。

六、科研诚信蔚然成风

近年来,我国有关政府部门以及中山大学陆续出台了多项科研诚信相关的政策文件。医院积极响应并认真落实科研诚信建设工作。一方面,通过建立全覆盖、多形式的培训模式,深化医院教职工对科学道德和学术诚信的认识,以学术道德为准绳,柔性约束学术行为。另一方面,以制度建设以及自查工作为抓手,刚性约束学术不端行为。2016年以来,医院陆续出台或者修订多项学术规范相关文件:如《中山大学孙逸仙纪念医院学术行为规范及管理办法》《关于加强我院学术论文发表管理的决议》《中山大学孙逸仙纪念医院人类遗传资源管理办法》《中山大学孙逸仙纪念医院科研经费管理办法》等,通过制度优化,明晰了学术不端行为的界定,明确了学术规范行为的标准,使科学道德和学风建设常态化,加强了医院教职工科研诚信的责任主体意识。另外,医院分阶段开展了论文署名、科研经费使用等自查专项工作,通过在多个科研活动环节开展自查自纠工作,以查促教,以查促规范,实质性地约束科研工作者的科研失信行为。

第四节 人才队伍建设

一、人才队伍规模和概况

"人才是第一资源",加强人才队伍建设是医院可持续发展的根本动力。近年来医院人力资源总量稳步增长,人才队伍结构不断优化。截至2020年7月31日,现有职工4644人,其中正高职称人员209人,副高职称人员343人,高级职称人数占比为11.89%,较5年前稳中有进。各系列岗位人数结构合理(图7-8),其中卫生专业技术岗位人数占比约80%。人才队伍学历层次良好,其中最高学位为博士学位的人数占13.44%,最高学位为硕士学位的人数占18.85%。

二、人才队伍制度建设

制度建设是人才队伍建设的重要抓手。长期以来,医院推陈出新,出台了一系列人才制度,为人才队伍建设提供保障支持,其中近5年推出超过30项人才队伍建设新制度,涵盖组织管理、队伍引育、职业发展、考核激励等。

(一)高层次人才特别支持计划

高层次人才特别支持计划是医院为加强领军人才引育而制定的院内高端人才计划。(见表7-10)该计划包括4个子项目,分别为"五个五"工程临床科学家项目、"三个

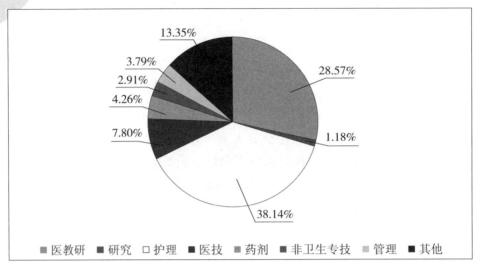

图 7-8 医院各系列岗位人数占比情况（截至 2020 年 7 月 31 日）

"三"工程临床科学家项目、"三个三"工程青年拔尖人才项目和学科紧缺人才项目，每个项目均有明确的入选条件、建设方案、验收指标、滚动支持方案及退出机制。计划实施以来，有效推进了医院临床科学家培养和专职研究队伍建设。

表 7-10 医院高层次人才特别支持计划入选名录（2016 年以来）

子项目名称	入 选 情 况
"五个五"工程临床科学家	宋尔卫（2016）、黄健（2016）、左志义（2017）、李建明（2017）、林天歆（2019）
"三个三"工程临床科学家	王景峰（2016）、严励（2016）、沈慧勇（2016）、陈汝福（2017）、刘超（2019）、刘强（2019）、李劲松（2019）
"三个三"工程青年拔尖人才	苏士成（2016）、黄辉（2016）、林德晨（2016）、唐亚梅（2017）、胡海（2017）、龚畅（2017）、黄炳培（2017）、许小丁（2019）、周一鸣（2019）、潘越（2019）、蔡佩娥（2019）、聂燕（2019）、范松（2019）
学科紧缺人才	杨琼琼（2018）、郑俊猛（2018）、石忠松（2018）、韩方海（2018）

（二）课题负责人制度（"PI"制度）

课题负责人制度（"PI"制度）是医院为建立科学、高效的人才管理机制，整合资源推进学科和平台建设而建立的一项新制度。该制度将 PI 分为专职科研 PI 和临床 PI 两类，规定了 PI 的入选条件、支持政策和考核方式等，为有效管理和服务高层次人才队伍，加强研究型医院团队建设提供了制度支持和保障。

（三）博士后、专职科研人员队伍建设制度

医院博士后、专职科研人员队伍制度建设始于学校提出的"2+3"专职研究队伍建设号召，并在医院近5年的队伍建设实践中不断更新迭代和优化，形成了具有逸仙特色的专职研究队伍建设制度。其中，博士后制度结合了医院毕业生招收政策的改革，分为流动编制博士后（含科研博士后、临床博士后）和传统博士后（科研博士后），是医院青年人才培养的重要阶段，并快速补充了医院青年研究队伍的力量。

（四）逸仙医学讲座教授制度

秉持"不求所有，但求所用"的人才共享理念，医院研究出台了逸仙医学讲座教授制度，规范了非全职教授的聘任和管理工作，为提高医院对外交流合作、提升医院知名度和学术地位引进了多方支持力量。医院逸仙医学讲座教授岗位分为名誉教授、客座教授、临床教授，分别为医院发展咨询、学科建设和人才培养、临床技术指导等工作提供支持和帮助。

（五）高层次人才薪酬制度

为调动高层次人才的积极性，鼓励人才队伍不断向上发展，近年来医院在高层次人才薪酬制度的设计上不断推陈出新，升级了原有的"年薪制"，出台人才津贴制薪酬制度。人才津贴制由岗位薪酬和人才津贴构成，岗位薪酬与全院同级别人员无异，人才津贴根据不同层次人才头衔确，尽可能地体现了公平和效率。

三、人才队伍建设成效

在日臻完善的人才队伍建设制度的支持和保障下，医院坚持"引育并重"，在人才队伍引进和培育上取得双丰收，人才队伍质量得到明显提升。

（一）人才引进结出累累硕果

在人才引进上，以学科建设为主线，以"强优势、补短板"为主要导向，医院的高层次人才引进工作多年来保持良好态势，2000年至今（统计至2020年7月31日）获批国家级海外高层次人才引进计划入选者6人，其中近5年新增入选者4人；获批中山大学百人计划入选者72人，其中近5年新增62人（含1名"国家杰青"）；获批博士后294人，其中近5年新增220人。至此，医院累计引进高层次人才78人（见图7-9），招聘专职研究队伍（含博士后、专职科研人员、助理实验室、科研助理）423人（见图7-10）。研究队伍的迅速壮大，成为了医院建设研究型医院的重要保障。表7-11为在职引进人才名录。

得益于医院肥沃的人才培育土壤，引进人才队伍来者能战，在国家级科研项目承担、博士后科学基金立项以及高水平研究论文发表上表现出色，获得多项国家自然重大重点项目，黄炳培、陆艺文、杨林槟等多位引进人才及博士后来医院后在 *Cell*、*Nature* 及相应领域顶级期刊上发表高质量研究成果。

表7-11 在职引进人才名录（截至2020年9月30日）

项目名称	入选情况（括号内为入选年份）
国家级海外高层次人才引进计划	青年项目：黄炳培（2017）、许小丁（2018）、周一鸣（2019）
广东省珠江人才计划	引进青年拔尖人才：许小丁（2019）、周一鸣（2019）、李璐（2019）
中山大学百人计划	彭英（2004）、杨艳旗（2004）、于凤燕（2008）、王亮春（2008）、尹东（2011）、刘强（2011）、罗曼莉（2014）、胡海（2016）、蒋琳加（2016）、郭雅彬（2016）、覃海德（2016）、李建明（2016，"国家杰青"）、黄炳培（2016）、鲍燕（2017）、李璐（2017）、赵慧英（2017）、许小丁（2017）、林伟杰（2017）、蔡佩娥（2017）、周一鸣（2018）、陈思凡（2018）、刘兆宇（2018）、潘越（2018）、黄林（2019）、曹春伟（2019）、苏媛媛（2019）、吴柏星（2020）、朱亚锋（2020）、廖新勤（2020）

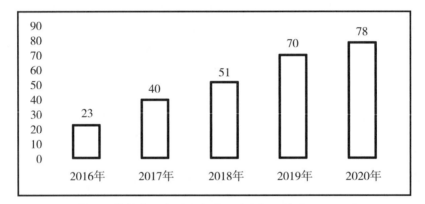

图7-9 近5年医院获批高层次引进人才累计人数（统计至2020年7月31日）

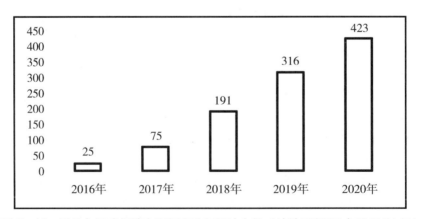

图7-10 近5年医院招聘专职研究队伍累计人数（统计至2020年7月31日）

（二）人才培养取得重大突破

在人才培养上，医院长期致力于为本土人才创造良好的发展环境，通过实施一系列人才培养举措，取得人才培养显著成效（见表 7-12 至表 7-16），近 5 年人才培养更是跃上新的台阶，包括：顶尖人才培养取得重大突破，成功增选中国科学院院士 1 名。国家"四青"项目入选获大满贯，成功培育"国家杰青" 2 名、"国家优青" 2 名、长江学者 2 名、"万人计划" 1 名；斩获各类奖项荣誉，新增享受国务院政府特殊津贴专家 3 名、宝钢优秀教师奖 1 名、全国卫生计生系统先进工作者 1 名、求是杰出青年学者奖 1 名、霍英东教育基金会高等院校青年教师奖 1 名；名医名家活跃于各领域学术团体，在国家级学会、协会任职正副主委 31 人次，在省级学会、协会任职正副主委 112 人次；科研新秀崭露头角，入选博士后创新人才支持计划 4 名、博士后国际交流计划引进项目 1 名、博士后国际交流计划学术交流项目 1 名等。截至 2020 年 7 月，各级人才培育项目入选人数较 2015 年净增 122 人，人才布局态势从单纯高峰到形成高原，优势学科人才梯队后继有人。

宋尔卫教授是医院临床科学家培养的成功例子。他得益于医院学科建设计划，1998 年起先后赴德国、美国留学，并在留学期间获得突出成绩，他关于 RNA 干扰的应用开发等研究成果，被美国 Science 杂志评选为"2003 年度世界十大科技突破"代表性成果，他的论文发表在包括 Nature、Cell 在内的世界顶级科研期刊上。归国后，作为孙逸仙纪念医院的学科领军人物，他将全部精力都投入到自己的科研领域及医院的科研管理上。他成为国家杰青的获得者，被评为教育部国家重大人才工程特聘教授、国家"973"项目首席科学家、"新世纪百千万人才工程"国家级人选、美国中华医学基金会（CMB）杰出教授、谈家桢生命科学奖获得者、第十一届中国青年科技奖获得者、广东省十大杰出青年、何梁何利奖和教育部自然科学一等奖（第一完成人）获得者等。2019 年，宋尔卫教授当选为中国科学院生命科学和医学学部院士，成为中山大学医科、医院培养的首位中国科学院院士。

截至目前，宋尔卫教授承担研究课题共 45 项，总金额折合人民币 1.34 亿多元；包括国家自然科学基金杰出青年基金项目、重大项目、创新群体项目和重点项目，科技部重大科学研究计划项目和重点研发计划项目等；共发表 SCI 论文 144 篇，其中以通讯（66 篇，均在国内完成）或第一作者（14 篇）发表的 SCI 论文 80 篇，包括作为通讯作者在 Cell（3 篇）、Cancer Cell（3 篇）、Nature Immunology、Nature Cell Biology、Science Translational Medicine 等著名学术期刊发表的多篇论文，并应邀为 Nature Reviews Drug Discovery 撰写关于肿瘤微环境的综述。论文他引总数超过 9000 次，通讯作者论文单篇 SCI 他引最高 1388 次。其研究成果两次入选全国高校十大科技进展，并以第一完成人获国家自然科学二等奖。由于其研究工作在国际上产生了重要影响，他曾受邀担任 Cell 出版社主办的"功能 RNA"国际会议共同主席，并多次受邀在国际重要学术会议上做主题发言。作为临床医生，他每年诊治乳腺癌达 300 余例，在开展保乳手术方面，提出"改良腔周边缘评估法"与"改良整形保乳术"，提高了保乳成功率。经他保乳治疗的乳腺癌患者 10 年肿瘤特异生存率为 91%，达到欧美著名肿瘤中心水平。他创建了融合多学科的乳腺肿瘤中心，编写医学本科生全国通用教材《外科学》乳腺疾病章节，牵头编写"保乳治疗中国专家共识"，主编人民卫生出版社的《乳腺癌保乳治疗》，为乳腺癌保乳治疗在全国推广提供规范性的指引。

表7-12 省部级以上培养类人才项目（奖项）历年入选名录

项目名称	入选情况
中国科学院院士	宋尔卫（2019）
国家重大人才工程（CJ学者奖励计划）	特聘教授：宋尔卫（2006）、讲座教授：左志义（2009） 青年学者：苏士成（2017）、特岗学者：许可慰（2020）
国家自然科学基金杰出青年科学基金	宋尔卫（2005）、李建明（2016）、林天歆（2018）、唐亚梅（2019）
国家自然科学基金优秀青年科学基金	黄辉（2014）、唐亚梅（2016）、苏士成（2016）
国家万人计划	科技创新领军人才：宋尔卫（2014）、林天歆（2019）
百千万人才工程国家级人选	宋尔卫（2009）
国家卫生健康突出贡献中青年专家	刘尚礼（1998）、宋尔卫（2014）
全国卫生计生系统先进工作者	黄健（2017）
科技部创新人才推进计划之中青年科技创新领军人才	宋尔卫（2013）、林天歆（2018）
教育部新世纪优秀人才支持计划	宋尔卫（2005）、王亮春（2008）、于风燕（2009）、林天歆（2010）、沈君（2011）、石忠松（2011）、龚畅（2012）、唐亚梅（2013）、陈样新（2013）
博士后创新人才支持计划	石臻睿（2018）、彭丽（2019）、杨林槟（2019）、李忆卉（2020）
博士后国际交流计划	引进项目：侯伟斌（2018） 学术交流项目：庞嘉祺（2020）
享受国务院政府特殊津贴专家	在职：宋尔卫（2008）、沈慧勇（2014）、王景峰（2016）、黄健（2018）、许可慰（2020）
宝钢优秀教师奖	林仲秋（2011）、燕铁斌（2015）、严励（2018）
求是杰出青年学者奖	苏士成（2019）
霍英东教育基金会高等院校青年教师奖	苏士成（2019）
全国优秀科技工作者	宋尔卫（2012）、燕铁斌（2012）
广东省珠江学者岗位计划	特聘教授：林天歆（2016）、沈君（2017）、胡海（2018） 青年学者：苏士成（2017）

续表 7-12

项目名称	入选情况
广东特支计划	本土创新创业团队：宋尔卫团队（2019） 杰出人才（南粤百杰）：宋尔卫（2012） 科技创新领军人才：林天歆（2017） 百千万工程青年拔尖人才：龚畅（2014）、任萌（2015）、姚婷婷（2015） 科技创新青年拔尖人才：唐亚梅（2016）、苏士成（2016）、廖建友（2016）、罗曼莉（2019）
广东省自然科学基金杰出青年项目	于凤燕（2012）、龚畅（2014）、苏士成（2016）、吴华（2019）、潘越（2020）、赵晓苗（2020）、张正政（2020）
南粤优秀教师	林仲秋（2007）、杨冬梓（2012）

表 7-13 目前在中华医学会任副主任委员以上职务专家名单
（2020 年 9 月 15 日统计数据）

姓 名	机构名称	职 务
黄 健	中华医学会泌尿外科学分会（第十一届）	候任主委
王景峰	中华医学会心电生理和起搏分会	副主任委员
严 励	中华医学会内分泌分会第十一届委员会	副主任委员

表 7-14 目前在中国医师协会任副主任委员以上职务专家名单
（2020 年 9 月 15 日统计数据）

姓 名	机构名称	职 务
黄子通	中国医师协会急诊医师分会第四届委员会	副会长

表 7-15 目前在广东省医学会任副主任委员以上职务专家名单
（2020 年 9 月 15 日统计数据）

姓 名	机构名称	职 务
江山平	内科学分会	主任委员
沈慧勇	骨科学分会（第十届）	主任委员
陈其奎	消化内镜学分会（第七届）	主任委员
徐凤琴	医院感染预防与控制学分会（第一届）	主任委员
黄志权	颌面-头颈外科学分会（第三届）	主任委员
谭杰文	高压氧医学分会（第七届）	主任委员
戴 冽	风湿病学分会（第五届）	主任委员

续表 7-15

姓　名	机构名称	职　务
王景峰	心血管病学分会（第十届）	候任主任委员
林天歆	泌尿外科学分会（第九届）	候任主任委员
马丽萍	血液病学分会（第九届）	副主任委员
马若凡	关节外科学分会第三届	副主任委员
马　超	物理医学与康复学分会（第十一届）	副主任委员
王　薇	医学历史学分会	副主任委员
尹　东	医学科研实验室建设与管理学分会（第一届）	副主任委员
邓小耿	小儿外科学分会（第八届）	副主任委员
刘　生	核医学分会（第十一届）	副主任委员
刘宜敏	放射肿瘤学分会（第七届）	副主任委员
刘　强	乳腺病学分会（第三届）	副主任委员
许林锋	介入医学分会（第一届）	副主任委员
李卫平	运动医学分会（第六届）	副主任委员
李建国	呼吸病学分会（第八届）	副主任委员
李春海	脊柱外科学分会（第三届）	副主任委员
李　焱	糖尿病学分会（第四届）	副主任委员
何志捷	重症医学分会（第四届）	副主任委员
沈　君	放射医学分会（第十一届）	副主任委员
宋尔卫	外科学分会（第十届）	副主任委员
张金明	整形外科学分会（第五届）	副主任委员
张清学	生殖医学分会（第三届）	副主任委员
陈亚讲	肝癌分会（第一届）	副主任委员
陈亚进	肝胆胰外科学分会（第三届）	副主任委员
陈庆瑜	健康管理学分会（第二届）	副主任委员
陈锡龙	全科医学分会（第五届）	副主任委员
陈　慧	生殖免疫与优生学分会	副主任委员
林仲秋	妇产科学分会（第十二届）	副主任委员
周淑娴	心脏起搏与电生理学分会（第四届）	副主任委员
周敦华	儿科学分会（第十六届）	副主任委员
段朝晖	检验医学分会第一届委员会	副主任委员
徐明彤	内分泌学分会（第九届）	副主任委员
郭　庆	激光医学分会（第七届）	副主任委员

续表 7-15

姓　名	机构名称	职　务
席丽艳	皮肤性病学分会（第十二届）	副主任委员
唐亚梅	脑血管病学分会（第一届）	副主任委员
黄开红	消化病学分会（第十届）	副主任委员
黄晓明	耳鼻咽喉学分会（第十一届）	副主任委员
黄　健	微创外科学分会（第四届）	副主任委员
彭书峻	麻醉学分会（第十届）	副主任委员
彭　英	神经病学分会（第九届）	副主任委员
彭　英	罕见病学分会（第一届）	副主任委员
蒋龙元	急诊医学分会（第七届）	副主任委员
谢梅青	计划生育学分会（第四届）	副主任委员
詹　俊	肝病学分会（第四届）	副主任委员
褚忠华	胃肠外科学分会（第三届）	副主任委员

表 7-16　目前在广东省医师协会任副主委以上职务专家名单
（2020 年 9 月 15 日统计数据）

姓　名	机构名称	职　务
严　励	内分泌科医师分会	主任委员
李卫平	运动医学医师分会	主任委员
杨冬梓	妇产科医师分会	主任委员
陈亚进	肝胆外科医师分会	主任委员
罗葆明	超声医师分会	主任委员
郑亿庆	耳鼻咽喉科医师分会	主任委员
郭　庆	皮肤科医师分会	主任委员
蒋龙元	急诊医师分会	主任委员
韩方海	结直肠外科医师分会	主任委员
丁　悦	骨质疏松和骨矿盐疾病工作委员会	副主任委员
马若凡	骨关节外科医师分会	副主任委员
王东烨	援藏工作委员会	副主任委员
王秀菊	输血科医师分会	副主任委员
尹　东	转化医学工作委员会	副主任委员
邓小耿	小儿外科医师分会	副主任委员
刘　生	核医学医师分会	副主任委员
刘　超	临床精准医学工作委员会	副主任委员

续表 7-16

姓　名	机构名称	职　务
刘　超	外科医师分会	副主任委员
江山平	呼吸科医师分会	副主任委员
许可慰	健康传媒工作委员会	副主任委员
许林锋	介入医师分会	副主任委员
严　励	毕业后医学教育工作委员会	副主任委员
李建国	内科医师分会	副主任委员
沈　君	放射科医师分会	副主任委员
宋卫东	创伤骨科医师分会	副主任委员
张世能	消化科医师分会	副主任委员
张建平	母胎医学医师分会	副主任委员
张清学	生殖医学医师分会	副主任委员
陈　炬	胸外科医师分会	副主任委员
陈　勍	妇科内镜医师分会	副主任委员
周淑娴	心脏起搏与电生理专业医师分会	副主任委员
郑俊猛	心血管外科医师分会	副主任委员
姚友生	泌尿外科医师分会	副主任委员
聂如琼	心脏重症医师分会	副主任委员
高梁斌	骨科医师分会	副主任委员
曹铭辉	麻醉科医师分会	副主任委员
彭　英	神经内科医师分会	副主任委员
韩方海	肿瘤多学科诊疗模式工作委员会	副主任委员
覃丽君	小儿心血管病医师分会	副主任委员
谢梅青	妇产科电生理医师分会	副主任委员
蓝育青	眼科医师分会	副主任委员
褚忠华	加速康复外科医师分会	副主任委员
蔡望青	神经介入医师分会	副主任委员
黎洪浩	甲状腺专业医师分会	副主任委员
檀卫平	变态反应工作委员会	副主任委员

第五节　仁心仁术——人才培养的新境

20世纪90年代初,中国高校合并浪潮席卷大江南北,医科院校与综合大学合并也成为一股潮流,滚滚向前。1991—2005年,全国共有59家医学院校进行了合并,其中45家是综合性大学合并医学院。医学院校合并形成的综合性大学,促进了多学科的交叉渗透融合和新的学科生长,也提高了合并高校的综合实力和发展潜能。[①] 2001年10月26日,原中山医科大学与原中山大学合并组建成新的中山大学,伴随着这项工作的完成,医院的医学教育也翻开了新的篇章。

作为中国西医教育的发源地,教学工作一直以来都是医院的重点工作之一。医院在秉承"传承创新、德智双修、尊师重教、务实包容"教学理念的同时,不断弘扬创新医院"名人情怀、名师传授、名家督导"的岭南特色教学模式,坚持中山大学"早、正、严、实"和"仁爱为本、德技并重"的教学原则,不断完善、改革教学管理制度与教学方法,加大教学投入,改善教学环境,更新教学设备,加强师资队伍建设,严抓教学质量,培养"基础厚、能力强、发展后劲足"的卓越医学人才。经过20年的辛勤耕耘,医院不仅高质量完成了学校大量本科生、研究生及省内外进修生继续教育的教学任务,还在教学领域取得了累累硕果:医院获评中山大学医科系统的教学先进示范单位,医院教师历年荣获校级到国家级多项教学奖项,医院学生多次在国家级临床技能大赛上斩获桂冠,毕业论文入选"全国百篇优秀博士论文"等。百年传承铸就了医院优良的教学品牌,20年砥砺奋斗成就了医院医学教育工作的一次次飞跃。

一、管理机构

合校前,医院本科教学工作由教学科负责,其上级主管部门为中山医科大学教务处;研究生工作由科研科负责,其上级主管部门为中山医科大学医科处;继续教育工作由医院自行管理。合校后,本科教学工作上级主管部门变更为中山大学医学教务处;研究生工作从2002年开始全部下放到院系管理,为此,医院成立了独立的研究生科专职负责,其上级主管部门变更为中山大学研究生院;部分继续教育工作由中山大学医学继续教育中心统一管理。目前医院教学工作由教学科、研究生科和继续教育科进行管理,架构清晰,权责分明。

[①] 参见白鸽、罗力《中国综合性大学医科管理模式调查报告》,载《中国循证医学杂志》2013年第13期,第917-918页。

二、师资队伍建设和教学条件

(一) 师资队伍建设

在老一辈师长严谨治学精神的引导下,医院新一代中青年教师已逐步成长为医院教学师资队伍的主力军,他们传承周寿恺教授所创立的"三基三严"临床医学教学传统,不断弘扬"名师带教"品牌,以老前辈们的风范来影响学生。

1. 人员情况

截至2014年,医院在职人员4758人(院本部、南院区、南校区门诊部、增城院区),拥有正高级职称134名,副高级职称329名,中级848名,初级2194名(见表7-17);具有博士学位教师339名,具有硕士学位教师555名;博士研究生导师67人,硕士研究生导师143人,国家重大人才工程2人,"973"首席科学家1人。

表7-17 各教研室师资状况一览

教研室名称	教师总数	高级职称	副高级职称	中级职称	初级职称
内科教研室	122	25	36	30	31
外科教研室	184	39	40	60	45
妇产科教研室	91	6	21	22	42
儿科教研室	44	6	15	3	20
放射科教研室	35	6	7	10	12
中医科教研室	18	0	3	7	8
皮肤科教研室	19	5	6	5	3
神经科教研室	23	7	6	6	4
急诊科教研室	53	3	5	22	23
耳鼻喉科教研室	27	6	8	7	6
麻醉科教研室	67	2	16	24	25
眼科教研室	11	1	4	0	6
康复科教研室	10	3	2	2	3
口腔科教研室	34	5	9	14	6
肿瘤科教研室	17	2	6	5	4

2. 师资培养

医院的师资队伍建设坚持以德育为先,严格审核各教研室的教学方案和任课教师资格,加强带教老师教书育人的教学意识。在实际工作中,一是按照"定期调整、持续投入、不断完善"的指导思想,积极建设并推广教学规范化。近年来,修订了《本科临床教学活动及记录规范》、录制了规范化教学示范视频。二是坚持本科教学师资全员培训,做到全员参与(全院中级及以上职称,年平均培训300～400人)、全程规范(教学规范解读、规范化教学演示)、全员互动、全员评价。此外,通过定期开展骨干教学团队培训、教学观摩、专题讲座、实习教学经验交流会、教学区长经验交流会、教学竞赛等活动，抓好带教老师的教学质量评估，组织编制临床教学规范教材，抓好对有关科室的预讲制度、集体备课制度和培养性讲课制度，设立院级教学改革课题等等措施培养中青年教学人才。

（二）教学设备和教学环境①

从20世纪90年代以前的板书、挂图和幻灯到20世纪90年代初胶片投影，步入21世纪，教学设备更加多样、先进，电子计算机、多媒体教学软件等步入课堂，并逐渐成为教学的主要手段。20年里，医院不断加大教学投入，加强硬件建设，改善教学环境：例如腾出行政办公用房，改为学生宿舍；对教学楼进行全面的装修改造，包括全部学生宿舍的装修和把科室改造为先进的多媒体课室；增加了教研室办公场地；集中安排各教研室的教学办公室，统一配置办公用品和电脑；统一配置全院20多间示教室的设备；连接手术室和示教室的闭路电视系统；添置教具、模型、电教设备等，较好地满足了教学的需要。（见表7-18）

表7-18　21世纪以来改善教学环境一览

项　　目	数量	座位数	面积（平方米）
教室（间）（不包括演播室、示教室）	4	305	271.29
手术直视系统（个）	1	—	—
教学示教室（间）	16	528	565.08
其他用于教学的教室（诊断学课室）	6	135	129.95
多功能学术报告厅	4	600	640
学生公寓（间）	30	180	768

在教学软件开发方面，2002年，医院自行制作的教务管理软件，其实用性受到好评，并要求在各附属院推广应用。2003—2004年，医院网络化临床教学与管理成绩突出，教学网站顺利在医院局域网上运行，功能覆盖面广，同年，"构建新型临床教学管理模式""构建网络化临床教学与管理平台"获得校级教学成果评选一等奖。2007年，医院手术室视频转播系统完成转播系统线路工程。2008年，医院转播一期工程安装调试完成，实现了高质量的远程手术实况转播和术者与观众的互动连接。2013年，"好老师网"的教学资源不断丰富，功能不断扩大与完善，学校各类教学比赛及手术教学示范录像及时挂网，为师生们利用教学资源开展教学活动、互相学习教学经验、提高教学水平提供网络平台。同年，结合《本科临床教学活动及记录规范》的推出，录制优秀中青年教师临床教学活动视频，通过光碟、挂网等多种形式供全院老师观摩、学习。2014年，医院将"在线考试系统"用于全院医技药护人员"三基三严"培训、理论考试等，全院医务人员首次参加考试率达95%，"住院医师规范化管理平台"上线使用使管理更

---

① 表格由医院教学科提供。

高效、更规范,这些均体现了医院在教育电子信息化进程中的成功探索与实践,大力推进了教学质量。

三、扎实开展各级教学工作

医学教育是一个终身连续的过程,它包括医学院校基本教育、毕业后医学教育(研究生教育或住院医师培训)和继续教育三个阶段,被称为"医学教育连续统一体"。医院在医学教育的各个阶段均承担了大量的教学任务,每年承担着1000余名全日制本科生、900余名全日制研究生和500余名进修生的管理及培养任务,是全国首批较大规模(100人/年)开办8年制临床医学博士教育的5所院校之一。经过20年的辛勤耕耘,医院各级各类教学工作取得了显著的教学成绩。

(一)本科生教育及管理

在百年传承的教学传统的基础上,医院形成了"名人情怀、名师传授、名家督导"的"岭南教学特色"。医院始终坚持将深厚的医院历史文化沉淀、孙中山爱国主义思想以及前辈高尚的医德医风融入教学活动之中,教育学生、激励学生;牢牢坚持周寿恺教授所创立的"三基三严"临床医学教学理念,创新开展"三早"教育实践;不断弘扬"名师带教"品牌,以老前辈们的风范来影响学生,使学生不仅掌握先进的医疗知识技术,更具有良好的医者风范。

(1)教学管理架构清晰,权责分明。① 教学管理架构的具体内容见图7-11。

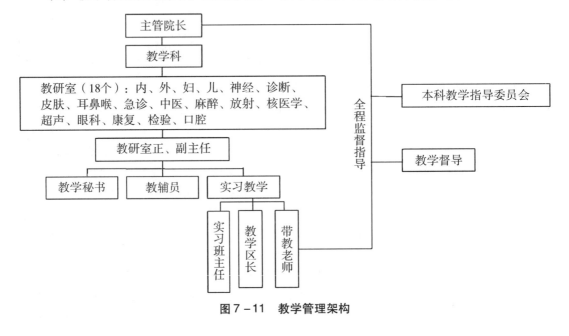

图7-11 教学管理架构

---

① 图表由医院教学科提供。

（2）教学任务。医院由教学科负责本科生教育及管理工作，承担着中山大学医学本科教育、八年制博士约1/3的临床教学任务，包括理论大课、见习和实习实践教学，每年承担各专业本科理论大课2000余学时，接纳中山大学及其他院校预见习、见习、实习逾千人次（见表7-19），专业涵盖临床医学五年制、临床医学八年制、口腔医学五年制、口腔医学"5+3"、康复医学、医学检验、药学等。①

表7-19 医院接收中山大学本校见、实习人数

年度	类别	
	本科生人数（实习）	本科生人数（见习）
2000	105	187
2001	132	165
2002	144	218
2003	209	233
2004	225	256
2005	236	274
2006	227	244
2007	201	190
2008	216	217
2009	213	295
2010	231	291
2011	223	290
2012	223	243
2013	203	244
2014	212	254
2015	243	277
2016	260	276
2017	261	258
2018	255	291
2019	273	325

（3）建立健全本科生教育管理制度。为了发扬中山先生爱国主义思想和医院严谨的院风和良好的医德医风教育传统，医院2000年成立教学督导小组，充分发挥教学督导在督管、督教及督学方面的作用。2002年，医院制定《中山大学孙逸仙纪念医院本科教学指导委员会章程》《中山大学孙逸仙纪念医院临床教学区长管理制度》，设立区

---

① 数据由医院教学科提供。

长19名，加强基层教学管理，提高教学质量。2005年，医院本科教学建立科主任目标管理制，促进各教研室课程建设。2011年，医院制定《中山大学孙逸仙纪念医院临床教学督导工作规程》《中山大学孙逸仙纪念医院教学档案管理制度》《中山大学孙逸仙纪念医院接收外校实习生暂行规定》《中山大学孙逸仙纪念医院课室管理制度》。2012年，医院筹建医院本科教学指导委员会，强化医院整体教学发展研究、教育质量监控、分类指导等；设立临床教学区长，加强基层教学管理，提高教学质量。

（4）弘扬创新"岭南"特色教学模式。医院坚持三基（基础理论、基本知识、基本技能）、三严（严格要求、严肃态度、严密管理）、三早（早期接触临床、早期接触科研、早期接触社会实践）相结合；持续推进教学规范化建设，包括规范教学管理、规范带教标准、强化师资队伍的规范化教学培训以及进行教学基地与医院教学接轨工作；通过加强院史教育、孙中山爱国思想教育以及医德医风教育，回归医学人文本质；坚持培养人心向学的教育氛围。

（5）学生管理工作。医院践行学校服务师生的教学理念，坚持"以人为本"、打造医学优质教育并积极服务师生；组织学生在院学习期间爱国爱院、健康安全教育等活动。为增强医院教学工作的影响力以及教师、学生的归属感、自豪感，使师生爱院、敬业、乐学的氛围更加浓厚，医院特设立学生奖学金，评选优秀实习生及实习组长，举办教学总结、教学表彰等活动；关爱学生，设置各项补助；定期召开师生交流会，促进教师与学生之间的沟通，建立和谐的师生关系。

（6）名师传授，名家督导。医院现有宝钢优秀教师3名，南粤优秀教师2名，校级名师2名，校级教学督导7名，院级教学督导5名。（见表7-20）

表7-20 教学名师及教学督导

宝钢优秀教师奖	林仲秋、燕铁斌、严励
南粤优秀教师奖	林仲秋、杨冬梓
中山大学校级教学名师奖	宋尔卫、杨冬梓
校级教学督导	黄洪锋、马丽萍、戴冽、李春海、谢梅青、陈穗俊、梁立阳
院级教学督导	黄洪锋、朱兆华、李文益、梁碧玲、伍卫

医院重视青年教师培养，积极发挥教学名师、教学督导、优秀骨干教师的"传、帮、带"作用，并定期开展一系列旨在提高其教学水平的培训活动，全方位提高青年教师的教学水平。医院每年开展集体备课、预讲、优秀教学公开示范课、教学专题工作坊系列；每年举办青年教师中英文授课竞赛、临床教学技能竞赛（病例讨论、教学查房等形式），展示良好的师德师风及教学技能，提高青年教师的教学水平，促进对优秀教学经验交流学习。医院的中青年教师在各项教学比赛中表现优异，屡获特等奖、一等奖；出色的教学能力获得学校主管部门认可，多次荣获优秀临床教师、优秀临床技能培训教官等荣誉表彰，并有23名教师荣获中山大学"叶任高-李幼姬"临床医学专业优秀中青年教师突出贡献奖。

（二）研究生培养及管理[①]

（1）教学任务。医院于 2002 年成立独立的研究生科，专门负责研究生的各项管理工作，包括组织制定并实施医院研究生教育发展规划、年度招生计划，组织研究生的录取工作，组织制定有关规章制度，安排课程教学，审核学位申请和组织学位论文答辩等工作。近 5 年来（2015—2019），医院共招收国内全日制硕士生 861 人，招收国内全日制博士生 314 人。学生规模增长速度非常快。医院在为社会培养医疗科技人才的同时，也为医院培养和造就了一大批高层次人才。截至 2019 年年底，毕业留院及在职（定向）培养的博士研究生已达 343 人，硕士研究生已达 470 人。他们为医院的医疗、科研、教学工作的发展做出了很大贡献。医院博士点、硕士点的具体情况见表 7-21。

表 7-21　医院博士点、硕士点情况

学科、专业	科学学位授权点		专业学位授权点	
分子医学	硕士点	博士点	—	
病理学与病理生理学	硕士点	博士点	—	
临床病理学	—	—	硕士点	
内科学	硕士点	博士点	硕士点	博士点
儿科学	硕士点	博士点	硕士点	博士点
神经病学	硕士点	博士点	硕士点	博士点
皮肤病与性病学	硕士点	博士点	硕士点	博士点
影像医学与核医学	硕士点	博士点	硕士点	博士点
临床检验诊断学	硕士点	—	—	
外科学	硕士点	博士点	硕士点	博士点
妇产科学	硕士点	博士点	硕士点	博士点
眼科学	硕士点	—	硕士点	博士点
耳鼻咽喉学	硕士点	博士点	硕士点	博士点
肿瘤学	硕士点	博士点	硕士点	博士点
康复医学与理疗学	硕士点	博士点	硕士点	博士点
麻醉学	硕士点	博士点	硕士点	博士点
急诊医学	硕士点	博士点	硕士点	博士点
重症医学	硕士点	—	—	
口腔医学	硕士点	博士点	硕士点	博士点
中西医结合临床	硕士点	—	—	
全科医学	—	—	硕士点	—
医学技术	硕士点	博士点	—	

[①] 数据和图表由医院研究生科提供。

（2）持续提升的生源质量。一直以来，医院通过调剂考生、组织校内及省外学生宣讲活动、举办优秀大学生夏令营活动、组织校内推免生的工作、导师培训等方式持续改进研究生生源质量。近5年来，生源质量提升明显，医院招收"985""211"高校的本科毕业生占招生人数的比例稳定在50%以上，最高时曾达到68%（其中"985"高校达57%），在各附属医院中，生源质量名列前茅。

（3）研究生培养模式改革。自2015年起，国家卫计委与教育部对临床（口腔）医学专业学位的硕士研究生的模式进行改革，规定所有临床（口腔）医学专业学位硕士研究生必须参加住院医师规范化培训。临床（口腔）医学专业学位硕士研究生须按要求修完所有规定课程，成绩合格并取得相应学分，完成住院医师规范化培训各培训环节，通过国家医师执业证考试，才可申请毕业论文答辩；通过毕业论文答辩并取得住院医师规范化培训的合格证书，才可申请临床（口腔）医学硕士专业学位。

医院按照国家及学校的要求，专业学位研究生的招生及日常管理由研究生科负责，轮科培训由继续教育科负责。

（4）建立健全研究生教育管理制度。为进一步规范研究生的培养工作，研究生科制定及修订了多项管理制度。2010年制定了《中山大学孙逸仙纪念医院研究生课程进修班经费管理规定（暂行）》。2012年制定了《中山大学孙逸仙纪念医院研究生发表论文相关规定》。2015年制定了《博士研究生学位论文评阅集中送审方案》。2017年制定了《中山大学孙逸仙纪念医院博士生发表论文的具体规定》。2019年修订了《中山大学孙逸仙纪念医院博士研究生招生计划分配方案》和《中山大学孙逸仙纪念医院硕士研究生的招生计划分配试行办法》。2020年制定了《中山大学孙逸仙纪念医院研究生奖助金评选办法》及《中山大学孙逸仙纪念医院研究生各类奖学金评选办法》。

（5）创新措施提升研究生培养质量。近年来，医院通过进行入学系统教育、完善研究生党总支部架构、加强研究生心理健康咨询、组织专题讲座等方式加强研究生思想教育；通过修订临床医学专业学位研究生的培养方案、建立系统的环节管理、进行硕士毕业论文的复评和抽样调查等方式加强研究生培养过程的监控，促进毕业论文的质量不断提高。

（6）研究生教学培训项目。自2006年来，医院开设研究生课程班，现研究生课程班为医院特色研究生课程教育项目。通过几年的努力，医院的研究生课程班的影响越来越大，已辐射到珠三角地区，共举办了广州、海南、汕尾、增城、深圳等13个研修班，学员总数超过500人。自2013年起，由于学校规定，所有研究生课程班都停止办班，医院2013年不再办班。

医院有3个非直属研究生教学基地，分别为佛山市第一人民医院、汕头市中心医院和惠州市中心医院。自2019年起，医院与中山大学附属第七医院、第八医院建立了博士研究生联合培养机制，开展专业学位博士研究生的培养工作。2020年，医院与中山大学附属第八医院建立了硕士研究生联合培养机制，八院的所有专业学位硕士研究生完全委托医院招生及培养。

(三) 继续教育[①]

医院由继续教育科负责毕业后医学教育和继续医学教育的管理工作，主要承担住院医师规范化培训、专科医师规范化培训、"三基三严"培训、岗前培训、继续教育项目管理、学分管理等。医院坚持以临床岗位胜任力为导向，探索建立符合本院特点的人才培养制度，积极强化培训内涵建设，稳步推进教学能力和水平的提升，切实提高培训质量。经过多年的发展，医院的毕业后医学教育和继续医学教育工作均已形成了制度健全、架构完善、管理规范、全流程信息化的工作新局面。

（1）毕业后医学教育。包括住院医师规范化培训和专科医师规范化培训。医院自1990年开始，在原中山医科大学的领导下开始开展住院医师规范化培训和专科医师规范化培训工作。

住培管理方面。1997年医院通过广东省培训基地评估。2006年通过原卫生部规范化培训基地评估。2013年国家七部委联合下发《关于建立住院医师规范化培训制度的指导意见》，正式在全国范围内开展住院医师规范化培训工作。2014年医院通过国家评审成为首批国家级住培基地，迄今为止，共拥有住培专业基地25个（含1个协同基地），年在培学员600余名，年培养合格住培医师200余名。（见表7-22、表7-23）2019年医院通过广东省住院医师规范化培训基地综合评估。

表7-22 1990—2014年培训医师招录情况

年份	招收培训医师	委培人数	年份	招收培训医师	委培人数
1990	19	—	2003	17	—
1991	21	—	2004	10	—
1992	19	—	2005	8	—
1993	15	—	2006	12	—
1994	14	—	2007	19	—
1995	3	—	2008	28	2
1996	8	—	2009	27	2
1997	6	—	2010	50	12
1998	4	—	2011	75	50
1999	2	—	2012	118	54
2000	15	—	2013	150	88
2001	31	—	2014	166	63
2002	31	—			

[①] 数据和图表由医院继续教育科提供。

表7-23 2015—2019年培训医师招录情况

年份	本院职工（含社会人）	委培人数	并轨研究生	协同基地
2015	73	98	93	15
2016	87	84	60	34
2017	57	17	73	62
2018	88	82	99	30
2019	63	64	101	36

注：2015年开始新增并轨研究生、协同基地学员类别。

住培基地建设成绩斐然，屡获各级奖项。2016年詹俊教授荣获国家"优秀专业基地主任""住院医师心中好老师"称号。2017年彭英、李国照教授荣获国家"优秀专业基地主任""住院医师心中好老师"称号。2018年闫振文教授荣获国家住培"优秀带教老师"称号，梅鑫医师荣获广东省首届住院医师"让人文照亮医学"主题演讲比赛一等奖。2019年杨炼红教授荣获国家住培"优秀带教老师"称号，宋尔卫院长荣获国家"优秀住培基地负责人"称号。

专培管理方面。专科医师规范化培训是在住院医师规范化培训的基础上，继续培养能够独立、规范地从事疾病专科诊疗工作的临床医师的必经途径。2017年医院成为首批国家级专科医师规范化培训基地，心血管内科、普通外科、口腔颌面外科、重症医学科获批成为专培试点专科基地，截至2019年，共有学员24人。2019年心血管内科专科基地通过广东省专科医师规范化培训基地视频综合评估。

（2）继续医学教育管理。包括"三基三严"培训、岗前培训、继续教育项目管理、学分管理等。医院不断强化职工"终身学习"理念，落实医院关于加强继续医学教育管理的各项决议。

扎实推进"三基三严"培训。医院按计划组织职工开展各项技能培训；利用"在线考试电子系统"对全院医、技、药、护人员进行"三基"培训、理论考试，通过"三基三严"培训及考核不断强化医务人员的基本理论、基本操作能力。

持续开展进修教育工作。进修教育是医院培育卫生技术人才的重要组成部分。医院进修教育管理采用"长短班结合、常年招生"的办法，接收来自不同地域、不同层次的人员来医院学习，年培训进修生500余人。（见表7-24）进修教育工作的开展提高了医院声誉，取得了良好的社会效益和经济效益。

表7-24 进修生人数

年份	进修人生数	年份	进修生人数
1981	291	2001	176
1982	273	2002	214
1983	323	2003	222
1984	367	2004	132

续表 7-24

年份	进修人生数	年份	进修生人数
1985	235	2005	279
1986	240	2006	200
1987	180	2007	244
1988	204	2008	297
1989	179	2009	406
1990	181	2010	381
1991	212	2011	429
1992	121	2012	469
1993	144	2013	511
1994	131	2014	492
1995	121	2015	410
1996	176	2016	474
1997	217	2017	546
1998	210	2018	719
1999	288	2019	565
2000	195		

积极举办继续教育项目及学术讲座。医院国家级、省级、校级等继续教育项目数量持续稳定增长。（见表7-25）学员来自全国20多个省、区、市及港澳地区。医院通过举办继续教育项目，以及高质量、高层次的学术讲座，活跃了学术氛围，巩固和提高了医务人员的学术水平，增强了医院的影响力。

表 7-25 举行继续教育项目情况

年份	国家级项目	省级项目	校级项目	协办项目
1997	2	—	—	—
1998	3	—	—	—
1999	2	8	—	—
2000	7	8	—	—
2001	6	12	—	—
2002	10	10	—	—
2003	25	4	—	—
2004	28	10	—	—
2005	24	18	—	—

续表 7-25

年份	国家级项目	省级项目	校级项目	协办项目
2006	17	6	—	—
2007	22	6	—	—
2008	18	7	1	—
2009	22	13	3	2
2010	23	10	2	2
2011	30	12	3	1
2012	37	12	2	—
2013	29	15	1	—
2014	30	12	1	—
2015	29	10	0	—
2016	37	13	0	—
2017	44	16	2	—
2018	40	19	0	—
2019	45	32	0	—

不断强化学分管理。医院通过院内网、微信群、培训会等形式，加强对国家相关文件及政策的推广及解读，提升学分管理员的督促机制，利用科教管理平台对学分进行规范管理，增强了医院员工参与继续医学教育的积极性，达到国家各种评审检查的标准。

四、教学成果显著[①]

（一）本科教学成效

扎实的教学工作锻造出了优良的教学成果，医院多年来在教学方面成绩显著，获多项国家、省、校级教学项目立项，荣获省、校级多项教学成果奖，学生参加临床技能竞赛等赛事屡获殊荣。

1. 创新服务管理，开展多元化的教学活动及教学改革

以临床胜任力为导向，推进临床与基础教学的融合教学模式变革；开展 PBL/CBL/TBL 等教学方法改革；积极开展基于信息技术的教学新模式改革，如精品资源共享课、慕课、微课等在线开放课程建设，成果显著。2010—2019 年，医院获国家级本科实习教学基地建设项目 1 项，省级教学团队 1 项，省级教学改革项目 31 项，校级各类教学改革项目 178 项。医院充分发挥各项目的引领、示范和辐射作用，已取得了显著成效，荣获广东省教育教学成果奖一等奖 1 项、二等奖 1 项，荣获校级教学成果奖一等奖 17

[①] 图表由医院教学科提供。

项、二等奖 19 项、三等奖 3 项。（见表 7-26）

表 7-26　省级及以上获奖情况

获奖类别	获奖成果名称	成果完成人	获奖时间
广东省教育教学成果奖一等奖	基于虚拟现实（VR）技术的医学教学体系构建	李春海、林天歆、王淑珍、宋斌、陈穗俊、沈君、祁方昉、张琳、雷炳喜、彭焰	2019 年
广东省教育教学成果奖二等奖	"5+3"背景下构建临床病理学课程群一体化教学模式的实践与成效	唐琼兰、王淑珍、严励、许冰、陈穗俊、欧阳能太、沈溪明、甄甜甜	2017 年
广东省教学团队	"儿科学"课程教学团队	方建培	2017 年
国家级本科实习教学基地建设项目	医学本科生临床实习教学基地	严励	2019 年

2. 在学科竞赛中，医院学生屡获殊荣

由医院教师参与指导并与各附属医院联合组团的实习生代表队连续 4 年荣获全国高等医学院校大学生临床技能竞赛特等奖第一名；医院实习生代表队在历届校级实习生技能大赛中屡获第一，稳居前三。

3. 教材建设成果显著

近年来，随着医院师资力量的加强，由医院教师主编、参编的各级教材不断增加。2010 年至今，医院新增主编国家级规划教材 4 门，主编其他统编教材 1 门。（见表 7-27）

表 7-27　2010—2020 年医院新增主编教材

教材名称	主编	出版时间	出版社
《康复医学》	燕铁斌	2013 年 3 月	人民卫生出版社
《急诊医学》	黄子通	2014 年 5 月	人民卫生出版社
《简明核医学》	蒋宁一	2015 年 11 月	人民卫生出版社
《康复护理学》	燕铁斌	2017 年 8 月	人民卫生出版社
《物理治疗学》	燕铁斌	2017 年 11 月	人民卫生出版社

4. 优秀课程

经过多年的发展，医院课程建设不断进步，现有国家级精品视频公开课课程 1 门，省级精品资源共享课及公开课 4 项，省级精品在线开放课程 1 门，校级精品课程 4 项，校级慕课 4 门。（见表 7-28）

表 7-28　省级及以上精品课程

课程类别	课程名称	课程负责人
教育部国家精品视频公开课	认识头痛　远离头痛	闫振文
广东省精品资源共享课	妇产科学	杨冬梓

续表 7-28

课程类别	课程名称	课程负责人
广东省精品资源共享课	神经康复学	燕铁斌
广东省精品资源共享课	急诊医学	黄子通
广东省精品视频公开课	认识甲状腺疾病	王 川
广东省精品在线开放课程	骨科学概论	宋 斌

在教学评估方面，医院通过了多项评比验收：2006年，19个专科和亚专科全部通过了卫生部评审团实地评审验收。2006—2008年，本科教学工作围绕学校迎接教育部本科教学工作水平评估进行，紧跟学校，统一部署，开展各项迎评准备工作，以评促建、以评促改、评建结合、重在建设。

在教学水平方面，2007年，宋尔卫教授指导的博士研究生以第一作者在 Cell 杂志上发表论文，同年8月，全国选拔最优秀的博士研究生参加第57届诺贝尔获奖大会，神经科唐亚梅博士成为中山大学仅有的2名获选博士之一。这体现了医院科研型研究生培养水平的进步。2011年，医院于风燕博士的论文获评为"全国百篇优秀博士论文"，这是医院教学工作的一个里程碑。2013年，孙丽娟博士的论文获评为"广东优秀博士毕业论文"。2014年，温学花硕士的论文获评为"广东省优秀硕士毕业论文"。

第五节　国际交流与合作

随着全球化进展的加速，国际交流与合作在医院建设中起着越来越重要的作用。积极开展广泛的国际交流合作，能够在国际范围内实现理念、人才、信息和技术的共享，有利于提高医院的医疗水平，医疗队伍的整体素质，使医院逐步与世界先进水平接轨。

医院是广东省最早对外开放、开展学术交流的医院之一。1969年，医院起先后设外宾诊室、海关病区、华侨港澳诊室。目前，医院与国内外知名大学及先进实验室保持密切的长期合作，截至2015年，医院已建立了一个拥有30多个国际交流伙伴的全球合作网络，其中包括哈佛大学、约翰·霍普金斯大学、悉尼大学、斯坦福大学、爱丁堡大学等世界名校，广泛开展了医疗、教学、科研等方面的合作。

一、早期交流与合作[①]

（一）医院设立专门诊室接待国外人员、华侨、港澳同胞

1969年，医院建立了外宾诊室和外国海员病区。1981年建立了华侨、港澳同胞诊

---

① 资料来源于2000年版院志。

室及病区。1985 年 11 月，中山楼建成，对外诊室和病区规模逐步扩大，并于 1997 年易名为"博济医疗保健中心"，由其承担对外医疗工作。此外，医院还在香港、澳门设有医疗联络站，由港澳校友介绍病人来医院治疗、体检，据不完全统计，1997—1999 年门诊量约为 12 万次。

（二）医院派遣专门医疗队赴外

1975 年派出首批医疗队前往非洲；为支援澳门医疗，从 20 世纪 80 年代中期到 90 年代末，在中山医科大学安排下，医院陆续派出 18 名医护人员前往澳门镜湖医院工作。

（三）医院接待来访外宾情况

改革开放前，来院参观访问的外宾较少，主要是政府官员和代表团。20 世纪 70 年代初期，医院曾接待过 14 批外宾参观针刺麻醉手术。这些外宾包括埃塞俄比亚总统、塞拉西皇帝、缅甸联邦革命委员会主席奈温夫人以及来自加拿大、美国、日本等的客人。自 20 世纪 80 年代后，医院对外交流日益增多，接待的外宾主要是医学专业团体和学者。对外交流活跃了医院的学术气氛，开阔了视野，拓宽了医院医师出国进修、参加学术会议、考察访问的渠道。

（四）医院对外合作情况

医院于 1987 年 3 月与美国南伊利诺伊州大学医学院林肯纪念医学中心（Memorial Medical Center, Southern Illinoise University）签订了合作协议，结成姐妹医院，合作期 5 年。1999 年 6 月，医院与香港明爱医院签约，建立友好医院，协议内容包括每年互访一次，开展学术交流及学术专题报告会。1999 年 8 月，医院与德国埃森（Essen）大学附属医院建立姐妹医院，合作期 5 年，协议内容包括德方每年接收医院 3～5 名医生进修，联合进行博士后研究工作，联合开展科研课题，每年接收对方 5～10 名医学生来医院参观、见习；等等。

（五）医院人才出国进修情况

从 20 世纪 80 年代到 90 年代中期，出国人员多是依靠国家下拨的各类公费公派名额，通过选拔考试出国进修。这个时期，出国进修人员较少，共有 10 多人次前往美国、瑞典等地进修。随后，出国途径逐渐增加，经费以自筹为主，包括学校提供的 CMB（美国中华医学会）出国培训基金、医院通过院际合作和学术交流由对方提供的费用和基金、从 1999 年开始设立的医院自筹出国进修人员基金等等，这些基金为一大批青年骨干出国进修学习提供了机会。这时期的前往国主要是：美国、德国、澳大利亚、法国等国和香港地区，学习时间从半年到 3 年不等，这批出国人员从 1995 年至 2000 年约有 30 人次。此外，20 世纪 90 年代中期以来，出国参加学术会议的人员越来越多，自筹经费已成为临床科室骨干参加国际学术活动的常见途径。

（六）医院开展学术交流活动

比较大的学术交流活动有：1998年3月澳大利亚和新西兰2名教授来麻醉科短期访问一个月；1999年11月，澳大利亚和新西兰2名教授来泌尿外科短期访问1个月；1999年9月澳大利亚1名教授到骨科短期访问2周；1999年11月份，台湾长庚医院院长陈昱瑞教授等3位口腔外科教授来本院参加中山—长庚口腔颌面外科学术研讨会，研讨会为期1周，约200人参加了这次学术研讨会。需要特别提出，澳大利亚外科医生（Dr. Gordon Low）罗安夫妇，在担任澳大利亚、新西兰对中交流项目协调人期间，为医院与澳大利亚之间学术交流的开展做出了贡献。

（七）接收港澳及国外人员进修情况

20世纪60年代开始，医院已开始接受港澳地区的人员来进修；从1996年开始，医院陆续接收了来自伊朗、刚果、扎伊尔、加蓬等国的留学生或读研究生。1999—2000年，共计有13名德国埃森大学医学院的高年级学生来医院内科、外科、儿科、妇产科、中医科参观和见习1个月，同年还有美国、澳大利亚医学生来院参观见习。

二、迈入新世纪的国际交流与合作

进入21世纪，随着经济全球化的迅猛发展，科学技术的"国界"越来越模糊。在整体医学技术水平仍落后于西方先进国家的形势下，充分开展国际交流与合作是医院共享世界医学发展成果、培养人才、追赶医疗技术和医学研究前沿的重要途径。医院通过对外交流办公室，全方位、专业化、高层次地开展外事工作，大力推进国际交流与合作。

（一）缔结国际盟友，拓建全球合作关系网

2015年以来，医院不断拓建全球合作关系网，先后与美国哈佛医学院、加州大学洛杉矶分校、梅奥医学中心、英国卡迪夫大学、澳大利亚悉尼大学等40多所世界知名大学、医疗机构建立沟通与联系，通过人才交换、科研合作、学科共建、临床医疗资源共享等多种形式开展合作交流。在达成初步合作共识后，医院分别与英国卡迪夫大学、澳大利亚昆士兰大学健康与行为科学学院、Harry Perkins医学研究所、麦考瑞大学、德国科隆大学附属医院、杜伊斯堡-埃森大学医学院、韩国蔚山国立科技研究所共7家机构签订了合作备忘录，致力于推动乳腺肿瘤、药学、骨外科学、心脏移植、言语听力学、肿瘤靶向治疗、癌症单细胞测序、感染与免疫等领域的交流合作。合作一度获得政府的重视与支持，如英国外交部亚太事务国务大臣Alok Sharma、澳大利亚驻广州总领事馆总领事Dominic Trindade亲临现场见证签署仪式、英国驻华大使馆科技参赞来院访问；宋尔卫院长随政府团队出行，参加了中英国经贸合作交流会，与卡迪夫大学签订深层次合作协议等。

（二）举办高层次国际学术会议

2016 年 11 月，与 Cell Press（细胞出版社）合作，医院在广州成功举办了首个高层次的国际学术盛会 Cell Symposia（功能性核糖核酸国际研讨会）。此次会议是 Cell Press 以 Cell Symposia 为品牌，在亚洲首次举办的围绕 RNA 领域的国际研讨会，吸引了国内外共 360 多位学者出席，其中外籍学者近 60 位。诺贝尔奖得主、中国科学院院士、美国国家科学院院士、欧洲科学院院士等 20 余位世界级大师均出席会议并分享他们对 RNA 生物学及其对基因表达作用的研究成果。2019 年 3 月和 8 月，医院继续成功主办了两场国际学术大会：国际医工整合学术会议、国际胶质细胞和神经免疫研讨会。会议聚焦生命科学、医工融合等前沿学术领域，汇聚了中国科学院、梅奥医学中心、耶鲁医学院、加州大学洛杉矶分校、德国亚琛工业大学、德国科隆大学等中外知名机构的科学家、研究员，共 800 多名国内外学者到场参会。这些国际学术盛会极大地提高了医院在生命科学领域的国际影响力，增进了国外内学科的交叉发展，实现了世界前沿学科的发展与合作。

（三）搭建一流的国际科研合作平台

为进一步巩固已有合作成果，医院积极搭建高水平国际合作研究平台。与哈佛医学院附属 BIDMC 癌症中心多次互访交流，拟围绕超精准医学与 RNA 生物医学领域引进哈佛高层次人才团队，共建高水平研究平台。此前，双方共同举办了国家国际科技合作基地启动会暨"精准医学"学术研讨会，吸引了近 300 名学者、研究人员参会。由医院宋尔卫教授、英国伦敦玛丽女王大学 Hodivala-Dilke 教授两位中英院士牵头，双方积极开拓共建合作平台的可行性。英国院士应邀来访交流，指导合作团队科研课题，参加医院主办的肿瘤转移学术大会，深入探讨科研合作、人才交换等合作细节。英国卡迪夫国际关系学院院长 Phil Stephens 来访时表示，拟围绕肿瘤干细胞领域推进医院与卡迪夫大学欧洲癌症干细胞研究中心的合作，共建中方干细胞合作研究所。

（四）培养国际化医学人才

坚持"走出去，引进来"的国际人才培养方针政策。医院积极牵线搭桥，鼓励职工出国进修学习，参加国际会议，拓宽国际视野，增强医院的国际影响力。据不完全统计，2015—2019 年出国参加重大国际学术会议，包括欧洲风湿研究研讨会、欧洲泌尿外科学会年会、美国临床肿瘤学会年会会议、美国圣安东尼奥乳腺癌研讨会等具有较大影响力的国际学术会议，在会上做主旨发言或论文张贴的人数约 140 人次。

充分发挥协议作用，使国际人才交流项目常态化。至今，医院与德国杜伊斯堡-埃森大学共开展了 6 届国际高层次人才长短期交流项目，选派了 18 名青年医生、医学生赴德开展短期培训，6 名青年医师赴德研修博士课程；接收了德国埃森大学、汉堡大学、卡迪夫大学、悉尼大学等近 30 名海外医生、医学生来院实习。这不仅为医院青年医生提供了创造高水平学术成果的研究平台，更彰显了医院临床教学领域国际化实力。

（五）创建与国际一流接轨的学习平台

秉承着"以专科发展需求为主，注重沟通交流实效性"的原则，医院积极配合支持医院及临床科室，通过外专讲座、学科研讨会、合作座谈会、实地参观考察等方式，开展多方面的具有实效性的学术交流。2015年以来，医院共接待海外（境外）高层次大学/医疗机构的专家教授100多人次，学术交流内容涉及细胞生物、感染预防、肿瘤靶向等多个方面，为学科建设、推进院级合作奠定了基础。如医院分别与澳大利亚昆士兰大学、澳大利亚华人生物医学科学家协会联合举办两届中澳临床药学论坛、生物医学前沿学术研讨会；邀请澳大利亚 Garvan 研究所、美国纪念斯隆凯特琳癌症中心、悉尼大学附属癌症医学和细胞生物学百年研究所、克利夫兰医学中心等海外知名大学教授专家来访交流，举办学术讲座，为医院职工提供一个与国际一流机构接轨的学习平台；等等。

第六节 积极履行社会职责

如果说医术、人才培养和学科建设是医院发展的基础和生存的手段，那么责任则是孙逸仙纪念医院得以跨世纪地传承到今天的原动力。大任在肩、大爱无疆，博济人时刻谨记救死扶伤的使命，在承担社会责任中谋发展，在发展中回馈社会。面对各种灾害，医院总能迅速行动，积极捐款捐物、派遣精干的医疗队救援灾区，用赤诚与大爱，践行着医者的使命，不断书写百年老院服务社会的新篇章；面对没有硝烟的战役时，医护人员毫不畏惧，以"白衣战士"的天职为本，不顾个人安危，奋战在抗击"非典"、抗击新冠肺炎疫情一线；在亚运会、横渡珠江、城市马拉松等大型社会活动中，总能看到医护人员的身影，默默做好后勤医疗服务工作；同时坚持在对口支援兄弟医院及落后地区开展义诊、帮扶等工作，发挥着博济人"博施济众"的医道精神。

一、救灾医疗队[①]

建院以来，医院始终以高度的社会责任感履行着白衣天使的神圣职责。据不完全统计，自1954年以来，医院共派出救灾医疗队19支，奔赴省内的博罗、惠阳以及省外的武汉、汶川、玉树等地，开展抗洪、抗震等救灾医疗工作。（见表7-29）

---

① 资料由医院医务科（含医疗拓展办）提供。

表 7-29　历年本院救灾医疗队一览

时　　间	地　　点	医疗队名称
1954 年	武汉	抗洪救灾医疗队
1957 年	博罗、惠阳	抗洪救灾医疗队
1963 年	河南	抗洪救灾医疗队
1965 年	茂名	抗洪救灾医疗队
1965 年	安徽	抗洪救灾医疗队
"文革"期间	海南岛、湛江地区	"流行性脑膜炎"医疗队
1976 年	唐山	抗震救灾医疗队
1991 年 9 月 2—22 日	河南省淮滨县马集镇卫生院	卫生部救灾医疗队
1994 年 6 月 19—25 日	三水北江大堤	市卫生局抗洪救护医疗队
1994 年 7 月 2 日	阳山灾区	防病治病医疗队
1995 年 11 月 6—13 日 1995 年 11 月 24 日—12 月 6 日	高要县	中毒伤亡事件医疗队
1997 年 5 月 10—11 日	花都灾区	防病治病医疗队
1998 年 7 月 31 日—8 月 1 日	南海灾区	救灾医疗队
1998 年 8 月 3—28 日	深圳妇儿医院	指导术后伤口感染的处理
1998 年 8 月 18—30 日	湖北省黄石市	抗洪救灾医疗队
2008 年 2 月 3—5 日	广州市火车站	春运医疗队
2008 年 5 月 13 日—9 月 25 日	四川汶川	抗震救灾医疗队
2010 年 4 月 15 日—5 月 3 日	青海玉树	抗震救灾医疗队
2013 年 4 月	四川雅安	抗震救灾医疗队（待命）

勇挑重担，不畏艰险，奋战在救灾第一线的医疗队用自己的行动践行了白衣天使的精神，他们的背后有着许许多多感人的故事。

（一）2008 年：火车站医疗队

2008 年春节将至，一场罕见的席卷中国南方的雪灾致使数十万返乡旅客滞留于广州火车站，寒风冷雨中，不断晕倒的旅客牵动着广州市所有市民的心，更牵动着我们医务人员的心。医院在各级领导的支持下，在最短的时间内组成医疗队奔赴火车站，克服各种困难，热情为群众服务，谱写了一曲白衣天使救死扶伤的杏林赞歌。

2008 年 1 月 26 日，在得知京广线中断，短期内不可能恢复，火车站聚集了越来越多人时，医务科就开始做火车站医疗队救治预案，安排医疗队人员，准备急救物资和后勤保障物资。由于那一年医院业务增长很快，人手短缺，光是应付日常的工作已经让各位医生护士身心非常疲惫，安排人员非常困难。但是大家听说是参加火车站救援工作，纷纷表示：即使是天大的困难也要克服，听从领导安排。这样高素质的医护人员让我们的准备工作进行得非常顺利。2月3日，中山大学紧急通知我们立刻出发，医务科按照预案立刻通知医生、护士、司机、担架员集中并搬运保障物资，医疗队出发只用了40分钟，达到了部队应急出发的标准。医院成为当天接到中山大学通知后第一个到达火车站的医疗队。

几十万人拥堵在火车站广场，无论是人员，还是物资都难以进入。最后，在武警同志的帮助下，医护人员才得以进入现场开展工作。而现场配发的帐篷四周没有遮挡，广场上寒风冻雨，让棉大衣也显得单薄，鞋子湿了，手冻僵了，脚冻麻了。没有热水，没有热饭，所有的后勤保障都要医院从外面送入，而后续补充的物资从火车站外围到火车站广场需要花几个小时才能进入。天黑了，帐篷里没有电，我们的医生、护士用两个手电筒一齐照着给病人打吊针。第一夜最艰苦，因为后续补充的物资还未到位，但是没有哪位医生护士抱怨过，因为他们亲眼看到有很多已经工作了20多天的警察和士兵累病了，仍然坚守在广场上。有一位铁路警察已经发烧几天了，高烧39.6℃，浓痰，被同事拉到我们的医疗点打吊针，但是死活不去医院，他说："明天要去湖南火车站支援了，不能当逃兵。"多好的同志！面对这样的警察，我们队员说："与他们相比，我们那一点困难算什么，况且我们还有医院管理部门的支援，有坚强的后盾。"

火车站旅客和工作人员生病的很多，大部分是感冒、发热、低血糖、腹泻、冻伤。尽管我们准备了很多药物，但是仍然需要每天补充。救援期间，有时非常紧张，根本没有时间去上厕所，因此大家都不敢喝水。

医院参加保健的医生均为主治医师，临床工作经验丰富。有一位小姑娘，湖南人，在火车站等了几天，突发呕吐、休克，血压86/55 mmHg，脉搏细速，李益清医生迅速查体，护士开静脉通道，吊针，尹心宝医生准备急救器材，通知急救车。诊断准确、迅速，救治专业而熟练。很快，病人苏醒了，经检查没什么问题，顺利上车返乡。一个65岁老太太头晕，血压高达240/120 mmHg，她急着赶车，服药后就跑掉了。然而，血压如果没有降下来是很危险的。李益清医生和护士马上分头找，半小时后才找到她，并一直守到她的血压降了下来，千叮咛万嘱咐后才送她上车。有一位孕妇，由于长时间的疲惫和劳累，出现了先兆流产的症状，下身少量流血，可是她执意要上车回家，我们的医生、护士劝说无效，无奈之下找来了火车站的服务人员和随行的武警人员，反复劝说，最后才将她挽留了下来，保证了安全。而我们的护士虽然手冻得通红，在手电筒照明条件下仍能准确找到血管。对于有些准备不足的患者，医务人员甚至将自己的方便面和水送给他们，得到在场旅客及军警的好评。

在这场危机面前，我们的医疗队工作得到了人民的认可，充分体现了在天灾面前医院职工齐心协力克服困难、守望相助的人文精神。

（二）2008年：汶川地震医疗队

2008年5月12日，发生汶川地震，牵动着全国人民的心。麻醉科彭书崚主任、骨外科唐勇医生于5月13日出发，进入重灾区映秀镇参加救援。一路上，他们冒着生命危险、艰难跋涉，冲锋舟和徒步并用，最终到达满目疮痍的重灾区映秀镇。作为第一批到达映秀镇的医疗救护队员，他们不顾旅途的艰辛和疲惫，很快就投入到现场的救援工作中。在震后初期，在自带食物不足、后方物资又暂时供应不上的情况下，他们的生活是非常艰辛的，但是，他们没有被困难吓倒，采取积极乐观的态度，在救护工作之余，上山挖野菜充饥。

在巡诊过程中，唐勇医生来到了在地震中片瓦无存但仍搭起帐篷继续为当地人民服务的映秀镇卫生院。虽然设备简陋，技术水平有待提高，但是这种顽强和不负使命的精神感动了唐勇医生，让他产生了长期扶助该医院的念头，立即分别与该医院领导和自己医院领导联系，最终促成了医院长期免费提供进修机会和定期派驻医院专家到映秀镇卫生院的帮扶协议。

最让人感动的是其中面临生死抉择的一幕。在接到上级通知要派出队员徒步进入耿达镇进行救援时，因为道路已经被地震完全破坏，唯一可能到达耿达镇的山路已经面目全非，几乎无路可走，加上余震不断，阴雨绵绵的恶劣天气，随时可能有泥石流发生，可以说在旅途中将是九死一生。在这种生死抉择的时刻，作为副队长的彭书峻主任提出自己代表医院出发，当中山三院一名年轻医生提出代替彭主任时，彭主任执意认为他代表中山大学孙逸仙纪念医院不能退缩而婉言拒绝。而医院唐勇医生考虑到自己比彭主任年轻，同时彭主任是医院麻醉科的主任，在简单地说了一句"我死了比你死了损失会少些"后，在出发的队员名单里用他的名字替代了彭书峻主任的名字。后来由于上级计划有变，他们才免于遭遇这种危险。

刘建平副教授在5月13日一早就递交了请战书，于5月16日如愿随队出发，进入另外一个重灾区绵竹参加救援，于5月23日光荣返回。他们队伍的口号和宗旨是"帮忙不添乱"。到了满目疮痍的绵竹后，他就和其他队员一起马不停蹄地设立固定医疗点，千方百计深入乡村一线救治病人、帮助卫生院进行医疗工作，还充分发挥专业水平，帮助解决了一些医疗盲点，包括：查找震后伤口感染原因、非开放性骨折和脱臼的发现、狗咬伤的救护、防止疫症发生等。面对余震不断、缺水、如厕不方便、随时可能被野狗咬伤等的危险与困难，他们不畏艰险、不惜余力地为震后救援尽自己所能、发挥自己所长。值得一提的是，他们全体队员再苦再累，都始终坚守着不用群众一针一线的原则，不但如此，还将自己随身携带的为数不多的粮食送给灾民，尤其是孩子们。另外，他还发挥自己的专业特长和聪明才智，采用冰壶内加冰块的独特方法，携带与保存228支破伤风抗毒素（TAT）到灾区（注：当时灾区已无一支TAT，且TAT需低温保存），成为唯一成功携带TAT到绵竹市的医疗队，为医疗救治工作在灾区的顺利开展提供了一定的便利。

地震发生后，志愿报名到前线的医务人员共有268人。其中，有26名医务人员交来请战书。医院先后共派出了四批队员奔赴前线参加救援工作，他们是彭书峻、唐勇、梁安靖、罗德华、刘永琛、刘建平、梁新军、范松、刁冬梅、周天蓉、莫晓能、陈建浩、于钟、江影满、陈晓卿、骆少文。他们冒着生命危险日夜兼程赶往地震灾区，舍生忘死，无私无畏，勇往直前，用实际行动告诉人们什么叫无私和大爱。沈慧勇院长身兼三重角色，既是抗震救灾领导小组的组长，又是抗震救灾专家小组的组长，还是骨科的专科主任、教授，既要指挥部署全院的抗震救灾工作，还要亲身指导骨科伤员的收治工作，经常奔波于院本部和南院之间诊视震区伤员，非常辛苦又指挥有方；梁新军医生因为父亲高血压,没跟家里人讲,上前线参加救援一事只有导师沈院长一个人知道……这些故事,无不让人感动。

除了前线救援,后方职工积极捐款、收治病人,全体职工忠实履行了"救死扶伤"的崇高责任,为保障人民群众的生命和健康尽了"白衣天使"的职责。医院共向灾区捐款258723元,交纳"特殊党费"182217元,收治了36名震区伤员,其后全部出院。

(三)2010年:玉树地震医疗队

2010年4月14日早上7点49分,青海省玉树藏族自治州玉树市发生7.1级地震。在接到省卫生厅通知后,医院紧急行动起来,积极响应抗震救灾工作,第一时间成立医疗队奔赴灾区。

4月14日下午,沈慧勇院长、王景峰书记等院领导召开了紧急会议,部署医院抗震救灾工作。骨科、脑外科、急诊科、重症医学科(ICU)、心胸外科、院感办、普外科、肾内科、儿科、医务科和护理部等相关科室负责人参加会议。会议决定,医院将组建两支医疗队,随时待命奔赴前线。

作为第一批赴前线的医疗队队员,医院脑外科刘安民副主任医师于4月15日凌晨6:15从白云机场出发,奔赴青海省玉树市灾区最前线执行抗震救灾任务。医院第一批援助灾区的5箱药品也随机运往灾区。刘安民医生团队克服了种种困难,积极投入到临床救治一线,在为期半个多月的抗震救灾工作中,废寝忘食地抢救重伤员,得到了卫生部的高度肯定和灾区伤员的热烈欢迎。并被共青团广东省委、广东省青年联合会授予"广东青年五四奖章集体"荣誉称号。

二、社会大型活动医疗队[①]

每当国家举办大型活动时,总能看见医院医务人员及职工忙碌的身影,他们默默地做好了医疗后勤工作,为国家和医院树立了良好的社会形象。

(一)2001年:九运会医疗队

2001年11月25日,第九届全国运动会胜利闭幕了,医院"九运会"医疗队圆满完成各项保健任务。

(二)2007年:横渡珠江医疗队

2007年,广州横渡珠江活动在中大码头至星海音乐厅之间的江面举行,3700多名市民组成73个方队成功畅游珠江。为做好此次活动的医疗保障工作,医院派出由急诊科王吉文、骨外科唐勇、保健科梁佩兰、护理部镇艳等医护人员组成的医疗队,负责起水点附近的医疗保障工作。中午时分,广州高挂黄色高温预警信号,气温高达36 ℃,而横渡正是一天中最热的时间。在历时五六个小时的活动中,医院医护人员表现了良好

---

① 资料来源于《博济人》。

的组织纪律性和过硬的技术，炎炎烈日下，大家坐在诊台旁无一人退缩，并迅速处理了腿部软组织挫伤、皮肤割伤等多位病人、保障了运动员及群众的安全，充分反映了医院医务人员的医风医貌，得到领导及观众的一致好评。

（三）2007年：大运会医疗队

为保证大运会的顺利进行，保障运动员、裁判员以及来宾的身体健康，医院派出了一支由2名医生、2名护士及1名司机组成的医疗队，负责大学城中山大学体育馆男子排球赛的医疗保障工作。

此次大运会赛程长、场次密、赛场离市区远。医疗队员们每天早上6点多就得从家里出发，晚上将近12点才回到家，每日工作时间长达15小时。连日的疲劳让医疗队队员们接二连三地病倒。然而，在这种情况下，他们依然毫无怨言，坚守岗位，热情、细心地为参赛人员提供医疗保障服务。7天来，医疗队共处理伤病员40余人次，保证了大运会男排比赛的顺利进行，顺利地完成了本次医疗任务。

（四）2009年：世界城市和地方政府联合组织理事会会议暨广州国际友好城市大会医疗队

2009年11月11—16日，"2009年世界城市和地方政府联合组织（UCLG）世界理事会会议暨广州国际友城大会"在广州白天鹅宾馆举行，来自60多个国家的60多位市长和500多位代表出席会议。按广东省人民政府和省委保健办的安排，医院相关科室克服人手紧张的局面，抽调精兵强将，由消化内科夏忠胜医师、神经内科唐亚梅医师、保健科梁佩兰护师、博济体检中心伍婉青护士组建成医院医疗队。医疗队员素质高、效率高、工作敬业，顺利完成任务，受到外宾和领导的一致好评。

（五）2010年：亚运会医疗队

2010年11月12—27日和12月12—19日，第16届亚运会、第10届亚残运会在广州举行。医院作为亚运定点医院，负责了两个竞赛场馆、一个训练场馆的医疗保障任务，分别是大学城中心体育馆（足球、橄榄球）、大学城中山大学体育馆（排球）和大学城中山大学体育场（足球训练）。在此次亚运医疗保障任务中，医院派出了包括5名经理、23名医师、22名护士、9名按摩理疗师、2名司机、4名担架员，合计65名工作人员组成的医疗队，出色地完成了医疗保障工作。在10个比赛日和若干个训练日里，我们共诊治各类人员46人次，其中运动损伤11人次，涉及运动员8人次。每天的医疗任务是繁重的。队员们一般离开场馆已是晚上10点，回到广州市区时近11点，许多队员在车上，甚至地铁上都睡着了，但队员毫无怨言，次日又积极投身到各自的医疗保障岗位。

（六）2013年、2014年：广州马拉松医疗队

2013年11月23日，全民盛事"广州马拉松"在沿江两岸举行，医院被委以在35千米处（省总码头附近）设立医疗点的任务，7名医护人员组成的医疗队顺利完成近300名运动员的医疗服务工作。

2014年11月23日,全民盛事"广州马拉松"在沿江两岸拉开帷幕。作为广州市卫生局和120急救指挥中心指定赛事医疗保障及后送医院,医院被委以在33千米处(北岸人民桥脚)设立医疗点的任务,9人医疗队给900名运动员提供医疗保障。

三、对口支援、对外拓展[①]

城乡医院对口支援工作是加强县乡两级医疗机构建设,提升整体医疗服务能力的战略举措,是缓解农村居民看病就医问题的一项民生工程。多年来,医院领导十分重视医疗支援工作,定期派出高年资医师指导兄弟医院开展医护教学查房、医护药质控管理、开展手术、专家会诊、专题讲座等工作,并协助开展医疗、护理和临床科研活动。截至目前,医院对口帮扶医院已达到63家(见图7-12),除了广东省内的兄弟医院及地区,已涉及新疆、广西等多个省区市。医院职工克服困难、积极参与,不仅亲自坐诊,更对兄弟医院进行技术上的指导,协助开展人才培养、设备引进等工作,带动了当地的医疗事业发展。同时,支援专家能够不畏艰难,舍小家为大家,积极响应国家号召,用医术造福当地百姓,扩大了医院的影响力。

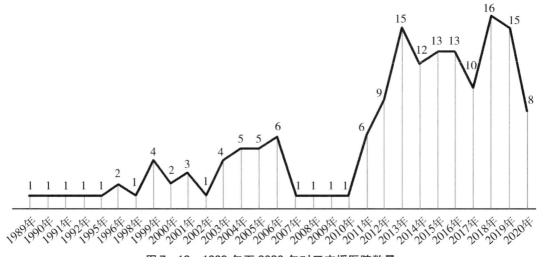

图7-12 1989年至2020年对口支援医院数量

为落实国家卫计委"提升县人民医院综合服务能力,加快推进分级诊疗"的战略决策,医院积极响应号召,深化对口支援工作内涵,创新对口支援工作机制,于2012年9月成立医疗拓展办公室,专门负责对口支援及对外拓展工作。同年9月,医院领导班子组织25家兄弟医院近90位医院负责人召开医疗合作、技术扶持交流座谈会,为医院对外拓展工作奠定基础。2012—2015年,医院与40余家医疗机构建立医疗技术协作关系,本着"医院搭台、专科唱戏"的方针,即由医院层面搭建平台,专科对接,实实在在地给予技术扶持,通过定期或不定期派出专家到合作医院,开展临床教学、医疗

[①] 资料由医院分级诊疗中心提供。

查房、手术指导及门诊坐诊、疑难病例讨论等多种方式，带动地方医院专科建设，全面提升地方医院的医疗服务能力，并以患者需求为导向，建立上下联动，急慢分治的分级医疗新格局，逐步实现"基层首诊、双向转诊、上下联动、急慢分治"的分级诊疗格局。同时，合作双方在一定程度上形成资源共享、优势互补，促进了双方的快速发展。2014年9月，以医院为核心，联合5家医疗机构，率先成立越秀区医疗联合体，并于2015年3月成立广州市第一个"医联体管理委员会"。医院于2019年12月与荔湾区人民医院签订了合作意向协议。2010年协助该院向区政府申报并获批儿科血液专科建设经费100万元，筹建儿科血液专科。2015年，与该院建立儿科血液肿瘤专科联盟。截至目前，儿科血液专科联盟共牵手荔湾区人民医院、广州市第十二医院、顺德妇女儿童医院、珠海市妇幼保健院、中山市博爱医院5家成员医院。

2017年12月22日，医院牵手省内85家医院成功启动广东省县级人民医院肝胆胰与乳腺甲状腺疾病诊疗服务能力建设项目。2018年11月18日，医院成功启动广东省县级人民泌尿外科疾病诊疗服务能力建设项目。2018年11月29日，医院联合海珠区1家二级医院及15家社区卫生服务中心成立海珠区健康管理联合体，下设健康管理联合体管理委员会办公室于医院分级诊疗中心。2019年1月13日，医院成功启动广东省县级人民医院耳鼻咽喉科疾病诊疗服务能力建设项目。2019年12月15日，医院联合海珠区卫生健康局成功启动"心脑血管"健康社区行项目。

四、外派干部及医疗队[①]

医院不仅关注本地医疗事业，更积极地将自己的力量投射到更多需要帮扶的地区与国家。20年来，医院派出不少干部到我国的新疆、国外的非洲加纳等地进行援助，获得当地医生及普通民众的好评。

（一）支援新疆

2013年3月，康复科伍少玲作为中组部第七批援疆干部，赴新疆医科大学第一附属医院执行长达一年半的医疗援助任务。

2014年2月，放射科李国照作为广东省第七批援疆干部，赴新疆喀什地区第一人民医院执行为期一年半的医疗援助任务。

2014年7—10月，急诊科余涛赴新疆喀什地区第一人民医院开展医疗援助工作。

2014年9月，胃肠外科周军作为教育部第八批援疆干部，赴新疆医科大学第二附属医院开展为期一年半的援疆任务。

2014年9月，手术室潘丽芬作为中山大学援疆工作的护理专家，赴新疆喀什地区第一人民医院执行为期3个月的护理援助任务。

2016—2020年，根据广东省卫生健康委关于组派广东省"组团式"援疆医疗队的要求，医院每年派出人员参与广东省"组团式"援疆医疗队支援喀什地区第一人民医

---

① 资料由医院分级诊疗中心、党办、团委提供。

院。其中，2016 年派出妇科郑澄宇，2017 年派出超声科赵新保，2018 年派出超声科狄娜，2019 年派出超声科吴欢、生殖中心李瑞岐、财务与资产管理部陈广华，2020 年派出泌尿外科林天歆、超声科田晶、新生儿科欧阳颖、血液内科聂大年、院长办公室胡晓丹，前后共派出 11 人。根据《中共中央组织部、人力资源和社会保障部关于做好中央企业第九批援疆干部人才选派工作的通知》，医院对口支援新疆医科大学附属第五医院，于 2017 年 8 月派出妇科肿瘤科张丙忠开展一年半帮扶、挂职该院妇科主任，于 2019 年 3 月派出妇科肿瘤科彭永排开展为期一年半的帮扶。

（二）支援西藏

2005 年 8 月，省团委、省卫生厅共同组织"健康直通车开进青藏高原"活动，郑亿庆、张建平、刘品明、许怀麟等参加，本次活动共诊疗约 400 人次，并将患永久性失聪的藏族少女平措卓玛接回医院做人工耳蜗治疗。

2006 年 8 月，耳鼻喉科陈穗俊参加省团委、省卫生厅共同组织的"健康直通车开进青藏高原"活动，共诊疗约 100 人次。

2012 年 8 月，为深入贯彻中共中央政治局委员、广东省委书记汪洋同志做出的"健康直通车要坚持每年开到西藏来"的指示精神，根据广东团省委、省援疆援藏办的总体部署，医院与眼科中心共同组成的"健康直通车"医疗队开进西藏林芝并顺利完成了各项医疗任务，义务为 3000 多名藏族群众诊治。

2016—2019 年，根据广东省卫生健康委关于组派广东省"组团式"援藏医疗队的要求，医院每年派出人员参与广东省"组团式"援藏医疗队支援林芝市人民医院。其中，2016 年派出骨科黄霖，2017 年派出内分泌内科刘丹、放射科李勇，2018 年派出神经内科李梅、放射科王东烨，2019 年派出内分泌内科梁颖、儿科张亚停，前后共派出 7 人。

2016—2020 年，根据国家卫生健康委、国务院扶贫办关于《三级医院对口帮扶贫困县县级医院工作方案的通知》（国卫医发〔2016〕7 号）要求，医院与仲巴县人民医院结为对口帮扶对子，前后共派出 36 人次参与驻点支援（名单详见表 7 - 30）。2016 年，派出妇产科主任医师刘颖琳挂职担任该院副院长，开展了仲巴县历史上首例剖宫产，也是世界首例海拔最高的剖宫产手术。2018 年，联系社会力量捐赠了 1000 多万元的仪器设备，成功协助仲巴县人民医院创建二级乙等医院，协助县域实现了"两降一升"目标。2016—2019 年，指导该院实施了国内海拔最高的无痛胃镜、无痛肠镜、术后镇痛等适宜新技术。

表 7-30　2016 年至今派出支援仲巴县人民医院人员名单

年份	姓名	科室	职称
2016	刘颖琳	产科	副教授
	杨睿	骨科	副主任医师
	刘超	胆胰外科	教授
	黄图城	心血管内科	主治医师
	丘小红	外拓办	实习研究员
	曾宽	心胸外科	主治医师
	覃丽君	儿科心血管专科	教授
2017	李建军	中医科	副主任医师
	孟哲	儿科	主治医师
	田晶	超声科	主治医师
	胡永飘	增城院区超声科	住院医师
	刘超	肝胆胰外科	主任医师
	彭林辉	肝胆胰外科	副主任医师
	朱颉	急诊科	主治医师
	林茂欢	心血管内科	主治医师
	丘小红	医务科	实习研究员
2018	付帅	妇产科	主治医师
	肖治宇	肝胆外科	副主任医师
	朱颉	急诊科	主治医师
	陈广成	消化内科	主治医师
	吴贵云	麻醉科	主治医师
	罗敏	手术室	护师
	黄远昭	医保办	科员
2019	李祖勇	急诊科	主治医师
	付帅	妇产科	主治医师
	刘付宁	麻醉科	主治医师
	李丽娇	消毒供应室	主管护师
	袁宇红	消化内科	主治医师
	袁桂仪	心血管内科	主治医师
	许可慰	泌尿外科	教授
	丘小红	分级诊疗中心	主任

续表 7-30

年份	姓名	科室	职称
2020	李祖勇	急诊科	主治医师
	袁宇红	消化内科	主治医师
	郑眉光	神经外科	主治医师
	王英	检验科	主管技师
	李丽娇	消毒供应室	主管护师
	梁安靖	骨科	副主任、副教授
	黄国城	心血管内科	主治医师
	丘小红	分级诊疗中心	主任
	谢华龙	分级诊疗中心	副主任

2017—2020 年，根据《国家卫生计生委办公厅关于开展国家医疗队巡回医疗工作的通知》要求，每年医院组建"国家医疗队"出征西藏，进行巡回医疗 1 个月。2017 年，协助仲巴县开展包虫病筛查和重大疾病体检治疗工作；启动西藏患儿免费救治项目，接收 3 名藏族先天性心脏病患儿与面部烧伤的藏族患儿小南加来医院接受免费手术救治。

（三）支援省际

2016—2020 年，根据国家卫生健康委、国务院扶贫办关于《三级医院对口帮扶贫困县县级医院工作方案的通知》（国卫医发〔2016〕7 号）要求，医院与富平县医院结为对口帮扶对子。2016 年，医院派出骨科叶伟、肝胆胰外科陈涛、耳鼻喉黄秋红、呼吸内科黄林洁，其中叶伟挂职该院副院长，协助富平县医院成功通过二甲复审。2017 年，医院派出呼吸内科黄林洁、耳鼻喉科蔡谦、眼科肖剑晖接受富平县医院 32 名中层干部分 3 批先后在医院接受为期 3 天的培训。2018 年，医院派出放疗科薛卫平、放疗科吴少焜、放疗科马玉家、放疗科蔡洪辉、眼科肖剑晖、肝胆外科曹君协助该院筹建放疗专科，开创了富平县辖区放疗工作的先河，并荣获陕西省医疗卫生对口帮扶贡献奖。2019 年，医院派出放疗科马玉家、眼科温鑫、妇科丁淼、胆胰外科余先焕，协助该院三级医院建设。

2019 年，医院与大竹县人民医院及荣昌区人民医院建立对口帮扶关系，对口帮扶 2 家医院 3 年。2019 年，医院派出耳鼻喉科熊浩、肝胆外科徐鋆耀、叶义标乳腺肿瘤中心吴建南支援大竹县人民医院，接收大竹县人民医院中层干部 120 人、技术骨干 13 人分两批次来院进行为期 1 周的短期培训；派出重症医学科李伟超、急诊科吴海东、胸外科陈柏深支援荣昌区人民医院。

（四）援外医疗队

1951—1953 年，何天骐、黄盈、杨梦、朱乃纯等加入抗美援朝手术医疗队。

1955 年，许德清参加也门性病防治工作或皇宫医疗保健工作。

1975 年 9 月—1977 年 10 月，暨植榆、林道贤、蔡凤芳、洪虹、梁纪等加入赤道几内亚医疗队。

1975 年，严棠参加赤道几内亚皇宫医疗保健。

2009 年 12 月—2011 年 11 月，麻醉科李杰加入加纳医疗队。

2011 年 12 月—2013 年 12 月，泌尿外科江春加入加纳医疗队。

2013 年 4—6 月，麻醉科赵一凡参加无国界医生。

2018 年 6 月—2019 年 6 月，增城院区泌尿外科林茂加入第一批援助多米尼克医疗队。

（五）支援省内

2017 年 9 月，接广东省卫生计生委、广东省中医药局关于《启动城市三甲公立医院优秀卫生技术人才下基层项目》（粤卫函〔2017〕1370 号）通知，医院对口帮扶平远县人民医院、平远县妇幼保健院、五华县妇幼保健院、揭西县人民医院、徐闻县人民医院、徐闻县妇幼保健院、廉江市妇幼保健院共 7 家医院，协助到 2019 年，受援单位的人才、技术、专科能力有较大提升，常见病、多发病、部分危急重症和疑难复杂疾病的诊疗水平显著提高。2018 年派出 46 人开展支援；2019 年派出 39 人开展支援。

2019 年，根据广东省委组织部和广东省卫生计生委《关于开展医疗卫生人才"组团式"帮扶工作的通知》（粤卫〔2018〕101 号）要求，医院"组团式"对口帮扶阳西县人民医院 3 年，2019 年共派出 6 人参与支援工作。2020 年，根据《关于全面开展医疗卫生人才"组团式"紧密型帮扶工作的通知》（粤卫〔2019〕72 号），将"组团式"帮扶概念修改为"组团式"紧密型帮扶，将平远县人民医院纳入医院支援医院范围。

2020 年，为了巩固与揭西县人民医院前期的帮扶成效，体现帮扶工作的延续性，更好地做到对接，医院向广东省卫生健康委申请将揭西县人民医院纳入医院"组团式"紧密型帮扶医院。省卫健委通过了医院的请示。

五、抗击"非典"[①]

2003 年，春节前后。这本是一个合家欢庆、幸福祥和的时刻，但我们这间百年老院却度过了建院历史上最悲壮的日子。一种人类从未遭遇过的病毒——"非典"，突袭而来。医院成为最早收治"非典"患者的医院之一，也是第一间接触"超级传播者"的医院。短短几个月，医院就收治了 300 多名"非典"患者，其中包括医院因抢救"非典"患者而感染的 95 名职工。

在这场史无前例的灾难中，全体职工前赴后继，英勇战斗，与看不见的"敌人"展开了激烈厮杀，谱写了惊心动魄的战斗画卷。经过大胆探索和细心治疗，除第一例病人和因公殉职的范信德烈士外，全部患者康复出院，没有一人留下后遗症。

---

① 医院党办主任刘东红提供。

凶险传播的"非典"疫情

2003年1月18日,第一例"非典"病人被送到急诊科。

1月30日,非典"超级传播者"(俗称"毒王")也住进了呼吸内科。

2月3日后,与之接触过的医务人员相继感染。医院立即采取了严密的隔离防护措施,但病毒仍然无孔不入,大批医务人员陆续倒下。在这场突如其来的凶险灾难面前,恐惧、隔绝、煎熬……前所未有的压力笼罩在每一个人的心头,"非典"的阴云笼罩在医院上空。

科学沉稳的领导小组

关键时刻,"非典"防治领导小组沉着应对,运筹帷幄,拿起科学的武器,在与病魔的斗争中奋起反抗。

2月5日,"非典"防治领导小组成立,每日例会了解"非典"患者的治疗情况:疫情控制、事态发展、隔离预防、一线人员现状和后勤保障情况,研究解决抗击"非典"过程中出现的各种问题。临时指挥部24小时运作,一道道指令像雪片般飞向各科室,战斗有条不紊地进行着,全院上下各司其职,顽强抗争。

2月6日,领导小组召集了医院老领导以及各科室德高望重的专家商议制定应对措施,决定将通风条件较好的中山楼病房辟为隔离病区,集中收治"非典"患者。全院医护人员增援内科,分批进入隔离病区工作。治疗组及时补充各相关学科专家。考虑到过度疲劳可能增加隔离病房医务人员受感染的机会,每班护士工作时间不超过4小时,一线值班医生工作一周后便轮休。所有的病房都将安装电视机,且为每个病人订阅3份报刊,增强被感染医务人员与疾病抗争的斗志。对救护车进行改装,驾驶室与运载车厢完全分离,密不相通,专门用于运送"非典"病人。食堂饭菜尽可能多样化,满足不同病人的口味。

2月12日,有医务人员在戴了3个12层口罩的情况下仍然被感染。领导小组指示后勤和护理部门自制眼罩,要求一线医护人员在戴手套,穿隔离衣、帽、鞋的同时,必须佩戴眼罩上岗。同时向上级部门反映情况,要求调配使用防毒面具。

2月13日,为了防止门诊病人出现交叉感染,发热门诊投入使用。

2月26日后,由于严格执行各项防范措施,再没有医务人员被感染,已收治的医务人员陆续康复出院。

3月3日,医院生产全面恢复,继续救治医务人员和收治非典患者。同时规定对疑似病人必须实施"三查":一查有无接触"非典"病人史,二查有无发烧症状,三查肺部有无阴影。由于执行这三条原则,恢复生产后,未有一例"非典"患者住入普通病房,疫情在院内传播的势头得到遏制。

点燃希望的专家小组

"非典"患者病情凶险、进展快,除了持续高热外,多名病人肺部病变严重,气促明显,尽管持续吸氧,血氧饱和度仍降低至90%以下,患者生命危在旦夕。由于治疗初期缺乏经验,医生们采用了多种常用抗生素,效果仍不明显。一切都只能摸着石头过河。

2月8日，专家组成立第3天，专家们大胆提出将病人随机分为三组，A组试用头孢霉素类（西力欣），B组试用四环素类（强力霉素或西环素），C组试用氨基糖甙类（丁胺卡那霉素），每组辅以对症治疗，2～3天后观察、对比各组的治疗效果，再决定下一步处理方案。

2月10日下午，方案实施后第3天，专家组成员一起阅读所有患者的胸片。大家惊奇地发现，B组和C组大部分患者的肺部病灶明显缩小、消失，患者体温开始下降，气促减轻，血氧饱和度恢复到90%以上。多么鼓舞人心的结果，专家组沸腾起来，泪水和笑容同时挂在脸上，希望的曙光终于出现了！

取得初步胜利之后，专家组及时修订治疗方案，制定了"非典"治疗建议和出院建议，对非典病毒乘胜追击，力图打一场漂亮的歼灭战。

勇敢智慧的护理团队

医院护理部拥有一支团结、勇敢、充满智慧和爱心的队伍。她们以科学的态度、暖暖的爱心、娴熟的技术细心护理每一位病人。

疫情发生后，各级护士长和护士马上紧紧地团结在护理部的周围，拧成一股绳，毫不松懈地坚守在战场的最前线。

为保证"非典"攻坚战的进行，护理部精心挑选工作经验丰富、身体素质良好的护士参加一线救护，并且要求所有护士都要通过消毒隔离以及自我防护的培训。聪明的护士姑娘们还用透明胶片制作简易面罩，为前线战士提供保护盾牌。

为避免当班护士过度劳累和长时间接触"非典"病人，护理排班最先采用4小时的工作制，每工作2周后休息7到10天，或者工作4周后休息14天，让前线护士得到充分休息。

在与"非典"抗争的战斗中，接触病人最直接、最频繁，危险性最大，工作最琐碎、最繁忙、最苦最累的是战斗在一线的护士们！执行频繁修改的医嘱，发药、抽血、打针、测体温、量血氧饱和度，为重病人洗脸、喂饭、倒大小便，为恶心呕吐的病人换衣服、换床单，病房的清洁卫生、患者的饮食以及生活用品；等等。这些都是她们亲手操办的。忙里忙外，跑上跑下，等她们歇下来，全身已是汗水淋漓，身体早已疲惫不堪！不仅如此，"非典"病人患病初期，恐惧焦急、孤独、情绪低落，稍有不遂意，便往护士身上撒气。这些她们都忍了，委屈、艰辛、泪水一起咽下。

姑娘们每天冒着生命危险，身着几层厚的隔离衣服，带着厚厚的口罩，拖着沉重的身躯，完成大量琐碎繁重的工作任务，先后上阵300多人，没有一个人说"不"！

职业的操守至高无上，正是这个职业，让她们不顾儿女情长、个人安危、家庭困难，坚守在自己的岗位上，尽心尽力、尽职尽责、轻伤不下火线，以实际行动证明了她们圣洁的心灵，体现了自身的价值，赢得了尊重和理解，她们的事迹感天动地！

屡开先河的百年老院

3月28日，医院被感染的医务人员全部康复出院。抗击"非典"的5个多月，没有鲜花、没有掌声、没有英雄赞歌，我们如同在夜间作战的战士，勇敢地摸索着前行，走出了一条通往胜利的成功之路。我们所走过的路，已经得到了实践的验证，也得到了全国乃至全球抗非历史的验证。

当时，医院没有传染科，我们却主动请缨收治受感染医务人员，并在中山楼设立了"非典"隔离病区，是广州最早建立"非典"隔离病区的医院，最大限度地遏制了"非典"的传播。

救护车司机范信德大年初一感染后，我们立即将救护车车体改造成前后封闭式，病人和驾驶员依靠车内对讲机通信。

"非典"于广州传播之初，我们就果断地采取了一系列行之有效的防护措施：设立发热门诊，在急诊科设立了"非典"病人观察病房，在内科设立了"非典"医学观察室；将全院近100名实习生、研究生、留学生从临床一线撤离，避免了"非典"在校本部学生中传染蔓延；宣布全院职工不准离开广州、不准出国出境。

在发现戴3个12层的口罩仍有人被感染的时候，我们马上考虑到有通过眼部传染的可能，就地取材，因时制宜，用幻灯胶片自制了简易的面罩，立即投入使用，这是抗击"非典"最原始的防护面罩。

在全省、全国发起主动战、决胜攻坚战的时候，医院已经取得了初步成果，3月初，便发出了恢复生产的号召。4月，根据省卫生厅精神，开始向社会收治病人，共收治确诊和疑似病人300多例，为全省抗击"非典"取得阶段性重大胜利作出了重大贡献。

此外，我们还收治了多例"非典"孕妇患者，她们都在医院顺利生产。2月14日，一名"非典"双胞胎孕妇患者安全生产，创下了中国第一位"非典"孕妇患者安全生产的范例。

来之不易的胜利果实

在抗击"非典"战斗中，涌现出了一大批先进集体和先进个人，受到各级表彰，还有一大批没有受到表彰的科室和医务人员，他们不计较个人得失，是无名英雄，还有许多科室和大批医务人员，坚守后方，积极支持前方战斗，为抗击"非典"和医院生产作出了很大贡献。

2003年3月，医院近100名感染职工全部康复出院。医院实现了医院中心工作转移，恢复生产工作方针已取得初步成绩。

2003年4月，卫生部追授医院在抗击非典型肺炎斗争中牺牲的范信德同志"人民健康好卫士"的荣誉称号，并在全国卫生系统中开展向他学习的活动；同时广东省总工会追认医院范信德烈士为"广东省全国五一劳动奖章获得者"，授予医院副院长黄子通教授"广东省五一劳动奖章"称号，林永青医生"广东青年五四奖章"称号，徐烟莲护师"广东模范共青团员""全国优秀共青团员"称号。

6月，在广东省及广州市抗击"非典"表彰大会上，医院抗击"非典"集体和个人受到省市的隆重表彰。医院被授予抗击"非典"模范单位。抗击"非典"领导小组、抗击"非典"诊疗小组、抗击"非典"护理小组、抗击"非典"预防小组被授予模范集体,内科、急诊科、中山楼病区、后勤保障组等被授予先进集体,检验科、南院发热门诊、医务科、护理部、党办、院办、总务科等被授予嘉奖集体。范信德被授予模范共产党员、革命烈士,医院8人被授予一等功;31人被授予二等功;322人被授予三等功;28人被授予先进个人。医院抗击"非典"护理组被评为"广东省三八红旗集体",伍卫被评为"全国三八红旗手",冯晓玲、谭秀莲、区月霞、彭莲芬等被评为"广东省三八红旗手"。8月,黄洪章、王景峰、赵婉文被评为"全国卫生系统抗击'非典'先进个人"。

这些成绩的取得,得益于各级组织的正确领导和深切关怀。党和国家领导人胡锦涛、温家宝先后亲临广东慰问,并接见多家医院院长,对广东抗击"非典"作出了重要指示;2月12日,雷于蓝副省长、陈传誉副市长亲临医院慰问并做重要指示;学校领导和省、市厅局领导多次来院慰问,了解疫情,现场办公。是各级领导为我们抗击"非典"指明了航向,是各级领导的关怀给了我们极大的鼓舞、支持和帮助,坚定了我们与"非典"抗争的信心!

这些成绩的取得,得益于全院干部职工的共同努力。医院领导班子的果断决策和靠前指挥,他们面对现实,坚持沉着应对、实事求是、尊重科学、统揽全局、科学决策,发挥了中流砥柱的作用。在这次战斗中,全院共有500多名医务人员前赴后继奔赴抗击"非典"一线,面对险恶的传染病毒,临危不惧、舍生忘死、救死扶伤、无私奉献,履行着白衣天使的神圣使命,表现了崇高的职业道德精神。特别是范信德烈士以身殉职,他值得我们永远学习和怀念。

这些成绩的取得,还得益于各界、各兄弟单位的大力支持。中山一院派出3位专家支援我们的救治工作,王爱霞教授、钟南山院士等国家、省、市专家多次来院会诊、指导救治,眼科中心、口腔医院、肿瘤医院、医药公司、各界人士、新闻单位等都给了我们极大的支援和关注。

得到升华的医院文化

抗击"非典"的胜利,证明了我们拥有一支特别能吃苦、特别能奉献、特别能战斗的医疗团队,证明了我们拥有一支优秀的充满活力和干劲的年轻干部队伍。在医院危难之际,他们挺身而出,表现了出色的组织指挥才能和非凡的智慧。在他们的引领下,全院干部职工团结一心,同舟共济,共渡难关,医院的凝聚力、向心力空前高涨,医院文化得到了充分的体现和极大的丰富。医院团结、勤奋、求实的工作作风,经受住了历史的检验。

"忽报人间曾伏虎,泪飞顿作倾盆雨。"在这场没有硝烟的战场上,医院全体员工用鲜血和生命铸就了"万众一心、众志成城、团结互助、和衷共济、迎难而上、敢于拼搏"的抗击"非典"精神,这是新时期医院精神的充分体现,是我们彻底战胜一切困难的重要法宝。它就像一缕阳光,照耀着前方新的征程,引领我们再铸新的辉煌。

六、抗击新冠肺炎疫情

"生命重于泰山，疫情就是命令，防控就是责任。"新冠肺炎疫情防控工作开展以来，医院以守土有责、守土担责、守土尽责的高度政治自觉和责任担当，立足于全国抗疫全局，着眼于全院"一盘棋"，高瞻远瞩，谋篇落子，助力全国打响疫情防控的人民战争、总体战、阻击战。

（一）谋全局

统筹抗疫一盘棋。新冠肺炎疫情发生后，牵动全国人民的心。2020年1月22日，医院根据上级部门部署，成立疫情防控领导小组、临床救治专家组、感染防控小组和危重症患者远程会诊专家组。同日，医院召开动员会，要求全院把疫情防控工作作为当前最重要、最紧迫的任务。一是加强领导，全院动员。相关科室取消春节假期，积极投入疫情防控工作。二是科学应对，强化演练。三是加强培训，严防死守。对防护做到落细落实，对疫情进行严防死守。四是强化保障，筑牢防线。加强消毒，不漏任何死角；加强筛查，不漏一人。开设互联网医院为患者提供网络义诊，减少交叉感染。

（二）高站位

院领导靠前指挥调度，三面作战。院党委积极以党建引领抗疫工作，向全院党员发出倡议，号召党员同志努力"让党旗在防控疫情的最前线高高飘扬，让党徽在防控疫情的最前线闪亮"。医院领导班子全员取消春节假期，靠前指挥，密集部署，领导全院职工奋战在三个战场。一是驰援武汉疫情前线。先后派出151名队员分别于除夕夜（1月24日）、元宵节前夕（2月7日）驰援武汉市汉口医院和华中科技大学附属协和医院西院区。在抗疫最前线，医护人员英勇奋战、全力奋战、团结奋战，为保卫武汉、保卫湖北作出了突出贡献，成了最美的逆行者。二是在广州积极组织开展发热门诊、隔离病房工作，收治疑似及确诊病例，组织全院职工开展群防群控、联防联控工作，对新冠病毒严防死守，确保万无一失。三是支持及指导其他医院救治危重症患者，派出医疗专家援助佛山、深圳、珠海、阳江，参与危重症患者集中救治工作，助力广东乃至全国各地抗疫工作。

（三）履使命

让党旗高高飘扬在战疫最前线。在派出医疗队的同时，院党委第一时间将党支部建立在作战"连队"上。1月24日，在第一批医疗队中建立临时党支部。2月7日，第二批医疗队出发时，成立援助湖北医疗队临时党总支，并下设3个临时党支部。党总支书记由党的十九大代表、院党委副书记、副院长、医疗队领队许可慰同志担任。临时党总支负责统一领导、统一指挥医院援助湖北抗击疫情前线工作，成为医疗队"主心骨"。在抗疫一线，临时党总支及时传达党中央抗疫工作部署和要求，领导医疗队全队"一盘棋"，对工作和物资使用统一部署、统一指挥、统一安排。同时，积极开展主题党日活动、制作小林漫画文化长廊、为队员组织庆祝生日会,组织队员开展谈心谈话活动,以多种方式开展党建活动,促进团队建设,纾解队员们面临的工作压力和心理压力。医院党委通过视频参加前线党建会议,指导开展前线开展党建活动。临时党总支还创新党建团建活动方式,建立党群小组,以党群小组形式开展户外健体等活动,既减少了聚众活动带来的感染风险,也纾解了队员压力,不断提高了队员们的战斗力和凝聚力。在武汉,队员们深刻感受到党组织的凝聚力和组织力,感受到党员同志身先士卒的担当精神,84位年轻队员先后向党组织递交了入党申请书,其中54名队员火线加入了党组织。在特殊的时刻,他们向党组织靠拢,坚决投入抗疫最前线。

（四）保后勤

全方位保障一线。"兵马未动粮草先行",医院党委提出了"一切为了前线,前线就是一切"12字工作方针,2月10日连夜召开党委会研究部署进一步加强新冠疫情防疫工作,制定了人力保障、物资保障、生活保障、人文关怀、家庭关爱五大举措,成立了做好一线医务人员及其家属保障工作领导小组及工作专班,并制定了工作方案。医院第一时间落实各项医疗队队员补贴待遇,组织考察招聘录用105名驰援湖北的医疗队队员,让在前线奋战的医疗队员全部转为事业编制,极大地鼓舞了队员士气;定期了解队员及其家属需求,组织慰问、寄送口罩,开展为一线医务人员家属配送食品、生活用品供给、家政服务、困难帮扶、登门服务等公益活动,全方位地给予前线医疗队最大的保障和支持,激励队员在前线全力奋战。

（五）践初心

"战斗堡垒"抗疫先锋。在危险的最前沿,医疗队党员们秉承着"我是党员,我先上"朴实的信仰,在临时党总支的领导下,带头进入隔离病房,制定患者诊治方案和参与病区管理,把具有"逸仙特色"的高质量治疗和护理方案带到病区,同时通过完善管理制度、多学科协作治疗、开启"医护一体化"工作模式、创立"逸仙ICU病房"等多项创新性举措,让各项诊疗工作顺利开展,患者得到有效救治;他们带头为患者捐赠营养物资,为患者购买乒乓球训练器,推广人文关怀护理模式,以实际行动践行入党初心,在大战中交出合格答卷,成为全国人民心目中的英雄和最美的逆行者,捍卫了人民的生命健康安全。

在医院,广大党员干部立足于岗位工作,连夜修建隔离病房,连续组织多场次防控培训和演练,筹集防控用品支持前线作战,带头到发热门诊一线值班,带头到门诊开展导诊志愿服务,为复工复产筑起坚固的红色防疫线。广大党员踊跃捐款逾16万元助力疫情防控。各党支部纷纷以主题党日活动的形式,组织党员同志参加献血活动。

（六）攻难关

逸仙智慧为抗疫提供科技支撑。组织落实习近平总书记"协同推进新冠肺炎防控科研攻关,为打赢疫情防控阻击战提供科技支撑"的指示,组织全院科研人员参加科研攻关研究。一是率先探索磷酸氯喹的临床应用,在全国率先提出抗疟老药"磷酸氯喹"

用于治疗新型冠状病毒肺炎，并组织开展了临床研究，将广东省内 128 例新冠肺炎患者纳入临床治疗研究，获得良好效果；体外研究中也显示出具有良好的抗新型冠状病毒的活性，获得科技部认可，被纳入《新型冠状病毒肺炎诊疗方案（试行第六版）》。二是快速研发了新冠肺炎人工智能辅助影像诊断系统。以上两项成果受邀在广东省新型冠状病毒肺炎疫情新闻发布会上重点发布，为全国抗击新型冠状病毒肺炎疫情提供"逸仙智慧"。

（七）敬英雄

积极宣传抗疫一线先进典型。与广州市孙中山大元帅府纪念馆举办广东省文博界首个抗疫专题展览——逸仙人的家国情怀，展览记录抗击新冠肺炎疫情攻坚战，弘扬医务工作者英勇无私、敢于担当的奉献精神，一个月时间里，40 多万人通过线上线下方式观展。党委组织对先进典型人物事迹及时进行宣传报道，挖掘抗疫一线涌现出来的先进人物和先进事迹，在央视网及《人民日报》《南方日报》《广州日报》等权威媒体以及中大官方公众号等发表宣传稿件超过 1300 篇次，充分展示了医疗队队员在战疫前线的工作状态和精神风貌。通过广泛的宣传，许多先进事迹为全院职工所传颂，激励着全院职工在抗疫一线团结奋战、英勇奋战、全力奋战，为疫情防治工作贡献力量。

逆境堪进，共克时艰；百年逸仙，从不负国。新冠肺炎疫情是一场大考，中山大学孙逸仙纪念医院党委认真按照党中央、国务院坚定信心、同舟共济、科学防治、精准施策的要求，将党组织的政治优势和组织优势转化为抗击疫情的强大战斗力，充分发挥政治引领作用、组织领导作用、保障作用和激励作用，在疫情大考彰显了逸仙速度、逸仙担当、逸仙智慧、逸仙力量、逸仙大爱，为打好打赢疫情防控人民战争、总体战、阻击战，为党和人民的事业做出了贡献。

第七节 博济文化薪火相传

百年医院的传承，不仅是物质的传承，更是文化的传承、人文的传承和精神的传承。医院以"一切为了人民健康"为办院宗旨，以"努力把医院建设成为国内一流水平的综合性现代化教学医院"为美好愿景，以"以人为本"为医院的核心价值观。在 3 个世纪的生存与发展中，中山大学孙逸仙纪念医院逐渐形成了自己温和而柔韧的文化，博济精神也在这种文化中代代相传。

迈入 21 世纪，医院更加注重医院的文化建设，既注重传承中国西医发展的历史文化，又注重为医院文化建设注入新的元素。2002 年，经第六届职工代表大会通过，医院正式启用了新院训：博爱、崇德、求精、奋进。博爱，发扬中山精神，爱国爱院爱民，真诚奉献爱心；崇德，发扬光荣传统，崇尚良好医德，塑造天使形象；求精，技术精益求精，培育名医精品，优质服务民众；奋进，刻苦勤奋敬业，不断创新进取，勇攀医学高峰。同时，2008 年医院设计了以孙中山先生头像构型的新院徽。新院徽不仅体现了医院的悠久历史，还寄予了对先贤的缅怀之情，把孙中山先生"救人救世救国，医人医身医心"的精神不断传承下去。2010年，医院建立了院史馆，这些卓有成效的文化建设增强了职工的凝聚力和使命感，并反哺了医院的物质文明建设，医院的口碑与业绩不断上升。同时，在高尚的精神文化侵染下，救死扶伤、造福大众的崇高精神已深入医院职工的心中，培养出了一大批甘冒风险、不顾危险，具有无私奉献精神的医务工作者。

一、两度更名：中山精神的传承

2001年10月22日国务院批准，教育部决定中山大学、中山医科大学合并组建新的中山大学。10月26日举行"中山大学、中山医科大学合并组建新的中山大学大会"，实现强强联合。与此同时，2001年11月1日医院递交"关于合校后调整我院名称的申请"。医院名称由"中山医科大学孙逸仙纪念医院"更名为"中山大学附属第二医院"。

2008年7月4日，为继承革命传统，发扬医院文化，更好地传承"中山精神"，应医院广大职工的要求，经医院党政联席会议研究和医院职工代表大会审议通过，医院申请恢复"孙逸仙纪念医院"的名称，2010年3月29日医院获卫生部批准，同意医院更名为"中山大学孙逸仙纪念医院"。

二、以人为本：构建和谐的医疗环境

一流的企业和单位靠的是它们的文化，而文化中又以核心价值观最为关键。对医院而言，核心价值观是职工普遍认同的指导医院运营和职工行为的根本原则。"以人为本"是中山大学孙逸仙纪念医院的核心价值观。医院的两大主体是病人和职工，"以人为本"便是要以病人为中心，维护职工合法权益：对内维护最广大职工的根本利益，关心人、了解人、用好人、依靠人，让职工共享医院发展成果；对外"以病人为中心"，开展各项工作，全心全意为病人服务，热情周到为病人家属服务，积极主动为社会群众服务。

迈入新时期，孙逸仙纪念医院注重改善病人的就医环境，提高与医院的医疗水平、服务质量和服务态度，促进医疗过程的信息化和电子化，使病人挂号、排队、就诊的流程更加畅快。2002年2月，医院斥资数千万元提前赎回岭南楼，并对1—8层进行装修改造，新门诊以"星级"现代化标准和"人性化"服务需求装修，改善了医院的看病条件，增强了医院的竞争能力，促进了医院的持续发展。此外，医院在提高医疗技术和优化医疗设施的同时，也逐步实现就诊过程网络化，新增了网上预约挂号、出诊查询、在线咨询等服务，为广大患者提供了便利。2000年以来，随着医患纠纷事件逐渐增多，医患关系也成为社会所关注的焦点，而医患和谐关系的构建极大地影响着医疗环境。因此，医院重新修订《工作职责》，对医务人员的服务态度和责任义务进行了明确的规定，同时成立了专门负责此项工作的部门，依法维护患者的合法权益。

对于医院内的职工，中山大学孙逸仙纪念医院坚持"以人为本"的管理理念，维护职工的合法权益，为职工办实事、做好事、解难事，努力改善职工的工作条件与环境，关注职工身心健康，定期组织休假和文娱活动。更重要的是，医院逐步完善非薪金报酬体系，提供丰富的学习进修机会，完善个人晋升和发展体系，增加对职工的人文关怀，尽量为职工带来全方位的满足感。

（1）建立了院领导值班、举报信箱、公开电话、电子邮箱等接待、听取职工意见和建议的制度和渠道，均有记录材料；建立了劳动人事争议调解委员会，有劳动争议时，工会能积极沟通协调。

（2）制定了《职工生活福利管理暂行规定》。坚持职工生日、住院、重病、去世及特殊情况慰问制度。在职工生日当月，为他们送上精美的礼品；职工生病住院时，院工会会同职工所在部门进行慰问，并送上慰问信和慰问金；当职工或职工直系亲属、配偶去世，院工会均组织相关部门进行慰问，送上慰问金，协助办理丧事和派出代表参加告别会；建立了困难职工档案，院工会对当年患重大疾病、长期病重、特困家庭、孤寡、高龄等职工进行慰问。

（3）实行职工生活困难补助申请制度，减轻困难职工的经济负担。因患重大疾病造成生活特别困难、遇突发性重大灾难、家庭生活水平低于本市最低生活保障线等的职工可申请生活困难补助，院工会每季度召开福利委员会进行讨论并报医院审批。

（4）实行大额医疗费补助办法。为进一步提高职工的医疗保障水平，减轻患病职工大额医疗费用的负担，经提议，医院根据实际情况每年划拨一定经费，作为职工大额医疗费用补助专项基金。同时，还制定了《职工"体细胞免疫生物治疗"费用报销暂行办法》和《职工材料费记账（补助）暂行办法》等，很大程度地减轻了患病职工的后顾之忧。

（5）组织一年一度的职工疗养活动和职工体检。一是每年按照会员数下拨经费，由各部门工会组织会员开展各种形式的疗养活动，让广大职工在紧张工作之余身心得到放松，互相交流，有利于营造和谐的工作氛围。二是医院每年划拨经费，由保健部门周密安排，组织全体在职职工和离退休人员进行一次全面体检，做到早发现、早预防、早治疗，关心会员的身体健康。

（6）提供职工午餐补贴，不断改善职工用餐环境和膳食质量。尽可能地满足全院职工的用餐需求，进一步调动职工的工作积极性，为职工提供午餐补贴。

（7）为在职职工办理广东省职工保障互助计划，对患重病的职工及时进行慰问，并主动与广东省职工互助会联系，协助患病职工做好理赔工作。

（8）热情接待来访职工，耐心听取职工的合理诉求并尽可能帮助职工解决困难。通过职代会提案，提高合同工的福利。

秉承"以人为本"的理念，医院牢固树立职工利益无小事的思想，以深厚的感情、满腔的热情和高度的责任感，始终坚持把维护职工群众的根本利益作为工会一切工作的出发点和落脚点，把医院的关怀送到职工群众的心坎上，让职工感受到医院这个大家庭的温暖。

三、建立院史馆：铭记历史，走向未来

历史是无形资产，给予后人无形的力量。中山大学孙逸仙纪念医院不仅是中国第一家西医院，是中国西医学教育的发源地，还是中国伟大的民主革命先驱孙中山先生学医和开始革命活动的策源地。1835年从眼科医局起家，横跨3个世纪，医院见证了西方传教士一把小小"柳叶刀"撬开当时封闭的东方大门，将西方医学传入中国的历史，可以说，中山大学孙逸仙纪念医院的历史就是一部中国近现代西医学发展史，从这里走出的一代又一代医学精英为祖国现代西医学的发展做出了重大贡献。

然而，这段历史在之前的管理中并没有被很好地挖掘和利用，大量图片、文物和历史故事散落在档案的角落和人们的口中，这无疑是一种文化资源的浪费。为了更好地铭记历史，发扬传统，树立文化品牌，在沈慧勇院长、王景峰书记等领导班子的带领下，尽管医院用房紧缺，他们仍毅然决定将博济楼一楼出入院办理处改建为院史馆。

2010年10月29日上午，医院隆重举行了院史馆揭幕仪式，中山大学党委副书记李萍，医院沈慧勇院长、王景峰党委书记，医院老领导、老教授，为院史馆做出贡献的有关单位、专家，附属医院有关领导以及医院中层干部等200多人出席了仪式。

院史馆以时间轴为界，分设为两个展室。一室是从建院初始到中华人民共和国成立前（1835—1948年），展示内容的重点为西医东进，中国近代第一间西医院——广州眼科医局的诞生，创办人伯驾医生及其行医成就；嘉约翰医生与博济医院以及博济医学班的创办，中国西医学教育的源起；近代医疗制度的引入和西医书籍的著译；中国最早西医学校——博济医学堂（南华医学堂）的建立与成就；最早的护士组织与博济医院高级护校的创办；孙中山在博济的求学与革命生涯，孙逸仙博士纪念医学院的建立与发展；以医传教博济模式的传播及博济医疗事业的扩张；等等。二室是中华人民共和国成立后（1949—2010年），展示内容的重点为医院在共和国早期的成长，大师云集的鼎盛时期，院系调整后的新格局；改革开放初期的迅速发展，广东首家"三级甲等医院"的确立；学科建设与教学特色；服务社会与社会关注；和谐医院构建与职工文化园地以及医院未来展望；等等。院史馆展出内容以史实为根据，图片和实物相结合，600余张历史图片和186件珍贵实物，再现了中山大学孙逸仙纪念医院自1835年创建以来，跨越3个世纪走过的光辉历程。

2019年，医院立项对院史馆进行改造。新的院史馆将在2020年10月前改造完成，迎接185周年院庆。新院史馆在展览方式上采用了科技元素，更多地以多媒体的方式展现医院185周年发展史。

作为医院文化建设的重要载体，院史馆的建立意义重大，它时刻提醒着后人要保护西医学传入中国的历史，传承医院的文化，承担医者的责任，同时，这份文化宝藏更成为医院发展的长远动力。

四、职工文化：博济人的精神家园

一直以来，医院重视文化建设，重视职工的文化需求，把激发职工积极性作为医院文化建设的动力。通过一系列措施把医院的全体职工紧密地团结起来，不断加强职工道德修养、陶冶文化情操、提高人文价值，增强了职工的主人翁责任感和医院凝聚力，形成了和谐医院的氛围，树立了良好的医院形象，为医院的改革发展做出了新的贡献。

为倡导健康的生活方式，推进医院文化建设，医院成立了职工文体协会并设立各专业协会。院工会依托各文体协会开展了丰富的职工喜爱的文艺活动，如迎春联欢晚会、趣味运动会、全员登山、才艺比赛、马拉松、羽毛球、篮球、乒乓球、网球、牌艺等各种文体活动，积极组队参加上级部门开展的各项文体活动并获得好成绩。各项活动的开展极大地丰富了职工群众的精神文化生活，使职工在紧张的工作之余，锻炼了身体、陶冶了情操，提高了职工队伍建设，增强了职工的团队精神和凝聚力，营造了和谐医院的环境，充分展示了医院职工团结一致、努力进取、蓬勃向上的精神风貌。

除此之外，1998年开创的医院内刊《简报》逐渐成为医院文化的重要组成部分。院刊承载着向职工、患者和广大群众传播医院文化，弘扬医院精神，展现白衣天使风采，普及健康知识的重任，是医院展示给社会的一张名片。院刊的变迁也从一个侧面体现了医院的发展。从2009年12月开始，院刊更命名为《博济人》，自第148期开始，《博济人》继承《简报》期数，采用彩色封面黑白内页。2013年2月，《博济人》第170期开始改版，采用彩色封面，彩色内页。院刊的内容全面反映了医院物质文化、精神文化、科技文化和管理文化等全方位的建设与成就，既有学术类的严谨，又有综合类的新鲜感和活泼形式。医院还组织出版了《刘泽生教授文集》《中山医科大学孙逸仙纪念医院院志（1835—2000）》等书籍，为医院文化增添了一抹色彩。

五、廉洁立身：百年老院的新活力

廉洁乃立身之本，诚信之基。凡大医者必有大德，大德者必以廉洁为先，以为民服务为己任。医院传承185年逸仙文化精神，努力打造具有时代特征和本院特色的廉洁文化。

（一）宣传教育

以院史为载体，上好职工第一课。在新职工岗前培训中，院史院训、医德医风教育是重要的学习内容，通过参观院史馆、观看医德医风教育片、学习医德手册等，增进职工对医院的认识和对医院文化的认同。从第一天起，在新职工心中播下廉洁文化的种子。

发挥廉政典型的示范作用，潜移默化言传身教。医院一方面积极宣传全国、全省的先进典型；另一方面也注意发掘发生在我们身边的先进典型，如在医院抗击"非典"过程中，全国第一位抗击"非典"英雄范信德，代表广东省参加全国抗震救灾先进事迹报告的抗震救灾先进个人刁冬梅，勇救落水群众的路志辉、江嘉昕等人，还有每年评选的优秀党员、优秀护士，等等，先进事迹发生在医院的各个层面，让大家感到典型就在我们的身边，可亲可敬易学。通过抓正面典型，起到"树立一个人，带动一群人"的作用，使廉洁文化的种子开枝散叶。

创新廉洁文化载体，增强廉洁文化生命力。院内教育与院外教育相结合。努力组织好院内的教育活动，如开展演讲比赛、廉政知识竞赛、纪律教育学习月等活动。同时，组织丰富的院外活动，如廉政书画展览、观看廉政影视作品、参观反腐倡廉教育基地、与检察机关开展预防职务犯罪工作交流会，开展扶贫济困、送医送药下乡、旁听法院庭审、参观监狱等活动，既"请进来"也"走出去"，扩展职工视野，激发学习兴趣和积极性，使廉洁文化的种子开花结果。

（二）制度保障

无规矩不成方圆。制度建设是廉洁文化的重要保障。医院以廉政廉洁风险防控为抓手，积极查找各科室发展中的风险点，优化工作流程，改进规章制度。医院已经制定医德医风考评机制，并与聘任、晋升、评先、评优等挂钩，力求形成有效的激励和约束机制，建立责任追究机制，实行严格责任制。通过层层签署党风廉政建设责任书、在每位职工中签订廉洁自律承诺书等，构建权责明晰的责任体系，做到"人人有事管，事事有人管"。

随着医德医风教育和制度建设的不断推进，医院力求建成人人"不想腐，不敢腐，不能腐"的廉洁文化体系。以廉洁文化彰显医院人文风貌，为下一个百年的发展注入新的活力。

六、行动：博济文化的薪火相传

医院建院初命名为"博济医院"，彰显博爱、济世之意。横跨3个世纪，"博济医院"这颗西医的火种，不仅为国人带来了先进的西医医疗技术，更与华夏文明相互融合，在珠江水的滋养下生根发芽。"救人救世救国，医人医身医心"的博济精神与时代紧密相连，在一代又一博济人手中薪火相传，这种精神不仅体现在追求医术的精益求精，更体现在服务社会的无私奉献上。无论是"非典"风暴、南方雪灾还是汶川地震、玉树地震、雅安地震，医护人员总是冒着生命危险冲到抢险救灾的第一线，这种无私奉献的精神和先人后已的境界，是一代代医务人员传承下来的崇德尚医、敬业报国的时代精神。

185年来，医院一代代医务工作者博极医源，薪火相传。忘不了因脚骨裂打着石膏坚持坐轮椅上班的内分泌科严励教授；忘不了忍着腰椎间盘突出的疼痛带着护腰带仍坚持出门诊的生殖中心杨冬梓教授；忘不了边吸氧边出诊，为患者奉献到生命尽头的傅祖植教授；忘不了右腿打着石膏，头上戴着头灯时而为病人做检查，时而转身书写处方的郑亿庆教授……大医精仁术，大医贵仁心。正是将病人时刻放在心上的担当，方赢得病人性命相托的信任；也正是博施济世、救死扶伤的大爱精神，广大医务工作者才能为解除人类疾痛，推动百年医学发展矢志不渝，躬耕不辍。

中山大学孙逸仙纪念医院的工作者都是一个个平凡的个体，然而在平凡的工作岗位上，他们都践行着崇高而伟大的精神信仰——治病救人，无私奉献。我们不能忘记 2013 年医院一名平凡的保安路志辉英勇救起落水者的事迹。一滴水能够折射出浩瀚的大海，路志辉令人动容的壮举背后，是医院 185 年来沉淀下来的文化传承。无论是 2003 年的"非典"疫情还是 2008 年的雨雪冰冻灾害天气，无论是 2008 年的汶川大地震还是 2009 年的青海玉树地震，还有 2019 年的新型冠状病毒肺炎，等等，医务人员都第一时间主动请缨，踊跃报名，奔赴最艰苦最困难的地区，为在恶劣环境中挣扎的人们贡献自己的一份力量。正是基于这样的向善向美的风气和土壤，孙逸仙纪念医院的员工们才能志存高远，德行高尚，在关键时刻体现出英雄本色。

结　语

"雄关漫道真如铁，而今迈步从头越。"中山大学孙逸仙纪念医院从辉煌灿烂的历史中走来，走进了挑战重重的新纪元，求索的脚步从未懈怠。全体职工以无私奉献和兢兢业业的精神，成功迎接了新时期市场化的考验、医改的考验、国家与人民需求的考验，在社会效益和经济效益上取得了令人瞩目的成绩。20 年的历练与蜕变，百年老院焕发出勃勃生机。如今，站在 185 周年的历史节点上，医院总结经验与教训，铭记博爱、崇德、求精、奋进的院训，坚持以人为本的价值理念，昂首迈向更新的挑战与机遇。

医院大事记

1835年11月4日，美国人伯驾得广东巨商伍敦元捐助，在广州新豆栏街丰泰行7号创办"眼科医局"（即本医院的前身）。医局设有候诊室、诊室、配药室、手术室、留医室。3个月后，继租丰泰行7号扩建，候诊厅可容纳200多人，留医室可容纳40多人。有史以来，眼科医局最具"医院"特征。

眼科医局开业首日无人就诊；第二日，一患眼疾妇人就诊；第三日，6人就诊；随后就诊人数显著增多。第一季度收治女病人270人，男病人925人。

1837年，眼科医局开始招收中国学徒，传授西医技术。

1840年6月，英国发动鸦片战争，医院首次停办。

1842年，眼科医局复办。

1843—1849年，医院先后施行截肢术、膀胱取石术、乙醚麻醉、氯仿麻醉、右臂肿瘤切除术等。

1844年，伯驾第一次为病人做切石手术，是中国第一例膀胱取石术。

1847年7月，伯驾使用乙醚麻醉做中国第一例麻醉术。10月4日，伯驾用乙醚治疗他的第25870号病人。

1848年，伯驾开始应用氯仿麻醉术。

1850年，开展病理尸体解剖，属于中国首例。

1855年，伯驾出任美驻华公使，眼科医局由美长老会传教士嘉约翰医生（John G. Kerr）接办。

1856年12月14日，第二次鸦片战争，医局遭大火焚毁，医院第二次停办。

1859年1月中旬，医院在广州城郊增沙街（即现在的南关）重建开业，并正式命名为"博济医院"。

1861年，建立护士组织，并开展护理工作。

1865年，筹建"博济医学堂"。嘉约翰建立新院后，业务不断发展，尤其是开展多种外科手术使医院名声大震。

1866年，在医院内设医学堂西医班扩大对外招生，其后相继刻印、翻译医学书刊30余种。

此时博济医院已具相当规模，时任院长嘉约翰因急需人才为由，正式创办博济医学班，开始系统的医学训练，首届招生8人。安排周三、周六理论授课，周一、周五学习临床诊断，周二、周四进行手术教学；学制3年；颁发博济医院毕业证书。

1866年10月，在仁济大街（即现址）重建新院，并搬迁到现址，已初具现代化医院的功能。

1867年，加建小教堂（即哥利支堂），除星期日外，平时作候诊室用。

1867年，建立了医学标本室，标志着近代医学实验教学开始进入学校。

1867年，中国第一位留学医学生黄宽代理博济医院院长，是博济医院历史上第一位华人院长。

1879年，首招女生2名，其中张竹君女士曾在此学医，遂成为我国最早的知名女西医，开创了中国女生学医及男女同学之先河。

1881年，哈巴与嘉约翰将原宣教所改建成普雷斯顿纪念堂，1883年建成，即仁济路教堂。上层为教会大宣讲堂，可容纳700人；下层作为医疗用途，包括候诊室、手术室、检查室、发药室、医学生学习室。

1886年，孙中山先生以"逸仙"之名，入本医院学医，并开始从事革命活动。

1892年，博济医院外科医生关约翰为一例足月胎难产妇人做剖宫产手术，这是我国近代第一例剖宫产手术。

1894年和1896年，广州两次爆发鼠疫。1894年，估计死亡15万人。博济医院挺身而出，雇一条大船停泊在珠江河中，先后收容鼠疫病人24名，10名痊愈。但医院一名工人殉职。

1901年，购置第一台X光机，并开展业务。

1901年，时任院长关约翰大加扩充、增购院址，建立独立的医学校。1903年新校舍竣工，时值清政府颁布"兴学诏书"，兴办学堂，此新建的学校则取名"南华医学堂"。

1902年，医院医学堂新校舍建成，并命名为"南华医学校"。

1912年6月12日，孙中山先生回医院视察，受到全院师生的热烈欢迎。另外，医院参加社会公共卫生工作。

1914年，由内科、外科、神经科、五官科、护士、病理和实习医生等组成科主任委员会。病室正式分科，并设立临床病理检验室。医院管理也取消院长负责制，改为科主任负责制，推一人为负责人。1914年，博济医院开设附属"高级护士职业学校"，首任校长是美籍护士文姑娘，并兼博济医院总护士长。这是我国最早的护士学校之一，为我国培养了最早期的护理人才，对中国现代护理教育产生了深远的影响。

1915年，博济医院隆重举行80周年庆典，与会者包括广东省地方官员，英美总领事和省的其他高级官员，知名医生、律师，广州的商人和贵族等。

1916年，护国军受伤军民约250人在博济医院留医，多获痊愈。

1917年，孙中山大元帅任内，首捐千金交李福林军长扩建博济岭南分院。

1924年和1925年，国民革命军受伤达数百人，收治于博济医院。时任黄埔军校校长、国民革命军第一军军长蒋介石曾到医院探访伤员。

1926年，医院无理开除一名工人而引发工潮，医院120名中国职工集体离院，致医院第三次停办。

1929年9月4日，医院重建开办。

1930年，医院管理权由广州医学传道会转给岭南大学董事会。

1930年7月23日，广州医务传道会以继续医药事业为条件，将医院管理权正式移交岭南大学校董会。移交协议由医学传道会主席金克思与岭南大学校董会主席唐绍仪签署。医院更名为"中山纪念博济医院"。岭南大学董事会指派嘉惠霖为中山纪念博济医院院长。

1931年,医院全部产业归岭南大学校董事会所有。

1933年,广州夏葛医学校、博济医院和岭南大学行组织上合并。

1934年,对旧博济楼房进行大改造,新建一座4层的大楼(现址为博济楼后座)。

1934年6月2日,博济医院新大楼举行奠基典礼。

1935年起,陈心陶多数时间受聘于岭南医学院,一直从事寄生虫学和细菌学研究。陈心陶为我国消灭血吸虫病做出了重大贡献,中华人民共和国成立后曾3次受到毛泽东主席接见。1953年任华南医学院寄生虫学教授。

1935年11月2日,在孙中山长子孙科博士主持下,隆重举行博济医院成立100周年纪念活动,为"孙逸仙博士开始学医及革命运动策源地"纪念碑揭幕,暨庆祝"岭南大学孙逸仙博士纪念医学院"成立和医学大楼(现址为博济楼前座)奠基。孙科为《博济医院百年》题写封面。

1937年,林树模受聘于岭南医学院,创建了当时国内一流的生理学和生物医学实验室,编写我国第一部《临床血液生化检验法》。

1938年8月,宋庆龄亲临孙逸仙博士纪念医学院视察并在纪念碑前留影。

1938—1946年,抗日战争,广州沦陷,医院部分员工疏散至韶关曲江,部分员工仍留守广州。太平洋战争爆发后,日寇占据医院,医院被迫先后迁到广协楼(现门诊南面部分)、长寿路保生医院及文德路留法同学会内。

1945年抗战胜利,医院重迁原址,立即修建恢复,投入正常运转,服务民众,以及战后的社会救治工作。

1946年,李廷安接任岭南医学院院长兼博济医院院长。其间,他从协和等名院校聘请到谢志光、陈心陶、陈耀真、秦光煜、周寿恺、毛文书、钟世藩、陈国桢、汤泽光、白施恩、许天禄等一批我国著名教授。中山医著名的"八大一级教授",其中7名出自这里。

1948年2月,院长嘉惠霖医师年老退休,返回美国,宣布结束在博济医院的工作,但医院仍继续由岭南大学医学院主持并照常运作。

1948年8月,由汤泽光接任院长,医院行政管理恢复正常运作。

1948年,秦光煜受聘为岭南医学院教授、病生理科主任,对脑肿瘤、麻风病和造血组织肿瘤造诣高深。

1949年,白施恩任岭南医学院微生物教授,曾发明了著名的"白氏培养基"并应用临床,为祖国微生物学做出了突出贡献。

1950年,周寿恺受聘为岭南医学院教授。

1951年,周寿恺任岭南医学院院长兼博济医院院长。

1952年,医院眼科教研室主任陈耀真翻译出版《梅氏眼科学》,解决了国内眼科教材的燃眉之急。

1953年8月,中大、岭南、光华三所医学院合并。命名为"华南医学院",医院为第二附属医院。柯麟任华南医学院院长，周寿恺任华南医学院第一副院长。林树模任华南医学院生理教研室主任；秦光煜任华南医学院教研室主任，1953年任华南医学院儿科主任。

1953年，汤泽光创立华南医学院病理生理教研室，开辟了国内医学新领域。

1954年，医院皮肤科专家组成立了华南地区的第一间真菌实验室。

中华人民共和国成立初期，邝公道在全国最早（之一）开展"胃大部分切除术"（Billroth II式），为我国胃肠外科的发展做出了贡献。

1956年，华南医学院易名为广州医学院，医院为附属第二医院。

1957年3月，广州医学院易名为"中山医学院"，医院为附属第二医院。

1958年，医院邻近的真光小学及基督教广协楼先后移作门诊部，使医院病床增加至500多张。

20世纪50年代，陈国桢国内首次将硬式胃镜技术从美国引进在医院开展。

20世纪50年代，郑惠国在省内首先开展腹膜外剖宫产术和阴式宫颈癌根治术。

1960年，何天骐率先在广州地区开展体外循环心内直视手术。

1963年，医院实行住院医师24小时值班制度和住院总医师制度。

1964年，医院放射科主任谢志光创建华南肿瘤医学院，任首任院长。1936年，谢志光发表《髋关节脱位特殊投影位置》，被称为"谢氏位"。从1948年开始，谢志光以博济医院为基地，领导广东放射医学的发展。

20世纪60年代初，许锦世在国内较早开展了心导管检查。

1965年，医院眼科教授、中山医学院眼科教研室主任陈耀真，副主任毛文书在中央和地方各级政府支持下，在眼科教研室和眼科研究院基础上创立了中山医学院眼科医院。眼科医院成立后，医院眼科主要技术力量和设备转移到眼科医院。

1966年，医院先后组织2批医务人员上山下乡，到农村安家落户，为广大农民伤病员服务。

（1966—1976年，"文化大革命"期间）

1967年2月，医院党、政组织机构遭破坏而瘫痪。

1968年9月2日，医院实行军管，工宣队进驻。

1968年11月，医院成立革命委员会。

1971年，恢复党、团组织生活。

1971年，郑惠国、陈学煌开展国内首例苯酚胶浆粘堵输卵管绝育手术，圆满成功。

1972年，在国内较早安置了第一台"植入型心脏起搏器"（VNT）。

1973年，皮肤科免疫研究室建立。皮肤科在国内最早开设"红斑狼疮"专科，积累病例数千，临床疗效10年存活率为79%，达国际水平。20世纪80年代初，许德清被媒体誉为"擒狼"的人。

1974年，重新成立党委，王枫任书记。

1975年，派出首批医疗队前往非洲。

20世纪70年代，省内率先开展支气管哮喘的免疫治疗，引进支气管镜检查技术。

1976年，"四人帮"覆灭，"文革"混乱局面结束。在十年动乱中，医院党、政机构和各级管理的规章制度遭受严重破坏，给医院建设带来严重的创伤。但是，广大医护人员虽身处逆境，仍坚持在工作岗位上，自觉地为广大群众防病治病，参加各种医疗卫生工作队，上山下乡、送医送药到农村和基层。

1979年，纠正"文革"冤假错案，重新落实知识分子政策，新党委成立，王枫任书记，严棠任副书记。

1979年，颅脑外科黄大祥、林吉惠等成功开展了省内首例颞浅动脉-大脑中动脉血管搭桥术治疗脑血管栓塞。

20世纪70—80年代，何天骐带领的骨外科关于脊柱侧弯三维矫正国内领先，人工关节置换、人工腰椎间盘的诊治、MED椎间盘镜技术等居国内先进水平。

1980年，区庆嘉在世界上首次提出"肝静脉在肝外科切除的地位和作用"的理论，使肝外科有了突破性进展。

20世纪80年代，林道贤与美国骨科教授（Pochling）合作，在国内最早（之一）开展关节镜手术。

1980年，医院恢复院长负责制，何天骐教授出任院长，后相继任命临床各科室主任和职能科室科长。

1980年，严棠主持了广州地区糖尿病的普查工作。

1981年，恢复技术职称的评定与晋升。

1981年，口腔科请外籍教授示范全国第一例整合面手术，由任材年担任助手。

1982年，长堤职工宿舍建成，面积达4000平方米。

1983年，心内科安置省内第一台"双腔心脏起搏器"（DDD）。

1984年，呼吸内科在国内首先开展蒸馏水激发试验。

1984年，严棠建立了卫生部内分泌研究室，指导完成了国家、省、部级多项研究课题，获得多项成果奖。

1985年6月，中山医学院易名为"中山医科大学"、医院为"中山医科大学附属第二医院"。

1985年10月，中山楼建成并交付使用（医院于1979年筹备中山楼，广东省人民政府拨款人民币445万元供建设大楼用，1983年8月动工兴建）。

1985年11月11日，医院隆重举行庆祝建院150周年纪念大会暨"中山医科大学孙逸仙纪念医院"命名大会与"中山楼"落成典礼。孙中山先生的孙女孙穗芳、孙穗芬女士，中央顾问委员王首道、卫生部长陈敏章、全国政协副主席霍英东、广东省委常委王宗春、广东省副省长黄清渠、广州市委书记许士杰、广州市委副书记杜瑞芝、广州市副市长钟明、广东省文联主席欧阳山、澳门中华总商会会长马万祺等嘉宾300余人，中山医科大学校长彭文伟、书记刘希正参加典礼，缪镇潮院长致词。

1986年，派出首批医、护人员前往澳门镜湖医院工作（于1986年、1987年、1989年、1991年、1993年、1999年、2000年先后轮派医护人员共18人）。

1987年，与美国南伊利诺伊州医学院及林肯纪念医学中心缔结为姐妹医院。

首次被评为"广东省文明医院"，其后于1989年、1991年、1993年先后共4次被评为"广东省文明医院"。

1987年，陈积圣在国内最早开展门奇断流术，吻合器食道下段横断吻合术+带蒂自体脾移植手术，治疗门脉高压症。相关研究引起国外同行重视。

1988年，晓港职工宿舍建成，面积达11700平方米。

1988年，中山医科大学口腔医疗中心在中山医学院口腔系基础上成立，1996年12月，中山医科大学附属光华口腔医院挂牌，即今中山大学光华口腔医学院附属口腔医院。医院口腔科主任、中山医科大学口腔系主任任材年担任中山医科大学口腔医疗中心第一任主任及中山大学附属光华口腔医院第一任院长。

1991年，广州市政府行政规划用地，拨出瑞宝地块共17000平方米，供医院建立分院和职工宿舍使用。

1991年，医院在国内较早开展经导管射频消融治疗术。

1993年，被评为广州地区首家"三级甲等医院"。

1994年，医院单身职工宿舍大规模改造，另外，泰沙路职工宿舍建成，面积达5600平方米。

1995年，国内率先开通电话－心电监测网，全天候为非住院心脏病人猝死高危患者提供实时心电监测应急救护。

1995年，朱纯石教授（左）《关于"紧急床边心脏起搏器"技术》列入卫生部十年百项成果推广计划，获专利2项。

20世纪90年代，泌尿外科建立了国内第一个前列腺癌抗体库，发明了"插入式"抗返流输尿管吻合法。

1996年，省内首先成立"糖尿病病友之家"，制定个性化解决方案，在册登记人员数千人。

1997年，医院被评为"广东省爱婴医院"，另外，林百欣医学研究中心成立。

1997年10月，岭南楼建成并交付使用（该楼于1990年筹建；1992年2月—1994年7月地下连续墙体、桩基础工程施工并建成；1994年6月6日医院职代会通过自筹资金建设大楼上盖工程招标、议标方案；1994年10月23日大楼上盖工程动工；1995年11月11日大楼土建封顶，转入内部结构和机械设备等施工）。

1997年11月4日，医院庆祝建院162周年纪念暨"岭南楼"落成典礼。香港丽新集团主席兼董事长林百欣先生和其夫人林文恩女士，卫生部副部长彭珮云，广东省人大常委会主任朱森林，广州市副市长陈开枝、姚蓉宾，广州市人大常委会主任黄伟宁，广东省卫生厅副厅长关敏文，广州市卫生局局长叶国雄，广州市原市长黎子流等嘉宾百余人，中山医科大学校长黄洁夫、党委书记许发茂参加典礼，黄洪章院长致辞。

1997年，王景峰教授的"新型紧急心脏起搏装置的改进"被列入卫生部直属医疗机构临床学科重点项目。

1998年，被评为"广东省百家文明医院"，另外，医院与德国埃森大学医学院缔结为姐妹医院。

1998年，广协楼维修改造完成。

1998年，中国大陆首例脐血移植治疗重症地中海贫血手术取得成功。截至目前，医院是国内小儿造血干细胞移植开展最早、病例最多的单位。

1998年，刘尚礼、黄东生成功施行了亚洲首例"人工腰椎间盘置换术"。

1999年，与香港明爱医院缔结为友好医院。

1999年，成功开展世界首例"双膝关节自身透明软骨细胞移植修复术"。

1999年，胃肠外科在省内率先开展无张力疝修补新技术，受到国内同行重视。

2000年，博济楼前、后座维修改造完成。

医院被评为"广东省白求恩先进集体"。瑞宝职工宿舍A、C幢建成，面积达15000平方米；瑞宝分院正在建造（1992年医院取得广州市政府行政规划划拨地17000平方米；1995年完成征地和三通一平整划地；1998年完成建楼招标；1999年1月职工宿舍A、C两幢开始建设；2000年2月动工建设分院门诊部大楼。该工程全部完工后，A、B、C三幢职工宿舍面积达40000平方米，分院面积达22300平方米）。

2000年，世界首例非血缘相关脐血移植治疗地中海贫血在医院取得成功。

2000年2月，瑞宝分院（南院区）在海珠区破土动工。

2000年3月，医院肿瘤科引进全省首台超声刀。

2000年4月，医院区庆嘉教授获"全国卫生系统先进工作者"光荣称号，医院被授予"广东省白求恩式先进工作者"荣誉称号，儿科黄绍良教授获"广东省白求恩式先进工作者"光荣称号。

2000年6月儿科为委内瑞拉籍的华人地中海贫血小孩成功进行了非亲属脐血移植，这是继1998年成功进行国内首例亲属间脐血移植治疗地中海贫血后的又一国际领先成果。

2001年2月，医院普外科首例肝移植手术成功，为68岁高龄患者进行手术，创国内同类手术年龄最高纪录。

2001年2月，医院黄洪章教授当选为广东省口腔医学会第一届理事会会长。

2001年3月，医院骨科成功实施国内首例椎体成形术。

2001年4月，中国首届国际微创脊柱外科研讨会在医院举行。

2001年4月27日，医院在白天鹅宾馆举行赎回岭南楼1—7层签字仪式，黄洪章院长和香港丽新集团董事长林百欣先生分别在协议书上签字。岭南楼1—7层拟作为新门诊使用，大大改善了医院的门诊就医环境。

2001年6月12日，医院"生殖医学中心"成立，成为国内少数能开展第一、第二、第三代试管婴儿的中心之一。

2001年10月26日，中山大学、中山医科大学合并组建新的中山大学大会在省府礼堂隆重举行。中共中央政治局委员、广东省委书记李长春，教育部党组书记、部长陈至立，广东省委副书记、省长卢瑞华出席了大会。医院更名为"中山大学附属第二医院"。

2001年10月，曾获1998年诺贝尔生理和医学奖的"伟哥之父"弗里德·穆拉德先生经医院治愈出院，引起社会热烈关注。

2001年10月，医院荣获"全国城市医院党建工作先进集体"称号。

2001年11月，医院召开的第六届职代会、第十届工代会讨论通过并决定医院院训为"博爱 崇德 求精 奋进"。

2002年1月18日，医院南院举行了隆重的开业典礼。广州市副市长陈传誉、广东省卫生厅副厅长王智琼、广州市卫生局局长黄炯烈、中山大学校长黄达人均应邀出席。

2002年2月，医院骨外科开展国内首次人工髓核置换术并取得圆满成功。

2002年4月，医院生殖中心首例试管婴儿顺利诞生。

2002年5月15日，中山大学附属第二医院南校区门诊部成立。

2002年8月，医院干细胞研究中心成功建立首株中国人胚胎干细胞系，使我国成为少数几个拥有人胚胎干细胞系的国家。

2002年8月，医院获"广东省卫生系统思想政治工作研究先进单位"光荣称号。

2002年，黄健在国内率先开展了腹腔镜下根治性膀胱切除—原位回肠新膀胱术，国内领先，国际先进，享誉全中国。斜卧位经皮肾镜等技术为世界首创。

2003年2月，医院普外科宋尔卫博士、王捷教授和闵军副教授合作撰写的文章《针对FAs基因的RNA干扰素对小鼠暴发性肝炎保护的研究》刊登于《自然医学》杂志。

2003年2月12日，广东省副省长雷于蓝、副秘书长黄业斌、广州市副市长陈传誉、省卫生厅厅长黄庆道、卫生厅副厅长王智琼、广州市卫生局局长黄炯烈、学校校长黄达人等领导一行亲临我院慰问受非典型肺炎感染住院的医务人员、正在与病魔搏斗的医务人员及全体职工，对在前线抗争的一线医务工作者给予高度的评价与赞扬。

2003年3月，医院近100名感染职工全部康复出院。医院实现了医院中心工作转移，恢复生产工作方针已取得初步成绩。

2003年4月，卫生部追授我院在抗击非典型肺炎斗争中牺牲的范信德同志"人民健康好卫士"的荣誉称号，并在全国卫生系统中开展向他学习的活动；同时，广东省总工会追认医院范信德烈士为"广东省全国五一劳动奖章获得者"，授予医院副院长黄子通教授"广东省五一劳动奖章"称号，林永青医生"广东青年五四奖章"，徐烟莲护师"广东模范共青团员""全国优秀共青团员"。

6月，在广东省及广州市抗击"非典"表彰大会上，医院抗"非典"集体和个人受到省市的隆重表彰。医院被授予"抗击'非典'模范单位"。抗击"非典"领导小组、抗击"非典"诊疗小组、抗击"非典"护理小组、抗击"非典"预防小组被授予模范集体；内科、急诊科、中山楼病区、后勤保障组等被授予先进集体；检验科、南院发热门诊、医务科、护理部、党办、院办、总务科等被授予嘉奖集体。范信德被授予模范共产党员、革命烈士；我院8人被授予一等功，31人被授予二等功，322人被授予三等功，28人被授予先进个人。医院抗击"非典"护理组被评为"广东省三八红旗集体"，伍卫被评为"全国三八红旗手"，冯晓玲、谭秀莲、区月霞、彭莲芬等被评为"广东省三八红旗手"。8月，黄洪章、王景峰、赵婉文被评为"全国卫生系统抗击非典先进个人"。

2003年9月17—19日，医院召开第九次党员代表大会。党委书记黄思明做了《按照"三个代表"要求加强党的建设为创建国内一流的综合型性教学医院而努力奋斗》的工作报告。共有100多名党员代表、列席代表和特邀代表参加了大会。

2004年1月，医院肝胆外科宋尔卫博士等与哈佛大学医学院CBR生物医学研究所合作的研究"RNAi：仍然是热点"被最新一期美国《科学》杂志评为"2003年度世界十大科技进展"中的代表性成果，其研究论文已首发于2003第9卷第3期《自然医学》。

2004年2月18日，医院新门诊正式投入使用，南院后座病房大楼全面启用。

2004年3月，医院工会被评为"全国教科文卫体工会系统抗击非典先进集体"，梁碧玲被评为先进个人。

2004年6月，医院荣获2004年度"全国卫生系统先进集体"光荣称号。

2005年4月11日，中山大学脊髓损伤研究所挂靠医院正式成立，沈慧勇教授任所长。

2005年5月，医院宋尔卫博士在《自然·生物技术》杂志上再次发表新作"Antibody mediated in vivo delivery of small interfering RNAS via cell-surface receptors"，RNAi干扰技术取得新的进展，人类攻克癌症取得巨大的进步。

2005年5月，中山大学校医院移交医院后，改编成立"南校区门诊部"。

2005年4月6日，为109岁老人切除约3斤重结肠大肿瘤。

2005年7月，王捷教授主刀，成功完成国内最小年龄（刚满6个月）患者活体供肝移植手术，填补了广州地区活体供肝移植技术的空白。

2005年9月，医院急诊科主任黄子通教授当选为第一届中华医学会急诊分会危重症专家委员会全国副主任委员；ICU副主任何志捷副教授当选为第一届中华医学会急诊分会危重症专家委员会全国常委。

2005年11月4日，医院在广州白天鹅宾馆国际会议厅举行了隆重的庆祝建院170周年庆典活动。广东省委副书记蔡东士、广东省副省长雷于蓝、广东省卫生厅厅长姚志彬、卫生部规财司司长、中山大学党委书记李延保、校长黄达人等均出席了庆典活动。

2005年12月1日，"百万妇女乳腺普查工作"广东省首家定点单位揭牌暨中国乳腺普查车剪彩仪式在医院南院区隆重举行。医院被入选"全国百万妇女乳腺普查工程定点单位"，苏逢锡教授被聘为广东省首席专家。

2006年3月，为了响应健康直通车活动的号召，医院耳鼻喉科免费为藏族少女平措卓玛施行手术，成功治愈其"双耳极重度感音神经性耳聋"。省委副书记刘玉浦、团省委书记郑海光、中山大学副校长李萍等前来看望并表示深切的慰问。

2006年4月，医院普外科宋尔卫教授被聘为教育部长江学者特聘教授。

2006年4月14日，医院胸外科成功为中科院院士计亮年教授施行冠状动脉搭桥手术。

2006年5月，第十一次全国急诊医学学术交流会会议暨中华医学会急诊医学分会成立二十周年庆典会议在大连隆重举行，医院黄子通教授光荣当选为中华医学会急诊医学分会第六届委员会副主任委员。

2006年9月，中华口腔医学会第三次全国会员代表大会在深圳举行，医院黄洪章教授当选为新一届副会长。

2006年，泌尿外科组建了全国第一个泌尿外科微创技术培训基地——华南微创培训中心，培训学员成200名，推动了全国泌尿外科微创技术的进步。

2006年11月，在医院举行周寿恺教授100周年纪念诞辰庆典。

2007年8月18日，全国首家心肺脑复苏研究所在医院举行了隆重的成立仪式。医院副院长黄子通教授担任研究所所长，美国Weil危重病研究所所长唐万春教授担任名誉所长。

2007年10月，我院区庆嘉教授在第12届广东省外科医学年会上获大会被授予"终身成就奖"，以表彰他从医40年对广东省医学事业做出的杰出贡献。

2007年12月，医院副院长宋尔卫教授当选为第六届"广东省十大杰出青年"。

2008年，医院设计了以中山先生头像构型的新院徽。

2008年2月，继"中山大学脊髓损伤研究所"挂靠医院成立后，"广东省脊髓疾病科研中心"成立，沈慧勇教授任主任，其相关研究课题获广东省财厅200万元资助。

2008年5月，在这次抗震救灾工作中，在院长沈慧勇和书记王景峰的带领下，医院反应迅速、组织有力、救援工作卓有成效，先后派出6支医疗队19人到震区一线参与医疗救援；医院骨外科先后收治了36名震区伤员；全院共捐款258723元，交纳"特殊党费"182217元。

2008年6月11日，抗震救灾英模事迹首场报告会在北京人民大会堂隆重举行。会上，唯一一名医疗卫生战士、广东省抗震救灾医疗队队员、医院党员刁冬梅护士做了《白衣战士托起生命希望》的会议报告。

2008年6月，医院荣获中国教科文卫体工会授予的"抗震救灾重建家园工人先锋号"称号。

2008年6月，医院护理团队被评为"广东省抗震救灾妇女先进集体""广东省三八红旗手"，党员刁冬梅被评为"全国抗震救灾模范""抗震救灾医药卫生先进个人"，党员刘建平被评为"广东省优秀共产党员"，党员唐勇、刁冬梅被评为"广东省抗震救灾先进个人"。

2008年7月，医院举行脊柱非融合技术研讨会暨广东省脊柱脊髓疾病科研中心挂牌仪式。

2008年7月，中华医学会核医学会会议在哈尔滨召开，医院核医学科主任蒋宁一教授当选为中华医学会核医学分会副主任委员。

2008年9月，医院内分泌科荣获广东省科学技术进步奖一等奖。

2008年10月13日，中山大学、中山大学孙逸仙纪念医院和增城市人民政府在增城宾馆隆重举行增城人民医院整体移交医院签约仪式。省卫生厅副厅长耿庆山，增城市委书记朱泽君、市长叶牛平，广州市委副秘书长赵南先，广州市卫生局副局长曾其毅，中山大学黄达人校长、汪建平副校长，医院院长沈慧勇等均出席了签约仪式。

2008年12月，医院宋尔卫教授主持的科研项目《MicroRNA对成瘤性乳腺癌干细胞"干性"的调控作用研究》入选"中国高等学校十大科技进展"。

2009年12月7日至9日，医院召开第十次党员代表大会。王景峰书记做了题为《深入贯彻落实科学发展观加强和改进党的建设为实现医院和谐快速发展而努力奋斗》的报告。

2009年9月，黄健获全国"金膀胱镜奖"，这是我国泌尿外科微创技术最高荣誉称号。

2009年10月，王景峰获"中国CRT 10周年杰出贡献奖"。

2009年11月，医院骨科专家组成功实施世界首创的腹腔镜下人工腰椎间盘置换手术。

2009年12月，医院被评为"广州市医疗保险定点医疗机构信用等级AAA单位"。此为广州市医疗保险定点医疗机构的最高荣誉。

2009年，医院获得的国家自然科学基金项目数和资助额度均居广东三甲医院首位。

2010年1月，由中国医院协会主办的"全国百姓放心医院活动十周年回顾与推动大会"在北京召开，医院获"全国百姓放心示范医院"荣誉称号，沈慧勇院长获"全国百姓放心示范医院优秀管理者"荣誉称号。

2010年2月，医院副院长宋尔卫入选2009年"新世纪百千万人才工程"国家级人选。

2010年2月，医院作为学校唯一单位荣获"全国医药卫生系统先进集体"荣誉称号。

2010年3月26日，我院隆重举行南院区病房综合楼奠基典礼。中山大学党委书记郑德涛，中共广东省委副秘书长陈山地，海珠区委常委、办公室主任黄翔等及省内各大医院、海珠区卫生局、安检局、城管综合执法队和新闻媒体等均应邀出席了奠基典礼。

2010年3月29日，医院获卫生部批准，医院更名为"中山大学孙逸仙纪念医院"。

2010年4月14日，医院脑外科副主任刘安民医师赴青海玉树震区执行抗震救灾任务。医院同时开展捐款活动。

2010年5月，以医院医研中心为主体的恶性肿瘤基因调控与靶向治疗重点实验室，联合中山大学生科院在该领域取得一定成就的专家学者共同申报的广东省普通高校重点实验室成功获批，并获得180万元的金额资助，实现了医院省级重点实验室"零"的突破。

2010年6月，我校著名校友，美国弗吉尼亚大学医学院麻醉学、神经科学、神经外科学终身教授，美国弗吉尼亚大学医学院麻醉学研究委员会主席左志义教授被聘为教育部长江学者讲座教授，成为医院第二位长江学者。

2010年7月，医院医疗队与第16届广州亚运会大学城中心体育场运行团队对接，接受该场馆的亚运医疗保障任务。

2010年7月26日，急诊科研发的区域性家庭-社区-医院急救、保健网络系统参加广东省、教育部、科技部产学研结合五周年创新成果展览会。

2010年11月，沈慧勇教授荣获第七届中国医师奖。

2010年10月30日，医院隆重举行建院175周年庆典大会，其间还举行了增城院区挂牌仪式、中国第一家西医院院史馆揭幕仪式、院士论坛等。

2010年10月，黄子通教授连任中华医学会第七届副主任委员。

2010年11月10日，傅祖植、区庆嘉、魏家祺荣获第二届中山大学卓越服务奖。

2010年11月，作为广州亚（残）运会医疗定点医院，医院派出111名医疗保障工作人员，诊治85名运动员，其他各类人员435人次，圆满完成亚（残）运会医疗保障工作。

2010年12月，黄健教授当选为中华医学会泌尿外科分会副主任委员。

2010年12月，杨冬梓教授获聘《中华妇产科杂志》副总编辑。

2010年，医院获国家自然科学基金项目再创历史新高，发表SCI论著109篇。

2011年3月，医院肾内科血液净化中心成为广东省首批省级血液透析培训基地之一。

2011年3月31日，中山大学、医院和番禺区政府举行《番禺区与中山大学学孙逸仙纪念医院合作建设三级甲等综合医院的框架协议》签约仪式。合作医院位于广州火车南站附近，占地面积约200亩，建筑面积约18万平方米，计划病床1500张，预计2015年年底前完成基础设施建设并交付使用。

2011年10月，医院内分泌内科、口腔颌面外科、地方病科（儿科血液专科）获评为国家临床重点专科。

2011年10月，医院荣获"2011年度全国医院医保管理先进单位"荣誉称号。

2011年11月，医院施行省首例腹腔镜下直肠癌根治术并肝左叶切除术。

2011年11月，乳腺肿瘤医学部于风燕博士论文《Let-7 microRNA调控乳腺癌干细胞"干性"的研究》荣获由教育部、国务院学位委员会颁布的2011年全国优秀博士学位论文。

2011年12月，医院心血管内科、骨科、产科、重症医学科、麻醉科获评为广东省临床重点专科。医院内分泌内科、口腔颌面外科、地方病科（儿科血液专科）3个已评定为国家临床重点的专科同时被认定为省级临床重点专科。

2011年12月，心脏外科成功为一位92岁高龄老人施行心脏不停跳冠脉搭桥手术，再次刷新该科曾在2010年创造的为87岁老人施行心脏不停跳冠脉搭桥术的国内最高龄记录。

2012年1月，医院沈慧勇院长荣获首届"广东省医院优秀院长"奖项。

2012年3月，医院泌尿外科在全国医院最佳专科排行榜评比中获评为"2010年度中国最佳专科声誉排行榜"全国第八名。

2012年11月，医院普通外科、泌尿外科、急诊医学科3个专被评为"国家临床重点专科建设项目"。

2012年12月，宋尔卫教授、燕铁斌教授获得"全国优秀科技工作者"称号。

2012年3月，医院妇产科杨冬梓教授带领的团队完成的《青春期妇科内分泌相关问题的临床与实验研究》和急诊科黄子通教授带领的团队完成的《区域性远程生命信息监测系统的研发与临床应用》分别荣获第一届华夏医学科技奖二等奖和三等奖。

2012年12月，医院宋尔卫教授主持的"非编码RNA在恶性肿瘤靶向治疗中的应用基础研究"荣获高等学校科学技术奖自然科学奖一等奖。

2013年2月，医院护理部荣获由中华全国妇女联合会授予的"全国三八红旗集体"荣誉称号；同年3月，荣获由广东省妇女联合会授予的"广东省巾帼文明岗"的光荣称号。

2013年3月1日，医院保安队副队长路志辉勇跳珠江救人，获得第十五届"广东青年五四奖章"、2013年"广东好人"。

2013年3月，医院孙丽娟博士论文获评为广东省优秀博士学位论文。

2013年4月，医院宋尔卫教授入选科技部2012年度中青年科技创新领军人才。

2013年4月，麻醉科李杰医生赴加纳援外工作2年，被选为"广东援非医疗队"先进事迹报告团成员，在北京、青海以及全省巡回演讲，并受到省委书记胡春华的接见。

2013年5月，由医院教师参与指导、与中大附属医院联合组团的实习生代表队荣获全国高等医学院校大学生临床技能竞赛特等奖。

2013年，医院成立广东高校强直性脊柱炎综合诊治工程技术研究中心，是华南地区第一所综合性的强直性脊柱炎研究中心和诊治基地。

2013年8月，医院内分泌内科傅祖植教授荣获中华医学会"内分泌学分会终身成就奖"。

2013年9月，宋尔卫教授获得"何梁何利基金科学与技术创新奖"，是医院首次获此殊荣。

2013年9月，医院完成华南区首例脊柱骨盆肿瘤患者术中放疗新技术。

2013年11月，医院荣获"全国城市医院文化建设创新奖"。

2013年12月，医院骨科、妇科、肿瘤科（肿瘤中心）3个专科获评为国家临床重点专科建设项目，儿科、口腔科、胸外科、皮肤科、肾内科、消化内科、医学影像科、肿瘤科、临床护理9个专科获评为广东省临床重点专科。

2013年12月，黄健教授当选为中华医学会泌尿外科学分会第十届委员会候任主任委员。

2013年12月31日上午，中山大学、花都区人民政府与医院签订《广州市花都区人民政府、中山大学、中山大学孙逸仙纪念医院合作建设综合性三级甲等医院框架协议书》。

2013年，宋尔卫教授负责的"恶性肿瘤表观遗传与基因调控重点实验室"获批为广东省重点实验室。

2014年1月，沈慧勇教授负责的"广东省强直性脊柱炎综合诊治工程技术研究中心"被认定为省级工程技术研究中心。

2014年1月，唐万春教授正式获批入选广东省"珠江人才计划"引进第四批领军人才，实现医院引进广东省领军人才"零"的突破。

2014年1月，宋尔卫教授入选中组部第二批"万人计划"科技创新领军人才。

2014年4月，四川雅安地区发生7.0级地震，医院职工捐款捐物，在震后7小时内，迅速组建了医疗队和专家组。

2014年4月，医院乳腺肿瘤医学部荣获"广东省工人先锋号"称号。

2014年6月，医院与杜伊斯堡-埃森大学医学院及附属医院建立合作伙伴关系。

2014年7月，医院药学部被授予"广东省巾帼文明岗"称号。

2014年8月，医院蝉联"全国百姓放心百佳示范医院"荣誉称号，医院党委王景峰书记获"全国百姓放心示范医院优秀管理者"荣誉称号。

2014年10月，医院乳腺外科、肝胆外科、泌尿外科、血液内科、耳鼻喉科、眼科、麻醉科、肾内科、风湿内科 9 个专业通过国家食品药品监督管理总局药物临床试验资格认定。

2014 年 11 月，医院放射科主任沈君教授获选为广东省高等学校"千百十人才培养工程"第八批省级培养对象。

2014 年 12 月，口腔颌面外科应用计算机辅助设计和 3D 打印技术精确修复颌骨缺损。

2014 年，医院国家自然科学基金资助额度居广东三甲医院首位。

2015 年 1 月 5—7 日，中共中山大学孙逸仙纪念医院第十一次代表大会在我院隆重召开。党委书记王景峰在党委报告中回顾了中共中山大学孙逸仙纪念医院第十次代表大会以来，医院党委紧紧围绕建设国内一流综合性现代化医院的战略目标。7 日下午，大会在王景峰书记的主持下，选举产生了中共中山大学孙逸仙纪念医院第十一届委员会委员和纪律检查委员会委员。

2015 年 1 月 27 日，广东省科学技术厅公布《2014 年新认定省级工程技术研究中心通知》（粤科函产学研字〔2015〕113 号），医院"广东省强直性脊柱炎综合诊治工程技术研究中心"喜获认定，中心负责人为骨科主任沈慧勇教授。该工程技术中心是医院继"广东省恶性肿瘤表观遗传与基因调控重点实验室"之后获得认定的又一省部级科研平台。

2015 年 3 月 9 日，宋尔卫教授团队新作 "Cytoplasmic NFκB Interacting Long Noncoding RNA Blocks IκB Phosphorylation and Suppresses Breast Cancer Metastasis"（IF = 23.9）被国际肿瘤学最高学术期刊 *Cancer Cell*（《癌细胞》）以"阿基里斯之踵的 RNA 保护靴"为封面故事标题发表。该项研究持续时间长达 5 年。研究发现长非编码 RNA NKILA 可以抑制炎癌转化关键信号通路 NFκB 的激活，从而遏制乳腺癌的转移；NKILA 的表达随着乳腺癌的发展逐渐降低，预示着患者的不良预后。该成果的主要贡献是发现乳腺癌非可控性炎症调控的新机制，为靶向非可控性炎症治疗乳腺癌提供新思路。

2015 年 9 月 15 日下午，医院胸痛中心在岭南楼第 26 楼白云厅举行挂牌仪式。胸痛中心的建设是医院本年度"进一步改善医疗服务行动计划"的重点项目之一，中心的顺畅运作为全院的危急重症抢救打造新的平台，进一步提高医院的急危重症的抢救水平，造福更多患者。医院是广州地区第二家建立"胸痛中心"的医院。

2015 年 10 月 28 日至 11 月 4 日，医院围绕"学术院庆""文化院庆""健康院庆""活力院庆"等主题开展 180 周年院庆系列庆祝活动，包括举办大型 180 周年院庆院士学术论坛及医院管理论坛，出版《荣光 180 年》纪念画册、职工文集《往事流韵》，制作宣传短片，撰写《中山大学孙逸仙纪念医院院志》和《医路》等书刊，传承和发扬医院优秀文化传统。孙中山先生的孙女孙穗芳为南院区捐赠孙中山铜像；此外，医院还组织系列大型义诊活动。

2015 年 10 月，中国卫生思想政治工作促进会城市医院分会年会在甘肃兰州召开，医院荣获全国城市医院"思想政治工作先进单位"荣誉称号，是广东省唯一一家获奖医院。

2015 年 10 月，刘超教授团队关于"肝癌胆道转移"的临床研究成果被 *Annals of*

Surgery 接受发表，这是医院首次在该期刊中发表原创临床研究论著。在 198 份外科学领域 SCI 期刊中，*Annals of Surgery* 的影响因子排名第一，2014 年为 8.327。刘超教授团队的研究成果不但揭示了肝癌胆道转移的重要性，而且为合并胆道癌栓的肝癌的精准外科治疗指明了方向。

2015 年 11 月 1 日，南院区逸仙楼正式启用。逸仙楼设置病床 986 张，总建筑面积 91000 余平方米，共 22 层，采用数字化、智能化及人性化设计，配置有净化系统；含手术室 17 间，包括百级手术室 5 间、千级手术室 7 间、万级手术 5 间；配有正负压转换手术室、一体化杂交手术室，配有制氧机系统、医护对讲系统、空气源热泵采暖系统、医疗气体系统、弱电智能化系统等，并配置 PET-CT、MR、CT、直线加速等设备。

2015 年 11 月 28 日，首届中澳乳腺癌国际研讨会在医院岭南楼第 26 楼海珠厅举办。此次研讨会作为庆祝医院 180 周年系列学术活动之一，由医院副院长宋尔卫教授担任大会主席，共邀请了国内外 11 名讲者，分别从分子医学、生物医学、放射医学和临床医学的角度，阐述了乳腺疾病研究中的最新进展。

2015 年 11 月 21 日，中山大学孙逸仙纪念医院唐万春急危重症实验室在广州增城院区博济医学研究中心正式揭牌启用。

2015 年 12 月 4 日下午至 6 日上午，医院心内科团队在广州珠江宾馆成功承办 2015 年广东省医师协会心血管内科医师分会年会暨逸仙国际心血管病论坛。本届大会共有参会人员 1000 余人，其中大会注册代表 686 人。大会历时 2 个全天，设有 5 个分会场，辟有各类心血管培训课程、论坛讲座、专题报告、病例报告，共计学术报告 190 场次。另设有卫星会议 7 场次。

2016 年 1 月 8 日，2015 年度国家科学技术奖励大会在北京人民大会堂隆重举行，由中山大学孙逸仙纪念医院副院长宋尔卫教授主持的"乳腺癌转移的调控机制及靶向治疗的应用基础研究"荣获国家自然科学二等奖。习近平等党和国家领导人向获奖代表颁奖并表示祝贺。宋尔卫教授以研究成果揭示了非编码 RNA 和肿瘤微环境对肿瘤转移的重要调控作用，并在体内特异靶向癌细胞实现 RNA 干扰抑制肿瘤转移。项目引领了肿瘤分子靶向治疗、非编码 RNA、肿瘤微环境、肿瘤干细胞等领域的研究方向。

2016 年 1 月 18 日，达·芬奇机器人手术系统（Da Vinci Surgical System）正式落户医院，这是当今外科领域最先进的、独一无二的高科技产品，代表了当今世界最先进的外科医疗技术。我国目前投入临床应用的达·芬奇机器人仅有 40 余台，广东省仅有 3 台，医院为其中之一。1 月 26 日，医院泌尿外科主任、中华医学会泌尿外科分会候任主任委员黄健教授成功完成医院首例机器人辅助腹腔镜根治性前列腺切除术。

2016 年年初，国家机关事务管理局、发改委和财政部共同公布了第二批节约型公共机构示范名单，医院位列其中，是中山大学系统两个获奖单位之一。

2016 年 1 月 29 日上午，医院在海珠厅召开全院教师干部大会。学校党委李萍副书记、校党委正处级组织员黄小华以及医院党政领导班子、专科主任、支部书记和科护长等共计 200 多人参加了此次会议。会上，正处级组织员黄小华宣读了学校文件（中大干〔2016〕4 号），任命宋尔卫为中山大学孙逸仙纪念医院院长；严励、刘超、林天歆、阮毅为副院长，原班子成员职务自然免去。新一届领导班子的顺利产生，标志着医院行政领导班子换届工作顺利完成。

2月27日,由医院及上海长海医院泌尿外科共同举办的"2016中国膀胱癌精准诊疗高峰论坛"在广州隆重召开。国内众多泌尿外科著名专家应邀参加了盛会

2016年,在全院的努力下,平台建设取得了新的突破:国家级示范型国际合作基地获得认定,实现医院国家级平台零的突破;广东省恶性肿瘤表遗传与基因调控重点实验室获评优秀;新获两个广东工程技术研究中心认定,分别是广东省乳腺肿瘤精准诊断和治疗工程技术研究中心、广东省康复与养老工程技术研究中心。目前,医院拥有国家级科研基地1个,省部级重点实验室、研究中心6个和厅级平台6个。

3月,省直属机关工作委员会、省直属机关政风行风评议工作办公室发布了2015年度省直单位民主评议政风行风结果,医院获得省直行评工作"满意单位"的称号。

2016年4月12日,中山大学孙逸仙纪念医院与广东省二沙体育训练中心举行签约仪式,医院被授予粤首家"奥运会广东省运动员医疗保障定点医院"。此次签约授牌,标志着中山大学孙逸仙纪念医院将与广东省二沙体育训练中心共同携手,实现资源共享,为进一步健全和完善广东省运动员医疗保障体系做出积极努力。

5月6—8日,2016年中国脑卒中大会暨第六届全国心脑血管病论坛(CSC2016)在北京国家会议中心召开。会上,中国康复医学会副会长、广东省康复医学会会长、医院康复医学科燕铁斌教授荣获国家卫生计生委脑卒中防治工程委员会突出贡献奖。

7月18日下午,医院通过远程医疗会诊中心的视频系统,与西藏仲巴县举行新闻发布会,共同发布医院援藏党员医生在"两学一做"学习教育中完成仲巴县首例剖宫产手术。

8月,2016年度国家自然科学基金评审结果公布,医院唐亚梅教授、苏士成副研究员分别喜获国家自然优秀青年科学基金资助,成为本年度中山大学医科5位国家优青中的两位。

2016年8月17日,由宋尔卫教授作为学术带头人主持的"炎性微环境调控恶性肿瘤发生发展的机制研究"获国家自然科学基金创新研究群体项目资助。该项目是本年度全国医学科学支持的五项之一,是中山大学本年度唯一一项创新群体项目,也是中山大学医科继眼科中心后获得的又一个创新群体项目。

2016年9月1日晚上,医院成功为22岁的女孩丹丹实施首例心脏移植手术,病人恢复良好,即将出院。由于女孩来自农村,长期患病,家庭经济负担沉重。为了拯救年轻宝贵的生命,继续发扬救死扶伤的人道主义精神,医院首先为病人筹集了20多万元的医疗费用。同时,医院向全院职工发出倡议,全院职工积极响应,纷纷伸出援助之手,积极奉献爱心,短短时间内就为病人筹得44286元的爱心捐款。

2016年9月5日上午,"中山大学孙逸仙纪念医院精准肿瘤外科治疗中心"在南院区隆重揭牌。通过瞄准广东省委提出的建设医疗强省行动计划这一契机,结合自身肿瘤外科治疗的优势,依托医院已有"恶性肿瘤表观遗传与基因调控"广东省重点实验室,成立了"中山大学孙逸仙纪念医院精准肿瘤外科治疗中心",力争通过建设与发展,成为广东省10个精准医疗中心之一,为更多患者造福。

2016年11月6日至8日,医院携手享誉世界的细胞出版社在广州成功举办了高影

响力的 Cell Symposia 学术盛会。此次会议名为"功能性核糖核酸国际研讨会",是细胞出版社以 Cell Symposia 为品牌,在亚洲首次举办的围绕 RNA 领域的国际研讨会。会议聚焦"Functional RNAs"研究的前沿热点,邀请到 2006 年诺贝尔生理学或医学奖得主 Craig C. Mello 教授、中国科学院院士施一公教授、美国国家科学院院士 Michael Rosenfeld 教授、美国国家科学院院士 Dinshaw Patel 教授、美国国家科学院院士 Xuemei Chen 教授、美国艺术与科学院院士 Judy Lieberman 教授、欧洲科学院院士 Witold Filipowicz 教授等 20 余位世界级大师分享他们对 RNA 生物学及其对基因表达作用的研究成果。

2016 年 11 月 19 日至 27 日,由广东省卫生计生委副主任刘银燕率领的广东省医疗代表团访问了萨摩亚、瓦努阿图,在两国开展了"送医上岛"短期免费医疗巡诊。代表团由中山大学附属一、二、三院和眼科医院的内分泌、心血管、中医针灸、眼科专家组成,医院心内科耿登峰教授作为专家之一参与其中。

2016 年 11 月 28 日,由宋尔卫教授负责的"长非编码 RNA 与重大疾病国际科技合作基地"获得国家科技部认定。该基地的认定,实现了医院国家级科研基地零的突破,标志着医院科研平台水平有了较大的提升,为今后开展深度国际科技合作与交流提供平台保障。国家国际科技合作基地,是由科技部及其职能机构认定,在承担国家国际科技合作任务中取得显著成绩、具有进一步发展潜力和引导示范作用的创新合作基地,是我国发展国际科技合作事业的骨干力量。

2016 年 12 月 29 日下午,中山大学 2016 年人才工作会议在广州校区南校园怀士堂顺利召开。会上,医院人才工作大获肯定,荣膺"中山大学人才工作先进单位""中山大学人才工作优秀院长(宋尔卫院长)""中山大学人才工作先进个人(人事科宋斐科长)"三大荣誉称号。

医院 2016 年科研工作大获肯定,荣获"科研业绩综合激励单位奖""科研业绩突出贡献单位奖""科研业绩突出贡献个人奖(宋尔卫院长)""优秀科研管理工作者(科研科林桂平科长)"四大奖项及荣誉称号。

2017 年 4 月,教育部思想政治工作司公布了全国高校"两学一做"支部风采展示活动结果,医院中医科党支部报送的"不忘初心,学做结合,奏响强音"获评推荐展示特色作品。中山大学共有 2 个党支部获评。

2017 年 4 月 10 日,在仲巴县卫生局的协助下,医院接回 3 名先心病患儿和 1 名面部大面积烧伤的患儿格玛南加,组织专家对他们进行医疗救治,并且积极采取各种措施解决他们的医疗费用,组织职工捐款 10 多万元用于资助格玛南加的生活。我院救治西藏患儿的善举得到了包括中央电视台在内的许多国家级、省级媒体报道。

2017 年 4 月 28 日上午,院党委中心组在中山楼 9 楼会议室召开专题学习会,学习贯彻习近平总书记对广东工作的重要批示精神。

2017 年 4 月 29 日,医院院长宋尔卫教授、党委书记王景峰教授、副院长刘超教授和院长助理郑亿庆教授带领医院专家、相关行政职能部门负责人等一行 23 人抵达揭西县人民医院,参加了医院与揭西县人民医院举行的医疗技术合作签约揭牌仪式暨义诊、授课及手术示教活动。中山大学党委书记陈春声教授以及揭阳市以及揭西县当地党政领导代表出席了签约揭牌仪式。

2017年当地时间6月14日上午，在伦敦举行的中国（广东）—英国经贸合作交流会上，宋尔卫院长代表医院与卡迪夫大学就进一步加强沟通及合作签订了正式合作协议。中共中央政治局委员、广东省委书记胡春华，中国驻英国大使刘晓明，广州市市长温国辉等领导出席了当天的会议并对整个签约过程进行了见证。此次出访英国，宋尔卫院长一行还到访了玛丽王后大学巴兹癌症研究所，与当地优秀海外学者们进行了交流，并在卡迪夫大学就临床研究项目开展等进行了参观及交流。

2017年6月9—11日，由广东省医学会主办，医院泌尿外科承办，中山大学附属第一医院、南方医科大学珠江医院协办的"2017中国膀胱癌高峰论坛"在广州隆重召开。

2017年7月，医院急诊科一党支部被确定为广东省高校学习型、服务型、创新型"三型"党支部。

2017年7月13日下午，国家卫生计生委副主任、国务院医改办主任王贺胜，国家卫生计生委体改司巡视员朱洪彪，国家卫生计生委办公厅秘书杨鹏成，国家卫生计生委体改司主任科员陈岩一行4人，在广东省政府副秘书长林积等省市领导陪同下，到医院开展全面推进公立医院综合改革有关工作落实情况的调研，实地了解医院医改工作的进展及准备情况。

2017年6月19—20日，由国家自然科学基金委与澳门科学技术发展基金主办，医院和中山医学院联合承办的"前沿学科研讨会-肿瘤科学大会"在广州顺利召开。国家自然科学基金委国际合作局副局长邹立尧，港澳台事务办公室副主任王文泽，医学部肿瘤处主任石嵘，澳门科学技术发展基金行政委员会主席马志毅、委员郑冠伟，科技发展研究部高级经理叶桂林、高级技术员冯齐珠，中山大学副校长肖海鹏出席了此会。会议还邀请到了内地和澳门共40名从事肿瘤学基础、应用基础、临床与转化研究的专家学者与会交流。大会主席为医院院长宋尔卫。

2017年7月，医学研究中心生物岛分部已投入使用，生物岛分部投入近1亿元，面积3000平方米。

2017年7月，花都院区破土动工，床位1000张，预计2020年投入使用。

2017年8月2日，由医院和喀什地区第一人民医院携手举办的"科技强院学科先行"2017年科技活动周在喀什地区第一人民医院隆重开幕。这次活动是医院对口援疆10余载，落实国家科技援疆政策的又一次实实在在的体现。在中山大学党委陈春声书记、罗俊校长带领下，医院党委书记王景峰、院长宋尔卫携同急诊科、放射科、乳腺肿瘤中心、超声科、妇产科等专家赴喀什地区第一人民医院开展对口援疆帮扶活动。

2017年8月3日，在中山大学党委书记陈春声、校长罗俊的带领下，医院党委书记王景峰携同妇产科、耳鼻喉科、眼科等专家赴富平县医院开展对口帮扶工作。学校宣传部部长黄毅、教育发展与校友事务办公室主任李汉荣，富平县医院院长高东五等参加了活动。

2017年8月17日晚，全国卫生计生系统表彰大会在京召开。中共中央政治局委员、国务院副总理刘延东在会上传达了习近平总书记的重要指示和李克强总理的批示并讲话。会上，医院泌尿外科黄健教授喜获"全国卫生计生系统先进工作者"称号。

2017年8月12日，在中国卫生计生思想政治工作促进会城市医院分会、中国医院协会文化建设专业委员会城市医院分会第二十七次年会上，医院荣获"全国思想政治工作先进单位"称号，这是对医院多年来持续开展不断创新思想政治工作的充分肯定。其中，党委书记王景峰荣获"优秀党务工作者"称号。

2017年9月22日，由人民日报社人民网、健康时报社主办，中华医学会、中国医师协会的22家专业学会、分会联合主办首届国家名医高峰论坛。中华医学会泌尿外科学分会候任主任委员、医院泌尿外科黄健教授荣获"国之名医·卓越建树"荣誉称号，医院党委书记、心血管内科王景峰教授荣获"国之名医·优秀风范"荣誉称号，急诊医学科余涛副教授获得"国之名医·青年新锐"荣誉称号。

2017年9月25日，中国医师协会组织开展2017年度全国"住院医师心中好老师""优秀专业基地主任"等评选活动。医院神经内科专业住培基地主任彭英教授荣获"优秀专业基地主任"称号，放射科李国照教授荣获"住院医师心中好老师"称号。

2017年10月，许可慰教授当选中国共产党第十九次全国代表大会代表，这是医院职工首次当选为全国党代表，是医院职工的骄傲与极高的荣誉。

为深入学习贯彻落实党的十九大精神，大力践行社会主义核心价值观，2017年12月31日晚，中山大学2018年新年晚会暨"新时代中大力量"典型人物颁奖盛典在南校园梁銶琚堂举行，中山大学党委书记陈春声、副书记余敏斌为医院叶伟主任医师与其他7位获奖者颁奖。

2018年1月31日，广东省第十三届人民代表大会第一次会议依法选举产生广东省第十三届全国人民代表大会代表162人，医院院长宋尔卫教授当选为全国人大代表。

2018年2月8日，《细胞》编辑部特邀瑞士联邦理工学院实验癌症研究所（IS-REC）的Douglas Hanahan教授和Joerg Huelsken教授同期发表了题为"A Subset of Cancer-Associated Fibroblasts Determines Therapy Resistance"的专题评述。Douglas Hanahan教授和Joerg Huelsken教授的这篇评述主要是针对宋尔卫教授团队在《细胞》杂志发表的题为"CD10 + GPR77 + Cancer-Associated Fibroblasts Promote Cancer Formation and Chemoresistance by Sustaining Cancer Stemness"的研究论文，该研究论文于2018年1月25日在线发表，一经发表随即引起了学界的高度关注。

2018年4月2日，共建医院深汕中心医院项目签约仪式及项目推进会议在汕尾举行。根据医院深汕中心医院的发展规划，该医院将于全面运营58年后努力建设成一所高水平的三级甲等大型综合性医院。深汕中心医院的建立，将极大地完善汕尾地区分级诊疗体系，满足汕尾市日益提高的医疗健康需求，就地解决疑难病、危重病的就医需求。

2018年5月14日，医院与佛山市南海区人民政府签约，在南海区共建"精准临床免疫转化创新中心"。本次协议的签订将提升南海区在精准医学转化领域的国际前沿地位，支持高、精、尖健康医学领域的可持续发展，同时也有利于医院产学研转化，大力促进科技创新发展。

2018年7月1日，中山大学召开庆祝中国共产党成立97周年大会，医院在七一表彰中被授予"中山大学先进党委"荣誉称号，36名党员荣获"2017—2018年中山大学优秀共产党员"称号，许可慰同志荣获"2017—2018年中山大学优秀党务工作者"称号、泌尿外科党支部、急诊科一党支部荣获"2017—2018 年中山大学先进基层党组织"。

2018 年 7 月 11 日，广州市海珠区人民政府与医院正式签署合作协议，共建中山大学孙逸仙纪念医院海珠新院。新院建成后，将有助于提升海珠区、广州市乃至广东省整体医学水平，推动医疗卫生资源整合，也将致力于构建与国家新区、自由贸易区、广东省对外开放门户枢纽和广州城市副中心相适应的医疗卫生格局和粤港澳大湾区医疗卫生新高地。

2018 年 8 月，共青团中央、人力资源和社会保障部印发《关于命名表彰 2016—2017 年度全国青年岗位能手（标兵）的决定》，授予医院乳腺肿瘤中心副主任苏士成副研究员"全国青年岗位能手"称号。

2018 年 8 月，国家自然科学基金委员会公布了 2018 年集中受理项目的评审结果，医院获资助项目数 76 项，总经费数合计 3040 万元，立项数比去年增长了 22%。医院获资助项目数位居中大医科第三名，全国医院排名 16 名。

2018 年 9 月 16 日晚，在超强台风"山竹"的影响下，广州沿江西路一带江水倒灌，医院院本部急诊科、放射科、检验科、心导管室等一楼大面积受灾。医院医务工作者和行政后勤保障等部门快速响应、全力抢险，将病人与设备等转移至安全区域，同时保障供电、及时排水、排查安全隐患。医院医护人员抗击台风"山竹"、坚守岗位的事迹，受到中央电视台《新闻联播》等多家权威媒体报道。

2018 年 10 月，广东省第一批医学领军人才和杰出青年医学人才入选名单正式公布，医院 33 位专家荣誉入选，其中医学领军人才 5 名、杰出青年医学人才 28 名，入选总人数位居全省医疗机构前茅。

2018 年 10 月，医院完成心肺肝肾器官移植资质迎评工作，并以省内资质申报评审工作第一的成绩获得肯定。通过国家卫生健康委肝脏移植、肾脏移植、心脏移植、肺脏移植资格认定。

2018 年度宝钢教育奖获奖名单揭晓，医院副院长、内分泌内科主任严励教授荣获 2018 年度宝钢优秀教师奖。继 2011 年妇产科林仲秋教授、2015 年康复医学科燕铁斌教授之后，严励教授成为医院第三位获此殊荣的教学名师，体现了我院教师队伍实力和教学水平的稳步提升。

2018 年 11 月 23 日，我院宋尔卫教授团队在 *Nature Reviews Drug Discovery*（IF = 50.17）在线发表了题为"Turning foes to friends：targeting cancer – associated fibroblasts"的综述文章。该论文的发表对发展"通过靶向以 CAFs 为主体的肿瘤土壤治疗癌症"这一新型疗法具有促进意义。

2018 年 9 月，今年广东省首例 H5N6 禽流感在穗突发，经过医院医护人员两个月整的全力救治，患者于 2018 年 11 月 28 日康复出院。此次成功救治体现了医院强大的多学科综合实力，不负广东省高水平医院重点建设医院之名。

2018 年 11 月，国家自然科学基金委员会发布《关于公布 2018 年度国家杰出青年科学基金申请项目评审结果的通告》，2018 年"国家杰青"名单正式尘埃落定，医院副院长、泌尿外科副主任林天歆教授荣誉入选。

2018年12月26日，2018年度"中国高等学校十大科技进展"项目评选揭晓，医院院长宋尔卫团队的"靶向肿瘤微环境的抗肿瘤治疗新策略"入选。该创新成果为靶向肿瘤微环境诊治肿瘤开拓了新思路，产生了重要的国际影响。这是医院10年来第二次获此殊荣。

2018年，医院荣获一批重大研究成果，在 Cell、Nature Immunology、Journal Clinical Oncology 等影响因子10以上的高水平学术期刊发表文章共20篇。

2018年，医院对口帮扶成就突出，共对口支援医院14家，派出支援专家72人次，帮扶基层医院开展新诊疗技术达80余项，举办专题讲座50余次，培养技术骨干20余人，把大爱无疆的精神和先进的医疗技术送到了基层，帮助新疆、西藏及省内外医院实现"大病不出县"目标。此外，医院帮助陕西省富平县医院建立肿瘤放疗中心，通过二甲复审，获陕西省医疗卫生对口帮扶贡献奖；帮助广东省内3个县级医院建立介入手术室；帮扶西藏仲巴县卫生服务中心顺利通过二级乙等医院评审。

2018年，医院入选国家肿瘤学疑难重症诊治能力提升工程项目储备库，是广东省6所入选医院之一。此次入选体现了医院恶性肿瘤等疑难病症诊治服务能力处于国内领先水平，在疑难病症诊治方面起到辐射带动和示范引领作用。

2018年，医院获国家自然科学基金项目共80项，立项数比去年增长25%，总经费合计3960万元，立项数保持在全省前4名、全国医院前20名，体现了医院高水平的科研创新实力。

2018年，在发表影响因子10分以上乳腺肿瘤方面论文数机构排名中，医院位居全世界第三，仅次于德克萨斯大学安德森肿瘤中心和贝勒医学院。

2019年1月2日，广东省高水平医院第二批重点建设医院名单出炉，共有13家，医院作为第二批重点建设医院入选。

2019年1月23日，在中华医学会内分泌分会换届改选会议中，医院副院长严励教授当选为中华医学会内分泌学分会第十一届委员会副主任委员。

2019年2月，国家卫健委官网发布《关于印发第一批肿瘤（消化系统）多学科诊疗试点医院名单的通知》，确定了231家医院作为全国的试点医院。医院凭借强大的综合实力和高水平的肿瘤疾病综合诊疗能力，入选第一批肿瘤多学科诊疗试点医院，成为广东省10家入选医院之一。

2019年2月，国家卫健委官网发布《国家卫生健康委办公厅关于建立全国罕见病诊疗协作网的通知》，遴选出了罕见病诊疗能力较强、诊疗病例较多的324家医院作为协作网医院，组建罕见病诊疗协作网。医院凭借强大的综合实力和罕见病诊疗能力，入选第一批罕见病诊疗协作网成员医院，是广东省14家入选医院之一。

2019年3月，广东省妇联发布"广东省三八红旗手"和"广东省三八红旗手集体"名单，医院乳腺肿瘤中心被授予"广东省三八红旗集体"荣誉称号。

2019年4月29日上午，广东省庆祝"五一"国际劳动节暨劳模表彰大会召开。医院院长、中山医学院院长宋尔卫教授荣获广东省五一劳动奖章。

2019年5月9—10日，广东省医院协会第十届会员代表大会在广州召开。本次会议通过选举产生广东省医院协会第十届理事会，同时举行了第一次理事会议，医院党委书记、心血管内科主任王景峰教授当选为广东省医院协会第十届理事会理事、常务理事、副会长。

2019年，医院扎实开展"不忘初心、牢记使命"主题教育，学习贯彻习近平新时代中国特色社会主义思想，有力推进党的建设和医院改革发展。

2019年，医院获得心、肺、肝、肾四个大器官移植资质，2019年顺利开展16例心脏移植、12例肝脏移植、6例肾移植，体现了医院强大的多学科综合实力，不负广东省高水平医院重点建设医院之名。

2019年6月，乳腺肿瘤中心副主任苏士成副教授荣获"求是杰出青年学者奖"，成为医院首位，也是中山大学继2001年之后首位荣膺该奖项的杰出青年学者。

2019年6月19日，国家卫健委在西藏拉萨召开"2019年医疗人才组团式援藏与三级医院对口帮扶西藏县级医院工作会议"，国家卫健委副主任王贺胜及各相关司局领导，西藏自治区党委副书记齐扎拉、组织部部长陈永奇及人民政府副主席罗梅，国务院扶贫开发领导小组办公室政策法规司副司长陈洪波，中央军委后勤保障部相关司局领导；对口支援16个省市卫健委及16家支援医院代表，援藏医疗队代表出席了会议。刘超副院长作为本次会议3家受邀支援医院代表之一做了工作汇报。

2019年7月，医院再次荣获"中山大学先进党委"，这是医院连续第三年获得该荣誉。

2019年7月26日，在北京举办的世界肝炎日大会上，医院被评为"乙肝母婴零传播工程"全国十佳先进单位，医院感染科闵筱辉副教授被评为"全国十佳先进工作者"。

2019年9月26日下午，医院在院本部仁济路地块举行了教学科研综合楼奠基动工仪式。

2019年10月29日，医院筹建中的深汕中心医院项目基建工程顺利完成结构封顶，标志着医院从规划筹备工作正式进入运营筹备工作。

2019年11月20日，林天歆副院长挂职担任新疆喀什地区第一人民医院党委副书记、院长，成为新疆地区首位"杰青院长"，为广东省医疗卫生援疆事业建设添砖加瓦。

2019年11月20日，国家自然科学基金委公布了2019年国家杰出青年科学基金项目获得者最终名单，医院神经科副主任唐亚梅教授获正式立项资助，获批经费400万元。

2019年11月22日，中国科学院公布2019年增选当选院士名单，中山大学孙逸仙纪念医院院长、中山大学中山医学院院长、我国著名的乳腺外科医生、肿瘤生物学家宋尔卫教授增选为中国科学院生命科学和医学学部院士。宋尔卫院长是医院培养和成长起来的首位中国科学院院士，也是2019年中山大学医科唯一当选的中国科学院院士。

2019年12月9日上午，医院在院本部博济楼一楼大礼堂召开大型医院巡查动员会，天津市卫生健康委原党委副书记、纪检组长刘贵祥一行13人组成的大型医院巡查工作组莅临医院开展为期7天的巡查工作指导。医院工作受到大型医院巡查组的高度肯定。

2020年1月，由医院姚和瑞教授牵头，联合中山大学临床药理研究所副教授钟国平与中山大学公共卫生学院副教授陈雯共同申报的"建立靶向肿瘤及其微环境创新药物临床研究评价技术平台"从众多申报单位中脱颖而出，获得国家科技部和国家卫生健康委批复的 2020 年国家"重大新药创制"科技重大专项，课题经费 1440 万元。

2020 年 1 月 2 日上午，医院在海珠湾片区地块顺利举办海珠新院区工作推进会。广州市人民政府、中山大学、广州市卫生健康委、海珠区政府以及区有关部门、街道相关负责同志参加并讲话。医院党政领导班子及相关科室负责人参加活动。

2020 年 1 月 17 日，医院举办了"逸仙人的家国情怀——我院援疆援藏事迹报告会"，共有 10 名援疆援藏专家讲述了自己帮扶过程中的动人故事。1 月 22 日，医院举行第二场报告会，由另外 10 名援疆援藏援外专家汇报自己的帮扶工作。点亮一盏灯，照亮一大片，帮扶专家们用一个个感人肺腑、催人奋进的故事，述说了"逸仙人"的家国情怀，展现了广东医生的医者风采，助力建设健康中国和全面建成小康社会。

2020 年 1 月 22 日上午，医院在院本部博济楼一楼大礼堂举行"不忘初心、牢记使命"主题教育总结大会，认真学习贯彻习近平总书记在中央主题教育总结大会上的重要讲话精神，总结医院开展主题教育的主要做法、取得的成效和经验，对进一步巩固和提升主题教育成效提出了具体要求。

2020 年 1 月 30 日，除夕之夜，医院派出 20 名医护人员组成医疗队援助湖北应对新冠肺炎疫情，进驻汉口医院开展抗疫工作。

2020 年 2 月 7 日，医院派出第二批医疗队赶赴武汉驰援华中科技大学同济医学院附属协和医院（又名"武汉协和医院"）。上午 8 时，医院在院本部大礼堂举行出征仪式，为医疗队壮行。本批医疗队由 131 名医护人员组成，其中医生 30 人，护士 100 人，设备后勤 1 人，并由十九大党代表医院党委副书记、副院长许可慰教授带队。

2020 年 2 月 10 日，根据武汉防疫前线指挥部 2 月 10 日的通知要求，当天晚上，中山大学孙逸仙纪念医院连夜召开党委会研究部署进一步加强新型冠状病毒肺炎防疫阻击战工作。会议提出"一切为了前线，前线就是一切"十二字工作方针，并制定了人力保障、物资保障、生活保障、人文关怀、家庭关爱五大举措。

2020 年 2 月 18 日下午，广东省人民政府新闻办举行第二十四场疫情防控新闻发布会。医院呼吸科主任江山平教授应邀出席发布会。发布会上，医院呼吸科主任江山平教授就磷酸氯喹的临床研究效果，以及具体病例的治疗效果进行了简要介绍。江山平教授表示，磷酸氯喹是一种上市多年的抗疟药品，因此其广泛用于人群治疗的安全性是可控的。

2020 年 2 月 24 日，医院第一批援助湖北应对新冠肺炎疫情医疗队驰援武汉满月，医院在穗的院领导班子成员通过视频连线慰问第一批援助湖北的医疗队队员。

2020 年 3 月 22 日，医院第一批援鄂医疗队 20 名队员圆满完成任务，平安归来。院长宋尔卫院士、党委书记王景峰教授在机场为最美逆行者"接风洗尘"，接机人员高举横幅，列队向守护生命的白衣天使致敬，欢迎抗疫英雄们回家！

2020 年 3 月 12 日，广东省人民政府新闻办公室举行疫情防控新闻发布会，通报广东省新冠肺炎疫情防控相关情况，重点介绍广东目前疫情防控科技攻关进展情况。医院副院长林天歆教授在新闻发布会上重点介绍了由其牵头开发的基于胸部 CT 的新型冠状病毒肺炎 AI 筛查和辅助诊断系统，该系统诊断准确率达到 90% 以上。

2020 年 3 月，国家卫生健康委、人力资源和社会保障部、国家中医药管理局印发

《关于表彰全国卫生健康系统新冠肺炎疫情防控工作先进集体和先进个人的决定》。十九大党代表、医院党委副书记、副院长许可慰，护理部副主任周雪贞荣获"全国卫生健康系统新冠肺炎疫情防控工作先进个人"称号。

2020年3月5日，医院苏士成团队肿瘤免疫治疗相关的研究成果正式在 Cell（《细胞》）杂志在线发表，该研究发现了补体调控肿瘤B细胞双向作用的机制，深入挖掘了肿瘤相关B细胞的表型、功能及形成机制，为判断化疗诱导的抗肿瘤免疫及患者的疗效预后提供了有应用前景的标志物。Cell 及 Nature Immunology Review 杂志发表评论，极力推介该项研究成果。

2020年3月25日，广东省科技创新大会在广州召开，大会颁发了2019年度广东省科学技术奖。医院骨外科黄东生教授团队研究成果"骨与软骨发育、退变的分子机制研究"项目荣获广东省自然科学奖二等奖，肝胆外科陈亚进教授团队研究成果"复杂腹腔镜肝切除的技术改进及流程化研究推广"项目荣获广东省科技进步奖二等奖。

2020年4月，广东省教育厅公布了2019年广东省教育教学成果奖获奖项目，医院外科教研室李春海教授及其团队申报的成果《基于虚拟现实（VR）技术的医学教学体系构建》荣获高等教育类一等奖。

2020年4月29日，医院与孙中山大元帅府纪念馆合作举办的广东文博界首个抗疫专题展览——《逸仙人的家国情怀》正式在孙中山大元帅府纪念馆拉开帷幕。

2020年5月，根据《教育督导条例》《国家督学聘任管理办法（暂行）》和教育督导工作需要，经地方推荐、教育部审定，医院副书记、副院长许可慰被聘任为国家督学，成为第十一届国家督学体系中的一员。这是医院职工首次当选为国家督学，是医院职工的骄傲与荣耀，也是医院极高的荣誉！

2020年6月11日，中国科学院院士、医院院长宋尔卫教授团队在国际顶尖期刊 Nature（《自然》）杂志在线发表了题为 "DNA of neutrophil extracellular traps promotes cancer metastasis via CCDC25" 的研究论文。该研究发现肿瘤细胞膜上存在DNA感受器CCDC25，该DNA感受器通过识别胞外NET-DNA介导肿瘤远处转移。杨林槟博士为本文第一作者，宋尔卫教授、苏士成教授是共同通讯作者，中山大学是唯一作者单位。

2020年6月，省团委公布2019—2020年度广东省共青团优秀个人和集体获奖名单，医院团委荣获2019—2020年度"广东省五四红旗团委"。

2020年5月30日是第四个"全国科技工作者日"，人力资源和社会保障部、中国科协、科技部、国务院国资委联合举办的第二届全国创新争先奖表彰大会在北京举行。大会授予医院院长宋尔卫院士第二届全国创新争先奖状。广东共有1个团队、12名代表在此次大会上受到表彰。

2020年6月，自然出版集团公布了2019—2020年全球医疗机构"自然指数"（Nature Index）的最新数据（统计时间为2019年5月1日至2020年4月30日），医院再创佳绩，跃升至全国医院第4名，全球医疗机构第83名。

2020年7月1日，中山大学召开庆祝中国共产党成立99周年暨"七一"表彰大会，会上医院被授予"中山大学先进党委"荣誉称号（全校共评选出12个二级党组织），这是医院连续第四年获得该荣誉。

医院历任负责人

历任院长		
任期	院长	照片
1835—1855年	伯驾（Peter Parker）	
1855—1899年	嘉约翰（John G. Kerr）	
1867年	黄宽（Wong Fun）	
1876—1878年	卡罗（Fleming Carrow）	
1884—1885年、1910年	老谭约瑟（J. C. Thomson）	
1893年	关约翰（John M. Swan）与赖马西（Mary W. Niles）	

续表

历任院长		
任期	院长	照片
1899—1914 年	关约翰（John M. Swan）	
1905—1906 年、1929—1930 年	达保罗（Paul J. Todd）	
1912—1913 年、1916—1917 年、1918—1919 年、1925—1928 年、1931—1932 年	谭约瑟（J. Oscar Thomson）	
1914—1915 年、1930—1931 年、1932—1935 年、1946—1948 年	嘉惠霖（W. W. Cadbury）	
1915—1916 年、1920—1921 年	郭守道（John Kirk）	
1917—1918 年、1921—1924 年	黎雅各（James M. Wright）	
1919—1920 年	夏查理（Charles A. Hayes）	
1935 年、1938—1945 年	黄雯（Wong Man）	
1938—1945 年	梁锡光	
1945 年	黎寿彬	
1945 年 9 月	马汝庄	

续表

历 任 院 长	
任期	院长
1946年—1948年7月	李廷安
1948年8月—1950年6月	汤泽光
1950年7月—1951年7月	谢志光
1951年8月—1953年7月	周寿恺
1953年7月	黄兆开
1960年—1967年2月	马　烈

续表

历 任 院 长		
任期	院长	照片
1980—1984 年	何天骐	
1984—1987 年	缪镇潮	
1987 年—1997 年 2 月	张旭明	
1997 年 3 月—2007 年 9 月	黄洪章	
2007 年 9 月—2016 年 1 月	沈慧勇	
2016 年 1 月至今	宋尔卫	

续表

中华人民共和国成立后历任书记		
任期	党委书记	照片
1954年1月—1954年11月	石　锐	
1954年11月—1957年	吕力吾	
1957—1962年	姚崇仁	
1962—1965年	马　烈	
1971—1975年	李玉观	
1975—1983年	王　枫	
1983—1985年	李国楠	
1986—1992年	刘　娴	

续表

中华人民共和国成立后历任书记		
任期	党委书记	照片
1992—1995 年	黄洪铮	
1995—1997 年	刘尚礼	
1997 年 3 月—2000 年 4 月	黄洪章	
2000 年 4 月—2002 年 10 月	王荣新	
2002 年 10 月—2008 年 5 月	黄思明	
2008 年 5 月至今	王景峰	